P. MÉGNIN

Les Parasites Articulés

maladies qu'ils occasionnent

Paris
Masson & Cie

LES

PARASITES ARTICULÉS

DU MÊME AUTEUR

Les Acariens parasites. 1 vol. petit in-8 de l'Encyclopédie scientifique des Aide-Mémoire. Broché.. 2 fr. 50

Cartonné.. 3 fr. »

La Faune des Cadavres, applications de l'entomologie à la médecine légale, 1 vol. in-8 de l'Encyclopédie scientifique des Aide-Mémoire. Br. 2 fr. 50

Cartonné.. 3 fr. »

9894-95. — Corbeil. Imprimerie Crété.

LES
PARASITES ARTICULÉS
CHEZ L'HOMME ET LES ANIMAUX UTILES
(MALADIES QU'ILS OCCASIONNENT)

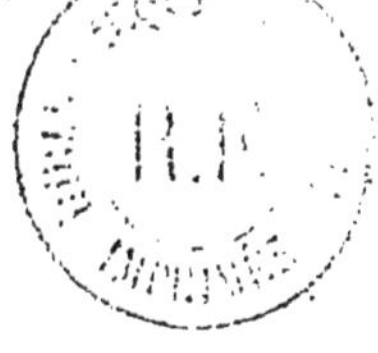

PAR

P. MÉGNIN

MEMBRE DE L'ACADÉMIE DE MÉDECINE
LAURÉAT DE L'INSTITUT DE FRANCE (ACADÉMIE DES SCIENCES)
MEMBRE DE LA SOCIÉTÉ DE BIOLOGIE
EX-PRÉSIDENT DE LA SOCIÉTÉ ENTOMOLOGIQUE DE FRANCE

DEUXIÈME ÉDITION
DES PARASITES ET MALADIES PARASITAIRES
AUGMENTÉE D'UN APPENDICE
Sur les Parasites des cadavres
AVEC 91 FIGURES DANS LE TEXTE
ET UN ATLAS DE 26 PLANCHES
Dessinées par l'auteur

PARIS
G. MASSON, ÉDITEUR
LIBRAIRE DE L'ACADÉMIE DE MÉDECINE
120, BOULEVARD SAINT-GERMAIN

1895

LES PARASITES

ET

LES MALADIES PARASITAIRES

GÉNÉRALITÉS

Les Parasites, c'est-à-dire les êtres qui vivent aux dépens d'autres êtres vivants, sont tellement nombreux dans la nature qu'un naturaliste éminent, M. Van Beneden, a pu faire un gros livre rien qu'en énumérant les animaux parasites d'autres animaux et en laissant de côté les innombrables parasites des végétaux. Dans le livre en question, intitulé *Commensaux et Parasites* (1), qui est dans les mains de tous ceux qui s'occupent d'histoire naturelle et qui est des plus intéressants et des plus instructifs malgré quelques erreurs graves qui le déparent (2), l'auteur a divisé les Parasites en trois classes : il nomme *commensaux* ceux qui s'attachent à un animal, non pour vivre à ses dépens, mais pour profiter des restes de sa table ; il nomme *mutualistes* ceux qui, vivant exclusivement des excrétions naturelles des animaux, jouent sur leur peau ou sur leurs muqueuses le

(1) De la *Bibliothèque internationale*. Paris, 1876.

(2) Sur les métamorphoses et les mœurs des Œstres, par exemple.

même rôle que les chiens de Constantinople jouent dans les rues de cette ville, c'est-à-dire qu'ils exécutent un véritable travail de voirie, ils font, en un mot, la toilette de leur hôte. Enfin, l'auteur fait une troisième classe avec les *parasites* proprement dits, c'est-à-dire avec ceux qui ont besoin, pour vivre, des humeurs qui entretiennent la propre vie de leur hôte.

A l'égard de ces derniers nous devons dire que nous sommes loin de partager les vues de l'auteur; en effet, de ce que la plupart des parasites de cette classe ne mettent pas immédiatement en danger la vie de leur hôte, et que beaucoup même ne la mettent pas en danger du tout, est-ce à dire que tous les parasites soient inoffensifs et qu'il faille, comme l'auteur, adopter cette définition de Saint-Fargeau : « Le parasite est celui qui vit aux dépens d'autrui en mangeant son bien et non sa nourrice même. » Nous savons fort bien que les puces, les punaises, les poux, certains vers intestinaux même peuvent vivre à nos dépens sans intéresser réellement notre santé; mais cela autorise-t-il à dire, comme Van Beneden, que la présence de plusieurs ténias dans les intestins des Abyssiniens constitue un état de santé enviable? Nous savons, par expérience, que le Sarcoptes scabiei, entre autres, tue en quelques mois les plus grands et les plus terribles carnassiers aussi sûrement que le Philloxera tue la vigne, et cela sans faire choix de prétendus valétudinaires qui n'existent que dans l'imagination des émules de Saint-Fargeau.

Les vrais parasites doivent donc être subdivisés en deux sous-classes : les parasites inoffensifs et les parasites dangereux ou pathogéniques, entre lesquels se placent encore de nombreuses subdivisions que l'on voit particulièrement dans le groupe des Acariens et dans celui des Vers.

Les Acariens, par exemple, fournissent des parasites qui appartiennent à toutes les classes de Van Beneden et à leurs subdivisions : ainsi, les Gamases, que l'on trouve quelquefois en foule sur le corselet des Coléoptères orduriers, sont de vrais *Commensaux libres;* ils n'empruntent à leur hôte que le véhicule et vivent des parties humides des bouses et des fumiers dont ces derniers font leur nourriture. Leurs congénères, les Uropodes, que l'on trouve souvent attachés par leur curieux pédoncule aux Staphylins (1), sont des *Commensaux fixes;* les Sarcoptides

(1) Le pédoncule des Uropodes, d'après l'étude que nous en avons faite, est

plumicoles et gliricoles, qui vivent en foule, les premiers, dans les plumes des Oiseaux (1), les seconds au fond des poils des Rongeurs, sont de véritables *Mutualistes*, car ils ne se nourrissent que des excrétions cutanées naturelles de ces animaux. Enfin, parmi les *Parasites vrais*, dont Van Beneden fait cinq subdivisions, nous avons les Dermanysses, qui sont des *Parasites libres à tout âge;* les Ixodes, qui sont des parasites libres dans leur jeune âge et dont les adultes et les nymphes se fixent *temporairement* sur les animaux. Les Trombidions, *Parasites carnassiers dans leur jeune âge*, ne sont plus parasites à l'âge adulte, où ils sont simplement phytophages; une espèce de Pterolichus, le P. falcigère, est un *Parasite à transmigrations et à métamorphoses*, vivant dans le tissu cellulaire de certains oiseaux pendant une phase de son existence, et à la surface de leur peau pendant les autres phases. Il y a même, dans l'ordre des Acariens, une classe de Parasites que nous avons appelée *Parasites auxiliaires*, dont il n'est pas question dans la classification du professeur de Louvain et que nous avons découverte chez les Rongeurs et chez les Oiseaux : ce sont des Acariens de la tribu des Cheylétides que chassent et dévorent les Acariens mutualistes (2). On ne connaissait pas encore d'exemple de parasites vivant et pullulant sur un animal, non pour vivre à ses dépens, mais pour le débarrasser au contraire des vrais parasites : on a bien signalé les Pique-bœufs, ces curieux oiseaux d'Afrique, lesquels, au moyen de leur bec pointu, extraient avec une grande dextérité les larves d'Œstres du dos des Bœufs, des Buffles et des Gazelles à la grande satisfaction de ces ruminants qui se prêtent très volontiers à cette opération ; il y a aussi, dans l'Amérique équinoxiale, d'après les observations du voyageur Ed. André, les Faucons *garapateros* qui débarrassent les Ruminants des Llanos des tiques (*Garapatos*) qui les tourmentent; en Europe nous avons les étourneaux qui rendent le même service aux Moutons relativement aux Mélophages et autres épizooïques des bêtes à laines; mais on ne peut réellement appliquer à ces oiseaux l'épithète de Parasites auxiliaires, at-

un produit d'excrétion de nature albuminoïde complètement soluble dans l'acide acétique.

(1) Robin et Mégnin, *Mémoire sur les Sarcoptides plumicoles*, in *Journal de l'anatomie*, 1877.

(2) Mégnin, *Mémoire sur les Cheylétides parasites*, in *Journal de l'anatomie*, 1878.

tendu qu'ils ne vivent pas exclusivement d'insectes parasites.

Tout ce que nous venons de dire des Acariens s'applique en partie aux Insectes, aux Vers et surtout aux Infusoires et aux Cryptogames.

Comment distinguer alors, entre toutes ces variétés de parasites, ceux qui sont réellement dangereux ou pathogéniques, de ceux qui sont simplement commensaux, mutualistes, auxiliaires, ou même qui ne sont parasites qu'en apparence? Comment faire pour ne pas attribuer à un parasite inoffensif, comme cela est arrivé si souvent, un rôle qui ne lui appartient pas? Il n'y a qu'un moyen, c'est d'étudier à fond l'histoire naturelle et les mœurs de tous les parasites quels qu'ils soient, leur organisation et leurs moyens d'action; c'est à cela que nous travaillons depuis vingt-cinq ans, et c'est le résultat de nos études que nous présentons aujourd'hui au public médical et vétérinaire dans le présent ouvrage.

Nous avons adopté dans cet ouvrage, pour la description de nos parasites, la classification de Cuvier, revue, corrigée et mise à la hauteur de la science moderne par M. H. Milne Edwards. A la suite de chaque Ordre de parasites nous plaçons la partie pathologique afférente à ceux d'entre eux qui sont réellement pathogéniques; les maladies parasitaires se trouvent ainsi classées dans l'ordre zoologique de leurs causes et non dans celui des systèmes organiques qui en sont le siège, comme on le fait d'habitude; la thérapeutique ne peut que gagner à cette innovation, puisqu'elle consiste essentiellement, dans le cas présent, à détruire la cause, c'est-à-dire le parasite.

Les Parasites qui vivent sur l'homme et les grands animaux appartiennent aux classes suivantes et à leurs subdivisions :

Classe des INSECTES : Ordres des Diptères, des Hémiptères, des Coléoptères, des Aphaniptères, des Épizoïques et des Thysanoures.

Classe des ARACHNIDES : Ordre des Acariens.

Classe des CRUSTACÉS : Ordre des Acanthothèques.

Classe des VERS : Ordres des Nématoïdes, des Trématodes, des Cestoïdes.

Classe des INFUSOIRES : Ordres des Vibrioniens et des Cystolides.

Classe des CRYPTOGAMES : Ordre des Arthrospores.

Dans le présent travail nous ne nous occupons que des Parasites articulés, c'est-à-dire des Insectes, de Arachnides et des Crustacés, et chacun des Ordres de ces Classes fait l'objet d'un chapitre composé de deux parties: la première consacrée entièrement à l'Histoire naturelle, la seconde à la Pathologie. Dans d'autres publications qui suivront nous traiterons de la même manière des Parasites des autres classes et des maladies qu'ils déterminent.

CHAPITRE PREMIER

DIPTÈRES

L'ordre des Diptères fournit des parasites qui, les uns à l'état parfait, les autres à l'état de larves, ont besoin, pour vivre, d'humeurs qu'ils extraient du corps de l'homme, des quadrupèdes ou des oiseaux. Nous allons les étudier d'abord au point de vue zoologique, puis à celui de leurs propriétés nocives.

DESCRIPTION ZOOLOGIQUE.

Les Diptères sont des Insectes qui ont pour caractère d'avoir une bouche pourvue d'une trompe généralement molle, contenant ou non des stylets perforants ; d'avoir deux ailes membraneuses accompagnées en général de deux appendices nommés *balanciers*, à la base desquels on trouve deux petites pièces blanches et ciliées appelées *cuillerons* ; enfin d'être à métamorphoses complètes.

Les Insectes de cet ordre ont des glandes salivaires dont le produit, chez quelques-uns, est irritant.

Parmi les nombreuses espèces de cet ordre, celles qui nous intéressent appartiennent aux familles des *Tipulaires*, des *Tabaniens*, des *Œstrides*, des *Muscides* et des *Pupipares*.

a. — Famille des TIPULAIRES.

Cette famille comprend de petites mouches, à suçoir composé de plusieurs soies (fig. 3) renfermées dans une gaine formée par la soudure des palpes labiaux et de la lèvre, accompagné de deux palpes maxillaires recourbés, ordinairement de quatre articles ; yeux souvent séparés sur le front ; antennes longues, à 12 articles au moins.

Cette famille est divisée en deux sections ou tribus : la première celle des Culicides, la seconde celle des Tipulides.

La première renferme le genre *Culex*, qui comprend les vulgaires

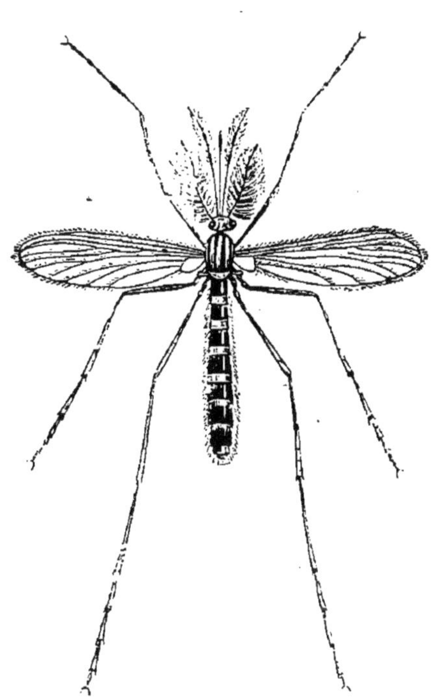

Fig. 1. — *Cousin commun* ♂, grossi 8 diam.

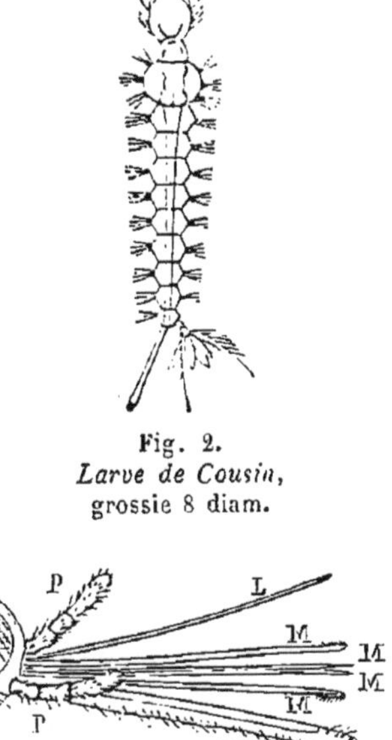

Fig. 2. *Larve de Cousin*, grossie 8 diam.

Fig. 3. — *Anatomie du bec du cousin* ♀. M,M (du milieu), mandibules. — M,M, maxilles. — L. labre. — LI, lèvre inférieure formant la gaine. — P,P, palpes maxillaires.

Cousins et les moustiques des pays chauds ; nous décrirons seulement l'espèce suivante :

Cousin commun (*Culex pipiens*, Linn.) (fig. 1). — Longueur 5 à 6 millimètres. Palpes et antennes bruns. Thorax brun-jaunâtre à deux lignes brunes. Abdomen d'un gris pâle annelé de brun. Pieds brunâtres, base des cuisses jaunâtre, un point blanc à l'extrémité des jambes.

Très commun surtout au voisinage des eaux stagnantes où vivent sa nymphe et sa larve (fig. 2). Plus commun dans le Midi que dans le Nord. Tourmente l'homme par ses piqûres, mais respecte les animaux.

La tribu des Tipulides renferme quelques moucherons qui sont aux animaux ce que les cousins sont aux hommes ; ils appartiennent au genre *Simulium* de Latreille ; nous citerons les deux espèces suivantes qui sont les plus communes :

Simulie tachetée (*Simulium maculatum*, Meig.). — Longueur 1 millimètre 1/2, d'un cendré bleuâtre. Thorax à bandes noires. Abdomen à taches dorsales noires contiguës ♂.

En mai, puis en juillet et août, dans les bois près des eaux.

Simulie cendrée (*Simulium cinereum*, Meig.) (fig. 4). — Long. 3 millimètres, d'un gris foncé, antennes noires, thorax à trois lignes noires peu distinctes. Abdomen à incisions noires. Pieds noirs; genoux blanchâtres ainsi que le premier article des tarses postérieurs ♂.

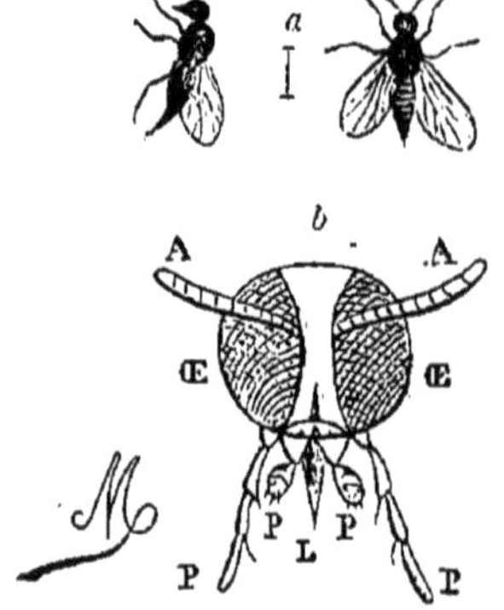

Fig. 4. — *Simulie cendrée.* *a*, grandeur naturelle. — *b*, tête grossie. — A,A, antennes. — OE,OE, yeux. — L, bec. — P,P (du milieu), palpes labiaux. — P,P, palpes maxillaires.

Apparaît en mai en même temps que la précédente et aux mêmes endroits. Commune surtout dans les grandes forêts du centre de la France et du nord-est, comme les forêts de Fontainebleau, de Chantilly, de Compiègne et de l'Argonne.

Attaque principalement les chevaux aux parties où la peau est fine et dépourvue de poils, comme les aines et surtout l'intérieur de la conque auriculaire, où elle s'introduit souvent en grand nombre pour sucer le sang.

b. — Famille des TABANIENS.

Cette famille comprend de grosses mouches qui ont le corps large, la tête déprimée, la trompe ordinairement saillante, à lèvres terminales allongées, à six soies lancéolées chez la femelle et quatre seulement chez le mâle ; à palpes relevés chez la femelle et couchés sur la trompe chez le mâle ; antennes à trois articles, le troisième effilé et comme subdivisé. Ailes ordinairement écartées.

Sur les douze genres que les entomologistes distinguent dans cette famille quatre seulement nous arrêteront : ce sont les genres *Pangonia*, *Tabanus*, *Chrysops* et *Hematopota*, et nous choisirons, parmi les nombreuses espèces de ces genres, les suivantes :

Pangonie de la Nouvelle-Calédonie (*Pangonia neocaledonica*, nobis). — Longueur totale 16 millimètres ; celle de la trompe seule est de 4 millimètres. Brune. Palpes et antennes noirs ; trompe de même couleur à lèvres terminales peu distinctes. Face et front blanchâtres, à petits ocelles et à rares poils noirs. Yeux nus, thorax olivâtre en dessus, à trois bandes peu distinctes, blanchâtres en dessous, à côtes jaunâtres présentant une tache noire oculiforme avec un point central blanc. Abdomen noir à premier segment bordé d'une bande blanc sale ; bordure semblable au deuxième segment, mais interrompue et formant trois taches, une médiane et deux latérales ; troisième segment ne présentant qu'une trace de bordure ; quatrième segment à trois taches dorsales d'un blanc vif ; derniers segments ne présentant plus chacun qu'une tache médiane blanche. Ailes enfumées ; deuxième cellule sous-marginale appendiculée, et première cellule postérieure ouverte.

Le genre *Pangonia* est représenté en Europe par quelques espèces qu'on rencontre dans les provinces les plus méridionales. Jusqu'à présent on les regardait comme se nourrissant exclusivement du suc des plantes, mais les observations que nous avons faites sur l'espèce ci-dessus prouvent que les Pangonies sont parasites à la façon des autres Tabaniens et sont même plus dangereux. Leur trompe renferme une collection de stylets et de lames barbelées susceptibles de percer la peau la plus épaisse, fût-ce celle d'un buffle.

Taon noir (*Tabanus morio*, Latr., *T. ater*, Meig.). — Longueur 18 millimètres, d'un noir luisant. Face velue ♀, presque nue ♂, thorax à poils gris. Deuxième segment de l'abdomen à poils blancs de chaque côté ; dernier à poils blancs. Ailes fuligineuses, le centre des cellules pâles.

Se trouve dans toute l'Europe, particulièrement au centre et au midi de la France. Attaque les grands animaux.

Taon des bœufs (*Tabanus bovinus*, Linn.) (fig. 5). — Longueur 27 millimètres. Couleur brune. Palpes, face et front jaunâtres. Front à tache et ligne noires. Antennes noires à base blanchâtre. Thorax à poils jaunâtres et bandes noirâtres. Bord postérieur des segments de l'abdomen fauve ; des taches dorsales triangulaires, blanchâtres. Jambes jaunâtres à extrémité noirâtre. Ailes à bord extérieur jaunâtre.

Commun dans les bois et les prairies. Attaque les bœufs et les chevaux indistinctement.

Taon d'automne (*Tabanus autumnalis*, Linn.). — Longueur 20 millimètres. Gris noirâtre. Palpes, face et front gris. Antennes noires. Thorax gris-velu, à quatre bandes brunes. Trois rangs de taches blanches sur l'abdomen. Jambes d'un blanc jaunâtre à extrémité noirâtre. Ailes à bord extérieur brun.

Commun dans les bois et les prairies. Attaque les grands animaux domestiques indistinctement.

Taon bruyant (*Tabanus bromius*, Linn.).—Longueur 15 millimètres. Palpes noirâtres. Face et front blanchâtres ; ce dernier à tache carrée près des antennes surmontée d'une ligne et d'une autre tache ovale, noires ♂. Antennes testacées à extrémité noire, quelquefois entièrement noires. Yeux à lignes arquées pourpres. Thorax à cinq lignes blanchâtres. Trois lignes de taches abdominales jaunâtres ainsi que le bord des segments. Jambes fauves en dehors. Ailes presque hyalines.

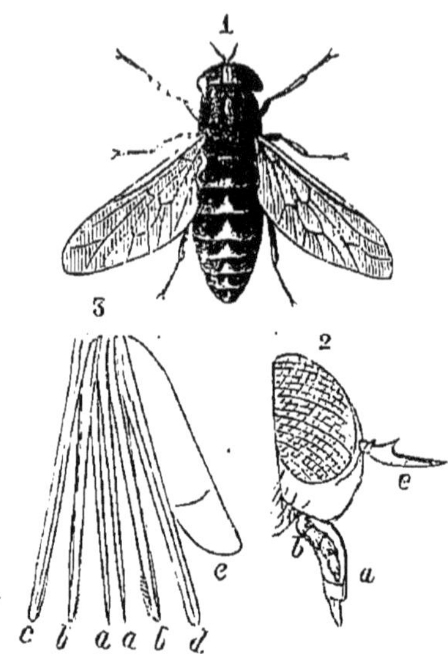

Fig. 5. — *Taon des bœufs.*

1, grandeur naturelle. — 2, sa tête grossie. — *a*, rostre. — *b*, palpes maxillaires. — *c*, antennes. — 3, anatomie du rostre.— *a*,*a*, mandibules. — *b*,*b*, maxilles. — *c*, languette.— *d*, labre. — *e*, moitié de la lèvre.

Commun comme les deux précédents, se rencontre dans les mêmes circonstances.

Taon rustique (*Tabanus rusticus*, Fab). — Longueur 15 millimètres. D'un gris noirâtre, à poils épais, jaunâtres. Palpes, face et front jaunâtres. Antennes ferrugineuses à extrémité brune. Abdomen ♂ à quatre rangs de taches brunes. Pieds jaunes, cuisses noirâtres, ainsi que les tarses antérieurs. Stigmates des ailes jaunâtres ; première cellule sous-marginale appendiculée.

Assez commun, se trouve avec les précédents dans les mêmes circonstances.

Petit Taon pluvial (*Hematopota pluvialis*, Meig). (fig. 6). — Longueur 9 à 10 millimètres, corps étroit-allongé ; ailes couchées en toit. Gris noirâtre. Palpes et face gris clair; cette dernière à bande luisante à la base des antennes, deux taches et un point noir ♀. Antennes à peine plus longues que la tête ; premier article épais, ovale, première division fauve. Yeux verdâtres ; partie inférieure pourpre à lignes sinuées jaunâtres. Thorax à trois lignes blanchâtres. Les trois premiers segments de l'abdomen fauves sur les côtés ♂. Ligne dorsale et un rang de taches sur les côtés, pieds noirs ; base des jambes antérieures à un anneau,

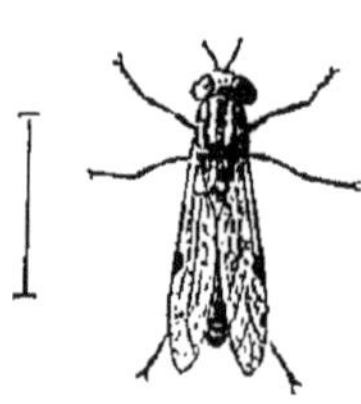

Fig. 6.
Petit Taon pluvial.

les autres à deux anneaux, et base du premier article des tarses fauves. Ailes d'un gris brunâtre tachetées de blanchâtre ; quelques taches circulaires.

Très commun pendant l'été ; harcèle surtout les animaux et même l'homme par les temps orageux. Recherche chez les grands animaux les parties où la peau est fine.

Petit Taon aveuglant (*Chrysops cæcutiens*, Meig) (fig. 7). — Longueur 9 millimètres. Port d'une mouche ordinaire à ailes fort écartées ; yeux d'un vert doré à taches et lignes pourpres ; couleur noire. ♂ Face jaune à deux taches noires luisantes. Côtés et dessous du thorax à poils fauves ; dessus noir. Deuxième segment de l'abdomen à taches fauves de chaque côté. Ailes noires ; une tache presque hyaline vers l'extrémité de la cellule basilaire externe ; partie postérieure du bord interne presque hyaline.

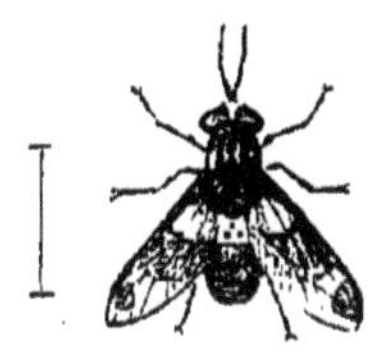

Fig. 7.
Petit Taon aveuglant.

♀ Face à trois taches contiguës. Front cendré à callosité et vertex noirs. Base du premier article des antennes d'un fauve obscur. Thorax à deux bandes grises antérieurement. Premier segment de l'abdomen à taches jaunes de chaque côté ; deuxième jaune à deux lignes noires divergentes. Base du premier article des tarses fauves. Ailes noires à grande tache hyaline vers le milieu ; une autre près de l'extrémité comme dans le mâle.

Très commun pendant l'été, se rencontre dans les mêmes circonstances que les précédents. N'attaque les grands animaux que dans le voisinage des yeux, de là l'origine de son nom. Cherche aussi à attaquer l'homme sur les parties découvertes, surtout lorsqu'il se baigne en pleine rivière ; dans ce cas il agit alors concurremment avec le précédent.

c. — Famille ou tribu des ŒSTRIDES.

La famille ou tribu des Œstrides est l'une des plus remarquables d'entre celles qui composent le grand ordre des Diptères, par son organisation et ses mœurs. La bouche de ces mouches est rudimentaire parce qu'elles ne vivent, dans l'état adulte, que juste le temps nécessaire à l'accouplement et à la ponte ; mais l'instinct diversement modifié qui leur a été départi sous ce dernier rapport, offre tant d'intérêt qu'elles ont été observées dès la plus haute antiquité : ces diptères déposent leurs œufs sur les grands mammifères, de sorte que les larves parviennent plus ou moins dans l'intérieur du corps en vivant de sa substance. Chaque œstride choisit pour ses œufs un berceau approprié au besoin des larves qui doivent en provenir.

L'œstre du cheval, tout en se balançant sans se poser sur le corps de l'animal, colle ses œufs sur les poils de la face interne des genoux ou sur les crins de l'encolure, lieux où le cheval se lèche le plus facilement, ce qui lui donne l'occasion d'ingurgiter les petites larves qui en sortent et qui doivent arriver dans son estomac où, fixées à la muqueuse de cet organe, elles suivent pendant près d'un an les phases de leur développement larvaire. Une espèce voisine plante ses œufs sur les lèvres du même animal, parce que les larves qui en sortent doivent aussi pénétrer dans la bouche et arriver à l'estomac. Les *Œstrus ovis* déposent les leurs dans les narines des moutons, d'où leurs larves parviennent dans les sinus maxillaires et frontaux. Une larve d'un genre voisin se développe dans les bourses charnues du pharynx du cerf. Les Hypodermes et les Cutérèbres, obéissant à un instinct plus simple, effectuent leur ponte sur le dos des bœufs et de divers autres animaux, et les petites larves qui en sortent pénètrent dans un follicule, arrivent sous le derme et donnent lieu à une tumeur cutanée dans laquelle elles acquièrent tout leur développement.

Beaucoup d'auteurs se sont occupés des Œstrides comme nous l'avons dit; le premier qui ait publié sur ces intéressants parasites un travail spécial est le célèbre vétérinaire anglais Bracy-Clark (1). Le dernier travail, qui est nécessairement le plus complet, et qui est aussi le mieux fait, est dû à M. Brauer, le célèbre diptérologiste viennois (2).

Dans ce travail M. Brauer répartit toutes les Œstrides connues dans quatorze genres qui se distinguent les uns des autres par les caractères suivants :

I. Ailes sans nervure transversale terminale, la 4e grande nervure s'étendant jusqu'au bord postérieur.

1. Abdomen caudiforme, style des antennes plumeux, cuillerons nuls. CTENOSTYLUM, Mcq.
2. Abdomen non caudiforme, style des antennes nu ; cuillerons existant, mais petits et longuement ciliés; les balanciers ne les couvrant pas; parties buccales rudimentaires; palpes, enfoncés, couchés dans la petite fossette buccale, petits en forme de petite boule; trompe confondue avec les parties tégumentaires de la fossette buccale, non proéminente. GASTROPHILUS, Leach.

II. Ailes avec une nervure transversale terminale, la 4e nervure longitudinale est à terminaison anguleuse ou en arc appuyée sur la troisième; première cellule du bord postérieur ouverte, fermée ou rétrécie vers la pointe de l'aile.

(1) Bracy-Clark, *Mémoire sur les Œstres*. Traduction française. Paris, 1820.
(2) Brauer, *Monographie des Œstrides*. Vienne, 1863.

1. Trompe droite, saillante en dessous ou entièrement rudimentaire, jamais coudée à la base; ouverture buccale petite remplie par la trompe qui est intimement unie au tégument de sa marge. Style des antennes toujours nu. Palpes petits, globuleux, ou en massue, quelquefois absents.

A. Milieu de la face arqué inférieurement, avec deux sillons limitant un écusson triangulaire à base inférieure figurant un prélabium. Antennes profondément, couchées dans deux fossettes séparées.

a. Séparation des fossettes antennales étroite, angulaire; antennes très courtes à deuxième article discoïde; trompe membraneuse entièrement rudimentaire.

† Palpes absents. HYPODERMA, Latr.

†† Deux petits palpes globuleux.
Sous-genre. ŒDEMAGENA, Latr.

b. Séparation des fossettes antennales large, plate; antennes cachées au fond. Trompe développée avec un suçoir terminal discoïde en forme d'un petit bouton chevelu, palpes en forme de petits tubercules. ŒSTROMYIA, Brauer.

B. Moitié inférieure de la face surbaissée, parcourue par un sillon étroit médian à bords saillants. Fossettes des antennes complètement séparées ou non.

a. Front étroit supérieurement suivant la courbe des yeux, qui sont sans saillie. Pattes très minces et longues. Yeux prolongés inférieurement.

† Première cellule postérieure ouverte. Petite dent appendiculée au coude de la 4e nervure longitudinale. THEROBIA, Brauer.

†† Première cellule postérieure fermée pédiculée. AULACOCEPHALA, Mcq.

b. Front bombé, saillant : jambes médiocres, longues ou courtes. Yeux point allongés inférieurement.

† Première cellule postérieure fermée. Jambes courtes délicates.

+ Nervure transversale, terminale, appendiculée et oblique avec le bord postérieur des ailes ; 3e et 4e nervures longitudinales successivement courtes ; première cellule postérieure longuement pédiculée.
ŒSTRUS, L.

++ Nervure transversale terminale appendiculée faisant l'angle droit avec l'axe longitudinal de l'aile ; 3e et 4e nervures longitudinales également longues. Première cellule postérieure à peine pédiculée. Antennes largement séparées. CEPHALOMYIA, Latr.

†† Première cellule postérieure ouverte ; au coude de la 4e nervure longitudinale, appendice dentiforme. Trompe et palpes développés, velus, à poils courts ou longs.

† Joues fortement saillantes inférieurement, à peine séparées en haut. Sixième segment abdominal petit en forme de demi-lune. (La seule espèce connue est à poils courts presque nue, argentée.)

PHARYNGOMYIA, Schinner.

†† Joues un peu concaves inférieurement, plus séparées que chez la précédente. Sixième segment abdominal grand, arrondi et un peu arqué, visible en dessus et en dessous. (Espèces à poils épais et fins.) CEPHENOMYIA, Latr.

2. Trompe coudée à la base, cachée dans une fente longitudinale (cavité buccale) située en retraite sous la face inférieure de la tête. Palpes nullement visibles, absents (?).

A. Style des antennes nu, trompe très petite, pièce anale de l'aile médiocrement développée.

ROGENHOFERA, Brauer.

B. Style des antennes plumeux supérieurement.

a) Troisième article des antennes oviforme ou elliptique ; front peu proéminent, tarses larges, aplatis, fortement velus, puissants ; abdomen voûté, cordiforme, pièce anale de l'aile très grande, relevée dans le repos. CUTEREBRA, Clark.

b) Troisième article des antennes beaucoup plus long que le deuxième et le premier, en forme de baguette. Front fortement en saillie sur le bas de la face. Tarses délicats, minces. Abdomen aplati. Pièce anale de l'aile médiocrement développée.

DERMATOBIA, Brauer.

Ce premier tableau, qui permet d'arriver facilement à la détermination générique des Œstrides à l'état adulte, est suivi d'un deuxième qui permet de les reconnaître à l'état de larve. En raison de son importance pratique nous allons aussi le donner :

I. Larves avec deux paires de mâchoires : deux mandibules courbées en crochets buccaux et deux maxilles épineuses droites.

entre les premières. Bord postérieur du corps tronqué droit, plus large que l'antérieur. Stigmates au dernier anneau, dans une cavité à ouverture en forme de fente transversale pouvant se fermer, sous forme de nombreuses petites fentes transversales creusées sur trois paires de bandes chitineuses arquées. Antennes avec un point oculiforme. Stigmates antérieurs cachés.

GASTROPHILUS.

II. Larves avec marge buccale sans appendices maxillaires (1). Sur la bouche deux anneaux cornés ainsi que des rudiments d'antennes. Corps à extrémité antérieure plus mince que la postérieure. Stigmates au dernier anneau en forme de plaques cornées libres. Stigmates antérieurs très petits à peine visibles.

A. Faces du corps inférieure et supérieure à nombreuses petites épines plus rares en dessous. HYPODERMA.

B. Faces inférieure et supérieure également épineuses ; sous-genre. ŒDEMAGENA.

III. Larves avec une paire de mâchoires, marge buccale membraneuse et petites antennes membraneuses.

A. Dernier anneau abdominal libre, mais non séparé des précédents par une partie rétrécie qui lui donne la forme d'un appendice, au contraire étroitement uni, mais point enfoncé dans le précédent, tronqué de dessus en dessous, profondément échancré transversalement, à lèvre inférieure se prolongeant en arrière. Plaques stigmatiques du dernier anneau cornées situées dans une cavité creusée entièrement dans cet anneau. Stigmates antérieurs petits, ronds, en forme de bouton corné.

a). Antennes largement séparées à la base.

1. Plaques stigmatiques postérieures irrégulièrement pentagonales-arrondies, les fausses ouvertures contenues entièrement dans la plaque ; sur chaque antenne deux sortes d'ocelles ponctiformes. ŒSTRUS.

2. Plaques stigmatiques postérieures en forme de demi-lune ou de reins, les fausses ouvertures stigmatiques placées en dehors du bord des plaques.

† Sur chaque antenne seulement un point oculiforme, plaques stigmatiques profondément cachées au fond d'une étroite cavité.

CEPHALOMYIA.

† † Sur chaque antenne deux points oculi-

(1) Tout à fait jeunes, ces larves sont cylindriques avec crochets buccaux microscopiques, et entre les deux une pointe droite ; au deuxième stade marge buccale cornée, en forme de V, corps mince en arrière allongé en queue.

formes, plaques stigmatiques assez libres placées sur le dernier plan tronqué du bord postérieur du corps qui est légèrement concave.

PHARYNGOMYIA.

b. Antennes contiguës par la base, présentant chacune deux points oculiformes, plaques stigmatiques assez libres placées sur la partie tronquée légèrement concave de l'extrémité postérieure. CEPHENOMYIA.

B. Dernier anneau abdominal rentré dans les précédents beaucoup plus étroit et plus court que ceux-ci; larve par cela semblant avoir un anneau de moins (chez les jeunes larves le dernier anneau forme souvent un appendice cupuliforme); antenne avec deux points oculiformes (sur leur disparition et celle des crochets buccaux avant la mue se tirent les caractères des genres). Face dorsale semblant convexe longitudinalement et la face ventrale concave dans le même sens; stigmates antérieurs en forme d'une fente étroite, transversale, à bords plissés.

a. Larve oviforme, épaisse, massive, couverte d'épines, ayant seulement le premier et le dernier anneau nus. Plaques cornées stigmatiques du dernier anneau en forme de demi-lune. CUTEREBRA.

b. Larve allongée en forme de poire, plus épaisse antérieurement que postérieurement, ayant seulement quelques rangées transversales d'épines, stigmates postérieurs en forme de trois paires de fentes allongées du type de celles du genre *Gastrophilus*.

DERMATOBIA.

Les Œstrides qui nous intéressent le plus au point de vue des maladies parasitaires de l'homme et des animaux domestiques appartiennent aux genres *Gastrophilus*, *Œstrus*, *Hypoderma*, *Œdemagena*, *Cuterebra* et *Dermatobia*.

Genre **GASTROPHILUS** de Leach et Schiner, correspondant aux genres *Gastrus* de Meigen et étant un dédoublement du genre *Œstrus* de Latreille et Macquart.

Il comprend, suivant Brauer, les huit espèces suivantes :

G. equi, Fabr., dont la larve vit dans l'estomac des équidés européens.

G. inermis, Brauer, espèce autrichienne à larve inconnue.

G. pecorum, Fabr., dont la larve vit dans l'estomac des équidés européens.

G. flavipes, Oliv., du sud de l'Europe, larve vivant dans l'estomac des ânes, d'après Malpighi.

G. lativentris, Lœw., de la Russie, larve vivant dans l'estomac des ânes.

G. hæmorrhoïdalis, L., larve vivant dans l'estomac des équidés européens.

G. nasalis, Clk., paraît particulière au nord de l'Europe et de l'Amérique, où elle vit dans l'estomac et l'œsophage des chevaux.

G. nigricornis, Lœw., particulière à la Crimée.

On a encore trouvé des larves de Gastrophilus dans l'estomac de certains animaux, entre autres du rhinocéros et de la hyène et dont l'état parfait est inconnu.

De ces huit espèces de Gastrophilus nous en décrirons brièvement trois qui sont les seules que nous ayons jamais rencontrées en France.

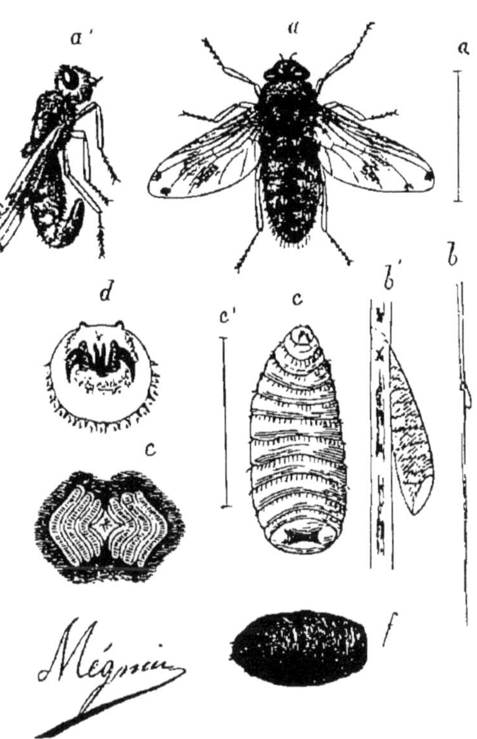

Fig. 8. — *Gastrophilus equi.*
A, femelle. — B, un œuf. — B', le même, grossi. — C, larve. — D, tête de larve. — E, stigmates. — F, une nymphe ou chrysalide.

Gastrophilus equi, Fabr. (fig. 8). — Ailes sans nervure transversale postérieure, avec bande transversale, dans le milieu, enfumée, ainsi que deux points à la pointe. Trochanter dans les pattes postérieures portant un crochet courbe ♂, et un tubercule ♀ et dans les deux sexes un sillon droit au bord postérieur de la cuisse. Thorax couvert de poils jaunes rougeâtres rares, et noirs en arrière de la suture; abdomen testacé taché de brun au milieu et hérissé de poils gris-jaunâtres. L'oviducte de la femelle est large et allongé, articulé à l'extrémité de l'abdomen et se repliant sous le ventre.

Longueur 12-14^{mm} sans l'oviducte.

La femelle pond ses œufs, qui sont blancs et semblables à des lentes de poux, de un et quart de millimètre, à la face interne des genoux et des canons antérieurs et sur la crinière, les côtes, etc. De ces œufs sort une petite larve qui, en rampant sur la peau, cause un petit prurit, ensuite duquel l'animal est invité à se lécher ; c'est de cette façon que la larve arrive dans la bouche, puis, par reptation, dans l'estomac, où elle se plante sur la muqueuse par ses crochets mandibulaires et où elle se développe en absorbant les produits de la petite inflammation et de la petite ulcération produite par les organes buccaux. Après dix à onze mois de séjour dans l'estomac, la larve a acquis tout son développement ; elle se détache alors ; sa couleur, qui était rose-vif, pâlit ; elle se laisse entraîner avec les matières alimentaires et arrive ainsi au dehors, sur la terre, dans le fumier, où s'opère la transformation en nymphe par le durcissement des téguments, puis en insecte parfait trente jours après environ si le temps est constamment beau. Cette transformation s'opère dans la belle saison, de mai à octobre, surtout en juillet et en août.

Depuis sa sortie de l'œuf jusqu'à sa transformation en nymphe, la larve de la *G. equi* présente trois stades très distincts :

1° Dans le premier elle est allongée, ayant un à deux millimètres et son extrémité postérieure bifide, c'est-à-dire ayant les stigmates situés chacun à l'extrémité d'un tube ; les 5 ou 6 anneaux à épines rares.

2° Dans le deuxième, les stigmates sont sessiles, l'extrémité postérieure refoulée, et la larve est blanche, oblongue et longue de 9 à 18 millimètres sur 3 à 4 millimètres de large. Anneaux ayant encore un simple rang d'épines.

3° Dans le troisième, la larve est cylindro-conique, longue de 18 à 20 millimètres sur 8 millimètres de large, de couleur rose vif, à dernier anneau porteur de stigmates inclus dans le précédent, ces stigmates ayant la forme d'écussons noirs sur chacun desquels sont creusées trois lignes arquées à concavité interne, lignes percées elles-mêmes de petites fentes en série. Du deuxième au huitième anneau inclus, chacun porte à son bord postérieur deux rangées d'épines qui vont en augmentant de volume d'avant en arrière ; quelques épines en rangées clair-semées se remarquent encore sur les 9e, 10e et 11e anneaux.

La nymphe ou chrysalide est noire, oviforme, longue de 15-17^{mm} et large de 6-7^{mm}.

Cette larve vit dans l'estomac du cheval, de l'âne et du mulet. Nous l'avons rencontrée dans toute la France, particulièrement au nord ou au centre.

G. hæmorrhoïdalis. L. — Ailes sans nervure transversale postérieure, hyalines, sans taches. Jambes foncées, surtout les cuisses. Corps noir ; abdomen à poils blancs à la base, noirs au milieu et roux à l'extrémité. Thorax gris-souris en avant de la suture, avec bande noire en arrière. Longueur 10 à 12^{mm}.

La femelle pond un œuf noir, conique, arrondi à un pôle, terminé à l'autre pôle par une pointe stiliforme finement barbelée, qu'elle plante dans l'épiderme des lèvres des chevaux. La larve qui en sort pénètre dans la bouche comme la précédente, arrive dans l'estomac et se développe de la même façon. Après dix mois de séjour, pendant lesquels elle prend une couleur rose presque rouge, lorsqu'elle est prête à se changer en nymphe elle devient verte, se détache de la muqueuse et se laisse rouler avec les excréments jusqu'à l'anus; là elle ne tombe pas immédiatement par terre, elle s'attache à la marge avec ses crochets mandibulaires pendant quelques heures, quelquefois un jour, puis se laisse tomber dans le fumier où elle se transforme en nymphe, et, au bout d'une trentaine de jours, en insecte parfait.

La larve de la *G. hæmorrhoïdalis* se distingue de celle de la *G. equi*, avec laquelle elle cohabite, par une plus petite taille — elle a de 13-16^{mm} de long sur 6^{mm} de large — par une couleur plus rouge, par des épines plus petites en deux rangées alternant, plus grandes à la première rangée qu'à la seconde, existant du 2e au 8e anneau, interrompues sur les 8e et 9e, les 10e et 11e tout à fait nus.

La chrysalide est oviforme, noire et mesure en longueur 14^{mm} sur 5-6^{mm} de large.

G. pecorum, Fabr. — Cette espèce n'avait pas encore été vue positivement en France, lorsque nous avons constaté cette année son introduction par des chevaux russes importés aux environs de Paris par le commerce (1).

Espèce à nervure transversale postérieure des ailes, rudimentaires ou manquant. Ailes presque entièrement enfumées (♀) ou avec une large bande enfumée au milieu et une seule tache à la pointe (♂). ♀ Corps noir, avec thorax et deuxième, ou deuxième et troisième anneau à poils jaunâtres, ♂ brun-jaune avec poils jaune d'or, et bandes de poils noirs en arrière de la suture du thorax. Poitrine noire.

Longueur du corps 13-16^{mm}.

La femelle, dont l'oviducte continue insensiblement l'abdomen sans qu'il puisse se replier en dessous comme chez la *G. equi*, pond des œufs noirs allongés longs de 1^{mm} 1/4 qu'elle colle aux poils par une extrémité.

La larve présente trois stades comme celle de la *G. equi*; les épines du bord postérieur de ses anneaux sont très petites, alternant en deux rangs et se montrant du 2e au 9e anneau ; les rangées des 6e et 7e anneaux sont interrompues au milieu, sur le 8e elles sont très rares et les derniers anneaux sont complètement nus. Ces larves sont d'un

(1) Mégnin, *Communication à la Société entomologique de France.* — Août 1879.

rouge de sang foncé et conservent cette couleur lorsqu'elles se détachent pour arriver à l'extérieur et se transformer en nymphes. Comme celles de la *G. hemorrhoïdalis*, arrivées à l'anus elles ne se laissent pas tomber immédiatement, mais restent quelques heures attachées à la marge.

La nymphe est ovoïde, noire, longue de 13-17^{mm} sur 6-9^{mm} de large et met aussi une trentaine de jours à se transformer en insecte parfait.

Genre **ŒSTRUS**. — Ce genre est une très petite partie du grand genre Œstrus, de Linnée, restitué par Meigen à l'œstre du mouton que Macquart et Joly avaient classé dans leur genre *Céphalomyia*. Ce dernier nom a été conservé pour une œstre qui a les mêmes mœurs et qui vit dans les sinus frontaux du chameau.

Le genre Œstrus, d'après Brauer, comprend quatre espèces :

Œ. *Clarcki*, Schenk, qui vit chez les bêtes à cornes du Cap.

Œ. *purpureus*, Brauer, qui vit sur des moutons à grosse queue du Caucase.

Œ. *variolosus*, Lœw., des colonies anglaises d'Afrique.

Œ. *ovis*, L., des sinus céphaliques des moutons européens.

Dans l'Argali on a trouvé des larves de même genre mais d'espèce indéterminée.

La seule espèce qui nous intéresse est la suivante :

Œ. ovis, L. (fig. 9). — Petite espèce à ailes transparentes, non tachées ; la petite nervure transversale située au bout de la nervure auxiliaire (Hilfsader), l'extrémité de la 4e nervure longitudinale faisant angle avec la nervure postérieure. Œstre sale, cendrée, granuleuse. Thorax brun-cendré, opaque, maculé de points obscurs. Face jaunâtre, testacée vers la bouche ; abdomen marbré de jaune, de blanc et de noir, à extrémité velue.

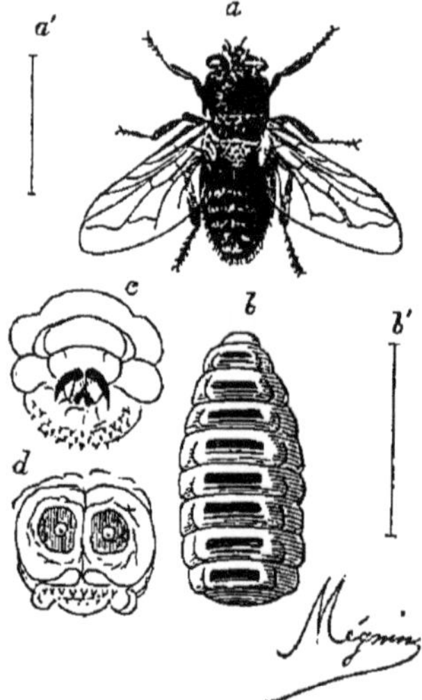

Fig. 9. — *Œstrus ovis*.
a, femelle. — b, larve. — c, sa tête. — d, ses stigmates.

Longueur 10-12^{mm} ♂ et ♀.

Cette espèce se trouve dans toute l'Europe, en Asie, en Afrique et aux îles Canaries, dans l'Amérique du Nord et dans l'Amérique du Sud.

Les œufs des *Œ. ovis* sont entièrement semblables à ceux des Cephenomyies, réniformes, courbés, à extrémités arrondies avec des sillons circulaires; les œufs, d'après Clarck, seraient pondus à l'entrée des narines, d'ou la jeune larve pénétrerait dans les sinus maxillaires et frontaux où elle se développe et vit pendant dix à onze mois, après avoir présenté trois stades.

La larve complètement développée est ovoïde, anguleuse antérieurement, tronquée et creusée postérieurement, plate en dessous. Les stigmates en forme de deux plaques rondes et noires, percées à leur centre, sont placées au fond de la fossette de l'extrémité postérieure, protégées par l'avant-dernier anneau formant deux lèvres pouvant s'affronter, comme chez les autres œstrides du reste ; chaque anneau est taché en dessus transversalement en noir, ce qui forme des zébrures. Elles sont longues de 20-30^{mm} sur 7-10^{mm} de large.

La nymphe est noire et est expulsée par les narines en mai, juin et juillet. L'état parfait sort de la nymphe un mois environ après la formation de celle-ci.

Le genre **HYPODERMA**, de Geer, comprend 5 espèces certaines, d'après Brauer, qui sont :

L'**Hypoderma silenus**, dont la larve est inconnue.

L'**Hypoderma diana**, Br., dont la larve vit sous la peau du *Cervus elaphus* et *capreolus*.

L'**Hypoderma acteon** Br., dont la larve vit sous la peau du *Cervus elaphus*.

L'**Hypoderma lineata**, Villers, dont la larve vit, croit-on, sous la peau du *Bos taurus* et de l'*Ovis aries*.

L'**Hypoderma bovis**, de Geer, dont la larve vit sous la peau du bœuf domestique (*Bos taurus*).

Les trois espèces douteuses sont :

L'**H. heteroptera**, Mcq., d'Afrique (Algérie), variété de l'*H. bovis* d'après Brauer.

L'**H. supplens**, Walker, d'Europe, variété probable de l'*H. lineata*.

L'**H. Bellieri**, Bigot, variété probable de l'*H. bovis*.

Nous ne décrirons que l'*Hypoderma bovis*, la plus importante pour nous.

Hypoderma bovis, de Geer (fig. 10). Longueur 14 millimètres, noire, très velue ; face cendrée à poils blancs jaunâtres ; face supérieure du thorax à poils semblables, nue, d'un noir luisant postérieurement, à deux lignes longitudinales de poils noirs alternant avec trois lignes de poils jaunes en avant de la suture ; troisième segment de l'abdomen noir, le reste fauve ainsi que la moitié terminale des jambes.

Sa larve, qui vit sous le cuir des bœufs et qui est la même sans doute que l'on trouve quelquefois sous la peau des chevaux où elle n'arrive jamais à terme, est, à son complet développement, longue de 22 millimètres, large de 12, ovoïde, à 12 segments garnis intérieurement d'un semis de petites pointes imperceptibles, blanche puis noirâtre à bouche entourée de mamelons mousses, ayant deux stigmates en forme de deux pièces en croissant situées à l'extrémité postérieure. Ces larves se nourrissent de l'humeur purulente qui se forme dans les tumeurs qu'elles habitent, et constituent des espèces de cautères qui, quoique parfois très nombreux, ne paraissent pas nuire à l'animal. Elles respirent en tenant leurs stigmates à l'ouverture cutanée de leur demeure. Lorsque le moment de se transformer est arrivé, elles sortent à reculons de leur retraite, tombent à terre où elles se transforment en nymphe par le durcissement de leur peau. Trente-cinq à quarante jours après, l'insecte parfait sort de cette nymphe et cherche immédiatement à s'accoupler, pour se livrer à la ponte et mourir ensuite.

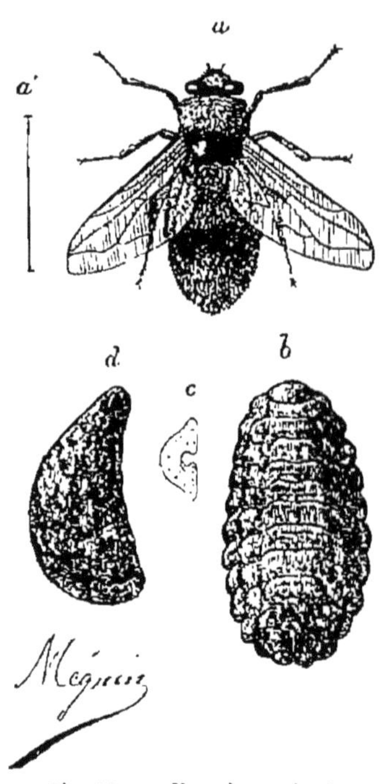

Fig. 10. — *Hypoderma bovis.*

a, femelle. — *b*, larve. — *c*, un de ses deux stigmates. — *d*, une nymphe.

La vie de ces diptères à l'état larvaire est de dix à onze mois, et à l'état parfait de huit jours seulement. Les femelles fécondées pondent sur la peau et c'est la petite larve sortant de l'œuf, et qui est armée pour cela, qui perce le tégument, en se servant probablement d'un pore pour chemin, pour arriver dans le tissu cellulaire sous cutané où elle s'enkyste, mais en conservant toujours une communication avec l'extérieur qui n'est autre que son trajet qui s'agrandit et ressemble tout à fait à un trou fait à l'emporte-pièce. La tumeur cutanée que forme la larve logée sous la peau n'est guère apparente que quand cette larve a atteint son développement presque complet ; elle a alors l'aspect d'un furoncle recouvert de poils ne présentant ni douleur ni chaleur.

Le sous-genre **OEDEMAGENA**, très voisin du genre **HYPODERMA**, ne renferme qu'une espèce, la suivante :

Œdemagena tarandi, Clark. Longueur 16 millimètres. Thorax à poils jaunes, à large bande transversale de poils noirs. Premier segment de l'abdomen à poils d'un jaune pâle ; les autres à poils roux. Cuisses et bas des jambes noirs, le reste fauve.

La femelle dépose ses œufs sur le dos des rennes, et les larves qui en résultent ressemblent à celles de l'*Hypoderma* du bœuf, sauf qu'elles sont plus minces; elles ont le même genre de vie.

Le genre **CUTEREBRA**, B. Clk., renferme dix-sept espèces toutes américaines dont deux seulement sont connues à l'état de larve : l'une, la *Cuterebra emasculator*, Fitch, dont la larve habite le tissu cellulaire sous-cutané d'une espèce d'écureuil, le *Sciurus striatus*, L. ; l'autre, la *Cuterebra cuniculi*, Clk., dont on rencontre la larve en abondance sous la peau des lièvres et des lapins.

Nous décrirons seulement cette dernière.

Cuterebra cuniculi, Clk., Cuterèbre noire. Thorax à poils jaunâtres avant le milieu de sa face supérieure, en avant de la suture, nu et noir.

La larve est brune, entièrement hérissée de petites épines (Clarck l'a figurée dans sa planche II, fig. 25). Se rencontre sur les lièvres et les lapins de la Georgie.

Le genre **DERMATOBIA**, créé par Brauer aux dépens du précédent, renferme deux espèces, aussi américaines, dont la première, *Dermat. cyanoventris*, Mcq., ne différerait de la seconde que par son abdomen entièrement bleu. Voici la diagnose de cette dernière.

Dermatobia noxialis, Goudot (fig. 11). Dermatobie cendrée, face jaune, poils des joues brillants, jaunâtres, face supérieure du thorax cendrée obscure ; abdomen bleu brillant à base blanc sale. Longueur 14-16 millimètres.

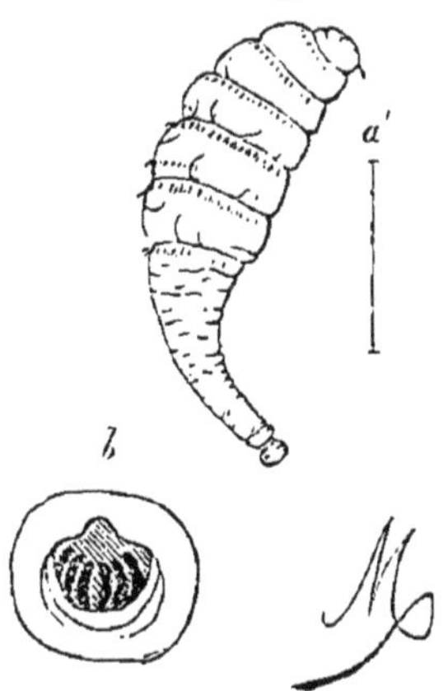

Fig. 11. — *Dermatobia noxialis.* a, larve. — b, ses stigmates.

La larve, en forme de poire, vit en grand nombre sous la peau des bestiaux, des chiens et même de l'homme; à Bahia et dans la Nouvelle-Grenade elle est connue sous le nom de *ver macaque*, et de *ver moyoquil* dans l'Amérique centrale.

Brauer a dressé un tableau très intéressant de toutes les espèces animales qui nourrissent des larves d'œstrides. Nous allons reproduire ce tableau, en faisant remarquer que pour beaucoup de ces larves *on ne connaît pas l'état parfait.*

ORDRE DES BISULQUES.

FAMILLE DES CAVICORNES.

Antilope Saiga, Pallas, *Hypoderma* espèce non déterminée.
— **Redunca**, Pallas. — —
— **Lalandi**, Desm. — —
— **Dorcas**, Pallas. — —
Capra Œgagrus, Gml. — —

Ovis aries, L...... 1. *Hypoderma lineata*, Will.? Tissu cellulaire sous-cutané du dos.
2. *Œstrus ovis*, sinus frontaux et sous-maxillaires.
3. *Œstrus purpureus*, Brauer?

Bos bubalus. *Cephalomyia maculata*, Wied. Sinus frontaux, et cavités pharyngo-nasales.

— **Taurus**, L..... 1. *Hypoderma bovis*, Fbr. Tissu cellulaire sous-cutané du dos.
2. *Hypoderma lineata*, Will. Tissu cellulaire sous-cutané du dos.
3. *Dermatobia noxialis*, Goudot. Tissu cellulaire sous-cutané du dos.

FAMILLE DES CERVIDÉS.

Cervus alces, L.... 1. *Hypoderma*, sp? Tissu cellulaire sous-cutané du dos.
2. *Cephenomyia Ulrichii*, Br. Pharÿnx et cavité pharyngo-nasale.

— **Tarandus**, L.. 1. *Hypoderma* (*Œdemagena*) *Tarandi*, L. Tissu cellulaire sous-cutané du dos.
2. *Cephenomyia Trompe*, Fabr. Pharynx.

— **Dama**, L. *Cephenomyia*, sp? Pharynx (Bechstein).

— **Macrotis**, Say. *Cephenomyia*, nov. sp. Pharynx.

— **Capreolus**, L.. 1. *Hypoderma Diana*, Br. Tissu cell. sub-cut. du dos.
2. *Cephenomyia stimulator*, Clk. Cav. pharyngo-nasale.

— **Elaphus**, L.... 1. *Hypoderma Acteon*, Br. Tissu cell. sub-cut. du dos.
2. *Hypoderma Diana*, Br. Tissu cell. sub-cut. du dos.

3. *Cephenomyia rufibarbis*, Wd. Cavité pharyngo-nasale.
4. *Pharyngomyia picta*, Mg. Pharynx.

Moschus moschiferus, L. *Hypoderma*, sp? Tissu cell. sub-cut. du dos.

FAMILLE DES TYLOPODÉS.

Camelus dromadarius, L. *Cephalomyia maculata*, Wd. Cav. pharyngo-nasale du sinus.

ORDRE DES SOLIDUNGULÉS.

Equus caballus, L. 1. *Gastrophilus equi*, Fabr. Estomac du cheval.
2. *Gastrophilus inermis*, Br. Intestins —
3. *Gastrophilus pecorum*, Fabr. Intestins —
4. *Gastrophilus nasalis*, L. Estomac et duodénum.
5. *Gast. hæmorrhoïdalis*, L. Intestins et estomac.
6. *Hypoderma*, sp? Tissu cell. sub-cut. du dos.

— **Asinus**........ 1. *Gastrophilus equi*, var. *asina* (Bilhartz).
2. *Gastr. flavipes*, Oliv. Estomac.
3. *Hypoderma*, sp ? (*silenus ?*) Tissu cell. sub-cut. du dos.

ORDRE DES MULTIUNGULÉS.

Rhinoceros bicornis, L.. }
— **simus**, Burch. } *Gastrophilus Rhinocerontis*, Owen. Estomac.

ORDRE DES GLIRES.

FAMILLE DES LÉPORINÉS.

Lepus palustris, Bachm. *Cuterebra*, sp ? Tissu cell. sub-cut. du dos.

— **sp** ? Nord-Americ. *Cuterebra cuniculi*, Clk. Tissu cell. sub-cut. du dos.

Lagomys alpinus, Pallas. *Œstromyia leporina*, Pallas. Tissu cell. sub-cut. du dos.

FAMILLE DES SCIUROSPALACINÉS.

Geomys (Thomomys) borealis, Richds. *Cuterebra*, sp ? Tissu cell. sub-cut.

FAMILLE DES SCIURINÉS.

Sciurus æstuans, L. *Cuterebra*, sp ? Tissu cell. sub-cut.

— **aureogaster**, Cuv. *Cuterebra*, sp ? Tissu cell. sub-cut.

Tamias Lysteri, Richds. *Cuterebra emasculator*, Fitch. Scrotum.

ORDRE DES MARSUPIAUX.

Didelphys Philander, L. *Cuterebra*, sp ? Tissu cell. sub-cut.

ORDRE DES CARNIVORES.

FAMILLE DES MUSTELINÉS.

Meles vulgaris, Desm. Larve indéterminée de l'estomac et du duodénum.

FAMILLE DES CANINÉS.

Canis familiaris, *Dermatobia* sp ? (*noxialis?*) Mexico. Tissu cell. sub-cut.

FAMILLE DES HYÆNINÉS.

Hyæna striata, Zimm. *Gastrophilus equi.* Fabr. Estomac.

FAMILLE DES FÉLINÉS.

Felis unça, L. *Dermatobia.* Tissu cell. sub-cut.

ORDRE DES QUADRUMANES.

Simiæ platyrrhinæ, Gemm. sp ? Larve d'Œstride dans la peau (Vallot).

ORDRE DES BIMANES.

Homo sapiens, L. 1. *Dermatobia noxialis*, Goudot. Nouvelle-Grenade. Tissu cell. sub-cut.
2. *Dermatobia*, sp? Grube. Costa-Rica. Tissu cellul. sub-cut.
3. *Dermatobia*, sp ? Coquerel. Cayenne. Tissu cellulaire sub-cut.

d. — TRIBU DES MUSCIDES.

Les *Muscides* forment cette grande tribu de Diptères connus sous le nom vulgaire de Mouches et répandus avec tant de profusion sur la surface du globe. Nous les voyons, à la fois, compagnes fidèles des plantes, les suivre jusqu'aux derniers confins de la végétation, chercher la vie au sein de leurs corolles et en même temps appelées par la nature à hâter la dissolution des êtres organisés qui ont cessé de vivre en plaçant le berceau de leurs larves dans ces dépouilles de la mort; quelques-unes vont même jusqu'à déposer ces larves dans les plaies des animaux vivants, et il y en a enfin encore qui, se repaissant de sang à la façon des Tabaniens, tourmentent aussi les êtres vivants de leurs piqûres.

Les Muscides, qui recherchent ainsi les animaux, soit pour vivre de leurs humeurs, soit pour déposer leurs larves dans leurs plaies ou leurs cadavres, forment la section des Créophiles, qui se subdivise encore en sept sous-tribus; deux seulement nous intéressent au point de vue de leurs rapports avec l'homme ou les grands animaux, ce sont celle des *Sarcophagiens* et celle des *Muscies*, ou mouches proprement dites, qui se distinguent des Sarcophagiens par le corps plus court, par les antennes à style plumeux jusqu'à l'extrémité et par l'abdomen dénué de soies au bord des segments.

Les espèces de ces deux sous-tribus qui nous intéressent particulièrement sont les suivantes :

Sarcophile de Wohlfart (*Sarcophila Wohlfarti*, Portschinsky) (fig. 12). — Long. 12 millimètres. Couleur générale cendrée. Face et côtés du front blancs; bande frontale noire. Antennes brunes, deuxième article, ferrugineux, presque aussi long que le troisième. Thorax gris-bleu à bandes noir-bleu. Abdomen à trois rangs de taches noires, les latérales rondes, les médianes triangulaires formant une chaîne continue. — Pieds noirs.

Cette espèce, voisine de la *Sarcophila Meigeni* (*Sarcophaga ruralis*, Meigen), rencontrée seulement sur les fleurs de l'Eryngium au bord du Rhin, nous l'avons constamment obtenue de l'éclosion de larves recueillies dans les plaies de chevaux de troupe aux environs de Paris.

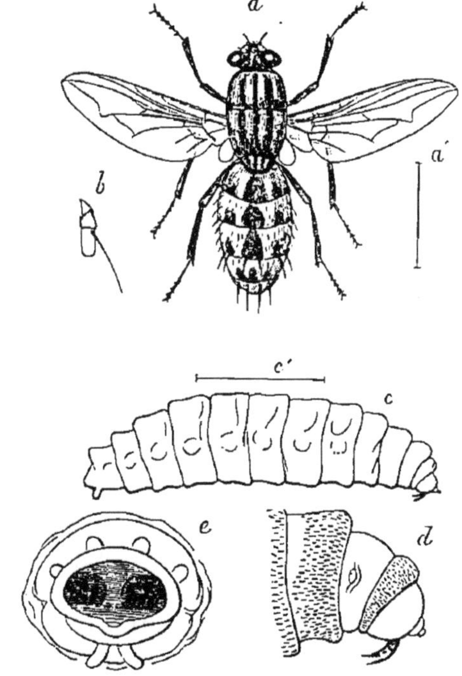

Fig. 12. — *Sarcophila Wohlfarti.*

a', grand. nat. — *b*, antenne. — *c*, larve, — *d*, sa tête. — *e*, stigmates postérieurs.

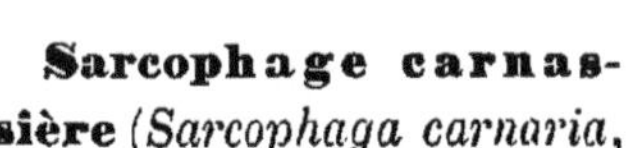

Sarcophage carnassière (*Sarcophaga carnaria*, Meig.). — Long. 15 millimètres. Noire, tête jaunâtre. Thorax rayé de gris jaunâtre et de noir, abdomen marqueté régulièrement en damier cendré ; anus noir. Jambes postérieures velues. Ailes à base grisâtre.

Dépose ses larves dans les cadavres des grands animaux.

Cynomyie des morts (*Cynomyia mortuorum*, Rob. D.). — Long. 12-15 millimètres. Tête d'un jaune doré ; antennes fauves descendant presque à l'épistome ; 3e article quatre fois plus long que le second ; partie postérieure du front noirâtre. Thorax d'un noir bleuâtre, abdomen d'un beau bleu violet sans soies aux premiers segments. Anus et pieds noirs. Ailes un peu brunâtres ♂ ♀.

Sur les chiens morts, aux mois d'avril et de mai.

Stomoxe piquant (*Stomoxis calcitrans*, Geoff.) (fig. 13). — Long. 6 millimètres. Port et couleur de la mouche de fenêtre. Trompe solide, menue, allongée. Palpes fauves ne dépassant pas l'épistome. Face et côtés du front d'un blanc gris jaunâtre. Bande frontale et antennes noires, celles-ci à 3e article triple du deuxième et à style plumeux en dessus. Thorax à lignes noires. Abdomen à taches brunes. Pieds noirs.

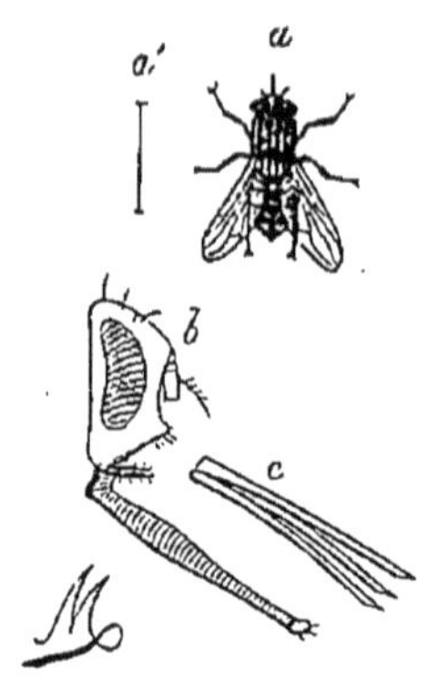

Fig. 13. *Stomoxis calcitrans.*
a', grandeur naturelle. — b, sa tête grossie. — c, les lames de son rostre.

Très commun surtout en automne ; pique les grands animaux et l'homme pour sucer le sang. Est un des agents les plus actifs de l'inoculation charbonneuse et septique.

On a classé dans un genre à part, le genre *Hematobia*, plusieurs espèces de mouches qui ont les mêmes mœurs que la précédente, mais qui s'en distinguent par des palpes aussi longues que la trompe.

La fameuse mouche de l'Afrique centrale, connue des voyageurs sous le nom de *Tsé-tsé*, et des naturalistes sous le nom de *Glossina morsitans*, est aussi voisine des précédentes.

Lucilie César (*Lucilia Cæsar*, Rob. D.). — Long. 8 millimètres. Couleur générale vert doré métallique. Palpes ferrugineux, face et côtés du front blancs à reflets noirâtres ; épistome rouge pâle. Antennes brunes à style très plumeux. Abdomen court, arrondi, sans soies au bord des anneaux. Pieds noirs, ♂ ♀.

Très commune, pond dans la chair morte.

C'est une espèce du même genre, — mais que M. P. S. Conil regarde avec raison comme une Calliphore, parce qu'elle a le thorax rayé longitudinalement, ce que ne présentent pas les Lucilies qui l'ont uni, la *Lucilia hominivorax* de Coquerel, de couleur bleu d'acier, qui dans l'Amérique centrale pond non seulement dans les plaies de l'homme et des animaux, mais dépose aussi ses œufs dans le nez et dans la bouche des hommes endormis; elle provoque ainsi le développement de plaies hideuses et graves qu'on a vues suivies de mort. Dans le sud de l'Amérique, dans la république Argentine, une Calliphore joue le même rôle que la Lucilie hominivore de Coquerel, elle a été étudiée dans ses effets et au point de vue de l'histoire naturelle par MM. Serbini, Weyenbergh et A. Conil; ce dernier l'a nommée *Calliphora anthropophaga*, elle est de couleur bleu verdâtre.

Calliphore de la viande (*Calliphora vomitoria*, Rob. D.). Long. 8 à 12 millimètres. Bleu d'acier. Palpes ferrugineux. Face noire au milieu, testacée à l'épistome et sur les côtés; joues testacées à poils noirs, reflets blancs et bord postérieur noir. Front à côtés blanchâtres, bande noire, antennes noirâtres, abdomen bleu à reflets blancs. Pieds noirs, cuillerons noirs bordés de bleu.

Tout le monde connaît la vulgaire mouche bleue de la viande qui recherche exclusivement la chair fraîche et laisse la chair en putréfaction aux Lucilies, aux Sarcophages et aux Cynomyies.

Mouche domestique (*Musca domestica*, Linn.) (fig. 14). — Long. 4 à 5 millimètres. Cendrée. Face noire à côtés jaunâtres. Front jaune à bande noire. Antennes noires. Thorax à lignes noires. Abdomen marqueté de noir, pâle en dessous, côtés d'un jaune transparent; pieds noirs. Ailes assez claires à base jaunâtre.

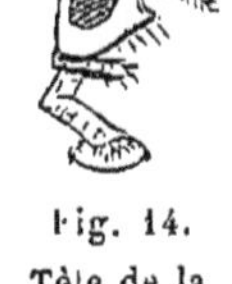

Fig. 14. Tête de la *Musca domestica*.

Très commune. Tourmente les animaux et l'homme en allant sucer leurs plaies, ce qu'elles ont de commun avec plusieurs espèces voisines des genres *Mesembrina* et *Curtonevra* qui leur ressemblent beaucoup en apparence et que nous ne décrirons pas.

e. — Famille des PUPIPARES.

La famille des Pupipares est la dernière de l'ordre des Diptères, et les Insectes qui la composent s'écartent autant des autres mouches par leur organisation que par leurs mœurs.

La trompe n'existe plus : elle est remplacée dans ses fonctions par un suçoir composé de deux soies coriaces longées par deux pièces écailleuses représentant des palpes, le tout inséré sur un pédoncule commun. Les antennes n'ont plus qu'un article visible inséré sur les côtés du bord antérieur de la tête, ordinairement sans style, quelquefois peu distinctes ou nulles. Ailes quelquefois rudimentaires ou nulles.

L'abdomen est recouvert non d'arceaux écailleux comme les autres insectes, mais d'une membrane très résistante, susceptible d'une grande dilatation. Les pieds, très robustes et très grands, sont terminés par des ongles très grands et très forts à deux ou trois lobes. Les ailes présentent une disposition également singulière : elles passent successivement des dimensions ordinaires à la forme étroite et échancrée, ensuite à l'état rudimentaire et enfin à l'absence complète ; il en est de même quant aux nervures, elles suivent une dégradation proportionnée au développement des ailes.

Les Pupipares ont une matrice très extensible dans laquelle se passe le premier âge de ces insectes, c'est-à-dire l'état de larve. Ces larves sont globuleuses ; lorsque le terme de la gestation est arrivé, ces corps globuleux sont expulsés de l'abdomen de la mère, l'enveloppe durcit, une nymphe s'y forme, qui ne tarde pas à passer à l'état adulte et à en sortir. De là leur nom de Pupipares.

Les Pupipares joignent à ces singularités celle de vivre exclusivement sur les mammifères et les oiseaux : ils se cramponnent sur leur peau au moyen de leurs ongles fourchus, y courent avec beaucoup d'agilité, même de côté, et se nourrissent en parasites.

Cette famille se divise en deux tribus :

1° Celle des **CORIACÉS**, à tête médiocre et ayant des ailes qui s'atrophient successivement des premières aux dernières espèces ;

2° Celle des **PHTHIROMYIES**, à tête très petite n'ayant jamais d'ailes.

Les espèces indigènes de la première tribu sont les suivantes :

Hippobosque du cheval (*Hippobosca equi*, Linn.) (fig. 15). — *Mouche araignée, mouche plate.* Longueur 8 millimètres. Jaunâtre. Tête saillante, bande frontale brunâtre. Thorax à tache centrale brune, bordée d'une grande tache aux épaules et d'une autre postérieure terminée en pointe d'un blanc jaunâtre. Écusson blanc, brun sur les côtés. Abdomen d'un gris brunâtre. Cuisses et jambes intermédiaires à anneau brunâtre, les postérieures à deux anneaux. Tarses bilobés. Ailes enfumées obtuses. Vit sur les chevaux, les bœufs et les moutons.

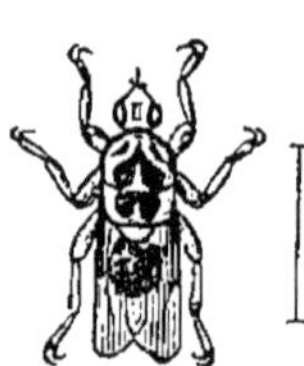

Fig. 15. *Hippobosca equi.*

Ornithomyie des oiseaux (*Ornithomyia avicularia*, Meig.). — Longueur 5 millimètres. D'un jaune verdâtre. Tête insérée dans une échancrure du thorax. Trompe ferrugineuse à suçoir allongé au delà des palpes, ceux-ci cylindro-coniques, velus. Antennes ferrugineuses en forme de valves velues. Yeux noirâtres. Thorax noirâtre en dessus à ligne dorsale jaunâtre. Ongles des tarses tridentés. Ailes enfumées obtuses.

Vivent sur les oiseaux, tels que les éperviers, les pies-grièches, les perdrix, les merles, les étourneaux, les pies, les alouettes, les rouges-gorges, les mésanges, etc.

Anapère pâle (*Anapera pallida*, Meig.) (fig. 16). — Longueur 5 millimètres, de couleur ferrugineuse. Tête insérée dans une échancrure du thorax, munie de chaque côté d'une touffe de poils. Palpes velus presque cylindriques. Antennes valviformes ciliées ; point d'ocelles. Pieds velus ; cuisses antérieures et intermédiaires fort épaisses ; ongles des tarses tridentés. Ailes assez étroites, courtes, obtusément pointues, côte ciliée et bord extérieur ferrugineux, montrant une dégradation manifeste.

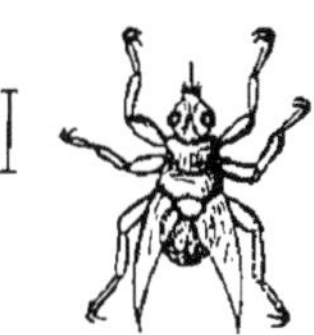

Fig. 16. *Anapera pollida.*

Vivent sur les hirondelles, particulièrement les hirondelles de cheminées et les martinets.

Sténoptérix de l'hirondelle (*Stenopterix hirundinis*, Leach.). — Longueur 3 à 4 millimètres. Ferrugineuse. Tête insérée dans une échancrure du thorax. Suçoir dépassant les palpes ; ceux-ci larges, presque cylindriques. Antennes en forme de valves ciliées ; des ocelles. Abdomen terminé par un oviducte saillant ♀. Tarière ♂ terminée par une touffe de soies. Pieds velus ; cuisses fort épaisses ; tarses à ongles tridentés. Ailes fort étroites, allongées, arquées, pointues à côte ciliée, à largeur n'égalant pas le septième de leur longueur, montrant par conséquent une dégradation plus marquée que dans l'espèce précédente.

Se trouve en abondance dans les nids d'hirondelles de fenêtre.

Leptotene du cerf (*Leptotena cervi*, Meig.). — Longueur 4 à 5 millimètres. Ferrugineuse brunâtre. Tête dégagée du thorax. Front marqué d'une ligne enfoncée transversale et de deux longitudinales. Yeux très petits. Thorax un peu plus long que la tête. Cuisses renflées, ailes rudimentaires. Abdomen à tache basilaire noire de chaque côté.

Les leptotènes, par leurs ailes rudimentaires, servent de transition entre les Sténoptérix et les Mélophages qui en sont tout à fait privés.

Vivent sur les cerfs, les daims et les chevreuils.

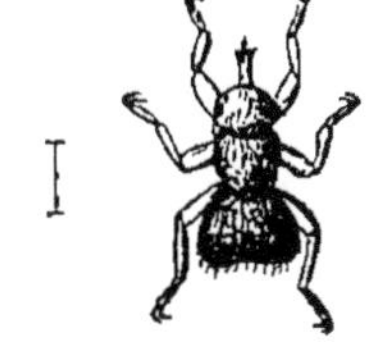

Fig. 17. *Melophagus ovinus.*

Mélophages des moutons (*Melophagus ovinus*, Latr.) (fig. 17). — Longueur 3 millimètres. Couleur ferrugineuse. Tête dégagée du thorax. Palpes allongés, tomenteux, inclinés en dessous. Antennes nues en forme de tubercules. Yeux fort étroits, petits. Point d'ocelles. Thorax assez étroit. Abdomen ovale, brun. Pieds velus ; ongles des tarses bidentés. Ailes nulles.

Les Mélophages conservent les principaux caractères de cette tribu, mais ils sont entièrement privés d'ailes et, par ce caractère, ils terminent la série des Coriacés.

Ces diptères vivent sur les moutons, dans l'épaisseur de leur toison. Leur nom indique leur goût pour le suint.

La tribu des Phthyromyies ne comprend que les Nictéribies dont on a distingué deux espèces vivant sur les Chauves-souris et ne différant l'une de l'autre qu'en ce que la seconde, la *Nicteribia bi-articulata*, présente deux segments distincts à l'abdomen, qui est lisse dans la première, la *Nicteribia vespertilionis*. Nous allons décrire celle-ci.

Nictéribie de la chauve-souris (*Nicteribia vespertilionis*, Lat.) (fig. 18). — Longueur 4 millimètres. Brun clair. Tête très petite, élevée verticalement. Antennes? Pieds écartés, cuisses et jambes épaisses, ces dernières à longs poils ; tarses allongés très menus ; premier article très long et arqué, les autres très courts ; ongles simples. Point d'ailes ni de balanciers.

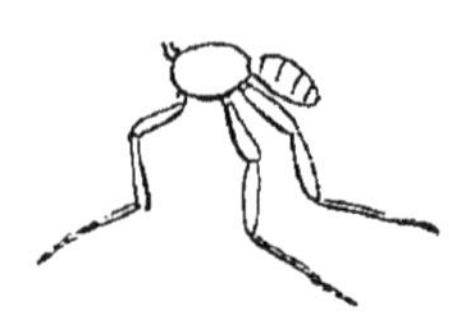

Fig. 18.
Nicteribia vespertilionis.

Les Nictéribies ont bien plus l'air d'être des poux, comme le pensaient Linnée et Hermann, que des diptères dégénérés. Latreille, qui a observé une différence considérable entre les individus de la même espèce, est porté à penser qu'ils ne subissent point de métamorphoses. Si cela était, ces insectes devraient former une tribu à part voisine des Aptères.

La *Nicteribia vespertilionis* vit sur les Chauves-souris ; la seconde espèce, c'est-à-dire la *N. bi-articulata*, vit particulièrement sur la Chauve-souris fer-à-cheval.

ACTION NOCIVE DES DIPTÈRES.

De tous les Diptères dont nous venons de donner les caractères, il n'y a de réellement parasites, c'est-à-dire vivant exclusivement aux dépens des animaux, et pendant toute leur vie, que ceux qui appartiennent à la famille des Pupipares. Les Œstrides sont parasites pendant toute leur période larvaire ainsi que deux Muscides, une Lucilie exotique et une Sarcophile indigène, qui fournissent les larves des plaies. Certains Diptères, comme les Tabaniens, sont parasites pendant une partie de l'année et chez un sexe seulement, les femelles : ce sont les mouches estivales piquantes. Enfin un grand nombre de mouches qui n'ont aucun organe de perforation tourmentent beaucoup les animaux en se portant à leurs ouvertures naturelles, aux yeux, ou sur leurs plaies pour se repaître des humeurs qui en découlent. Nous aurons donc à examiner successivement l'action des Diptères vrais parasites, celle des larves d'Œstrides, celle des larves des plaies, celle des mouches piquantes et celle des mouches suceuses.

Diptères vrais parasites. — Ces Diptères parasites appartiennent tous, comme nous l'avons dit, à la famille des Pupipares. Chez quelques espèces de cette famille, les ailes, en raison de leur vie complètement parasitaire, leur étant devenues inutiles, se sont rétrécies, atrophiées et ont même entièrement disparu comme chez le Mélophage du mouton qui vit constamment au fond de la laine de ces animaux à la façon des poux parmi lesquels le vulgaire le range. Les Hippobosques, qu'on appelle vulgairement *mouches plates*, *mouches d'Espagne*, *mouches araignées*, et qui ont conservé leurs ailes entières, ne s'en servent guère que pour passer d'un animal à un autre ; ils vivent particulièrement sur les chevaux et les bœufs, quelquefois sur les moutons et même sur l'homme, et cherchent les régions où la peau est fine, comme aux aines, au périnée, au pourtour de l'anus. Nous avons vu des bœufs et même certains chevaux lymphatiques à peau épaisse ne pas se soucier des piqûres de l'Hippobosque et en supporter, sans sourciller, de vraies grappes, de véritables essaims, entre leurs membres postérieurs ; par contre les chevaux nerveux à peau fine entrent dans une véritable fureur lorsqu'ils sentent seulement une mouche plate courir sous leur queue : ils se livrent alors à des ruades effrénées jusqu'à ce qu'on les ait débarrassés de leur hôte incommode ; ce qui prouve que l'action des griffes de ces mouches, griffes énormes et très pointues, agace autant que leurs piqûres. En cela leur action est tout à fait analogue à celle des poux, surtout en ce qui regarde les Mélophages et les Leptodèmes, et l'effet de cette action peut être considéré comme un véritable *prurigo artificiel*, à lésions cutanées, presque imperceptibles, très clairsemées et sans aucune gravité.

On peut débarrasser un animal des Diptères parasites qui le tourmentent en lubréfiant les parties attaquées d'huile de laurier ou d'une infusion de feuilles de noyer. S'il s'agit d'Hippobosques il faut les prendre avec la main et les tuer en les écrasant avec le pied ou en leur arrachant la tête, car leur corps résiste à la pression des doigts la plus énergique.

Larves d'Œstrides. — Nous avons vu que les larves d'Œstrides se développent soit dans l'estomac et l'intestin, soit dans les cavités naso-pharyngiennes et les sinus frontaux et maxillaires qui communiquent avec ces cavités, soit enfin sous la peau ; en raison de ces différents habitats on a divisé ces larves en *gastricoles*, *cavicoles* et *cuticoles*, et cette division est justifiée surtout au point de vue pathologique ; c'est pourquoi au point de vue de leurs effets nous la conserverons.

Larves d'Œstrides gastricoles. — C'est exclusivement chez le cheval, l'âne et leur hybride que l'on trouve des larves d'Œstrides gastricoles ; si on en a trouvé chez quelques carnassiers c'est qu'ils venaient de se repaître de viscères de cheval qui en contenaient.

On a beaucoup varié d'opinion sur l'action de ces larves et même des entozoaires en général : des naturalistes, des médecins considèrent les entozoaires comme des êtres funestes aux animaux qui les hébergent ; d'autres par contre leur accordent des effets moins marqués ou les déclarent inoffensifs ; Abildgard et Goeze vont jusqu'à leur reconnaître une action bienfaisante : ils favorisent la santé, disent-ils, en accélérant la digestion par l'excitation qu'ils produisent sur les intestins ou bien en consommant les humeurs superflues de l'économie.

Nous verrons ce qu'il en est, dans un autre ouvrage, à l'égard de l'action des véritables vers intestinaux ; quant aux larves d'Œstrides, nous allons étudier leur rôle comme agents plus ou moins pathogéniques.

De tout temps on a attribué aux larves d'Œstres des accidents graves et multipliés à cause de la lésion mécanique qu'elles produisent sur la tunique de l'estomac et à cause des phénomènes sympathiques qu'elles susciteraient. Des vétérinaires Allemands du commencement du siècle, cités par Numan (1), avancent que les larves gastriques rongent les tuniques de l'estomac, les perforent et déterminent des convulsions et la mort ; ils assurent avoir été plusieurs fois témoins de ces perforations.

(1) Numan, *Mémoire sur les larves d'Œstres de l'estomac du cheval.* Traduction Verheyen. — *Bibliothèque vétérinaire.* — Paris, 1849.

White (1) ajoute à cette dernière lésion l'amaigrissement, la toux, les coliques. On dit encore qu'elles occasionnent des symptômes cérébraux, l'inflammation des poumons et d'autres viscères. Everts admet ces assertions comme fondées et Chabert accuse ces larves, aussi bien que les vers intestinaux, de donner naissance aux maladies les plus variées (2), et Valisnieri leur attribue une épizootie grave qui a régné dans le Mantouan en 1713 (3).

Il est très vrai que des perforations de l'estomac ou des intestins par le fait des larves d'Œstres ont été constatées. Numan (4) en a vu un cas, mais un seul, après des années de recherches : Un cheval mort d'épuisement à la suite d'une maladie du pied présenta, à l'autopsie, le duodénum percé de quatre ou cinq trous par des larves d'Œstres; l'une d'elles avait passé à travers une de ces ouvertures et s'était fixée à la séreuse péritonéale; une autre avait la moitié du corps engagé à travers une de ces ouvertures.

Le collège vétérinaire de Londres possède dans ses collections une pièce pathologique analogue, provenant d'un poulain de deux ans : A la grande courbure et à la face antérieure de l'estomac les tuniques sont considérablement épaissies et un peu indurées; au centre de cette altération on voit six larves d'Œstres isolées les unes des autres et dont la tête et le corps se trouvent engagés dans autant d'ouvertures intéressant toutes les tuniques gastriques ; trois ou quatre autres perforations dégarnies de larves se remarquent entre les ouvertures précédentes ; elles sont circulaires et à bords épaissis; la surface interne de l'estomac présente encore une cinquantaine de larves dont quelques-unes ont pénétré profondément dans les tuniques, mais sans les perforer d'outre en outre comme les précédentes.

Hertwig rapporte le fait de la mort d'un cheval à la suite d'une hémorrhagie de l'estomac (lequel contenait à l'autopsie plus de dix litres de sang), laquelle hémorrhagie s'était faite par des trous produits par des larves d'Œstres.

Plus récemment on a aussi constaté en France la mort,

(1) *A compendious Dictionary of the veterinary art.* — London, 1817.
(2) Instructions et observations. A. Ier, p. 411.
(3) Réaumur, p. 548.
(4) *Loco citato.*

par hémorrhagie stomacale, d'un poulain chez lequel des larves d'Œstres avaient provoqué l'ulcération des parois d'un vaisseau.

Quoi qu'il en soit, ces faits d'accidents produits par les larves d'Œstres sont extrêmement rares comparés à la fréquence des cas où l'on voit des chevaux avoir une grande quantité de ces larves, quelquefois, plusieurs centaines, plantées dans la muqueuse stomacale ou intestinale sans qu'il en résulte aucun dérangement pour la santé.

Aussi sommes-nous complètement de l'avis de Verheyen qui regarde les larves d'Œstres comme très exceptionnellement malfaisantes : Lorsqu'on réunit les faits consignés dans les annales de la science, dit-il, et qu'on les met en rapport avec les individus de l'espèce chevaline dont l'estomac contient des Œstres, l'on n'en trouve pas un sur dix mille chez lequel les larves déterminent ou sont supposées déterminer des accidents funestes (1).

Les larves d'Œstrides gastricoles causent quelquefois des accidents très graves lorsqu'elles se développent ailleurs que dans leur lieu d'élection. Deux faits, dus, l'un à M. Vitry (2), l'autre à M. Crépin (3), montrent que ces larves arrêtées dans le larynx peuvent provoquer des accidents funestes; en effet, dans le premier cas le cheval étant mort de suffocation après avoir présenté tous les symptômes d'une angine croupale, on ne trouva à l'autopsie que cinq larves d'Œstres attachées au fond de l'épiglotte. Dans le second cas, un cheval atteint d'une toux incoercible fut guéri par un maréchal qui, croyant que le cheval avait avalé une plume, lui écouvillonna le pharynx et l'œsophage au moyen d'une baguette flexible munie à l'extrémité d'un tampon de chiffon; il ramena plusieurs larves d'Œstres et le cheval fut guéri.

Le professeur Gunther rapporte un cas semblable au premier.

Les titillations des larves de l'Œstre hémorrhoïdale attachées à la marge de l'anus sont quelquefois telles que le cheval en devient indocile ; il n'y a alors, pour le calmer, qu'à arracher ces larves comme le fit un jour Bracy-Clarck. On a noté aussi, par

(1) Verheyen, *loco citato*, note de la page 383.
(2) *Journal pratique vétérinaire*, 1826, p. 106.
(3) *Ibid.*, p. 21.

suite de la même cause, des efforts de défécation poussés jusqu'au renversement du rectum.

Il est impossible de provoquer artificiellement l'expulsion des larves d'Œstres de l'estomac avant le temps où elles se détachent spontanément pour se transformer en nymphes. Tous les médicaments essayés par Numan et par d'autres expérimentateurs, quelle que soit leur énergie, sont sans influence sur les Œstres; on détruirait plutôt la muqueuse gastrique que d'arriver à en détacher les larves ; nous les avons vues en effet vivre près de 48 heures dans une solution de sublimé, assez concentrée pour tuer un cheval. Elles ont résisté à tous les anthelminthiques que Numan, Verheyen, B. Clarck, Withe, etc., ont essayés, au tabac administré pendant longtemps et avec persistance. Enfin on a vu, à l'autopsie de chevaux empoisonnés par l'arsenic ou le sublimé corrosif, les larves d'Œstrides contenues dans l'estomac être parfaitement vivantes.

Larves d'Œstrides cavicoles. — Le type de ces larves et la plus importante à connaître pour nous est l'Œstre du mouton. Cette larve se fixe à l'aide de ses crochets à la muqueuse du nez et des sinus ; elle se nourrit d'abord de mucus, puis de muco-pus.

Les larves de l'œstre du mouton, quand elles sont peu nombreuses dans les sinus, ne déterminent pas d'accidents appréciables, tout au plus une sécrétion muco-purulente par les narines.

Lorsque leur nombre est considérable, elles déterminent souvent, au printemps et en été, époque de leur entier développement, une irritation de la muqueuse traduite par des symptômes particuliers et pouvant même avoir une terminaison mortelle (Verheyen). Ces symptômes sont les suivants : l'irritation étant faible, les animaux éternuent souvent ; il s'écoule un peu de mucus par les naseaux ; ils frottent la tête et principalement le nez contre les corps résistants ou bien ils passent les membres antérieurs ou les membres postérieurs sur la tête comme s'ils voulaient chasser les mouches. Ils secouent fortement la tête et parfois la relèvent en la maintenant renversée quelques instants ou inclinée de côté (Verheyen).

A un degré plus avancé, les animaux tiennent un certain temps la tête très basse ; pendant la marche ils soulèvent les membres comme s'ils traversaient l'eau, l'appétit diminue et parfois des phénomènes rappelant ceux du tournis se montrent. L'amaigrissement fait des progrès rapides, les chutes sont fréquentes, il y a des grincements de dents, des pirouettements d'yeux, et la mort peut survenir du cinquième au huitième jour; quelquefois plus tôt. Si les phénomènes sont moins prononcés, ils disparaissent quand l'expulsion des larves a lieu naturellement.

Les éternûments, qui sont pour ainsi dire constants, expulsent parfois des larves accompagnées ou non de mucosités ; c'est le symptôme le plus certain pour établir le diagnostic, car il est facile de confondre l'affection déterminée par les larves d'Œstre du mouton avec le tournis et cela est arrivé maintes fois.

A l'autopsie on trouve les sinus tapissés d'une quantité plus ou moins grande de larves, la muqueuse est fortement enflammée et ulcérée par places ; on prétend même y avoir vu la gangrène.

Pour traiter cette affection il y a : 1° des moyens préventifs qui consistent à enduire le pourtour des naseaux d'huile empyreumatique ou, simplement, d'un corps gras, pour empêcher la mouche d'y déposer ses œufs ou ceux-ci d'y adhérer;

2° Des moyens thérapeutiques qui consistent à injecter des anthelminthiques liquides dans les naseaux, moyen très aléatoire et peu efficace, car les larves sont aussi résistantes que celles de l'estomac ;

3° Enfin des moyens chirurgicaux qui consistent à trépaner les sinus et à extraire les larves ; c'est le meilleur moyen.

Larves d'Œstrides cuticoles. — On reconnaît la présence des larves d'Œstrides cuticoles chez les animaux et chez l'homme par de petites élevures de la peau simulant des furoncles ayant leur centre percé d'un petit trou fait comme à l'emporte-pièce. Ces tumeurs, recouvertes de poils chez les animaux et situées en général sur le dos dans le voisinage de la ligne médiane, ne donnent au toucher aucune sensation de chaleur, et, en écartant les poils qui en recouvrent le sommet, on voit la peau percée du trou en question. Si, en appuyant les deux pouces de chaque côté de la tumeur, on vient à la comprimer fortement, on fait jaillir un ver court et gros, blanchâtre ou noirâtre suivant l'espèce et le degré de développement ; c'est la larve de l'Œstride.

Très fréquentes sur le bœuf et sur le renne en Europe aussi bien que sur les lapins et les lièvres en Amérique, — on en aurait, paraît-il, aussi rencontré sur le mouton mais bien rarement. — Les tumeurs d'Œstrides se rencontrent quelquefois sur le cheval ; nous avons, nous-même, constaté ce fait à plusieurs reprises, mais jamais nous n'avons vu les larvse qu'elles contenaient, et qui avaient toujours les caractères de celles de l'*Hypoderma bovis* à leur deuxième stade, arriver à leur développement complet : quoi que nous ayons fait pour ne pas les tracasser, elles mouraient toujours avant ce terme ; ce qui nous porte à penser que c'étaient bien des larves d'*Hypoderma bovis* égarées sur un terrain qui ne leur convenait pas et non pas une espèce particulière comme l'ont avancé N. Joly, Loisel, etc.

La santé des quadrupèdes qui nourrissent des Œstrides cuticoles ne paraît en aucune façon modifiée par leur présence ; le commerce seul de la tannerie y perd, car le cuir d'un bœuf qui a nourri beaucoup d'*Hypodermes* n'a aucune valeur dans la région dorsale. Sous ce point de vue l'éleveur a intérêt à détruire ces parasites aussitôt que leur présence est signalée. En introduisant la pointe d'une petite broche rougie au feu dans chaque ouverture de tumeur ou en tue l'habitant avec certitude ; c'est le procédé le plus simple et le plus économique.

Cependant, quand les larves d'*Hypodermes* s'égarent dans des régions du corps autres que le tissu cellulaire sous-cutané, il peut en résulter des accidents très graves : un de nos confrères et amis nous a envoyé au commencement de cette année (1879) une observation d'épanchement cérébral, suivi de mort, chez un cheval, chez lequel le corps pyramidal de la base du cerveau avait été traversé par un ver cause de l'hémorrhagie ; or le ver, qui nous a été communiqué avec la portion cérébelleuse qu'il avait perforée, n'était autre chose qu'une larve d'*Hypoderme* à son deuxième stade. Cette larve, que le cheval avait probablement recueillie toute jeune en se léchant, s'était sans doute développée dans le pharynx, puis elle avait rampé à travers les tissus, avait trouvé le trou déchiré de la base du crâne, et de là pénétré dans le cerveau. Sentant qu'elle n'était pas dans son lieu d'élection, la larve avait rampé au hasard, peut-être en cherchant à se rapprocher de la surface du corps.

Les Hypodermes s'attaquent quelquefois, mais très exceptionnellement en Europe, à l'espèce humaine. Il y a quelques années a été observée une jeune fille de trois ans, Marie Fouillien, qui portait une bosse furonculaire au côté gauche de la tête, une autre vers le sommet, et une troisième dans la région temporale droite. Dans chaque bosse était une larve d'*Hypoderme*. Une quatrième larve se trouvait sur le pariétal droit (A. Spring).

En Amérique les larves d'Œstrides cuticoles se rencontrent plus fréquemment chez l'homme. On les appelle *vers macaques* à Cayenne et *vers Moyoquils* dans la Nouvelle-Grenade et au Mexique (Goudot, Sallé).

Humboldt rapporte avoir vu dans l'Amérique méridionale des Indiens dont l'abdomen était couvert de petites tumeurs produites, à ce qu'il présume, par des larves d'Œstrides.

Le Dr Roulin, en Colombie, a extrait d'une tumeur conique du scrotum, tumeur ayant 5 centimètres de diamètre à la base sur 1 centimètre de hauteur, une larve blanchâtre, piriforme, mesurant 22 millimètres de long sur 12 à 13 millimètres de diamètre, munie de petites épines noires autour de sa partie renflée, qui était une larve de *Cutérèbre* ou de *Dermatobia*. Il en vit une seconde de même nature dans le cuir chevelu d'un autre homme.

Le Dr Guyon a trouvé de semblables larves chez un nègre.

MM. Justin Goudot et Weddel ont signalé des exemples analogues, le premier à la Nouvelle-Grenade, le second au Brésil. D'autres observations confirmatives des premières ont été recueillies à Philadelphie par M. Say, à Surinam par M. Howshyp, et dans le Pérou par M. Percheron.

Lorsqu'une larve de *Cutérèbre* ou de *Dermatobia* commence à se développer dans un point quelconque de la peau de l'homme, M. Goudot a constaté que l'on éprouve une faible douleur, et l'on distingue à l'endroit du gisement un léger gonflement percé d'un petit trou duquel suinte un peu de sérosité ; à ce moment il est facile de se débarrasser du parasite ; une friction mercurielle, un peu d'ammoniaque suffisent pour le tuer.

Si on néglige ces moyens curatifs, l'animal grossit avec rapidité, s'enfonce plus profondément dans le tissu et occasionne une tumeur de plus en plus forte et de plus en plus douloureuse. C'est surtout le matin à cinq ou six heures, et le soir, que les larves se mettent à sucer. M. Goudot compare la sensation qu'elles produisent à celle de plusieurs aiguilles enfoncées vivement dans la peau, seulement les piqûres se manifestent par saccades. On est forcé alors de recourir à l'extraction.

Des cas très douteux de larves d'Œstrides chez l'homme ont été signalés en Europe, outre le cas de A. Spring.

M. Robineau Desvoidy a communiqué à la Société entomologique l'observation d'une femme qui, après des douleurs violentes et des symptômes inflammatoires au col de la vessie, expulsa par les urines une larve d'*Œstride*. Mais ce savant entomologiste ne donne aucune indication relative au genre ni à l'espèce auxquels cette larve doit appartenir.

Bateman parle de trois larves d'*Œstrides* retirées du gosier d'un homme, et M. Hope d'une larve trouvée dans l'estomac d'un cadavre. Rudolphi en Prusse, Eschricht en Danemarck, et Metaxa en Italie, ont signalé d'autres larves dans l'oreille, sous la peau du front et ailleurs... Malheureusement, dans tous ces exemples, les Œstrides ne sont ni déterminées, ni déterminables.

Œstrides adultes. — Les Œstrides, à l'état adulte, n'ont aucun organe vulnérant et sont, par conséquent, tout à fait inoffensifs. On lit pourtant, dans la plupart des ouvrages d'Entomologie, que les Hypodermes ont une tarière au moyen de laquelle elles percent la peau pour y loger leurs œufs. Or, nous avons examiné l'oviducte des femelles de ce genre et nous n'avons trouvé aucune différence de structure avec celui des autres Œstrides ; il est, par suite, tout à fait impropre à remplir le rôle qu'on lui attribue. Nous savons, d'autre part, que les jeunes larves d'Hypodermes ont la faculté de voyager à travers les tissus, puisque nous en avons vu une arriver dans l'intérieur de la boîte crânienne et creuser un chemin à travers le pédoncule cérébral. Ce sont donc les jeunes larves filiformes sortant de l'œuf, qui s'introduisent sous la peau en suivant sans doute les conduits des follicules sébacés et sudoripares, follicules dans lesquels elles se logent et qu'elles détruisent en se développant. Une autre preuve encore est tirée de l'observation directe. Brauer a vu une *Hypoderma Diana* pondant sur le dos d'un daim sans que celui-ci ait éprouvé la moindre sensation, sans qu'il s'en soit douté ; or, l'introduction d'une tarière dans la peau aurait au moins fait l'effet d'une piqûre de taon, et une piqûre de ce genre n'aurait pas été supportée par un animal en liberté sans, au moins, un frémissement de la peau.

Un autre roman que répètent tous les Entomologistes est celui qui attribue aux bourdonnements des Œstrides les frayeurs extrêmes, les paniques dont on voit quelquefois des troupeaux entiers être la proie ; Bracy-Clarck a même représenté dans son mémoire la figure terrifiée d'un cheval qui entend une Œstre bourdonner à ses oreilles. « Pour échapper à cet ennemi, dit-il, il court affolé se précipiter dans une rivière. » Eh bien, nous avons assisté mainte fois au spectacle de véritables essaims d'Œstres bourdonnant aux oreilles des chevaux sans que ceux-ci s'en soient émus en rien, pas plus que le daim de M. Brauer au bruit du bourdonnement de l'*Hypoderma Diana*, et nous avons récolté souvent ces parasites dans ces conditions ou occupés à pondre, ce qu'ils font, comme on sait, sans se poser et en se balançant verticalement. L'origine de cette fable se trouve dans Pline qui attribue cet effet terrifiant, non pas à nos Œstrides actuels qu'il ne connaissait pas à l'état adulte, mais aux *Taons* qui portaient le nom d'Œstres dans l'antiquité. Bracy-Clarck l'a rééditée et a été copié par tous ceux qui l'ont suivi. La confusion entre les Taons et les Œstres existe encore dans le vulgaire ; en effet, tous les bouchers, en France, appellent Taons les larves d'Hypodermes qu'ils trouvent sous la peau des bœufs et qu'ils regardent comme produites par les

Larves de diptères des plaies cutanées. — On a nommé en médecine humaine (Hope) *Myiasis* les affections ou accidents que peuvent causer les larves de Diptères, accidents rares en Europe et dans les pays tempérés, mais qui sont assez fréquents en Amérique et dans les pays intertropicaux. De nombreux travaux ont été publiés sur les larves en question et on a énuméré une quantité de mouches dont les larves auraient été trouvées chez l'homme ; ces larves, indépendamment de celles dont on n'a pu soupçonner l'origine, appartiendraient aux espèces suivantes : *Helophilus pendulus* L., *Sarcophaga carnaria* L., *Calliphora vomitoria* L., *Calliphora infecta* Ch., *Lucilia cæsar* L., *Lucilia* (?) *hominivorax* Coquer., *Musca domestica* L. et *verminor* L., *Musca nigra* (?), *Musca lepræ* (*Chlorops?*), *Musca meteorina*, *Musca cibaria*, *Piophila casei* L., *Teichomyza fusca* Macq., *Anthomyia saltatrix*, *Anthomyia canicularis* Macq., *Anthomyia ceparum*, *Mydœa vomiturionis* (?), *Cuterebra noxialis*, *Œstrus bovis* L., *Œstrus hominis* Gm., et *Œstrus Guildinyii* Hope, et plusieurs espèces non déterminées des genres suivants : *Thereva*, *Stratiomys*, *Tachina*, *Dermatobia*, *Hypoderma*.

Les larves de Diptères ont été rencontrées sur tous les points du corps humain facilement accessibles à ces insectes et souvent même là où on en supposerait à peine la présence. En effet, on a trouvé des larves non seulement dans la peau et le tissu cellulaire sous-cutané du cuir chevelu et du front, des membres, de la poitrine, du dos, dans le conduit auditif externe, les fosses nasales, les yeux et les conduits lacrymaux, le nombril, l'anus, mais encore les sinus frontaux et maxillaires, les gencives et l'intérieur des joues (Hope), le pharynx (Heysham), l'estomac (Hope, Yule, Kirby, Thompson, Reeve, Kellie, etc.), les intestins (Hope, White, Brera, etc.), la vessie d'une femme (Ziegler), l'urèthre d'un homme (Turner, Breyset), et le vagin (Lallemand).

Dans tous ces cas il y a un grand nombre de larves qui ont été introduites dans le corps accidentellement, avec des aliments, des fruits, de la chair gâtée, du fromage, etc. Les espèces de mouches qui s'adressent réellement à l'homme et aux animaux *vivants* pour les obliger à nourrir leurs larves sont relativement peu nombreuses ; il n'y a, à part la tribu des Œstrides dont toutes les larves sont réellement parasites, de mammifères vivants, de positivement connues, jusqu'à présent, que la *Lucilia* ou *Calliphora hominivorax*, de l'Amérique centrale, la *Calliphora anthropophaga*, de l'Amérique méridionale, et la *Sarcophila Wohlfarti*, de la Russie, que nous avons aussi trouvée en France, et qui, par conséquent, est européenne et joue chez nous le même rôle que les deux précédentes en Amérique. Nous ne nous occuperons ici que des accidents produits par cette dernière, auxquels on peut du reste comparer les accidents produits par les deux autres espèces et qui sont tout à fait semblables.

Depuis bien des années, pendant les chaleurs de l'été, nous avons recueilli des larves de Diptères non seulement dans les plaies de nos animaux domestiques, mais aussi dans des creux ou des plis de la peau où s'accumule de la matière sébacée toujours plus ou moins en fermentation ammoniacale, comme les lacunes de la fourchette du pied du cheval, la cavité de son fourreau ou les plis du paturon du même animal ; dans ces points les larves en question finissent par amener l'ulcération de la peau, et elles pénètrent même quelquefois dessous en provoquant des désordres plus ou moins considérables. Nous avons souvent recueilli, disons-nous, des larves dans les plaies déterminées par ces parasites ou dans des plaies existant déjà et où elles s'étaient installées. Ces larves, arrivées à leur complet développement et transformées en nymphes, nous ont toujours donné, à leur éclosion, la même mouche, à savoir, la *Sarcophila Wohlfarti*, que nous avons longtemps considérée comme étant la *Sarcophaga ruralis* de Meigen. Ce n'est qu'après avoir eu connaissance du travail de M. Portchinsky (1) sur les maladies que ce médecin-entomologiste a observées en Russie causées par la larve du Diptère qu'il a nommée *Sarcophila Wohlfarti*, et qu'en comparant notre mouche avec celles reproduites sur les planches qui accompagnent ce travail, que nous avons reconnu la complète indentité de celle que nous avions cru jusqu'alors être la *Sarcophaga ruralis* (*Sarcophila Meigeni* de Portchinsky) avec la *Sarcophila Wohlfarti* (voyez la fig. 12).

Les observations faites en Russie par M. Portchinsky concordent parfaitement avec celles que nous avons faites en France, c'est-à-dire que, chez les animaux vivants, toujours les larves rencontrées dans les plaies, ou en ayant provoqué, étaient fournies par la *Sarcophila Wohlfarti*. « Ce Diptère, lisons-nous dans son travail, est entièrement rural et on ne le voit jamais dans les maisons. A l'état parfait il est très difficile à rencontrer et on ne l'obtient qu'en faisant éclore les nymphes provenant des larves recueillies dans les plaies des animaux. C'est une des plus belles *Sarcophila*, et elle est très nuisible non seulement aux hommes, mais aussi aux animaux du gouvernement de Mohilew. En effet, j'ai obtenu exclusivement la *Sarcophila Wohlfarti* de différentes larves provenant de bêtes à cornes, de chevaux, de porcs, de moutons, de chiens et même d'oiseaux domestiques, principalement d'oies. Depuis plusieurs années l'infection des bestiaux par les larves de mouches s'étend sur les deux tiers et même la moitié des animaux d'un troupeau. Une plaie insignifiante est soudainement envahie par ces larves et bientôt devient inguérissable. Cette Sarcophila recherche particulièrement les points cachés de la peau et principalement la région inguinale des vaches où les larves engendrent des plaies extrêmement graves ; ce fait se

(1) Portchinsky : *Krankheiten... Maladies produites dans le gouvernement de Mohilew par les larves de la Sarcophila Wohlfarti, et sa biologie*, — in *Horæ societatis entomologicæ rossicæ*, t. XI, avec 5 planches coloriées. Saint-Pétersbourg, 1875-1876.

constate fréquemment ici. Chez les chiens les mêmes larves se présentent souvent dans les oreilles et il n'est pas extraordinaire de les voir en même temps mordus par des légions de *Stomoxis calcitrans* et couverts de sang.

« La *Sarcophila Wohlfarti* a une influence non moins grande sur la santé de la population humaine du gouvernement de Mohilew; car, d'après les observations d'un grand nombre de médecins de la ville et surtout des districts ruraux, la présence de sa larve, chez des enfants de moins de treize ans, est très fréquemment observée. Ces larves vivent dans les oreilles, dans le nez et même dans le palais, et produisent des douleurs quelquefois si considérables que les malades en perdent les sens. De fortes hémorrhagies par le nez ou par les oreilles surviennent, qui affaiblissent extraordinairement les enfants qui les portent et qui sont par suite très pâles et amaigris, les traits du visage tirés, et ils restent même dans cet état encore pendant longtemps après la disparition des larves. Les désordres produits par ces larves sont quelquefois considérables. Développées dans l'oreille, elles dévorent les parties molles du conduit auriculaire, et il n'est pas rare de les voir traverser le tympan, d'où une surdité, soit passagère soit durable; pondues dans les yeux, elles peuvent amener la perte complète de la vue. Dans le gouvernement de Mohilew, et particulièrement dans les districts de Mohilew, de Orscha et de Gorki, on trouve à peine quelques villages où la *myiase* soit inconnue aux paysans; plusieurs familles me sont connues dont les membres ont été gravement atteints de cette maladie, et ce sont particulièrement les domestiques, en général de race hébraïque, qui sont le plus exposés aux atteintes de cette mouche, par suite de l'habitude qu'ils ont de dormir dans les champs pendant le jour. »

En France, si on n'a jamais constaté la présence de la larve de la *Sarcophila Wohlfarti* dans les plaies de l'homme, cela tient probablement à ce que les larves que l'on a trouvées dans un assez grand nombre de circonstances ont été regardées comme appartenant aux mouches qui pondent habituellement sur la viande ou dans les cadavres d'animaux, à savoir : la *Sarcophaga carnaria*, la *Lucilia cæsar* et la *Calliphora vomitoria;* les larves de ces mouches ressemblent, en effet, tellement à celles de la *Sarcophila* qu'il n'y a qu'un moyen de les distinguer, c'est d'obtenir l'insecte parfait par la transformation de ces larves; comme cette expérience a été bien rarement faite, il y a lieu de croire que l'immense majorité des cas de *myiasis* cutanée, attribués aux larves des mouches en question, doivent être mis sur le compte de la *Sarcophila Wohlfarti*, car cette mouche existe en France aussi bien qu'en Russie et elle a les mêmes mœurs. En effet, comme nous l'avons dit plus haut, nous avons constaté souvent la présence de larves de diptères dans des plaies d'animaux dont elles augmentaient singulièrement la gravité, dans des ouvertures naturelles ou les anfractuosités qu'elles transformaient en plaies, comme le fourreau du cheval, les lacunes et surtout la lacune médiane de la fourchette de son pied et les plis de ses paturons; toutes les fois que nous avons tenté d'obtenir la transformation de ces larves en insectes parfaits, c'est toujours la *Sarcophila Wohlfarti* qui est sortie de la coque de nymphe. Il y a donc lieu de compter avec ce parasite à l'avenir.

En raison de la gravité des plaies provoquées ou seulement habitées par les larves des Sarcophila, la première indication à remplir, c'est de provoquer leur expulsion. Cette expulsion peut être obtenue mécaniquement au moyen de spatules, de pinces, de stylets mousses ou même d'un simple morceau de bois taillé *ad hoc*. Si elles sont logées trop profondément pour qu'on puisse les atteindre avec un instrument quelconque, il faut chercher à les expulser par des injections de certains liquides qu'elles craignent ou qui les tuent sans intéresser les tissus qui les entourent. Dans l'Amérique méridionale, on se sert avec succès d'une infusion de basilic pour atteindre les larves de la *Calliphora anthropophaga* logées profondément dans les cavités nasales, ou les oreilles, et provoquer leur sortie. On peut employer de la même façon les produits pyrogénés liquides suffisamment étendus, le camphre en poudre, etc., et on peut aussi panser les plaies des animaux avec les mêmes substances, à savoir : alcool camphré, essence de térébenthine, huile empyreumatique et même goudron. Nous tenons de M. Sallé, naturaliste voyageur, qui a longtemps parcouru l'Amérique centrale à cheval, que le moyen le plus sûr pour écarter les mouches des animaux est l'huile de poisson avec laquelle on lubréfie toutes les parties du corps susceptibles d'être attaquées par les diptères, et qu'un moyen infaillible, pour tuer les larves de mouches développées dans les plaies, est l'emploi de la poudre de cévadille.

Mouches piquantes. — Mouches charbonneuses. — Il nous reste à parler d'une catégorie de mouches qui ne sont parasites que par occasion, le plus souvent chez un seul sexe et seulement au moment de la gestation. Ces mouches vivent normalement du suc des fleurs ou du miel que les pucerons déposent sur les feuilles des arbres ou des arbrisseaux; c'est pourquoi elles abondent dans les forêts et dans les prairies, à l'époque des grandes chaleurs, en été et en automne; à ce moment, les femelles de ces mouches étant fécondées, elles ont besoin d'un supplément de nourriture azotée pour amener à bien leur progéniture; aussi ce sont elles, et elles seules, qui se jettent sur l'homme et les animaux pour pomper soit leur sang, soit les humeurs qui s'écoulent des yeux et des naseaux des derniers, ou des plaies accidentelles.

Les *mouches piquantes*, c'est-à-dire celles qui sont munies d'un rostre rigide ou de soies buccales en lancettes perforantes, comme les Tabaniens, les Stomoxes, les Simulies, les Cousins, percent la peau pour arriver au tissu vasculaire sous-cutané et humer le sang qui y circule. Ces parasites n'attaquent pas tous la même région du corps ni les mêmes espèces animales: ils savent très bien reconnaître instinctivement celle dont l'épaisseur de la peau est proportionnée à la longueur de leur bec; ainsi, les gros Tabaniens, dont les lancettes rostrales ont jusqu'à 2, 3 et même 4 millimètres, se posent indifféremment sur toutes les régions du corps, soit du bœuf, soit du cheval, soit de l'âne, soit du mulet; cependant le poitrail, le dessous du ventre et la face interne des membres sont les régions qu'ils choisissent de préférence, — sans doute aussi, en partie, parce que là ils sont plus en sûreté, loin de l'action de la queue, des dents et des frottements, — et on voit souvent ces animaux, les chevaux surtout, revenir du travail pendant les fortes chaleurs de l'été, particulièrement pendant la récolte des foins, avec le poitrail en sang, car après chaque piqûre coule une grosse goutte de sang qui s'étale et se coagule ensuite.

Les *Hématopotas* ou petits Taons gris, qui sont surtout agaçants à l'approche des orages, se posent particulièrement sur l'encolure ou sur les parties charnues de la tête. Les *Chlorops* ou petits Taons vitrés, Taons aveuglants, plantent leur bec dans le voisinage de l'angle interne de l'œil. Il en est de même des Stomoxes ou mouches d'automne. Les Simulies, petits moucherons moins gros qu'un grain d'anis, choisissent les aines et surtout l'intérieur de la conque de l'oreille chez les chevaux.

Les piqûres des Tabaniens (grands et petits) et des Stomoxes ne sont douloureuses que pendant que l'insecte enfonce son bec dans la peau ; cette petite blessure se cicatrise immédiatement, spontanément et rapidement, sans suites appréciables le plus souvent, bien qu'on voie quelquefois certains chevaux lymphatiques, piqués ainsi sous le ventre, présenter quelquefois un petit œdème autour de la piqûre, large de 3 à 5 centimètres et qui disparaît, ordinairement, le lendemain. Il n'en est pas de même des piqûres des Simulies : ces piqûres, toujours en très grand nombre sur un espace restreint, ne sont pas très nuisibles au premier moment, mais, quelque temps après, la partie se tuméfie, devient chaude et douloureuse, — ce qui prouve que la salive du petit être est venimeuse, — puis la résolution s'opère en s'accompagnant d'une exfoliation épidermique très abondante avec chute des poils, très analogue à ce que l'on voit dans le cas de gale sarcoptique ; enfin, le poil repousse bientôt et toute trace de l'action des Simulies disparaît. Cette *dermatose exémateuse* consécutive aux piqûres des Simulies est plus apparente à certaines régions qu'à d'autres : peu apparente quand l'action des insectes s'est portée aux aines, elle devient au contraire très marquée dans l'intérieur des oreilles et au poitrail. Elle se présente aussi plus accentuée sur certains chevaux que sur d'autres ; ainsi, en juin 1877, au camp de Fontainebleau, où notre régiment, le 12e d'artillerie, exécutait ses écoles à feu à longue portée, nous avons vu le cheval de notre ami le Dr B... avoir tout le dessous du ventre et le poitrail, aussi bien que l'intérieur des oreilles, entièrement dépilé et couvert de croûtelettes comme si ces régions avaient été le siège d'une véritable *gale sarcoptique*. D'autres chevaux conservent à la suite des piqûres des Simulies une sensibilité des oreilles telle que, pendant plusieurs jours, ils ne veulent pas se laisser toucher ces organes, et qu'on n'arrive à les brider qu'après bien des tentatives inutiles et par surprise.

Chez certains chevaux de race fine, à tempérament nerveux,

nous avons vu survenir dans l'intérieur de la conque auriculaire, à la suite des piqûres des Simulies, un véritable *psoriasis guttata*, caractérisé par de petites surfaces lenticulaires, isolées ou confluentes, couvertes d'une stratification épidermique blanche nacrée, sous laquelle le pigment avait disparu comme dans le *vitiligo*. Ce psoriasis, très sujet à récidive, persistant ou réapparaissant plusieurs mois après l'action de la cause, était alors une véritable manifestation de la diathèse dartreuse : les piqûres des Simulies avaient été le coup de fouet mettant en branle cette diathèse, comme nous verrons plus loin les piqûres des Sarcoptes mettre en branle cette même diathèse et être suivies d'éruptions eczémateuses chroniques persistant ou devenant périodiques, après la disparition complète de la gale.

Nous avons dit que les mouches piquantes font un choix parmi les espèces animales; en effet, si les Tabaniens, grands et petits, poursuivent avec acharnement les grands Ruminants et les Équidés, nous ne les avons jamais vus attaquer les moutons ni les chiens : la toison des premiers et probablement aussi l'odeur du suint, le peu de vitalité, la sécheresse et peut-être l'odeur particulière de la peau des seconds, sont la cause de cette particularité.

En somme, les mouches piquantes causent des piqûres plus ou moins douloureuses, mais inoffensives par elles-mêmes; tout au plus voyons-nous l'une d'elles, la plus petite, provoquer l'apparition d'une dermatose qui est toujours bénigne et qui se résoud spontanément. Ces piqûres sont cependant quelquefois dangereuses : c'est lorsque, venant de piquer un animal malade du charbon, la mouche va piquer ensuite un animal en bonne santé et lui inocule le virus dont son bec s'est chargé. Nous avons démontré, dans un mémoire spécial (1), que deux, au moins, des mouches piquantes dont nous avons parlé, peuvent être accusées de méfaits de ce genre, les *Stomoxes* et les *Simulies* (2); nous n'avons encore aucune preuve que les autres en soient capables, et l'observation nous a même appris

(1) *Journal de l'Anatomie* de M. Ch. Robin, n° de mars 1875.

(2) Depuis, nous avons eu connaissance, par notre confrère, M. Germain, d'une épidémie de charbon ayant fait des victimes parmi les hommes déportés en Nouvelle-Calédonie, et surtout parmi les bœufs de la colonie, épidémie qui avait pour agent propagateur une Pangonie, que nous avons nommée *P. Nova-Caledonica*, et qui a été saisie sur le fait par notre ami.

que jamais les Taons ne vont sur la charogne, et il est très probable que leur instinct les avertit aussi de fuir les animaux malades; tandis que nous avons vu les Stomoxes ne dédaigner ni l'une ni les autres, et que si l'épithète de *mouches charbonneuses* peut être donnée à certaines mouches piquantes, c'est, dans nos pays, aux Stomoxes et aux Simulies; ces dernières ont même été la cause d'une véritable épizootie charbonneuse dans une certaine circonstance que nous rapportons dans le mémoire cité plus haut. C'était en 1856, aux environs de Condrieux dans le Lyonnais. Une mortalité sévissant sur les bestiaux, M. Tisserant, professeur à l'École vétérinaire de Lyon, fut envoyé par le préfet pour en chercher la cause et indiquer les moyens de la combattre. Il reconnut que la maladie était colportée par un moucheron, la *Simulie tachetée*, mais, méconnaissant la nature du mal, malgré les autopsies pratiquées, — sans le secours, il est vrai, du microscope qui seul pouvait donner le mot de l'énigme, — il attribua au susdit moucheron un pouvoir venimeux capable de tuer des bœufs L'étude que nous avons faite depuis de l'action nocive des Simulies nous a démontré que leur venin n'a pas plus de puissance que celui des Cousins et que, s'il leur arrive quelquefois de donner la mort par leurs piqûres, c'est que leur rostre est chargé accidentellement d'un principe virulent charbonneux ou septicémique, puisé chez un animal malade.

C'est à cette propriété de pouvoir inoculer les virus ou les matières septiques recueillies sur les animaux malades ou sur les cadavres que la fameuse mouche du centre de l'Afrique, la *Tsé-tsé*, doit d'être un véritable fléau pour les caravanes et les troupeaux de ces régions; mais elle n'a, pas plus que les Stomoxes, ses voisins entomologiques, une puissance venimeuse par elle-même comme certains voyageurs, entre autres Livingstone, la lui ont attribuée; c'est ce que nous démontrons encore, dans le même mémoire en question, par le raisonnement suivant : Livingstone dit que le venin de la *Tsé-tsé* tue les bœufs et les chevaux et est sans action sur les veaux qui tettent et sur l'homme! C'est là une de ces absurdités physiologiques qu'un homme complètement étranger à la médecine pouvait seul proclamer; heureusement que Livingstone a décrit suffisamment les lésions qu'il a observées chez les bœufs tués par la *Tsé-tsé* pour qu'on reconnaisse assez facilement celles du charbon ou de la septicémie. Alors on s'explique les effets étonnants du prétendu venin de la *Tsé-tsé :* quand elle a le bec souillé du virus charbonneux ou septique, elle tue ; quand ce même bec est propre, ses piqûres sont inoffensives, de là l'explication de certains faits observés par Livingstone et qu'il a trop généralisés, à la façon de certain de ses compatriotes, lequel voyageant en France et voyant une femme rousse écrivait sur ses tablettes qu'en France toutes les femmes sont rousses.

Ajoutons, pour en terminer avec les mouches parasites, qu'une foule de mouches à trompes molles, comme les mouches de fenêtres, viennent encore tourmenter les animaux en se posant près des ouvertures naturelles, les yeux, etc., pour en absorber les humeurs qui s'en écoulent, ou sur les plaies et pour la même raison. Les titillations désagréables et agaçantes qu'elles causent sont dues surtout à leurs griffes microscopiques. Ces mouches ne sont dangereuses en aucune façon ; elles ne sont que désagréables.

Il y a plusieurs moyens de chasser les mouches et de préserver l'homme et les animaux de leurs attaques. Il y a d'abord les moyens mécaniques : les émouchoirs à main, les moustiquaires, les filets chasse-mouches dont on enveloppe tout le corps des animaux, les oreillères dont on les coiffe. — Ajoutons que ces oreillères ne doivent pas être en simple filet, à moins que celui-ci ne soit doublé d'un tissu de gaze qui empêche tout à fait le passage des Simulies. — Il y a ensuite les moyens pharmaceutiques, fournis par des substances dont l'odeur répugne aux mouches et les fait fuir, tels sont : 1° le suc de feuilles de noyer, qu'on obtient en froissant ces feuilles sur le corps de l'animal dont on frotte surtout les parties exposées aux atteintes des mouches ; 2° les huiles de cade et empyreumatique qui jouissent de la même propriété que les feuilles de noyer, mais qui ont l'inconvénient d'encrasser les poils ; 3° l'huile concrète de baies de laurier qui a les avantages des précédentes sans en avoir les inconvénients ; 4° enfin, l'huile de poisson dont nous avons déjà parlé. Les corps gras seuls suffisent quelquefois pour faire fuir les mouches, qui n'aiment pas s'y empêtrer les pattes et encore moins le bec.

CHAPITRE II

HÉMIPTÈRES

L'ordre des Hémiptères se compose d'insectes suceurs qui, par la texture de leurs ailes et la structure de leur squelette, se rapprochent le plus des Coléoptères. On les reconnaît facilement à leur bec tubulaire, cylindrique et articulé, contenant quatre stylets (fig. 19), et à leurs ailes dont les supérieures sont, chez la plupart, à moitié dures, comme des élytres, et à moitié membraneuses, d'où eur nom.

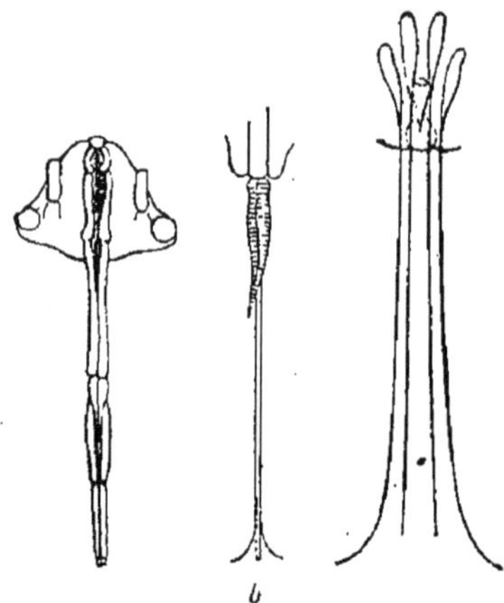

Fig. 19. — Anatomie de la bouche d'un *Hémiptère*.

a) la gaîne ormée par la lèvre inférieure; — *b*, les soies formées par les mandibules et les maxillaires réunies en faisceaux et ayant à leur base le labre. — *c*, ces mêmes soies séparées.

On réserve spécialement le nom d'*Hétéroptères* à ceux de ces nsectes dont les ailes supérieures ne sont membraneuses que dans leur moitié terminale, et on donne le nom d'*Homoptères* à ceux dont les quatre ailes sont entièrement membraneuses, comme chez la Cigale.

Les yeux des Hémiptères sont lisses.

Leurs métamorphoses sont incomplètes : en grandissant, le jeune insecte ne change ni de forme ni d'habitudes, seulement il subit quatre ou cinq mues et acquiert des ailes dont il était d'abord privé. Les rares espèces qui n'ont pas d'ailes, comme la Punaise des lits, doivent être considérées comme des Hémiptères qui sont devenus adultes avant d'avoir subi leur dernier perfectionnement; ce qui le prouve, c'est qu'on voit quelquefois, très exceptionnellement, des individus de cette espèce se montrer avec des ailes ou des rudiments d'ailes plus ou moins développées, particulièrement dans les pays chauds.

L'ordre des Hémiptères se divise en deux sous-ordres, comme nous l'avons déjà dit; celui des HÉTÉROPTÈRES et celui des HOMOPTÈRES.

Les HÉTÉROPTÈRES, qui seuls nous intéressent, se divisent en deux familles : les Geocorises ou punaises terrestres, et les Hydrocorises ou punaises aquatiques. Nous éliminerons encore ces dernières pour ne nous occuper que des premières.

Les Geocorises ont été divisées par M. E. Blanchard en plusieurs tribus, entre autres les *Pentatomites* ou punaises des bois, les *Réduvites* ou mouches-punaises qui se nourrissent principalement des humeurs d'autres insectes, surtout de Diptères, et enfin les *Cimicites* qui comprennent le genre *Cimex* renfermant seul des parasites d'animaux.

Genre **CIMEX**, *partim* Linnée. Le genre *Cimex* de Linnée comprenait toutes les punaises terrestres qui forment aujourd'hui la famille des *Geòcorises*. Plus tard Fabricius divisa et subdivisa ce grand genre Linnéen. Pour l'entomologiste danois que nous venons de citer les vrais *Cimex* devinrent comparativement peu nombreux, cette dénomination étant réservée, pour la majeure partie, à des espèces composant aujourd'hui le groupe des *Pentatomites*, ces insectes si connus aujourd'hui sous le nom de punaises des bois. La punaise des lits fut alors placée dans un autre genre qui reçut le nom d'*Acanthia*. Certains zoologistes ont adopté cette nomenclature fabricienne, mais le plus grand nombre l'a rejetée. On a conservé en général le nom générique de *punaise* (*Cimex*) pour l'espèce des lits, espèce malheureusement trop commune dans les maisons de tout le centre de l'Europe.

Ainsi limité, le genre Punaise est caractérisé principalement : par un corps aplati, ovalaire; une tête sans rétrécissement postérieur; un rostre terminal replié en dessous; des antennes à premier article court, le deuxième long et épais, le troisième grêle et allongé, ainsi que le quatrième qui se dilate légèrement vers l'extrémité; un abdomen grand, à huit segments, et des pattes à tarses courts à trois articles.

La principale espèce de ce genre (1) et la seule en quelque sorte indigène est :

La Punaise des lits (*Cimex lectularia* L., *Acanthia lectularia* Fabr. (fig. 20). Corps ovale, long. 5 millimètres, larg. 3 millimètres, un peu étroit en avant, à bords minces, très déprimé, assez mou, de couleur rougeâtre ou ferrugineuse, plus ou moins foncée, hérissé de poils fort courts. Tête avancée en carré et produisant à l'origine du bec un chaperon en forme de capuchon, qui sert d'étui à la base de ce dernier, yeux arrondis et noirs, corselet à premier segment échancré antérieurement, tronqué en arrière et à côtés dilatés, arrondis, membraneux. Pas d'ailes, mais des élytres rudimentaires. Tarses à premier article peu développé, le second cylindro-conique, le troisième un peu plus court que le second, muni de deux forts crochets, abdomen frangé sur les bords, s'écrasant facilement sous les doigts.

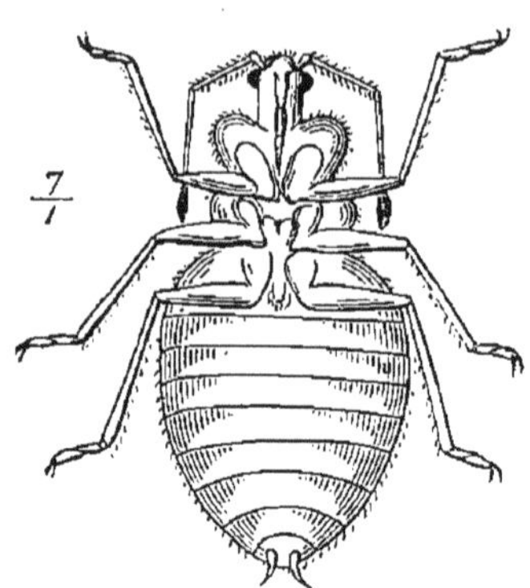

Fig. 20. — La *Punaise des lits*. Grossie 7 diam.

L'odeur de ces insectes est dû à un fluide sécrété par une glande piriforme rougeâtre placée au centre du metathorax et aboutissant entre les pattes postérieures.

Les punaises pondent vers le milieu de mai; leurs œufs sont oblongs, blancs et s'ouvrent par un opercule qui donne sortie à la larve.

Les Larves ne diffèrent de l'état parfait que par leur petitesse, par l'absence d'élytres rudimentaires et par une teinte plus pâle. Elles subissent quatre mues avant de devenir adultes.

Les punaises sont des insectes noctambules qui, pendant le jour, se cachent sous les papiers des tentures, dans les fissures des murailles, des boiseries, dans les plis des rideaux, etc.

Elles abondent quelquefois dans les pigeonniers, dans les nids d'hirondelles, et certains auteurs ont cru y voir des espèces particulières qu'ils ont décrites sous le nom de *Cimex columbarius* et *Cimex hirundinis* (L. Jennius, *Ann. of nat. hist.*, 1839), mais nous nous sommes assuré que c'est bien la même espèce que celle des lits.

Les punaises sont surtout abondantes dans le centre de l'Europe, et la France se trouve trop bien partagée sous ce rapport. On sait à quel

(1) M. Signoret a décrit sous le nom de *Punaise arrondie* une deuxième espèce qui vit dans l'île de la Réunion, et M. Edouard Eversmann une troisième espèce sous le nom de *Punaise ciliée* qui vit dans les maisons de Kasan.

point ces insectes se sont multipliés à Paris, à tel point qu'il ne paraît pas probable qu'une maison bâtie depuis trois ou quatre ans n'en recèle en quantité plus ou moins considérable. Mais la ville de France qui, selon toute apparence, nourrit le plus de punaises, c'est Lyon. Par contre les punaises sont rares dans les campagnes, surtout dans l'Est.

Les punaises supportent le jeûne pendant très longtemps ; aussi en trouve-t-on dans les locaux inhabités depuis plusieurs mois. L. Dufour conserva trois individus vivants dans un verre pendant plus d'une année. Audouin en garda un vivant dans une boîte pendant deux ans. Il est probable aussi que dans les lieux que n'habite pas l'homme, les punaises, à l'instar de leurs voisines les Reduves, vivent du sang d'autres insectes. Dans tous les cas, celles qui vivent dans les nids d'hirondelles et dans les pigeonniers se sustentent aux dépens de ces oiseaux, bien que certains auteurs regardent les punaises comme exclusivement parasites de l'homme.

Action des punaises. — Les punaises, comme nous l'avons déjà dit, sont des insectes nocturnes : pendant la nuit elles sortent de leurs retraites et se dirigent vers les personnes ou les oiseaux endormis avec une sûreté d'instinct qui indique un appareil olfactif des plus délicats ; en effet, on a beau éloigner les lits des murailles, les punaises suivent le plafond, et, parvenues au-dessus du lit, elles se laissent tomber. La piqûre que fait la punaise s'accompagne de rougeur, d'une légère tuméfaction et d'une vive douleur ; ces effets sont dus à la salive irritante que l'insecte inocule et qui a pour but de provoquer l'afflux du sang autour du point piqué, comme celle des cousins et des simulies. L'absorption du sang se fait au moyen du jeu alternatif des stylets mandibulaires et maxillaires, ce qui fait monter le sang dans l'œsophage, à peu près comme l'eau dans une pompe à chaîne (Duméril).

Destruction des punaises. — On emploie, pour détruire les punaises, l'essence de térébenthine, le sublimé corrosif, les pommades mercurielles ou de précipité rouge, etc. La propreté absolue des meubles et des planchers, la visite attentive des moindres fentes des murs et de la tapisserie ; la projection à l'aide d'un petit soufflet de poudre récente de Pyrèthre dans tous les points suspects, paraissent les meilleurs moyens à opposer à l'envahissement des punaises. On pourrait employer aussi, comme pour les charançons, les fumigations d'acide sulfureux, sulfhydrique ou de sulfure de carbone que l'on ferait dégager dans l'appartement après l'avoir hermétiquement fermé et en ne l'ouvrant que vingt-quatre heures ou quarante-huit heures après. La *Passe-Rage* (*Lepidium rurale*, L.) passe depuis longtemps dans le vulgaire pour avoir la propriété de tuer, ou tout au moins d'éloigner les punaises ; un expérimentateur vient de constater que cette plante, déposée sous un lit infesté de punaises, ne tarde pas à se couvrir de ces insectes immondes qui s'enivrent de ses sucs ou de son essence, comme les chats sur la valériane, et qu'il est alors facile de les tuer en jetant les plantes, ainsi couvertes de ces parasites, dans le feu ou dans l'eau bouillante.

CHAPITRE III

APHANIPTÈRES ET COLÉOPTÈRES

Les *Aphaniptères* (Kirby) sont les *Suceurs* de de Geer, et les *Siphonaptères* de Latreille, qui en font également un ordre.

Les caractères des Aphaniptères sont les suivants :

Insectes hexapodes à métamorphoses complètes, à rostre disposé pour la succion, composé de mâchoires, de mandibules et d'une languette, modifiés et transformés en lames et en stylets.

Cet ordre se compose de deux tribus; celle des PULICIDES ou PUCES et celle des PLATYPSYLLIDES.

Les entomologistes ne sont pas d'accord sur le rang que ces animaux doivent occuper dans la classe des Insectes; la plupart les placent à la fin des Insectes, dans un ordre ou sous-classe des Aptères, qui comprend aussi les Poux et les Ricins. D'autres, en raison de la composition de leur bouche, rapportent les Pulicides aux Hémiptères; quelques-uns, à cause de leurs métamorphoses, les regardent comme des Diptères dégénérés; enfin il en est, et Dugès est du nombre, qui les ont classés parmi les Hyménoptères. Voici comment M. Künkel (1) résume la question et nous sommes complètement de son avis.

Le seul fait que les Pulicides ont des métamorphoses complètes, et filent une coque, les éloigne irrévocablement des Hémiptères; les affinités avec les Diptères sont au contraire des plus

(1) *Observations sur les puces*, in *Ann. de la Soc. entom. de France*. 1er trimestre, 1873.

naturelles, les larves ont une ressemblance étroite avec celles des Tipulaires fongivores, les Mycétophilides; les dispositions générales du système nerveux et du système respiratoire sont les mêmes, la chaîne nerveuse a un ganglion pour chaque anneau et un seul connectif; le système respiratoire s'ouvre par une série de stigmates rangés sur les côtés du corps ; les larves de puces, comme les larves des Ceroplatus, des Sciara, ont la faculté de se tisser un cocon. La connaissance de l'organisation des larves de puces nous amène à conclure en faveur de l'opinion de Oken, de Straus-Durkeim, de Burmeister, de Siebold, etc., qui rapprochent les puces des Diptères. Chez les Coléoptères, les Orthoptères, certaines familles ont la faculté de sauter comme les Pulicides; celles-ci peuvent être considérées comme des Diptères sauteurs et parasites.

Quant aux *Platypsyllides*, on est encore plus embarrassé que pour les Pulicides : Ritsema en fait une famille à côté de celle des Pulicides, Westvood en fait même un ordre voisin des Aphaniptères, celui des Acheiroptères, et Lecomte en fait un ordre de Coléoptères voisin des Leptidides.

FAMILLE, ou mieux, TRIBU DES PULICIDES.

Caractères : **Rostre** composé : 1° de deux *maxilles* sous forme de pièces foliacées, portant chacune à leur base un palpe maxillaire quadri-articulé ; 2° de deux *mandibules* spadiformes festonnées sur leurs deux bords, regardées à tort comme les agents principaux des piqûres, attendu qu'elles ne sont pas rigides et qu'elles se plient facilement ; 3° d'une *languette* styliforme rigide, aussi longue que les précédentes qui la longent et qui est, elle, l'organe principal des piqûres; 4° une *gaine* articulée, en gouttière, soutenant la languette et les lames mandibulaires et foliacées, dans le premier tiers de leur longueur seulement, qui n'est autre que la *lèvre*, car elle est terminée par deux palpes labiaux quadri ou bi-articulés.

Antennes peu visibles, courtes, de dix articles, le basilaire, pyramidal tronqué, les autres empilés formant un gros bouton olivaire, le tout couché dans une rainure dirigée en arrière et en bas. Chez les mâles de certaines espèces elles sont plus longues et peuvent se redresser.

Tête d'un seul article clypéiforme, comprimée, semblant quelquefois partagée en deux, à bord inférieur nu ou denticulé.

Thorax de trois articles séparés portant chacun une paire de pattes.

Pattes longues, propres au saut, principalement celles de la troisième paire, composées d'une hanche considérable, d'une cuisse et d'une jambe volumineuses séparées de la hanche par un petit trochanter, et d'un tarse à cinq articles dont le premier est le plus long et le cinquième bi-ongulé.

Abdomen à dix anneaux entre-croisés sur les côtés. Avant-dernier présentant ordinairement, supérieurement, sur la ligne médiane, un écusson excavé, réniforme, appelé *pygidium*, sur lequel sont dessinées des aréoles disposées irrégulièrement, entourées d'un cercle de petites perles au centre desquelles est implanté une petite soie épineuse.

Toutes les pièces de l'abdomen et du thorax sont imbriquées et le corps et les pattes ont des poils spiniformes; au bord de la tête, et des anneaux du thorax et de l'abdomen, supérieurement, les soies, chez quelques espèces, sont remplacées par de grosses et larges épines noires dont l'ensemble simule un peigne.

L'appareil respiratoire est trachéen, ayant deux paires de stigmates au thorax et une paire sur chacun des huit premiers anneaux de l'abdomen.

Le mâle a deux grands stylets copulateurs rentrés dans l'abdomen.

La reproduction est ovipare. Des œufs, très volumineux, sortent des *larves* apodes à rostre organisé comme chez les larves de Tipules, et la nymphe s'enveloppe dans une coque soyeuse. Chez un genre, qui forme une section à part, la femelle procrée un nombre considérable d'œufs qui restent dans l'abdomen et centuplent son volume; c'est sous la peau de ses victimes, sous laquelle elle s'est introduite, que cette puce particulière, connue sous le nom de *chique*, prend ce développement considérable.

On a essayé de diviser la tribu des Pulicides en plusieurs groupes ou genres (1) et on a réuni, par exemple, sous le nom de *Ceratopsyllus* les puces chez lesquelles le dos est garni d'épines cornées. Comme nous avons reconnu que plusieurs espèces parasites classées dans ce genre ne présentent pas régulièrement cette particularité et qu'il y a des caractères beaucoup plus importants et constants qu'on a négligés, nous n'admettons pas cette coupe générique, mais nous acceptons les trois genres *Pulex*, *Rhynchoprion*, *Mycetopsylla*. Seulement nous ne nous occuperons que des deux premiers; quant au troisième qui est entièrement formé d'espèces qui vivent sur les bolets et d'autres champignons secs, et ne sont nullement parasites, nous ne nous en occuperons pas.

(1) Les divers genres établis dans cette tribu aux dépens du genre Pulex de Linné, constituant la famille unique des PULICIDÆ Stephens (*Syst. catal. of British Ins.*, 1829), sont les suivants :

PULEX partim Linnée et Auct.
CERATOPSYLLUS Curtis (*British Entom.*, 1832).
MYCETOPSYLLA Haliday in Curtis (*loc. cit.*).
ISCHNOPSYLLUS Westwood (*Entom. magas.*, 1833).
SARCOPSYLLA Westwood (*Trans. entom. Soc. Lond.*, 1840), synonyme de *Dermatophilus* Guerin et de *Rhynchoprion* Oken; c'est ce dernier qui a prévalu.

Le genre Pulex comprend toutes les puces parasites indigènes de l'homme et des animaux et est susceptible de subdivisions très distinctes. Le genre Rhynchoprion ne comprend qu'une espèce exotique remarquable surtout par ses mœurs et par la quantité prodigieuse d'œufs qu'elle pond. Quant au genre Platypsylla il ne comprend qu'un parasite du castor, mais si différent des Pulicides jusqu'à présent connus qu'on en a fait une deuxième famille de l'ordre des aphaniptères ; quelques auteurs en font même un ordre à part et d'autres le regardent comme un véritable Coléoptère parasite.

Genre **PULEX**, Linn. (fig. 21). — *Corps* aplati d'un côté à l'autre, caréné supérieurement et inférieurement, ovale plus ou moins allongé ou arqué à concavité supérieure, composé de dix anneaux imbriqués portant des poils spiniformes ou des rangées d'épines larges, courtes et serrées formant peigne.

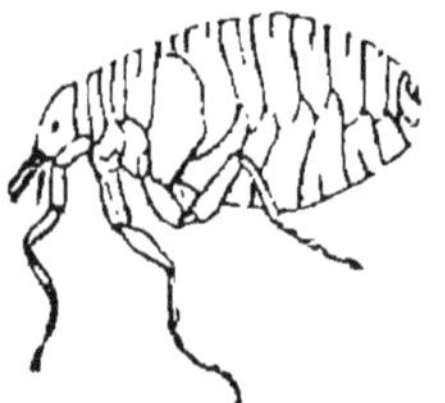

Fig. 21. — *Puce.*

Tête clypéiforme, plus étroite que le thorax qu'elle emboîte supérieurement, à front arrondi, plus ou moins saillant ou anguleux, bordé ou non inférieurement de rangées d'épines larges et courtes. Palpes labiaux à quatre articles.

Prothorax bordé ou non postérieurement de larges épines rapprochées.

Avant-dernier article de l'*abdomen* portant un large pygidium.

Larves à corps vermiforme composé de quatorze anneaux pilifères, le dernier muni de deux pointes terminales arquées. Tête petite sans yeux, à antennes droites cylindriques bi-articulées et stylifères ; rostre composé d'une paire de fortes mandibules et d'une paire de mâchoires dentées en scie munies de palpes courts bi-articulés.

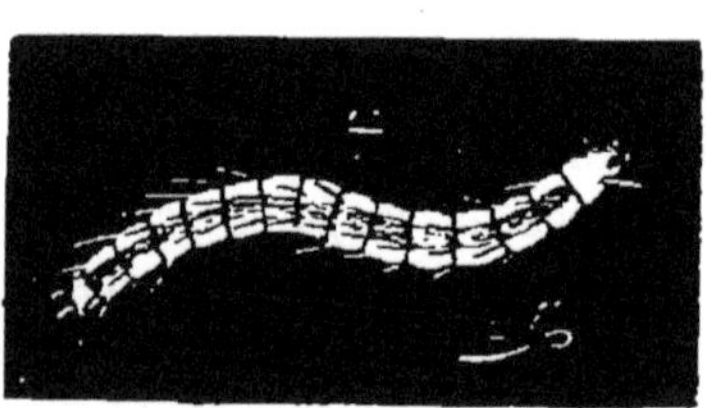

Fig. 22. — Larve de *Puce.*

Les différentes espèces de puces de ce genre vivent sur l'homme, les mammifères carnassiers, insectivores et rongeurs, mais non sur les ruminants ou les pachydermes ; on en trouve aussi sur quelques oiseaux.

Ce sont surtout les jeunes individus, les valétudinaires et les animaux en station forcée, comme les chiens à l'attache et les mères nourrices, qui sont envahis par les puces, parce que les conditions dans lesquelles ils se trouvent favorisent la ponte de ces insectes, la naissance et le développement des larves, qui ne vivent pas sur les animaux, mais bien dans leurs nids ou dans leurs lits. Les puces, du reste, ne sont pas attachées irrévocablement à leur victime comme les poux, elles semblent au contraire ne les hanter que pour se sustenter, et, comme chez tous les parasites, ce sont les femelles fécondées qui sont les plus âpres à la curée. Les puces peuvent même vivre longtemps sans leur nourriture habituelle, car on voit des lieux inhabités, des terriers de renard depuis longtemps abandonnés, où les puces fourmillent et sont quelquefois en nombre effrayant. Cela tient sans doute aux mœurs particulières des larves qui vivent de débris d'insectes, de cadavres de mouches, de Thysanoures et de petites arachnides qui pullulent dans les poussières des recoins ou des fissures de planchers où vivent ces larves. On a dit que les puces avaient un instinct maternel remarquable qui les poussait à apporter à leur progéniture des corpuscules de sang desséché qu'elles avaient pompé à leur intention ; c'est simplement une fable et ces corpuscules ne sont autres que leurs fèces que leurs larves dévorent, il est vrai.

Nous allons donner la classification méthodique des puces et nous décrirons ensuite les quelques espèces qui nous intéressent particulièrement.

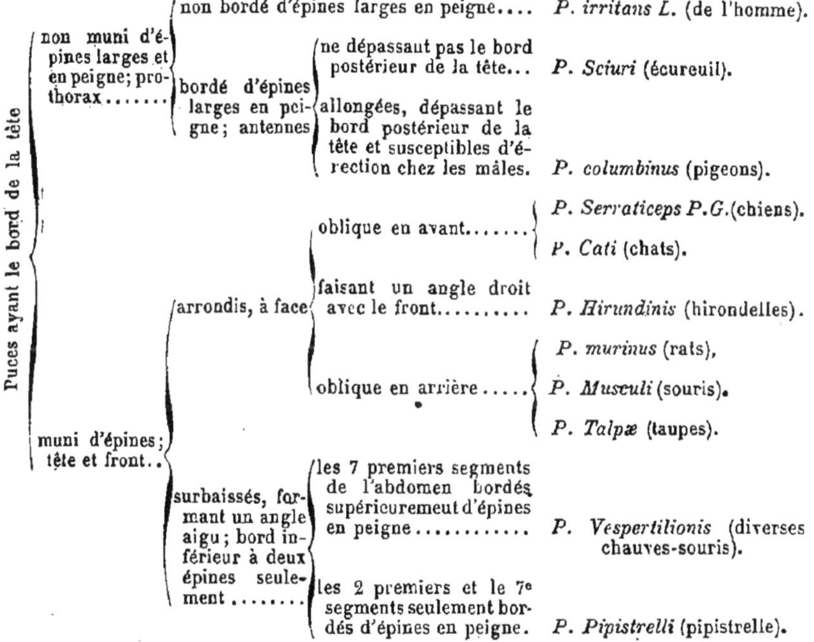

Puces ayant le bord de la tête

- non muni d'épines larges et en peigne; prothorax ....
  - non bordé d'épines larges en peigne.... *P. irritans L.* (de l'homme).
  - bordé d'épines larges en peigne; antennes
    - ne dépassant pas le bord postérieur de la tête... *P. Sciuri* (écureuil).
    - allongées, dépassant le bord postérieur de la tête et susceptibles d'érection chez les mâles. *P. columbinus* (pigeons).
- muni d'épines; tête et front..
  - arrondis, à face
    - oblique en avant....... *P. Serraticeps P.G.* (chiens). *P. Cati* (chats).
    - faisant un angle droit avec le front.......... *P. Hirundinis* (hirondelles).
    - oblique en arrière ..... *P. murinus* (rats), *P. Musculi* (souris). *P. Talpæ* (taupes).
  - surbaissés, formant un angle aigu; bord inférieur à deux épines seulement ....
    - les 7 premiers segments de l'abdomen bordés supérieurement d'épines en peigne .... *P. Vespertilionis* (diverses chauves-souris).
    - les 2 premiers et le 7e segments seulement bordés d'épines en peigne. *P. Pipistrelli* (pipistrelle).

Puces de l'homme (*Pulex irritans* L.) (fig. 23). Corps ovale ; téguments brun-roussâtre, luisants, portant une rangée de simples poils sur chaque anneau, rangée interrompue sur les flancs ; tête arrondie supérieurement en forme de chaperon sans spinules à son bord inférieur ; yeux grands, simples, ovales, en avant des antennes qui sont courtes, obtuses, ne quittant pas la fossette dans laquelle elles sont cachées.

Mâle long de 2 1/2 millimètres, large de 1 1/2 millimètre.

Femelle ovigère doublant ces dimensions lorsqu'elle est repue ; portant 2 à 3 œufs.

Œufs longs de $0^{mm},70$ larges de $0^{mm},40$, ovoïdes blanchâtres.

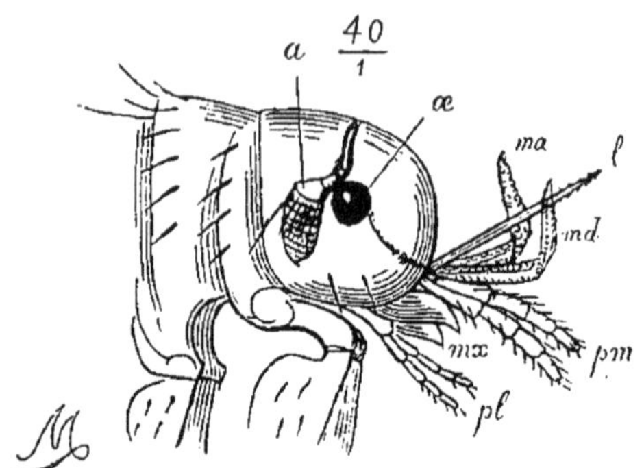

Fig. 23. — *Puce de l'homme.* — Tête.

a, antennes ; *œ*, œil ; *md*, mandibules ; *mx*, maxilles ; *l*, languette ; *pm*, palpes maxillaires ; *pl*, palpes labiaux.

Les œufs sont pondus dans les fentes des parquets, le linge sale, etc. Ils donnent naissance à des larves qui s'y transforment en nymphes, puis en insectes parfaits. La durée totale de ces métamorphoses est d'une vingtaine de jours.

Puce du chien (*Pulex serraticeps*, P. Gervais) (fig. 24). — On ne distingue pas à l'œil nu cette puce de celle de l'homme, bien qu'en

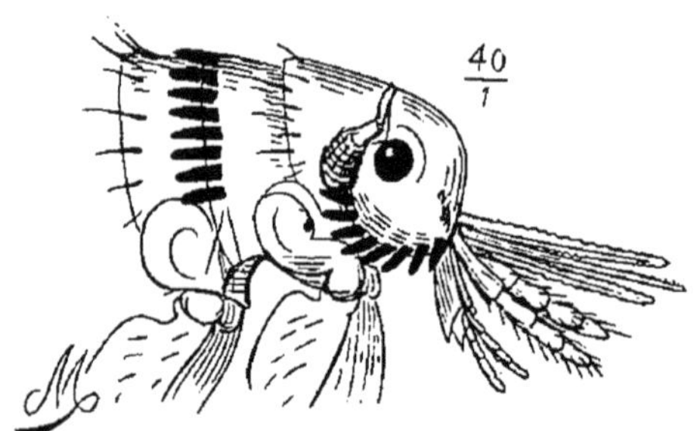

Fig. 24. — *Puce du chien.* — Tête.

réalité ses téguments soient plus foncés ; ce n'est qu'avec une forte loupe, ou mieux un microscope, qu'on peut distinguer les épines, mousses et noires, rangées comme les dents d'une scie, ou mieux d'un peigne, au bord postérieur du prothorax et au bord inférieur de la tête où ces épines sont au nombre de huit de chaque côté.

Le mâle a une longueur de 3 millimètres sur une largeur de 2 millimètres et a l'extrémité postérieure relevée.

La femelle est plus grande d'un quart et a le corps plus arrondi.

L'œuf est semblable et de mêmes dimensions que celui de la puce de l'homme.

Il en est de même de la larve vermiforme et des nymphes que l'on trouve en abondance dans les nids des jeunes chiens.

Puce du chat (*Pulex cati*). — Semblable à celle du chien dont elle ne se distingue que par sa taille plus petite d'un quart et par les pointes du peigne qui sont aiguës au lieu d'être mousses.

Dans les nids des jeunes chats on trouve en abondance les larves et les nymphes.

Puce des pigeons (*Pulex colombinus*). — Corps ovale allongé, d'une couleur brun-sépia, à tête arrondie comme celle de la puce de l'homme et du chien, mais privée de peigne inférieurement; antennes allongées dépassant le bord postérieur de la tête et susceptibles d'érection chez le mâle, œil très petit, prothorax garni postérieurement d'une rangée d'épines mousses et noires, plus grêles que chez la puce du chien.

Mâle long de 3 millimètres, large de 1 millimètre.

Femelle longue de 3^{mm},50, large de 2^{mm},50.

Les puces de pigeons sont rares. On a parlé d'une puce des volailles qui doit avoir beaucoup d'analogie avec celle-ci, si tant est qu'elle s'en distingue, mais nous ne l'avons jamais rencontrée sur les nombreux spécimens de gallinacés que nous avons examinés.

Puces de souris, de rats, de taupes, de chauves-souris (fig. 25). — Elles sont très petites, ne dépassent pas un millimètre de longueur et sont remarquables par la brièveté de leur abdomen, surtout chez le mâle, dont les anneaux semblent confondus sur la ligne dorsale, ce qui fait que l'extrémité postérieure est très relevée. La tête de ces puces ressemble à celle d'une sauterelle par la proéminence anguleuse du front; elles sont plus ou moins aveugles et leur couleur est jaune dorée.

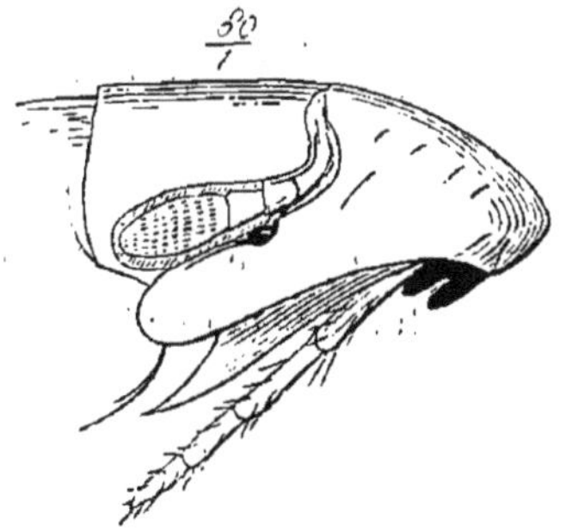

Fig. 25. — *Puce de chauve-souris.* Tête.

Nous n'avons jamais rencontré ces puces chez les chiens et chez les chats qui font la chasse aux petits rongeurs, tandis que nous verrons plus loin que ces carnassiers contractent fort bien leurs acariens psoriques et leurs champignons parasites.

Puces d'hirondelles (*Pulex hirundinis*). — Elles sont plus grandes que celles des souris et ne sont pas aveugles comme elles, car elles ont un petit œil rond près de l'extrémité antérieure de la fossette de l'antenne ; celle-ci est courte, ovoïde et ne paraît pas susceptible d'érection. Le corps est obtus, plus conique en arrière chez les mâles, de couleur bistre. Les jambes sont beaucoup plus courtes que celles des puces de souris, aussi leur saut est-il très raccourci et ne dépasse pas 2 ou 3 centimètres.

Ces puces habitent en grand nombre les nids d'hirondelles et on les y trouve en compagnie de nombreuses punaises, bien vivantes les unes et les autres, même plusieurs mois après l'abandon des nids. Les puces d'hirondelles ne pénètrent pas comme les punaises dans l'intérieur des habitations et ne sont à craindre ni pour l'homme ni pour les animaux.

Genre **RHYNCHOPRION**, Oken (Synon. *Dermatophilus*, Guérin Men.).

Corps aplati d'un côté à l'autre, obové.

Tête plus forte que dans le genre précédent, à front angulaire, aigu et crénelé ; sans épines à son bord inférieur ; yeux petits, ronds, en avant de la fossette qui longe les antennes, lesquelles sont courtes et obtuses à 4 articles, le dernier globuleux et annelé transversalement.

Rostre plus fort que dans le genre précédent et composé des mêmes éléments, savoir : 1° de deux *mâchoires* lamelliformes plus courtes que les autres pièces et supportant chacune un palpe quadri-articulé inséré à leur base; 2° deux *mandibules* spathiformes, étroites, à bords garnis de papilles en forme de chevrons et terminées par un court crochet tourné en dehors; 3° d'une *languette* en forme de lancette, trièdre à arêtes tranchantes, la supérieure un peu dentée, dont l'intérieur est percé d'un canal qui s'ouvre par une fente prolongée par un sillon à la face inférieure ou postérieure, et dont l'extrémité qui paraît mousse est garnie d'une rangée de pointes courtes ; 4° d'une *lèvre inférieure* prolongée par une paire de palpes indistinctement bi-articulées.

Thorax à trois articles inégaux, les deux premiers très étroits, sans rangées d'épines mousses au prothorax, le dernier un peu plus large, portant latéralement des prolongements qui sont des rudiments d'élytres ou d'ailes.

Abdomen ne montrant distinctement que neuf articles portant quelques rares stries courtes et sans *pygidium* sur l'avant-dernier article.

Pattes semblables à celles du genre précédent, permettant à l'insecte de sauter, mais moins haut que le *pulex irritans.*

Le genre Rhynchoprion ne renferme qu'une seule espèce qui est exotique ; quelques auteurs, Ulloa, J. de Jussieu et M. Goudot en admettent deux, mais la suivante est seule décrite.

Rhynchoprion pénétrant (fig. 26) (*Rhynchoprion penetrans*, Oken ; *Pulex penetrans*, L., vulgairement *puce pénétrante*, *puce-chique*, *chique*, *pique*, *tique*, *ton*, *nigua*, etc.). Insecte beaucoup plus petit que la puce humaine ordinaire, de moitié, dit Burmeister : « Cette puce est si petite, dit l'auteur de l'article *Puce* du dictionnaire de d'Orbigny, que l'œil le plus perçant ne peut la voir sans une vive lumière et qu'elle pénètre facilement par les plus petits interstices des chaussures et des vêtements. »

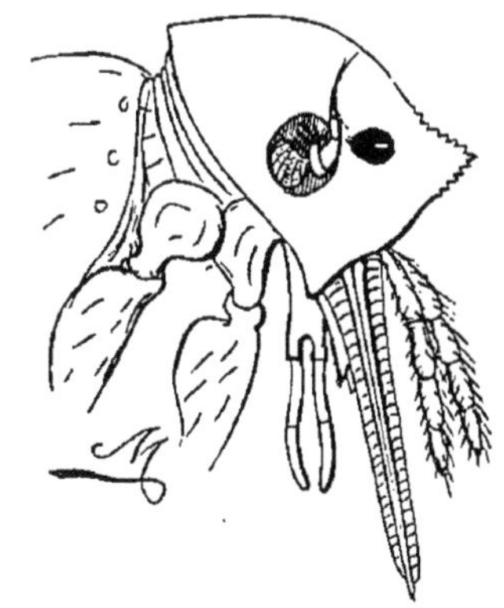

Fig. 26. — *Puce pénétrante.* Tête.

Le mâle, et la femelle à jeun et non fécondée, sont presque de même taille (1^{mm}); leur corps est de forme obovée, de couleur brun-rougeâtre avec une tache blanche sur le dos ; les téguments sont si résistants qu'on a peine à les déchirer. Les pattes sont de même couleur que le corps avec les articulations blanchâtres.

La femelle fécondée a besoin d'une grande quantité d'aliments pour amener à bien sa progéniture qui se compose d'une centaine d'œufs, lesquels se développent tous ensemble dans son abdomen ; c'est pour cela qu'elle s'introduit sous la peau de l'homme ou des animaux pour sucer leur sang ; alors elle grossit insensiblement et atteint en peu de temps le volume d'un pois chiche. C'est son abdomen seul qui s'est développé et qui est devenu un sac énorme, blanchâtre, montrant à chacun de ses pôles une petite tache rousse qui n'est autre chose, d'une part, que l'extrémité antérieure de l'animal, et d'autre part, son extrémité postérieure. C'est dans ce sac, qui est blanchâtre pendant la vie et qui prend une teinte brun-rougeâtre dans l'alcool, que sont agglomérés les œufs ; ils sortent par un orifice de l'extrémité postérieure et ne sont pas pondus dans la plaie, ainsi que l'ont avancé certains auteurs (M. Dassier). Ces œufs sont ellipsoïdes et non en forme de haricot, comme l'a dit Moquin-Tandon, longs d'un demi-millimètre et blanchâtres.

La chique habite l'Amérique intertropicale et méridionale, particulièrement la Guyane et le Brésil ; elle se tient dans les bois, sur les végétaux, et particulièrement sur les herbes sèches d'où elle saute sur l'homme et sur les animaux. Elle abonde aussi dans le voisinage des habitations et dans les parcs à moutons et à bestiaux. Elle fait le plus grand mal aux chiens, aux cochons, aux chats, aux brebis et même aux chevaux, aux mulets, aux ânes, aux bœufs, aussi bien qu'à l'homme ; elle attaque aussi les animaux sauvages.

Famille des PLATYPSYLLINÉS.

Comme nous l'avons déjà dit, cette famille a été créée par Ritsema (1) pour un curieux parasite du Castor, qui a, avec certains caractères et les habitudes des puces, un corps aplati comme les poux, ce qui lui donne l'aspect d'un petit Staphylin ; aussi J. Lecomte refuse-t-il de voir en lui autre chose qu'un Coléoptère approprié à la vie parasitique (2). Westwood l'a trouvé si différent des autres Aphaniptères qu'il a cru devoir créer pour lui seul un ordre nouveau, qu'il a nommé ordre des Acheiroptères (3). Mais, en attendant qu'on soit complètement fixé sur la place que ce parasite doit occuper, nous nous rallions complètement à l'opinion de M. Ritsema qui nous paraît jusqu'à présent le plus près de la vérité. Voici les caractères de cette nouvelle famille :

Corps ovale, fortement déprimé, coriace, sétigère.

Bouche armée de mandibules (?), de maxilles, d'une lèvre à palpes quadri-articulés.

Antennes couchées sur les côtés et en arrière, tri-articulées, à dernier article annelé comme chez les Pulicides.

Prothorax grand, scutiforme, à bord sinué postérieurement.

Mésothorax en écusson triangulaire.

Élytres planes, tronquées, courtes, couvrant la base de l'abdomen, à suture droite. Ailes absentes.

Pieds coureurs (sauteurs?). Tibias à éperon, tarses quinti-articulés, bi-ongulés.

Métamorphoses inconnues.

Vie parasitaire, habitudes des puces.

Genre **PLATYPSYLLUS** (*Ritsema*). — *Tête* horizontale, semi-circulaire, à angles postérieurs tronqués. *Antennes* insérées dans une fossette prolongée sur le prothorax qu'elles atteignent en longueur, article basilaire cylindrique ; le deuxième en forme de gobelet, à longues soies en dehors ; le troisième ovale formé de 8 anneaux comme chez les Puces. *Mâchoires* mobiles transversalement à pointe divisée en deux lobes, l'externe le plus grand, semi-ovales, planes à sommet épineux, à soies épaisses en dehors, plus ténues en dedans, à bords membraneux sub-épineux. *Palpes maxillaires* quadri-articulés, le dernier article conique. *Menton* oblong, corné, placé en travers de la gorge antérieurement. *Lèvre* transversale à côtés anguleux, bord antérieur tronqué. Languette à deux lobes très

(1) *Société entomologique néerlandaise*, 31 juillet 1869.
(2) *The entomologist's monthly Magazine*. — London, octobre 1879.
(3) *Proceding zool. Soc.* — Lond., 1873.

ténus, arrondis. *Palpes* labiaux courts, tri-articulés, coniques, petits à la base.

Pronotum transversal, tronqué antérieurement, élargi postérieurement à côtés arrondis, creusé aux angles antérieurs pour loger les antennes ; angles postérieurs munis de longues soies.

Sternum, à trois divisions, plat, corné, décroissant d'avant en arrière (haustellum semblablement tri-articulé), côtés munis de longues soies.

Pieds robustes, comprimés, coureurs (ou sauteur ?) épineux ; hanches grandes, tarses quinti-articulés, à deux ongles robustes.

Ailes antérieures en forme d'élytres, soudées, tronquées, à angles postérieurs arrondis ; suture droite. Ailes postérieures absentes.

Abdomen semi-ovale, plat, à six anneaux.

Platypsylla du castor (*Platypsyllus castoris*, Ritsema) (fig. 27). — D'un jaune fauve luisant. Tête à deux points de chaque côté placés à l'endroit des yeux. Sillons profonds un de chaque côté et parallèles, bord postérieur garni d'un peigne ; *pronotum* présentant une série de points de chaque côté dirigés vers les angles antérieurs de l'écusson ; bord postérieur du pronotum à sinuosités parallèles. Abdomen à segments présentant sur la face dorsale plusieurs lignes d'épines situées près du bord postérieur comme chez les Puces.

Longueur du corps, 4 millimètres.

Habitat. Vit en parasite sur le Castor du Canada.

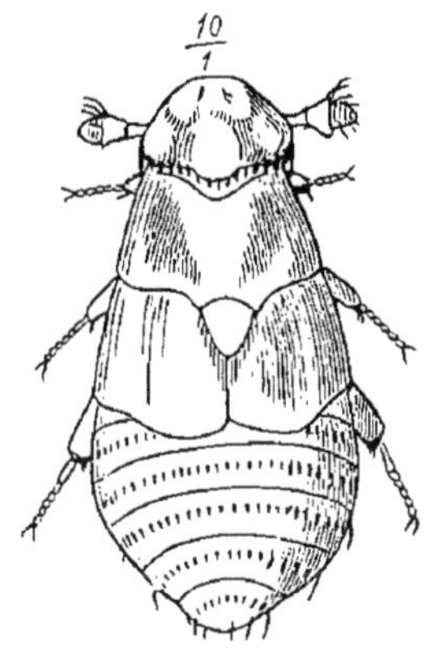

Fig. 27. — *Platypsylla* du castor.

Si des études postérieures venaient à démontrer que le Platypsyllus n'est pas un Aphaniptère, mais un vrai Coléoptère, comme le soutient M. J. Lecomte, il ne serait pas le premier Coléoptère parasite trouvé sur des mammifères. En effet, M. Solsky a décrit en 1876 dans les *Heures de la Société entomologique de Russie* (S. XI n° 4 T, septembre 1876, Pétersbourg) la description de deux nouvelles espèces parasites constituant, un genre nouveau, le genre AMBLYOPINUS et qu'il nomme *Amblyopinus Jelskyi* et *Amblyopinus Mniszechi*, lesquelles, trouvées par le voyageur naturaliste Jelsky sur des petits rongeurs au Pérou et à la Nouvelle-Grenade, sont de véritables Staphilinides et par suite des Coléoptères. Ces parasites étaient fixés à la peau de leurs victimes à la façon des Acarides ou des Puces, et la peau en cet endroit était dénudée de poils, tuméfiée, séreuse et évidemment malade.

ACTION NOCIVE DES APHANIPTÈRES ET COLÉOPTÈRES PARASITES. LEUR DESTRUCTION.

Puces indigènes. — C'est en enfonçant les pièces aiguës et rigides de leur rostre, et surtout la languette, dans la peau de leurs victimes pour en absorber le sang, que les puces les tourmentent et leurs piqûres ne sont douloureuses que parce qu'elles inoculent en même temps, dans la plaie qu'elles font, une salive venimeuse analogue à celle des cousins et des punaises. Ce liquide irritant produit une tache rouge qui peut avoir un centimètre de diamètre et même plus, et souvent on voit en même temps un petit œdème de même étendue l'accompagner. Cette petite dermatose ne se produirait pas par la simple introduction de l'instrument piquant dont les puces sont armées s'il n'était accompagné d'un venin; nous en avons la preuve dans la piqûre des Ixodes qui sont armés bien plus formidablement que les puces, et qui pourtant ne produisent aucune irritation, ni même aucune sensation lorsqu'ils introduisent leur rostre barbelé; on ne s'aperçoit de leur présence que lorsqu'ils sont gonflés de sang et qu'ils ont centuplé de volume.

La lésion cutanée produite par la puce n'a pas par elle-même une grande conséquence, attendu qu'elle disparaît spontanément en quelques heures, souvent moins, mais la répétition incessante des piqûres empêche le sommeil, enlève le repos et peut amener, par suite, l'anémie et l'épuisement nerveux.

Pour se débarrasser de ces parasites, il ne faut pas se contenter de les détruire sur place, ce à quoi on arrive facilement au moyen de poudres insecticides, comme celle de pyrèthre, ou en oignant le fond des poils de l'animal d'huile de laurier ou d'huile ordinaire dans laquelle on a mélangé un peu de tabac en poudre, onction qu'on fait suivre, à douze heures d'intervalle, d'un bon bain savonneux; il faut détruire aussi la source des puces, c'est-à-dire les nids où grouillent des milliers de larves; on y arrive en échaudant ces nids, c'est-à-dire en répandant de l'eau littéralement bouillante sur le sol où ils existent dans les fissures des planchers, dans l'intérieur des niches à chiens. Si le local permet d'employer le lait de chaux, c'est un excellent pulicide.

Les puces ne hantent pas d'autres espèces que celles auxquelles elles sont affectées, ainsi on peut bien voir les puces de chien parcourir le corps de l'homme, essayer même de le piquer, mais elles n'y restent pas. Nos grands animaux domestiques, chevaux, bœufs, moutons, chèvres, porcs, n'ont pas de puces, et il semble même que leurs émanations leur déplaisent et les font fuir; aussi il suffit, dans les endroits où les puces abondent, de s'envelopper dans une couverture à cheval ayant longtemps servi, pour être préservé de leurs atteintes. On peut employer le même moyen pour les chiens.

Puce pénétrante ou chique. — Cet insecte se porte principalement sur les pieds de l'homme ou des animaux; il se glisse entre la chair et les ongles ou bien dans les interstices de la plante des pieds chez l'homme, ou entre les doigts et les ongles chez les animaux. On le voit très rarement à la face dorsale des pieds ou des mains, ou dans d'autres parties du corps. Les personnes qui voyagent sans chaussures y sont plus exposées que d'autres, et celles qui transpirent beaucoup sont les moins tourmentées. Les enfants qui se traînent par terre peuvent avoir des *chiques* partout.

L'introduction de la chique a lieu sans aucune sensation douloureuse et sans changement de couleur de la peau, au moins dans les premiers moments. Au bout de peu de temps le parasite commence à se rendre sensible par une démangeaison, d'abord légère, qui augmente graduellement et finit par devenir insupportable. Quand la présence de la chique est accompagnée d'une douleur appréciable, la moitié de son corps est déjà engagée dans les tissus. L'animal ressemble d'abord à un point brun; ce point grossit peu à peu et prend l'aspect d'une tumeur blanchâtre dans laquelle on a bien de la peine à reconnaître un animal, recouvert, il est vrai, par la peau très amincie, blanche et entourée d'une auréole rouge.

L'extraction, au moyen d'une aiguille, est à peu près le seul moyen de traitement chez l'homme, mais cette opération doit être faite avec précaution et dextérité, et le plus tôt possible. Souvent, dans l'extraction, on perfore la partie abdominale de l'insecte, et l'on répand ainsi les œufs dans la plaie où ils pourrissent et sont la cause d'une aggravation dans les symptômes inflammatoires. Après l'opération bien faite, la plaie qui reste se cicatrise spontanément avec de simples soins de propreté.

Les pieds, des nègres surtout, sont quelquefois entièrement envahis et comme rongés par les chiques, et, quand les parasites sont nombreux et rapprochés, les désordres peuvent acquérir une certaine gravité ; il n'est pas rare de rencontrer des malheureux dont les pieds ont été tellement endommagés par ces parasites que des phalanges des doigts ont disparu.

Le seul remède préventif est de porter de bonnes chaussures et de visiter les pieds chaque jour.

Les animaux les plus tourmentés par les chiques sont les chiens et surtout les cochons ; on a même regardé ces pachydermes comme les propagateurs de l'espèce (J. Goudot).

Chez les animaux on peut aussi procéder à l'extraction et panser les plaies consécutives à l'huile de cade. Les moyens médicaux proposés, tels que jus de tabac, jus de citron, vinaigre, calomel, térébenthine, tour à tour vantés et abandonnés, sont en général inefficaces.

Platypsyllinés. — Les piqûres des Platypsyllinés n'intéressent pas encore le thérapeutiste ; mais, si l'acclimatation des castors venait à amener l'obligation de s'occuper de leurs parasites, nous pensons qu'on les en débarrasserait facilement en employant les mêmes moyens qui réussissent pour les puces, ou ceux que nous indiquerons plus loin pour débarrasser les petits et grands mammifères et même les oiseaux domestiques des épizoïques qui les tourmentent quelquefois.

Les mêmes réflexions s'appliquent aux parasites des petits-rongeurs, découverts en Amérique par M. Jelsky et qui appartiennent au genre *Ambliopinus*, tribu des Staphylinides, ordre des Coléoptères.

Au moment où le chapitre des **APHANIPTÈRES** était sous presse nous avons reçu le premier cahier, pour 1880, des *Archiv naturgeschichte* de Troschel, où nous trouvons un très intéressant article de M. le Dr G. Haller, de Berne, sur une nouvelle puce pénétrante recueillie sur une chauve-souris exotique (un *Molossus*) arrivée du Brésil à Genève dans de l'alcool. Cette nouvelle espèce de pulicide devient pour M. G. Haller le type d'un nouveau genre, ayant la diagnose suivante :

Genre **RHYNCHOPSYLLUS.** *Tête* grosse ; *segments thoraciques* très étroits dont l'ensemble forme une espèce de cou entre la tête et l'abdomen. *Abdomen* de la femelle vermiforme à l'époque de la ponte, s'enflant outre mesure, mais restant distinctement segmenté. *Antennes* quadri-articulées, semblables à celles des autres pulicides (?). *Yeux* punctiformes extrêmement petits, très près de l'extrémité antérieure. *Pièces buccales* très complètes : rostre fort long ; mandibules très distinctes en forme de dents styliformes courbées en arrière avec palpes quadri-articulées ; lèvre aussi longue que les maxilles, simple, en forme de cuiller, prolongée par des palpes bi-articulés. Pattes saltatoires comme chez les autres Aphaniptères.

La femelle seule est connue et contient une vingtaine d'œufs.

Par suite de la découverte de ce nouveau genre, M. G. Haller donne la division suivante de la famille des *Pulicides*, qui, alors, comprendrait les quatre genres suivants :

Femelles devenant informes pendant la période de la ponte...........	Segmentation abdominale complètement effacée.	*Rhynchoprion.*
	Segmentation abdominale restant distincte.....	*Rhynchopsyllus.*
Femelles ne devenant pas informes pendant la période de la ponte......	Épines en peignes existant sur le dos..........	*Ceratopsyllus.*
	Épines en peignes manquant..................	*Pulex.*

CHAPITRE IV

ÉPIZOÏQUES

Cet ordre comprend tous les insectes hexapodes aptères qui vivent en parasites sur l'homme et les animaux, et qui ne présentent pas de métamorphoses complètes. Ce sont ces insectes qui sont connus de tout le monde sous le nom de *poux*.

Les premières études sur les poux sont dues à François Redi (1), savant naturaliste italien du dix-septième siècle ; sont venues ensuite celles de de Geer (2), de Fabricius et de Latreille, puis celles de Leach (3) et de Nitzsch (4), et enfin celles de Denny (5), de Burmeister (6), qui n'ont guère laissé qu'à glaner à leurs successeurs.

Cet ordre comprend deux familles : celle des *Péditulidés* et celle des *Ricinés*.

Famille des PÉDICULIDÉS.

Tête de forme variable, ovale, plus ou moins allongée ou en lyre, à extrémité antérieure tronquée, arrondie, aiguë ou parabolique, percée d'une ouverture donnant passage au rostre. Occiput arrondi, aigu ou se prolongeant en trigone sur le thorax.

(1) François Redi, *Opere*, t. I, in-4°, Napoli, 1741. *Expérienze*, Firenze, 1668.

(2) De Geer, *Mémoires*, VII, 62.

(3) Leach, *Zool. miscell.*, III, p. 45.

(4) Nitzsch, *Thierinsecten*.

(5) Denny, *Monogr. Anoplurum Britan.*, in-8° avec planches. Londres, 1842.

(6) Burmeister, *Handbuch der Entomol.*, II, 58.

Rostre rétractile, caché dans la tête, formé par une gaîne tubuleuse molle, dilatée au sommet où elle est pourvue d'une double rangée de dents, ou mieux de crochets, et contenant un organe de ponction composé de 4 soies, représentant sans doute les mandibules ou les mâchoires ; point de palpes ni de lèvres, celles-ci étant probablement représentées par la gaîne du rostre.

Antennes grêles, de 5 ou de 3 articles égaux ou décroissants.

Une paire d'**yeux** très petits, derrière l'insertion des antennes ; souvent invisibles.

Thorax petit, plus étroit et distinct de l'abdomen ; à segments indivis, pourvu de chaque côté d'un stigmate entre la première et la deuxième paire de pattes.

Abdomen à 7, 8 ou 9 segments bien séparés, surtout latéralement, présentant des soies plus ou moins longues, éparses et toujours six paires de stigmates.

Pieds grimpeurs, les antérieurs souvent plus petits et quelquefois simplement ambulatoires, à jambe élargie à l'extrémité et formant une pince avec le tarse qui est bi-articulé et terminé par un ongle robuste.

Mâles et **femelles** semblables ne se distinguant que par la forme de l'anneau terminal de l'abdomen : proéminent, arrondi, percé à la face supérieure d'un grand pore qui est l'anus et par où émerge le pénis allongé, plat et terminé par un ou deux ongles chez le mâle ; profondément échancré, quelquefois comme bilobé, l'anus s'ouvrant au fond chez les femelles ; la vulve est à la face ventrale entre le dernier et l'avant-dernier segment, en forme de fente arquée transversale, munie à ses extrémités de pointes cornées.

Les Pédiculidés vivent sur l'homme et les mammifères carnassiers, pachydermes, ruminants et rongeurs. Cette famille comprend 4 genres :

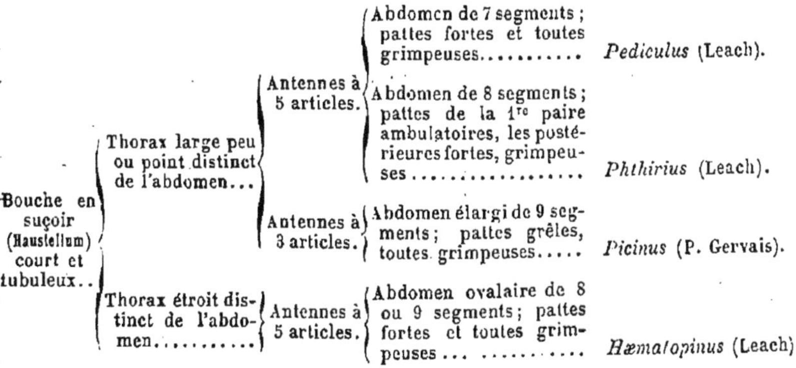

Bouche en suçoir (Haustellum) court et tubuleux..	Thorax large peu ou point distinct de l'abdomen...	Antennes à 5 articles.	Abdomen de 7 segments ; pattes fortes et toutes grimpeuses..........	*Pediculus* (Leach).
			Abdomen de 8 segments ; pattes de la 1re paire ambulatoires, les postérieures fortes, grimpeuses.................	*Phthirius* (Leach).
		Antennes à 3 articles.	Abdomen élargi de 9 segments ; pattes grêles, toutes grimpeuses.....	*Picinus* (P. Gervais).
	Thorax étroit distinct de l'abdomen..........	Antennes à 5 articles.	Abdomen ovalaire de 8 ou 9 segments ; pattes fortes et toutes grimpeuses	*Hæmatopinus* (Leach).

Genre **PEDICULUS**, Leach. *Tête* ovale sub-rhomboïdale à extrémité arrondie; *thorax* entier non distinctement séparé de l'abdomen; *abdomen* ovale, légèrement plus large que le thorax et à 7 segments.

Pou de tête (*Pediculus capitis* de Geer) (Syn. *Pediculus humanus*, L.) (fig. 28). — Livide ou blanc cendré; tache noire au bord externe de chaque segment, dans laquelle est percé le stigmate. Thorax en carré long peu distinct de l'abdomen.

Long de $1^{mm},50$ à 2 millimètres, large de $0^{mm},60$ à 1 millimètre.

Cette espèce vit dans les cheveux de l'homme, surtout de l'enfant. Les œufs, connus sous le nom de *lentes*, sont collés aux cheveux. Le pou de tête des vieillards est plus petit, d'un aspect un peu différent.

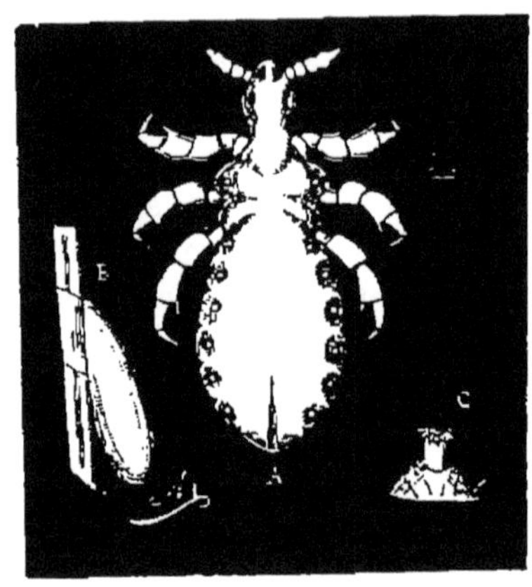

Fig. 28. — *Pou de tête.*
B, un œuf ou *lente*, collé à un cheveu.
C, son rostre protractile.

M. Pouchet, dans son *Traité de zoologie* (1841, t. II, p. 205), regarde le pou du nègre comme constituant une espèce distincte, mais M. Gervais, qui l'a étudié, ne trouve pas de caractères réellement distinctifs pour le séparer de l'espèce du blanc.

Pou du corps (*Pediculus vestimenti*, Nitzsch) (Syn. *P. corporis* de Geer, *P. human.*, var. B., Linnée). — Entièrement jaunâtre ou blanc sale; tête avancée; deuxième article des antennes allongé; thorax sub-articulé, distinct de l'abdomen; segments abdominaux non tachés de noir à leurs bords; pattes plus grêles.

Long de 2 à 3 millimètres, large de 1 millimètre à $1^{mm},50$.

Habite surtout sur les personnes malpropres et les mendiants; plus commun dans les pays méridionaux et de l'Est de l'Europe, surtout en Russie et en Pologne, que dans l'Ouest. Les camps de l'armée française en Crimée en étaient infestés.

Pou des malades (*Pediculus tabescentium*, Burm.). — Entièrement jaunâtre pâle, tête arrondie, thorax plus grand que dans le précédent et carré; antennes allongées, segments abdominaux plus serrés.

Long de $1^{mm},50$, large de $0^{mm},80$.

La ponte et le développement des jeunes se fait sous des pellicules sous-épidermiques, ce qui fait qu'ils paraissent naître sous les doigts lors des grattages. La prodigieuse multiplication de cette espèce de poux, dans certaines circonstances, constitue une véritable et très grave maladie parasitaire à laquelle auraient succombé divers personnages historiques et dont nous parlerons plus loin.

Genre **PHTHIRIUS**, Leach. — *Tête* ovale refoulée à l'extrémité, proéminente, presque tronquée; *antennes* allongées à articles égaux; *thorax* large non distinct de l'abdomen qui a huit segments, la plupart appendiculés latéralement et les derniers plus longuement. Première paire de *pattes* grêles non chelifères.

Pou du pubis (*Phthirius inguinalis*, Denny) (fig. 29) (Syn. *Pedic. inguinalis*, Redi; *Pedic. pubis*, L.; *Morpion*, Geoffroy; *Phthirius pubis*, Leach).

Tête panduriforme à extrémité arrondie avec une saillie à l'extrémité; occiput large et arrondi; yeux très petits, immédiatement derrière les antennes. Thorax plus large que l'abdomen, échancré en avant pour l'insertion de la tête. Abdomen aplati, cordiforme, continu avec le thorax; les trois premiers segments très petits presque confondus en un seul, mais indiqués par la présence des stigmates, les cinq autres segments bien séparés, surtout les trois premiers qui ont chacun entre leurs stigmates une paire de verrues charnues et mobiles, les postérieures plus grandes, à la partie latérale et inférieure. Les deux derniers segments abdominaux sont plus petits que les trois précédents et sont dépassés par la dernière paire de verrues. Le dernier est échancré.

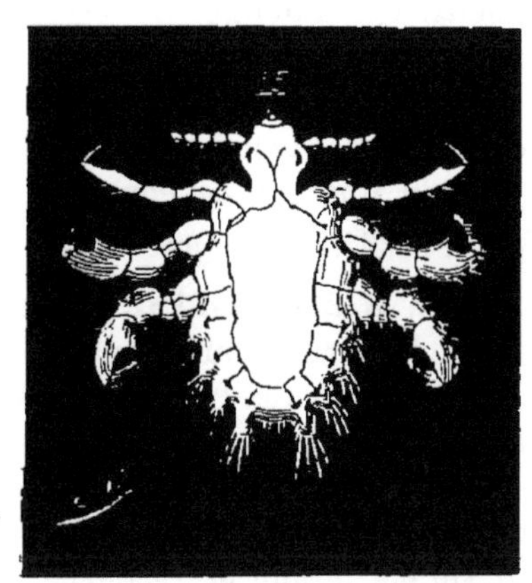

Fig. 29. — *Phthirius inguinalis.*

Pieds dissemblables, la première paire grêle s'amincissant vers l'extrémité qui porte un petit ongle; les deux dernières paires fortes s'élargissant vers l'extrémité, à tarse mono-articulé, terminé par un ongle très fort formant pince avec l'extrémité élargie et spiculée de la jambe.

Longueur 2 millimètres, largeur $1^{mm},40$.

Cet insecte est, comme on le sait, parasite de l'espèce humaine. Il s'attache aux poils des organes génitaux, des aisselles, des sourcils, de la barbe et de la poitrine, mais jamais aux cheveux. Les rapports vénériens avec les personnes qui en sont infestées ne sont pas l'unique moyen d'en contracter; on peut en être incommodé par le simple contact, par le linge, par les habits, etc., et les personnes les plus réservées en prennent quelquefois sans qu'il soit possible de s'en apercevoir au premier moment, ni de savoir la cause de leur présence, et on a toute raison d'incriminer alors certains sièges, surtout ceux des cabinets d'aisance.

Genre **PÉDICINUS**, P. Gervais. — *Tête* allongée à extrémité anguleuse, arrondie ; *antennes* de trois articles ; *thorax* étroit, entier, portant trois paires de pattes semblables ; *abdomen* ovale sub-rhomboïdal, soudé au thorax, mais assez distinct, de neuf segments.

Pou des singes (*Pedicinus eurygaster*, P. Gervais) (Syn. *Pediculus eurygaster* Burmeister.)

Stigmates bruns testacés, très apparents aux troisième, quatrième et cinquième segments. Corps allongé, ce qui le distingue des poux humains dont il a l'aspect, aplati, très peu velu, finement granuleux. Les antennes ne présentent que trois articles parce que le quatrième et le cinquième sont confondus avec le troisième.

M. Gervais a constaté que cette espèce de parasite est commune sur les singes des genres Guenon, Macaque et Cynocéphale de la ménagerie du Museum de Paris, mais sans qu'il soit possible de dire si elle appartient plus spécialement à tel genre qu'à tel autre.

Genre **HÆMATOPINUS**, Leach. — *Tête* orbiculaire, cordiforme, ovale, lyriforme, ou allongée en bec mousse ; *antennes* à cinq articles grêles. *Thorax* tri-parti, aussi large ou plus large que la tête, portant trois paires de *pattes* dont les postérieures sont plus longues que les antérieures, à cuisses épaisses, à jambes courtes, à extrémité élargie portant en dedans une dent avec laquelle l'ongle du tarse qui est simple, grand et recourbé, forme une pince. *Abdomen* distinct du thorax, à neuf segments, ou huit, quand les deux premiers sont confondus en un seul ; segments bien séparés, souvent dentés ou en saillie aiguë sur leur bord.

Le genre Hæmatopinus renferme vingt-deux espèces qui pourraient former plusieurs groupes ou sous-genres. Nous en donnons la liste avec les caractères différentiels dans le tableau suivant :

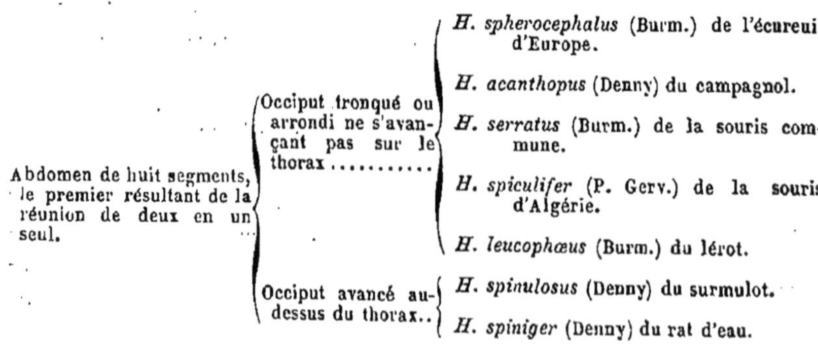

Abdomen de huit segments, le premier résultant de la réunion de deux en un seul.	Occiput tronqué ou arrondi ne s'avançant pas sur le thorax	*H. spherocephalus* (Burm.) de l'écureuil d'Europe.
		H. acanthopus (Denny) du campagnol.
		H. serratus (Burm.) de la souris commune.
		H. spiculifer (P. Gerv.) de la souris d'Algérie.
		H. leucophæus (Burm.) du lérot.
	Occiput avancé au-dessus du thorax..	*H. spinulosus* (Denny) du surmulot.
		H. spiniger (Denny) du rat d'eau.

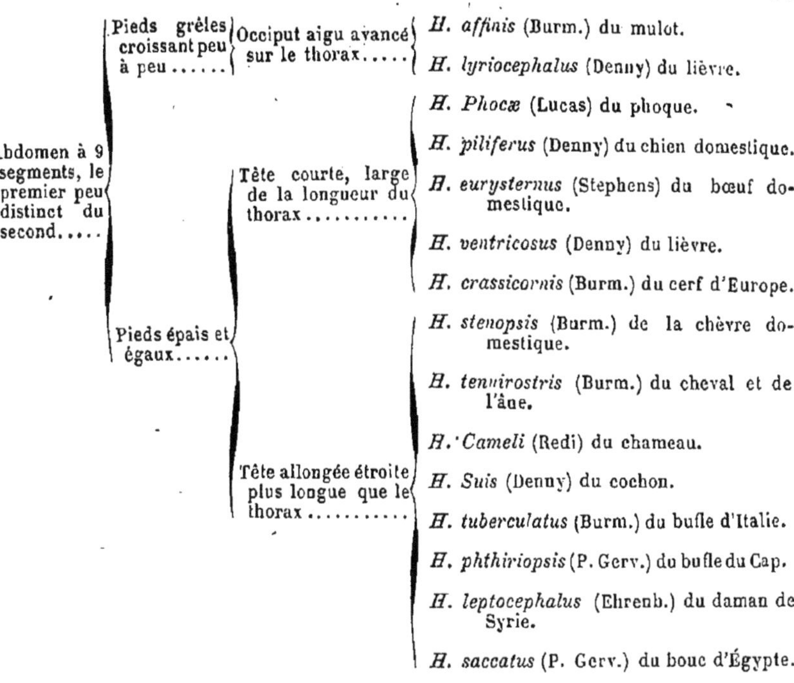

Abdomen à 9 segments, le premier peu distinct du second.....

- Pieds grêles croissant peu à peu......
  - Occiput aigu avancé sur le thorax.....
    - *H. affinis* (Burm.) du mulot.
    - *H. lyriocephalus* (Denny) du lièvre.
- Pieds épais et égaux......
  - Tête courte, large de la longueur du thorax...........
    - *H. Phocæ* (Lucas) du phoque.
    - *H. piliferus* (Denny) du chien domestique.
    - *H. eurysternus* (Stephens) du bœuf domestique.
    - *H. ventricosus* (Denny) du lièvre.
    - *H. crassicornis* (Burm.) du cerf d'Europe.
  - Tête allongée étroite plus longue que le thorax...........
    - *H. stenopsis* (Burm.) de la chèvre domestique.
    - *H. tenuirostris* (Burm.) du cheval et de l'âne.
    - *H. Cameli* (Redi) du chameau.
    - *H. Suis* (Denny) du cochon.
    - *H. tuberculatus* (Burm.) du bufle d'Italie.
    - *H. phthiriopsis* (P. Gerv.) du bufle du Cap.
    - *H. leptocephalus* (Ehrenb.) du daman de Syrie.
    - *H. saccatus* (P. Gerv.) du bouc d'Égypte.

De tous ces Hæmatopinus nous allons décrire seulement quelques espèces appartenant à nos animaux domestiques indigènes.

Gros pou du bœuf (*Hæmatopinus eurysternus*, Steph.) (Syn. *Pediculus eurysternus*, Nitzsch).

Couleur générale châtain brillant. Abdomen plus clair. Tête subtriangulaire ; yeux de grandeur médiocre, pâles, situés sur une éminence du bord du temporal à un tiers de sa base ; antennes cylindriques délicates ; thorax sub-carré, près de deux fois aussi large que la tête, concave en avant et en arrière avec deux profonds sillons en diagonale en avant des stigmates ; abdomen large, ovale, avec quatre rangées longitudinales de tubercules fauves dont les latéraux portent les stigmates ; sillon de séparation des segments bien marqués et bordés antérieurement d'une rangée de poils. Jambes très longues et très grosses, surtout les quatre postérieures.

Longueur 3 millimètres.

Très commun sur les bœufs, spécialement dans la crinière et aux épaules où on le trouve très souvent concurremment avec le petit pou du bœuf (*Trichodectes scalaris*) et où il détermine un prurigo avec chute de poils sur de larges surfaces.

Denny a décrit sous le nom d'*Hæmatopinus vituli* un prétendu pou du veau qui n'est autre chose que le gros pou du cheval que nous décrirons plus loin : il avait reçu ce parasite mort et n'avait pas vu l'animal sur lequel il avait été recueilli.

Petit pou du chien (*Hæmatopinus piliferus*, Denny). — Couleur générale jaunâtre, téguments finement réticulés. Tête cordiforme, tronquée, à extrémité coriace et foncée ; yeux pâles, peu visibles ; antennes grêles et cylindriques. Thorax trapézoïdal, élargi en arrière, portant des pattes courtes et robustes. Abdomen large à segments indistinctement délimités surtout latéralement, indiqués surtout par les rangées de poils qu'ils présentent transversalement.

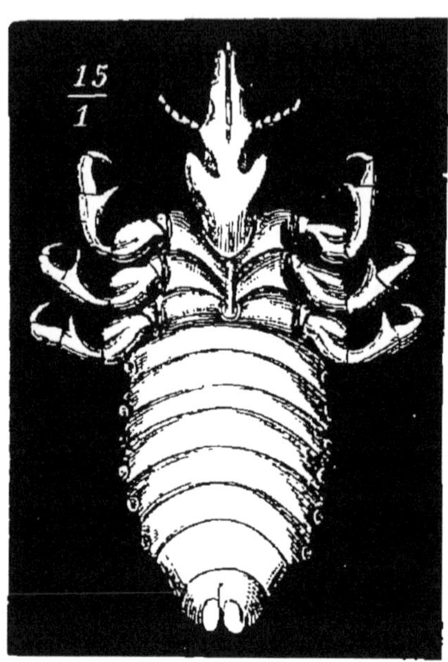

Fig. 30. — *Hæmatopinus tenuirostris* ♀.

Longueur 1^{mm},50 à 2 millim.

Ce pou habite principalement sur les petits chiens d'appartement à longs poils ; on le rencontre quelquefois, sur les épagneuls et les griffons, concurremment avec le *Trichodectes latus* qui est beaucoup plus grand.

Grand pou du cheval (*Hæmatopinus tenuirostris*, Burm.) (fig. 30). (Syn. *Hæmatopinus vituli* Denny, *Hæmatopinus asini* Denny). — Châtain brillant ; tête sub-lyrée, avec une large dépression longitudinale médiane; et un enfoncement de chaque côté entre les yeux et les antennes ; occiput acuminé, yeux plats, pâles ; antennes ayant environ la moitié de la longueur de la tête, cylindriques. Thorax cylindrique plus court que la tête, à segments obscurément limités, échancré en avant et en arrière. Abdomen ovale, allongé, blanc grisâtre ; segments bien délimités, portant latéralement, du second au septième, une paire de tubercules cornés au sommet desquels sont percés les stigmates ; sillon de séparation des segments bordé antérieurement d'une rangée de poils. Jambes très grosses, tibias courts, tarses courts avec un ongle gros et obtus.

Longueur 3 millimètres, largeur 1^{mm},50.

Ce pou vit sur le cheval et sur l'âne concurremment avec le *Trichodectes equi*. On a pu le rencontrer accidentellement sur le veau.

Pou du porc (*Hæmatopinus suis*, Denny). — Couleur générale bistre foncé brillant. Tête cylindro-conique allongée, sans dépression et sans enfoncement en avant des yeux qui sont plats, pâles et peu saillants ; antennes grêles, à peine de la longueur de la moitié de la tête. Thorax cylindrique plus court que la tête, portant de fortes pattes courtes et très robustes. Abdomen ovale, large, à segments bien délimités, arrondis à leurs extrémités, ce qui rend les côtés de l'abdomen festonnés ; plaque coriace autour des stigmates ; poils peu apparents.

Longueur 5 millimètres, largeur $2^{mm},50$.

Ce pou, le plus grand du genre, habite dans le fond des soies des porcs domestiques et des sangliers.

FAMILLE DES RICINÉS.

Tête déprimée scutiforme, horizontale, plus large que le prothorax ; *bouche* infère munie de mandibules et de mâchoires, ces dernières quelquefois invisibles, de deux lèvres, de palpes labiaux et quelquefois de palpes maxillaires. *Antennes* tri, quadri, quinque articulées, filiformes, formant quelquefois chez les mâles une sorte de pince au moyen d'une bifurcation du deuxième article vers laquelle se recourbe le dernier. Yeux en arrière des antennes, sub-globuleux, le plus souvent invisibles ou nuls.

Thorax bi ou tri-parti ; dans ce dernier cas le meso-thorax est habituellement grêle, peu distinct et peu mobile ; prothorax quelquefois anguleux latéralement.

Abdomen à huit, neuf ou dix segments.

Tarses crochus, scanseurs, formant pince avec l'extrémité élargie et bi-spiculée de la jambe ; ou bien, **tarses** droits, coureurs, bi-articulés, chaque article pourvu de pelotes, terminé par deux ongles divariqués presque droits, courbés à la pointe seulement, avec un prolongement entre les ongles.

Les Ricins se rencontrent sur les mammifères, — carnassiers, pachydermes, ruminants et rongeurs, — et surtout sur les oiseaux.

Les Ricins se subdivisent en quatre Tribus, dont les caractères différentiels sont donnés dans le tableau suivant.

Ricins à mandibules	bi-dentées ; tarses	crochus, scanseurs formant une pince avec la fin bi-spiculée de la jambe. Antennes	à 3 articles.	*Trichodectides.*
			à 5 articles.	*Philoptérides.*
		coureurs, bi-articulés, à chaque article pourvu de pelotes, ongles divergents, presque droits, crochus à la pointe..............		*Liotheïdes.*
	non dentées..			*Giropides.*

1. — Tribu des TRICHODECTIDES.

Tête déprimée, scutiforme, horizontale, plus large que le prothorax. Bouche infère ; mandibules bi-dentées à la pointe ; mâchoires et palpes maxillaires invisibles. Lèvre supérieure plus large que l'inférieure et un peu échancrée à son bord libre. Palpes maxillaires invisibles. Palpes labiaux très courts bi-articulés. Antennes filiformes tri-articulées, plus épaisses et presque chéliformes chez les mâles. Yeux derrière les antennes, le plus souvent invisibles ou nuls.

Thorax bi-parti.

Abdomen à neuf segments; le pénultième accompagné chez les femelles de valves latérales courbées.

Tarses crochus, scanseurs, bi-articulés, formant une pince avec la fin bi-spiculée de la jambe.

Cette tribu ne renferme qu'un seul genre, le suivant.

Genre **TRICHODECTES**, Nitzsch. — *Tête* orbiculaire ou élargie, réniforme, sub-triangulaire à angles très arrondis, ou franchement triangulaire, à angle antérieur aigu, les postérieurs toujours arrondis; *bouche* infère s'ouvrant au tiers antérieur de la face inférieure de la tête. *Thorax* plus court et plus étroit que la tête, à trois segments distincts. Première paire de *pattes* plus courte que les deux autres qui sont à peu près égales et qui n'égalent en longueur que la moitié ou les trois quarts de la longueur de l'abdomen. *Abdomen* ovalaire plus large que la tête et plus ou moins allongé. *Mâles* en général d'un quart plus petit que les femelles.

On connaît 15 espèces de Trichodectes vivant toutes sur des mammifères ; ce sont les suivantes :

T. puissant (*T. pinguis*, Burm.) de l'ours.
T. rasé (*T. retusus*, Nitzsch) de la fouine.
T. large (*T. latus*, Nitzsch) du chien.
T. à bec (*T. sub-rostratus*, Nitzsch) du chat.
T. du renard (*T. vulpis*, Denny) du renard.
T. douteux (*T. dubius*, Nitzsch) de la belette.
T. grêle (*T. exilis*, Nitzsch) de la loutre.
T. à tête ronde (*T. spherocephalus*, Nitzsch) du mouton.
T. à échelle (*T. climax*, Nitzsch) de la chèvre.
T. bordé (*T. limbatus*, P. Gerv.) de la chèvre d'angora.
T. du cheval (*T. equi*, Denny) des équidés.
T. à escalier (*T. scalaris*, Nitzsch) du bœuf.
T. à longues cornes (*T. longicornis*, Nitzsch) des cervidés.
T. à deux pointes (*T. diacanthus*, Ehrenb.) du daman de Syrie.
T. cornu (*T. cornutus*, P. Gerv.) de l'antilope.

Nous allons décrire celles de ces espèces qui sont les plus intéressantes au point de vue de la dermatologie des animaux domestiques.

Gros pou du chien (*Trichodectes latus*, Nitzsch) (Syn. *Ricinus canis* de Geer). — Couleur générale fauve clair. Tête réniforme à front échancré ; antennes cylindriques chez la femelle, à article basilaire renflé et à article terminal un peu en massue et portant en arrière deux petits crochets chez le mâle ; yeux pâles légèrement saillants en arrière de l'insertion des antennes. Thorax court et étroit, pattes postérieures, les plus longues, égalant à peine en longueur la largeur de la tête. Abdomen large, presque orbiculaire, pâle, sans taches à ses anneaux, portant sur chacun d'eux une rangée de poils assez longs.

Longueur de la femelle, 2^{mm}, largeur 1^{mm}, 70.

Habite chez les chiens à poils grossiers, comme les griffons et les chiens de Vendée, surtout dans le jeune âge.

Pou du chat (*Trichodectes sub-rostratus*, Nitzsch). — Corps ovoïde d'une couleur générale fauve clair. Tête énorme, triangulaire, à angles latéraux carrés, arrondis, à front s'avançant en pointe de manière à simuler une sorte de bec qui est creusé en dessous d'une rigole longitudinale où se loge le poil, après lequel on trouve ordinairement le parasite grimpant et y adhérant à l'aide de ses fortes mandibules, même après la mort. Thorax court et étroit. Pattes grêles et courtes. Abdomen ovale et pâle dont chaque anneau est taché en dessus au milieu et transversalement d'une légère teinte jaune. Extrémité postérieure de la femelle arrondie, celle du mâle conique.

Longueur de la femelle 1^{mm},20, largeur 0^{mm},50 ; mâle, longueur 0^{mm},90, largeur 0^{mm},40.

Habite le fond des poils des chats, surtout des sujets jeunes et valétudinaires.

Petit pou de la chèvre (*Trichodectes climax*, Nitzsch). — Corps allongé de couleur générale fauve brillant. Tête arrondie à front échancré ; antennes grêles cylindriques ; yeux clairs, saillant en dessous de l'insertion des antennes. Thorax court et étroit. Pattes égales en longueur à la largeur de l'abdomen. Abdomen allongé presque cylindrique, à anneaux fortement tachés de roux à chaque extrémité et dans leur milieu par une longue bande transversale qui n'est séparée de la tache du bord que par un pli, ce qui dessine une échelle blanche sur la face inférieure de l'abdomen, d'où le nom donné par Nitzsch à ce parasite.

Femelle, longue de 1^{mm},80, large de 0^{mm},70 ; mâle, d'un quart plus petit.

Habite le fond des longs poils qui, chez la chèvre, forment une sorte de crinière le long de l'échine.

Petit pou du cheval (*Trichodectes equi*, Denny) (fig. 31). — Couleur générale jaunâtre testacée. Tête très colorée, orbiculaire, un peu plus longue que large, front rond, entier ; antennes subcylindriques à article basilaire large et le dernier légèrement en massue. Yeux pâles, peu apparents, en arrière de l'insertion des antennes. Thorax court et étroit, trapézoïdal. Abdomen ovoïde, allongé, à diamètre transversal dépassant d'un tiers celui de la tête et ayant trois fois la longueur de celle-ci, présentant au bord de chaque anneau et au milieu de leur face supérieure, transversalement, de larges taches régulières de couleur bistre, accompagnées de plusieurs rangées de très petits poils. Extrémité postérieure de la femelle obtuse et bilobée, celle du mâle conique.

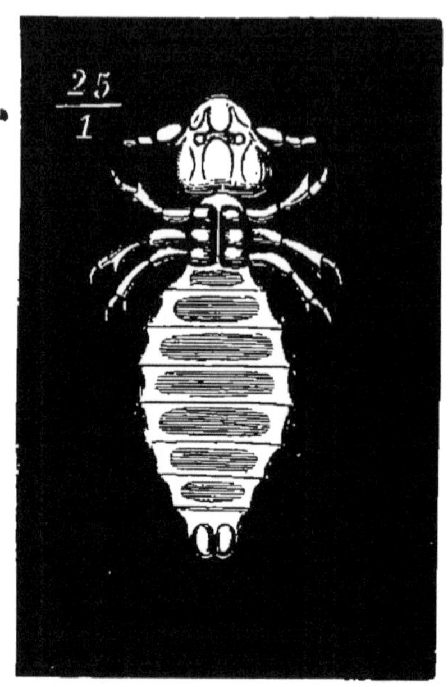

Fig. 31. — *Trichodectes equi* ♀.

Femelle, longueur 2^{mm}, largeur 0^{mm},60 ; mâle plus petit d'un cinquième.

Habite sur le cheval, l'âne et le mulet, principalement le toupet, la crinière et la queue.

Petit pou du bœuf (*Trichodectes scalaris*, Nitzsch). — Couleur générale testacée, brillante, plus claire à l'abdomen, plus foncée au thorax et à la tête qui présente sur le front deux taches fauves foncées. Tête cordiforme ; yeux proéminents, pâles ; antennes minces, cylindriques à troisième article plus long que les autres et fusiforme. Thorax presqu'aussi large que la tête. Abdomen oblong, à bord des segments saillants formant des dentelures, ayant à chaque extrémité une tache et au milieu un étroit fascia de couleur plus foncée. Jambes de couleur testacée pâle ; tibias à dents aiguës ; tarses courts, à ongles presque droits.

Femelle, longueur 1^{mm},50, largeur 0,^{mm}70 ; mâle, longueur 1^{mm},20, largeur 0^{mm},50.

Habite sur le gros bétail, particulièrement la région de la crinière, du toupet et le voisinage de la base de la queue.

2. — Tribu des Philoptérides.

(Ancien genre *Philopterus* de Nitzsch, sous-famille de Burmeister et de Denny.)

Tête déprimée, aplatie de dessus en dessous, horizontale, scutiforme ou très large, à angles des tempes très saillants, simples ou doubles ou de largeur moyenne, à tempes arrondies ou monogones ; ou cordiforme allongée. Mandibules dures, courtes, bi presque tridentées ; des mâchoires ; palpes maxillaires invisibles. Antennes à cinq articles filiformes; celles du mâle formant pince dans certains genres.

Thorax tri-parti.

Abdomen à neuf anneaux, le penultième article non muni de valves libres chez la femelle.

Tarses crochus, scanseurs, bi-articulés, à deux ongles contigus, serrés, courbés, formant pince avec l'extrémité bi-spiculée de la jambe.

La tribu des Philoptérides comprend neuf genres dont les caractères différentiels sont exposés au tableau suivant, et qui sont tous parasites d'oiseaux.

Philoptérides à corps.....	large; tête considérable à angles des tempes.....	arrondies à trabécules mobiles en avant des antennes............	*Docophorus* (Nitzsch).
		anguleuses, saillantes, sans trabécules, antennes en pinces chez les mâles, cylindriques chez les femelles........................	*Goniodes* (Nitzsch).
		anguleuses, saillantes, sans trabécules, antennes semblables dans les deux sexes.................	*Goniocotes* (Nitzsch).
	moyen ou étroit, à tête moyenne, à tempes arrondies ou monogones; trabécules nuls ou petits et fixes; antennes cylindriques dans les deux sexes..........		*Nirmus* (Nitzsch)
	moyen ou allongé et étroit; tête...	large, cordiforme, échancrée, à plaque supérieure obtuse avec deux saillies mandibuliformes cornées; pas de trabécules........	*Ornithobius* (Denny).
		étroite ou médiocre, à joues arrondies ou obtuses; pas de trabécules; antennes en pinces chez les mâles.	*Lipeurus* (Nitzsch).

Genre **DOCOPHORUS** (Nitzsch). — *Corps* très large. *Tête* considérable à *tempes* arrondies, à trabécules mobiles en avant des antennes; *antennes* cylindriques, semblables dans les deux sexes. *Palpes* labiaux et maxillaires visibles au microscope. Dernier anneau de l'*abdomen* échancré chez la femelle et arrondi chez le mâle.

Les parasites épizoïques de ce genre, très nombreux en espèces (plus de 60), vivent sur toutes sortes d'oiseaux, excepté sur les Gallinacés et sur les Colombidés où l'on n'en a pas encore rencontré; nous en décrirons seulement une espèce qui vit sur des palmipèdes domestiques et sauvages.

Docophore bilieux (*Docophorus ictérode,* Denny) (fig. 32). — Docophore de petite taille, de couleur ferrugineuse uniforme. Tête représentant le tiers du corps triangulaire à ongles arrondis, l'angle antérieur en forme de grouin, membraneux, soutenu par des pièces de chitine allongées dont une médiane en T. Thorax bi-parti, carré, plus étroit que la tête, supportant des pattes courtes surtout les antérieures.

Abdomen arrondi ; segments presque rayonnants, plus étroits au centre, où ils sont interrompus, qu'à la circonférence où ils se recouvrent comme les tuiles d'un toit, les quatre derniers portant à leur angle externe et inférieur deux paires de longues soies.

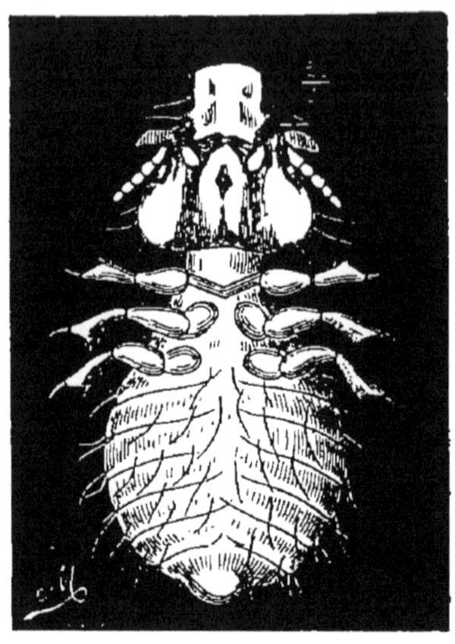

Fig. 32. — *Docophore bilieux.*

Femelle, longueur $1^{mm},70$, largeur $0^{mm},65$; mâle, longueur $1^{mm},40$, largeur $0^{mm},60$.

Vit sur un grand nombre d'espèces de canards sauvages et domestiques.

Genre **GONIODES** (Nitzsch). — *Corps* grand, plus ou moins large. *Tête* grande, à angles des tempes anguleux ; point de *trabécules* ; *antennes* à insertion profondément creusée, ramigères et chéliformes chez les mâles. *Abdomen* circulaire ou piriforme, à segments marqués seulement sur les côtés, soit par des arceaux chitineux à concavité inférieure, soit par de profondes échancrures ; *extrémité* arrondie ou anguleuse et échancrée chez les femelles, refoulée avec un tubercule médian chez les mâles, ou lancéolée.

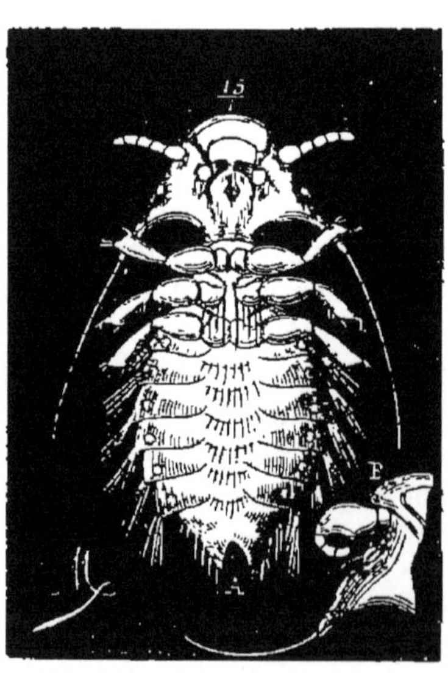

Fig. 33. — *Goniode à claque* A♀. B, antenne du ♂.

Ce genre renferme une dizaine d'espèces ou variétés, vivant toutes sur des Gallinacés. Ces espèces peuvent être divisées en deux groupes ou sous-genres qui ont pour types les deux espèces suivantes :

Le goniode à claque (*Goniodes stylifère*, Denny) (fig. 33). — Corps grand et large, ferrugineux foncé. Tête large ressemblant à un claque d'incroyable dont chaque extrémité styliforme porte une longue soie ; un peu rétrécie à la hauteur des yeux chez le mâle ; antennes cylindriques et grêles chez la femelle, à deuxième article très gros formant pince avec l'extrémité chez les mâles ; thorax triangulaire très étroit en avant se continuant par l'abdomen dont il semble représenter les trois premiers anneaux. Abdomen orbiculaire à anneaux se superposant surtout sur les côtés où chacun forme une dent saillante portant, les dernières surtout, trois longues soies; extrémité bifide chez la femelle, lancéolée chez le mâle. Pattes courtes, surtout les premières, à cuisses épaisses.

Femelle, long. 3^{mm}, larg. 2^{mm} ; mâle, long. $2^{mm},80$, larg. $1^{mm},30$.

Ce grand Ricin vit sur les dindons domestiques ou sauvages.

Cette espèce est unique dans son groupe.

Le Goniode dissemblable (*Goniodes dissimilis*, Nitzsch). — Corps large, de couleur testacée; tête large dissemblable dans les deux sexes à front plus large mais à tempes moins saillantes chez le mâle dont les antennes au lieu d'être filiformes ont le deuxième article très gros, le troisième fourchu formant pince avec le précédent; tempes saillantes mais non styliformes portant deux soies; fortement tronquées chez le mâle. Thorax triangulaire, uni insensiblement à l'abdomen. Abdomen piriforme dont les segments sont marqués sur les côtés par des arceaux chitineux formant peu de saillie sur les bords mais dont l'extrémité élargie porte des soies. Extrémité arrondie chez la femelle dont l'anus est infère, refoulée avec un mamelon central chez le mâle dont le pénis se voit par transparence.

Femelle, long. 2^{mm}, larg. $1^{mm},40$; mâle, long. 2^{mm}, larg. $1^{mm},20$.

Cette espèce est très commune sur les différentes variétés de poules domestiques et de faisans. Bien qu'on ait voulu faire des espèces particulières des Goniodes qui vivent sur les faisans, elles ne se distinguent en rien de celle-ci. Les Goniodes des Perdrix (*G. dispar*), de la Caille (*G. paradoxus*), du Colin (*G. ortygis*) et des Tétras (*G. chelicornis*) sont aussi très voisins du *dissimilis*.

Genre **GONIOCOTES**, Burmeister. — *Corps* large. *Tête* élargie comme chez le précédent, terminée à ses angles postérieurs par une saillie angulaire, mousse, quelquefois arrondie, portant deux longues soies, point de *trabécules*; *antennes* filiformes simples dans les deux sexes. *Abdomen* élargi, à articulations peu délimitées, surtout dans son milieu.

A l'exception de deux nouvelles espèces qui sont très grandes et qui doivent former les types de deux nouveaux sous-genres, toutes les autres sont petites et correspondent bien à la diagnose qu'en avait donnée Nitzsch.

Goniocote géant (*Goniocotes gigas*, Mihi) (fig. 34). — Corps large, de couleur enfumée. Tête large à tempes arrondies formant de chaque côté de la tête, en arrière des antennes, des tubercules géminés avec les yeux qui sont grands et saillants ; le tubercule oculaire porte une soie et son pendant en porte trois. Antennes simples, premier article le plus grand et le deuxième le plus long, semblables dans les deux sexes. Thorax trapézoïdal se continuant insensiblement avec l'abdomen et formant ensemble un dessin piriforme. Segments de l'abdomen indiqués par des festons latéraux plus marqués en arrière, indiqués aussi par un élégant dessin de couleur bistre formant une sorte de palme de chaque côté et couvrant le tiers latéral de chaque segment; en dessous une paire de petites taches ovalaires et obliques, se remarque aussi sur chaque anneau; ces taches sont plus marquées chez le mâle que chez la femelle.

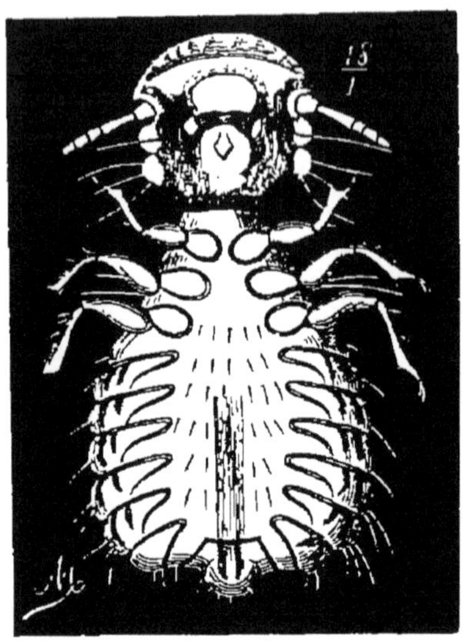

Fig. 34. — *Goniocote géant* ♂.

Femelle, long. 4^{mm}, large de 2^{mm}; mâle, long. 3^{mm},50, larg. 2^{mm}.

Nous avons recueilli ce grand et beau ricin sur des poules padoue.

Goniocote du Lophophore (*G. Haplogonus*, Nitzsch). — Nous doutons que l'espèce que nous allons décrire soit le *G. Haplogonus* de Nitzsch, bien qu'il n'indique pour le Lophophore qu'un seul Goniocote, qu'il nomme *Haplogonus*, parce que nous ne connaissons de l'auteur que le nom, nullement la description et qu'il dit quelque part que les Goniocotes sont tous petits; or celui-ci est colossal, et plus grand encore que le précédent.

Corps de couleur bistre clair avec des taches foncées en forme de palmes sur le tiers externe supérieur des segments abdominaux et thoraciques avec des taches plus petites aux points correspondants de la face inférieure; tête trapézoïdale, à petit côté parallèle représentant le front, arrondi; angles postérieurs arrondis portant deux longues soies et une petite; antennes filiformes s'amincissant vers l'extrémité. Thorax triangulaire continu avec l'abdomen qui est ovoïde et à bords festonnés, chaque feston portant un bouquet de trois soies.

Femelle, long. 5^{mm}, large 2^{mm},50; mâle, long. 4^{mm},50, larg. 2^{mm},50.

Nous l'avons recueilli sur le *Lophophorus impeyanus*.

Goniocote hologastre (*G. hologaster*, Burm). — Corps testacé clair, élargi. Tête trapézoïdale presque carrée, à frond arrondi; angle des tempes obtus portant deux soies écartées; antennes filiformes, semblables dans les deux sexes. Thorax trapézoïdal se continuant insensiblement avec l'abdomen et formant avec lui une figure ovale régulière. Segments de l'abdomen indiqués sur les côtés et à la face supérieure par de petits arceaux chitineux, à concavité postérieure, accompagnés d'une, deux et trois soies suivant qu'on approche de l'extrémité postérieure qui est arrondie dans les deux sexes.

Femelle, longue de 1mm,30, large de 0m,70 ; mâle de même taille.

Ce Ricin est très commun sur les poules et les faisans.

On a encore distingué des Goniocotes très voisins du dernier, savoir : le *G. compar* sur les Pigeons, le *G. microthorax* sur la Perdrix grise, le *G. rectangulatus* sur le Paon, le *G. astrocephalus* sur la Caille et le *G. curtus* sur l'Hoazin.

Genre **NIRMUS** (Burm.). — *Corps* large, oblong ou étroit. *Tête*, de grandeur moyenne, cordiforme, à tempes arrondies ou monogones. *Antennes* filiformes semblables dans les deux sexes. *Trabécules* nulles ou très petites, dures et fixes.

Les Ricins de ce genre sont remarquables par la forme presque constante de la tête et par la forme du corps allongée, sauf une exception, ce qui permet de diviser ce genre en trois sous-genres : le premier, caractérisé par la forme arrondie de l'abdomen, ne comprend qu'une espèce que nous avons trouvée sur le lophophore ; le deuxième caractérisé par la forme anguleuse et saillante des tempes, bien que le corps soit allongé comme dans la majorité des autres espèces ; enfin un troisième sous-genre comprenant tous les Nirmus à corps allongé et à tête cordiforme avec les tempes arrondies. Nous allons décrire un type de chacun de ces sous-genres.

Nirme hétérotype (*Nirmus heterotypus*, Nobis). — Corps court de couleur enfumée foncée. Tête cordiforme, large, à petits trabécules fixes en avant des antennes. Thorax bi-parti nettement séparé de l'abdomen. Abdomen orbiculaire-ové, à anneaux nettement séparés, anguleux sur les côtés où chacun porte un pinceau de trois ou quatre soies. Extrémité tronquée dans les deux sexes.

Femelle, longueur, 2mm, largeur 0mm,50 ; mâle, d'un cinquième plus petit.

Nous l'avons trouvé sur le *lophophorus impeyanus*.

Nirme à tempes angulaires (*Nirmus angusticeps*, Giebel) (fig. 35). — Corps allongé, blanc sale. Tête cordiforme à tempes saillantes anguleuses, portant deux soies. Thorax tri-parti, peu distinct de l'abdomen, celui-ci allongé, à côtés presque droits, festonnés à chaque anneau qui sont indiqués, latéralement, seulement par des arcs en chitine à concavité inférieure, de couleur foncée ainsi que les côtés du corps de la tête et des membres.

Femelle, long. 2mm,25, larg. 0mm,40. Mâle, mêmes dimensions.

Nous l'avons trouvé sur la Caille.

Nirme couleur suie (*Nirmus cæmentilius*, Nitzsch). — Corps long, de couleur suie. Tête cordiforme à angles postérieurs et antérieurs arrondis. Thorax bi-parti, distinct de l'abdomen, celui-ci oblong allongé, à anneaux bruns séparés par une étroite ligne blanche. Membres de la première paire courts, les derniers assez longs.

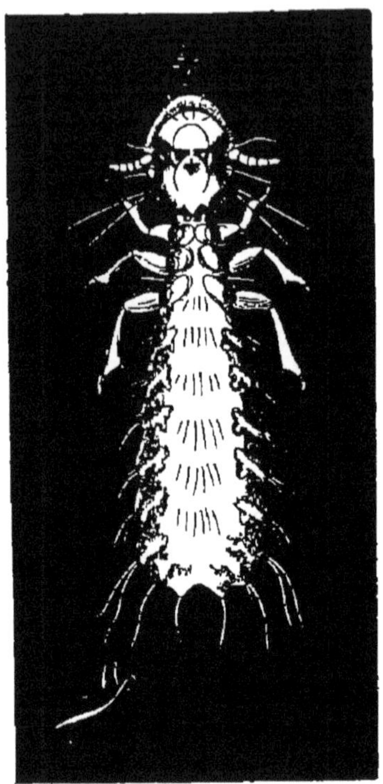

Fig. 35. — *Nirmus à tempes angulaires.*

Longueur du corps, 4^{mm}, largeur 0^{mm},80 dans les deux sexes.

Vit sur le lophophore impeyans.

La plupart des autres *Nirmus* ont la forme générale de celui-ci avec des dimensions plus petites et des couleurs plus claires, souvent élégamment tachées ; elles sont à peu près toutes parasites d'oiseaux sauvages de tous les ordres, excepté deux : l'une, le *Nirmus clavæformis* qui vit sur le Pigeon et l'autre, chez le Colin de Californie.

Genre **LIPEURUS** (Nitzsch). — Les espèces du genre *Lipeurus* ressemblent pour la plupart aux plus nombreuses du genre *Nirmus*, c'est-à-dire à celles qui forment la troisième section ; elles ne s'en distinguent guère que par les antennes en pinces des mâles. Ce genre a pour caractère :

Un *corps* oblong, étroit ou très étroit ; une *tête* cordiforme ou étroite, sans *trabécules* ; *antennes* filiformes chez les femelles, en pinces très grandes chez les mâles.

Les *Lipeurus* sont abondants chez les échassiers, les palmipèdes, les accipitres, les perroquets et surtout chez les gallinacés domestiques. Nous décrirons seulement deux espèces appartenant à ces dernières.

Lipeure variable (*Lipeurus variabilis*, Nitzsch). — Corps allongé de couleur gris sale. Tête cordiforme ; antennes filiformes chez la femelle ; énorme à cause du volume du premier article chez le mâle et chéliforme par la fourche du troisième article qui est opposable au deuxième. Thorax tri-parti, le mésothorax très étroit, le métathorax simulant le premier segment de l'abdomen ; segments abdominaux bien distincts, coriaces au bord et tache transversale et rectangulaire à leur face supérieure ; à chaque angle latéral un pinceau de trois soies. Abdomen en massue chez le mâle et largement fusiforme chez la femelle.

Longueur, 2mm, largeur, 0mm,45. Mâle, même longueur, un peu plus étroit.

Vit sur les Gallinacés domestiques, la Perdrix.

Lipeurus baguette (*Lipeurus bacillus*, Denny) (fig. 36). — Corps très allongé et très étroit, de couleur enfumée. Tête en triangle très allongé, à extrémité antérieure mousse armée de deux petits spicules et de trois paires de petits poils ; antennes filiformes allongées chez la femelle, allongées aussi chez le mâle mais chéliformes, par le grand volume du premier article et la fourche du deuxième qui lui est opposée. Thorax continu avec l'abdomen ; celui-ci a le bord des segments écailleux foncés et ces segments eux-mêmes enfumés sur leur face supérieure et portant des bouquets de soie latéralement, plus long postérieurement.

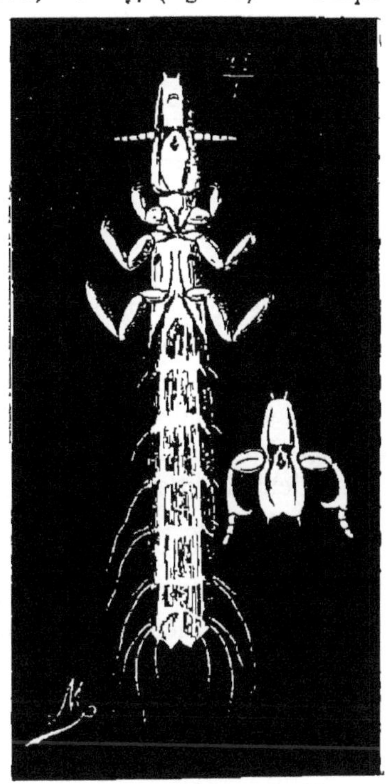

Fig. 36. — *Lipeurus bacillus*. *b*, tête du mâle.

Mâles et femelles longs de 2mm, larges de 0mm,55.

Vit sur tous les colombidés.

Sur les trentaines d'espèces que l'on connaît encore, nous signalerons seulement les suivantes comme propres à nos oiseaux domestiques.

Lipeurus sale (*L. squalidus*, Nitzsch), parasite des canards.

— jeuneur (*L. jejunus*, Denny), parasite des oies.

— polytrapèze (*L. polytrapezius*, Denny), parasite du dindon.

— hétérographe (*L. hétérographus*, Denny), parasite des poules domestiques.

Genre **ORNITHOBIUS** (Denny). — *Corps* allongé. *Tête* large, cordiforme, échancrée antérieurement, à plaque supérieure obtuse avec deux saillies mandibuliformes cornées ; point de *trabécules* ; *yeux* saillants ; *antennes* rapprochées de l'extrémité antérieure, allongées et grandes surtout chez le mâle où elles sont sub-chéliformes. *Prothorax* étroit, métathorax large et arrondi.

Abdomen allongé et déprimé.

Denny a créé ce genre pour trois espèces de Philoptères épizoïques qui vivent, l'une sur les cygnes du Nord, l'autre sur les cygnes du Canada et le troisième sur le grand Harle.

Nous décrirons seulement la première espèce.

Ornithobie des cygnes (*Ornithobius cygni*, Denny). — Corps allongé, blanc. Tête arrondie, à bouche presque terminale, yeux saillants, tempes rondes. Physionomie générale d'un lipeurus qui n'aurait de taches qu'un petit point noir à chaque stigmate.

Longueur, 4^{mm}, largeur, 1^{mm} chez les deux sexes.

Vit sur les Cygnes blancs et les Cygnes à cou noir.

3. — Tribu des Liothéides.

Tête élargie, aplatie de dessus en dessous, panduriforme, c'est-à-dire resserrée au milieu comme une guitare, en demi-lune ou triangulaire, à bouche infère mais s'ouvrant près de l'extrémité antérieure ; *mandibules* bi-dentées, dures, courtes ; *mâchoires* accompagnées de *palpes maxillaires* longs, filiformes, quadri-articulés ; *lèvre* inférieure accompagnée de *palpes labiaux* très courts, bi-articulés ; *antennes* quadri-articulées, le dernier article en massue, pouvant se loger dans une fossette inférieure.

Abdomen à neuf ou dix anneaux.

Tarses droits, coureurs, bi-articulés, chaque article pourvu de pelotes, terminés par deux ongles divariqués, presque droits, à pointe courbe, avec un petit prolongement entre les ongles.

Tous les Liotheïdes sont remarquables par leur agilité, leur rapidité à la course.

Liothéides à tête	très large, tempes petites, point d'échancrures entre elles et le front; antennes toujours cachées		*Eureum* (Nitzsch).
	large	panduriforme, tempes séparées du front et du lorum par une profonde échancrure orbitaire, antennes visibles	*Colpocephalum* (Nitzsch).
		semi-lunaire ou trapézoïdale, tempes sans échancrures ni lorum, antennes habituellement cachées	*Menopon* (Nitzsch).
	triangulaire; tempes	sinueuses	*Nitzschia* (Denny).
		séparées du front par une faible échancrure, antennes invisibles	*Trinoton* (Nitzsch).
	oblongue, tempes petites à angle retroverse; mésothorax	et abdomen marginé, grande taille	*Lœmobothrium* (Nitzsch).
		nul, métathorax et abdomen marginé	*Physostomum* (Nitzsch).

Nous ne nous occuperons pas de quatre de ces genres qui ne renferment pas d'espèces parasites d'oiseaux domestiques : ce sont les

genres EUREUM, qui n'a que deux espèces, parasites d'hirondelles.
— PHYSOSTOMUM, qui n'a que cinq espèces, parasites de passereaux.
— LŒMOBOTHRIUM, qui a cinq espèces, parasites d'accipitres et d'échassiers.
— NITZSCHIA, qui n'a qu'une espèce, parasite du Martinet.

Genre **COLPOCEPHALUM** (Nitzsch). — *Tête* large, presque panduriforme, c'est-à-dire étranglée dans son milieu comme une guitare, par une profonde échancrure orbitaire; *antennes* visibles à capitule sub-globuleux ou ovale. *Prothorax* peu distinct et petit, séparé par un étranglement du *mésothorax* qui, avec le *métathorax* semblent faire partie de l'abdomen. *Abdomen* ovoïde plus ou moins allongé et terminé en pointe.

Les Colpocéphalum sont parasites des échassiers, des corvidés, des rapaces, des passereaux, des grimpeurs et des palmipèdes sauvages; quelques espèces, parasites des pigeons et des faisans, souvent très nombreuses, nous intéressent; nous donnerons comme types :

Colpocéphale à longue queue (*Colpocephalum longicaudum*, Nitzsch) (fig. 37).

Corps oblong, se terminant en pointe mousse, de couleur fauve foncée. Tête panduriforme, à tempes arrondies très saillantes pilifères; profonde échancrure orbitaire; antennes claviformes libres; palpes maxillaires peu saillantes, front arrondi presque droit. Thorax à mésothorax très petit, invisible en dessus, séparé du prothorax par un profond étranglement bi-latéral simulant un cou. Pattes subégales, abdomen à dix anneaux très distincts, colorés sur toute leur largeur, pilifères, à soies postérieures plus longues. Extrémité postérieure cônique, arrondie, à longs poils et soies.

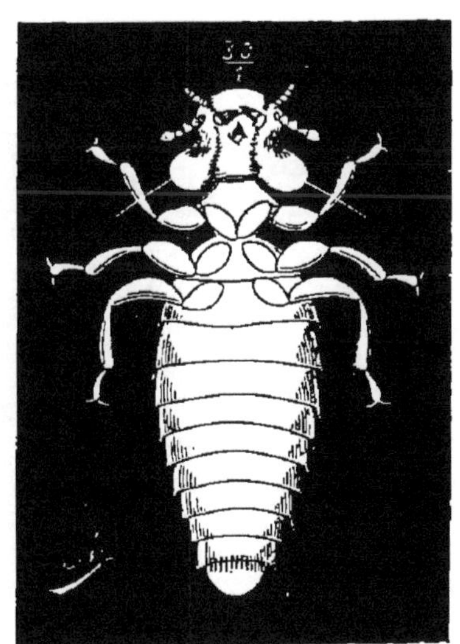
Fig. 37. — *Colpocephalum longicaudum.*

Long. $1^{mm},40$, largeur $0^{mm},45$ pour les deux sexes.

Vit sur plusieurs espèces de pigeons et de colombes.

Les autres espèces intéressantes du genre sont :

Le *colpocephalum turbinatum* (Denny) (fig. 38), du *colomba livia.*

Le *colpocephalum unicolor* (Rud.), de la Colombe.

Le *colpocephalum appendiculatum* (Nitzsch), de l'Argus et du Faisan doré.

Le *colpocephalum cornutum* (Nitzsch), du combattant.

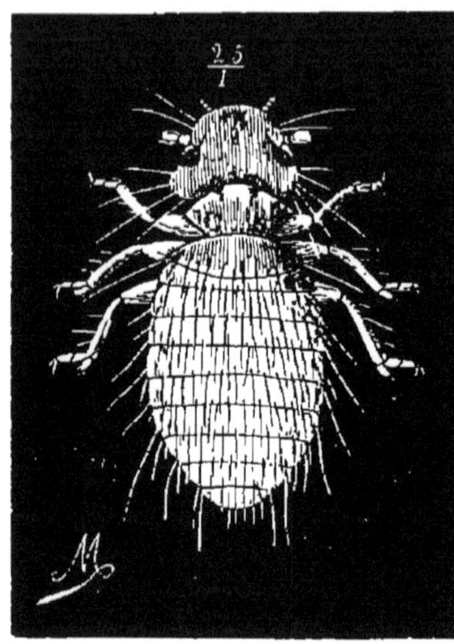

Fig. 38. — *Colpocephalum turbinatum.*

Genre **MENOPON** (Nitzsch). — *Tête* semi-lunaire ou trapézoïdale. *Tempes* sans échancrures ou subéchancrées, ou plutôt à échancrure orbitaire recouverte par le plastron supérieur de la tête, ce qui constitue une fossette pour les antennes ; *antennes* sub-claviformes habituellement cachées. *Mésothorax* et *métathorax* séparés du *prothorax* par un étranglement. *Abdomen* de dix anneaux, oblong.

Ce genre renferme une dizaine d'espèces parasites de palmipèdes et de gallinacés. Nous allons en décrire une comme type, toutes les autres s'en rapprochant plus ou moins.

Menopon pale (*Menopon pallidum*, Denny) (fig. 39), (*Liothé pale* de Nitzsch). — Corps ovale peu coloré, pâle. Tête grande, en demi-lune, à angles arrondis, yeux grands au fond d'une fossette infère qui loge aussi les antennes ; celles-ci sont sub-claviformes ; palpes maxillaires saillantes ; front circulaire légèrement anguleux au milieu. Prothorax très grand, angulaire bi-latéralement, séparé du mésothorax, qui est très petit, par un étranglement. Métathorax semblant être le premier anneau de l'abdomen. Abdomen ovale, plus large chez les femelles que chez le mâle, à anneaux distincts surtout sur les côtés où ils se suivent en se recouvrant, fortement pileux, surtout les derniers qui portent par côté de véritables soies. Extrémité postérieure arrondie dans les deux sexes, pénis souvent saillant chez le mâle.

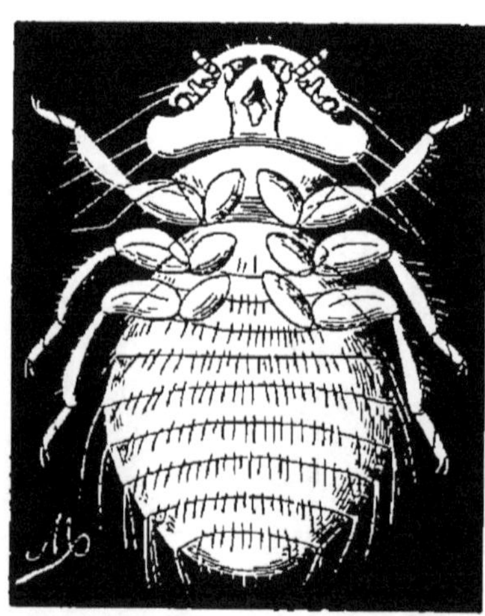

Fig. 39. — *Menopon pâle.*

Long. de la femelle $1^{mm},70$, larg. $0^{mm},70$; mâle, long. de $1^{mm},30$, large de $0^{mm},55$.

Cette espèce vit sur tous nos Gallinacés domestiques.

Les autres espèces du genre s'en distinguent par la taille et par l'intensité des couleurs ; ce sont :

Le *Menopon giganteum*, Denny, des Pigeons.

Le *Menopon quinqueguttatum*, Rud., de la Colombe.

Le *Menopon pallescens*, Nitzsch, de la Perdrix grise et des faisans.

Le *Menopon fusco-maculatum*, Denny, de la Perdrix rouge et des faisans.

Le *Menopon numidæ*, Gb., de la Pintade.

Le *Menopon stramineum*, Gb., du Dindon.

Le *Menopon phacostomum* , Gb., du Paon.

Genre **TRINOTON** (Nitzsch). — *Tête* presque triangulaire ; côtés latéraux sinueux présentant une légère échancrure orbitaire ; *antennes* toujours cachées ; *bouche* petite, terminale ou presque terminale, à *palpes* maxillaires saillants. *Thorax* distinctement tri-parti à divisions presqu'égales. Pattes presque de même longueur, les premières les plus courtes. *Abdomen* à dix segments.

Les parasites de ce genre, presque tous de grande taille, vivent particulièrement sur les Palmipèdes, les Gallinacés, les Colombidés et les Passereaux. On en compte une vingtaine d'espèces dont cinq sur nos oiseaux domestiques qui sont les suivants :

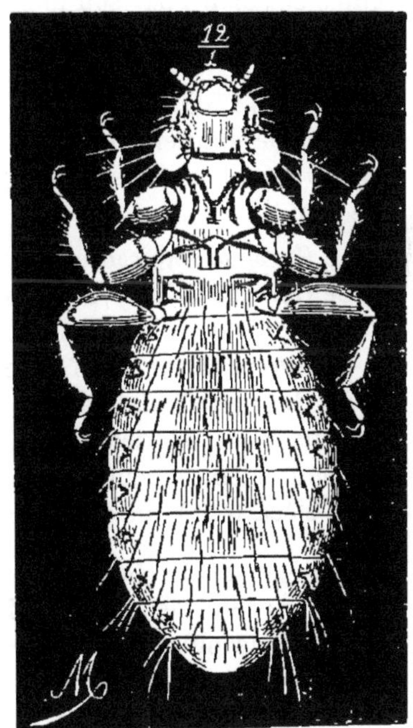

Fig. 40. — *Trinoton sale.*

Le *Trinoton conspurcatum*, Denny, sur l'Oie et les Cygnes.

Le *Trinoton squalidum*, Denny, sur l'Oie et les Canards.

Le *Trinoton stramineum*, Denny, sur le Dindon.

Le *Trinoton fulvo-maculatum*, Denny, sur les Faisans, la Caille, etc.

Le *Trinoton gigas*, Denny, sur le Pigeon colombier.

Nous allons décrire le premier seulement.

Trinoton sali (*Trinoton conspurcatum*, Denny) (fig. 40). — Ce Ricin qui mériterait, aussi bien que le dernier, le titre de géant, est un des plus grands qui existent ; il a le corps allongé de couleur enfumée sale. Tête en forme de triangle équilatéral à angles arrondis ; bouche presque terminale, petite, à mandibules très aiguës, à palpes maxillaires saillants ; antennes cachées dans une fossette en avant de l'œil. Thorax un peu plus étroit que la tête, s'élargissant en arrière, à divisions distinctes, trapézoïdales, portant chacune une paire de pattes très robustes. Abdomen à dix segments, colorés sur leur milieu et sur leurs bords, portant chacun une rangée de poils et de soies intercalées, plus longues en arrière.

Longueur de la femelle 6^{mm}, large 1^{mm},50 ; mâle un quart plus petit.

Vit sur l'Oie domestique et les Cygnes.

4. — Tribu des Giropides.

Tête déprimée, scutiforme, horizontale ; *tempes* échancrées ; *bouche* antérieure ; *mandibules* non dentées ; *mâchoires* avec palpes maxillaires exertes, sub-rigides, cônico-cylindriques, quadri-articulées ; palpes labiaux présents ou nuls ; *antennes* quadri-articulées, boutonnées, le dernier et le penultième article formant une tête pédiculée. *Yeux* nuls.

Thorax bi-parti. *Abdomen* à huit segments.

Tarses courbes ou à peu près droits, bi-articulés. Ongle unique quand il existe, formant aux pattes moyennes et postérieures une pince circulaire par son application contre la base de la cuisse.

Cette tribu ne renferme qu'un seul genre jusqu'à présent.

Genre **GYROPUS** (Nitzsch), dont les caractères sont ceux que nous venons de donner pour la tribu. Ce genre renferme cinq espèces qui toutes vivent sur des rongeurs sauvages, domestiques et exotiques. Ce sont :

Le *Gyropus longicollis*, Nitzsch, qui vit sur l'Agouti.

Le *Gyropus gracilis*, Nitzsch. }
Le *Gyropus ovalis*, Nitzsch.. } Tous deux vivent sur le Cobaye.

Le *Gyropus hispidus*, Nitzsch, qui vit sur le Paresseux.

Le *Gyropus dicotylis*, Mac., qui vit sur le Pecari.

Nous allons décrire les deux espèces du Cobaye ou Cochon-d'Inde, qui pourraient chacune servir de type à deux nouveaux genres, car elles s'écartent l'une de l'autre plus que spécifiquement.

Gyrope grêle (*Gyropus gracilis*, Nitzsch). — Corps allongé, grêle, rappelant celui de certains Lipeurus, de couleur blanchâtre sale. Tête securiforme plus longue que large, fortement échancrée en avant des tempes ; antennes moniliformes, en apparence de trois articles, le quatrième très petit confondu avec le troisième qui est globuleux et pédiculé, son pédicule implanté à l'extrémité du deuxième qui est aussi globuleux mais moins volumineux que le troisième. Mâchoires grandes à extrémité barbelée, accompagnées de palpes à trois articles (le troisième et le quatrième soudés n'en faisant qu'un) ; lèvres avec palpes labiaux grêles indistinctement articulés mais très visibles ; mandibules intra-buccales à pointe unique. Thorax tri-parti et étroit, le prothorax globuleux aussi grand que le mésothorax et le métathorax ensemble dont il est séparé par un étranglement. Pattes sub-égales à tarse d'un seul article court terminé, au lieu d'ongle, par une petite palette crénelée à son pourtour. Abdomen oblong, plus large en son milieu que la tête, terminé par une fourche chez la femelle et arrondi chez le mâle, avec deux soies ; anneaux nettement séparés portant chacun plusieurs rangées de poils.

Femelle, longueur $1^{mm},25$, largeur $0,^{mm}35$; mâle, longueur 1^{mm}, largeur $0^{mm},25$.

Vit dans le fond des poils du Cabiai.

Gyrope ovale (*Gyropus ovalis*, Nitzsch). — Corps ovale rappelant celui des Colpocéphales, de couleur blanc sale. Tête securiforme plus large que longue, fortement échancrée en avant des tempes qui sont proéminentes, rétrécies et arquées ; front élargi recouvrant l'insertion des antennes, puis rétréci pour former un museau avancé et tronqué ; antennes comme dans l'espèce précédente, mais plus épaisses ; mâchoires grandes, avancées, barbelées à l'extrémité interne, accompagnées des palpes maxillaires, quadri-articulées ; lèvres avec palpes labiaux courts et épais, villeux ; mandibules cachées à pointe aiguë et simple. Thorax tri-parti ; prothorax rhomboïdal, élargi transversalement, séparé du méso-thorax par un étranglement ; mésothorax et métathorax largement uni formant ensemble un trapèze bien plus grand que le prothorax. Pattes de la première paire à articles droits, à tarse bi-articulé, le dernier article terminé par un petit ongle faisant pince avec le premier article élargi et paltellé ; pattes des deux dernières paires avec jambe arquée, continuée par un petit tarse large et court portant un ongle grand et fort strié sur sa face interne, formant pince avec une tubérosité de la cuisse. Abdomen à huit articles distincts portant chacun

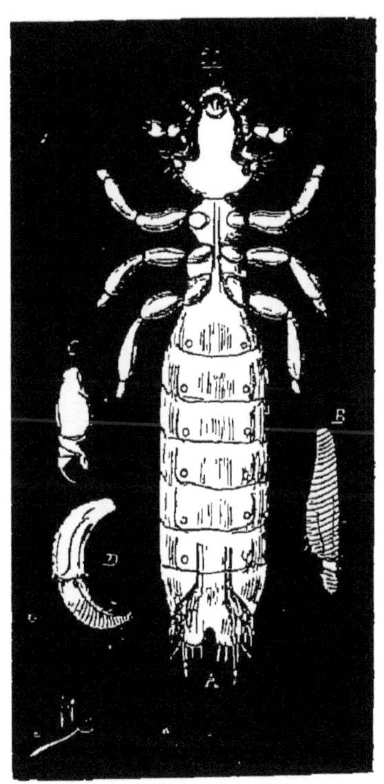

Fig. 41. — *Gyrope grêle.*

b, son tarse ; *c*, tarse de la première paire de pattes du gyrope ovale ; *d*, tarse des autres paires du même.

une rangée de petits poils; à extrémité arrondie dans les deux sexes, ornée de deux paires de soies, le pénultième et l'ante-pénultième segments en portant une paire de même longueur.

Longueur de la femelle 1mm, larg. 0mm,50 ; mâle, long. 0mm,60, larg. 0mm,30.

Habite en compagnie du précédent le fond des poils des Cabiais.

TABLEAU RÉSUMANT LE NOMBRE DES ESPÈCES D'ÉPIZOIQUES PARASITES QUI VIVENT SUR L'HOMME ET LES ANIMAUX DOMESTIQUES.

L'homme	*Pediculus capitis* (L.). — *vestimenti* (L). — *tabescentium.* *Phthirius inguinalis* (Leach).
Le chien	*Hematopinus piliferus* (Denny). *Trichodectes latus* (Nitzsch).
Le furet	*Hematopinus piliferus* (Denny).
Le chat	*Trichodectes rostratus* (Nitzsch).
Le lapin	*Hematopinus ventricosus* (Denny).
Le cobaye	*Giropus gracilis* (Nitzsch). — *ovalis* (Nitzsch).
Le cheval et l'âne	*Hoematopinus tenuirostris* (Burm.). *Trichodectes equi* (Denny).
Le chameau	*Hœmatopinus cameli* (Gb.).
Le lama	*Trichodectes breviceps* (Rudow).
La chèvre	*Hœmatopinus stenopsis* (Burm.). *Trichodectes climax* (Nitzsch).
Le mouton	*Trichodectes spherocephalus* (Nitzsch).
Le bœuf	*Hœmatopinus eurysternus* (Steph.). *Trichodectes scalaris* (Nitzsch).
Le pigeon domestique	*Nirmus clavæformis* (Denny). *Goniocote compar* (Nitzsch). *Lipeurus bacillus* (Nitzsch). *Colpocephalum longicaudum* (Nitzch).
La pintade	*Nirmus numidæ* (Denny). *Goniocote spec.* *Goniodes numidianus* (Denny). *Menopon numidæ* (Gb.).
Le dindon	*Goniodes stylifer* (Nitzsch). *Lipeurus polytrapesius* (Nitzsch). *Menopon stramineum.*
Le paon	*Goniocotes rectangulatus* (Nitzsch). *Goniodes falcicornis* (Nitzsch). *Menopon phacostomum.* *Lipeurus spec.*
Le faisan commun	*Goniocotes chrysocephalus* (Gb.). *Goniodes colchicus* (Gb.). *Menopon fusco-maculatum* (Denny).
La poule commune	*Goniocotes hologaster* (Nitzsch). *Goniodes dissimilis* (Nitzsch). — *gigas* (Nitzsch). *Lipeurus heterographus* (Nitzsch). — *variabilis* (Nitzsch). *Menopon pallidium* (Nitzsch).
L'oie domestique	*Docophorus adustus* (Nitzsch). *Lipeurus lacteus* (Gb.). — *jejunus* (Nitzsch). *Trinoton conspurcatum* (Nitzsch). — *squalidum* (Denny).

Le cygne domestique	*Ornithobius cygni* (Denny).
	— *goniopleurus* (Denny).
	Trinoton conspurcatum (Nitzsch).
	Colpocephalus minutum (Rud.).
Le canard	*Docophorus ictérode* (Nitzsch).
	Nirmus tessellatus (Denny).
	Lipeurus squalidus (Nitzsch).
	— *variabilis* (Nitzsch).
	Trinoton euridum (Nitzsch)

DE L'ACTIVITÉ NOCIVE DES EPIZÖIQUES ET DES MOYENS DE LES DÉTRUIRE.

L'action nocive des Epizoïques est bien différente suivant qu'ils appartiennent à la famille des PÉDICULIDÉS ou à celles des RICINÉS ; en effet, l'armature très différente de la bouche des parasites de ces deux familles indique que leur action ne doit pas être la même. On serait tenté de croire que ce sont ceux qui sont armés de mâchoires, les RICINS, qui sont les plus dangereux, tandis que, au contraire, ils sont presque inoffensifs : leurs mâchoires, ou plutôt leurs mandibules, ne leur servent guère qu'à grimper le long des poils ou des crins, et la démangeaison qu'ils provoquent est due surtout à l'action des ongles des pattes chez la plupart ; les Liothéides seuls, et les Gyropides pourraient à la rigueur attaquer la peau avec leurs mandibules et leurs mâchoires qui sont près de l'extrémité antérieure de la tête, mais les Trichodectes et les Philoptérides ne le pourraient pas, aussi ils ne vivent que des produits d'excrétion sébacée et épidermique. Les PÉDICULIDÉS au contraire vivent de sang qu'ils aspirent au moyen d'un suçoir, et avec les stylets duquel ils percent la peau à la manière des puces ; aussi les démangeaisons qu'ils provoquent sont-elles très vives.

Les dermatoses causées par les Epizoïques sont des *Prurigos*, et, bien que le *Prurigo* des Pédiculidés soit plus douloureux que celui des Ricinés, ce n'en sont pas moins des affections légères et de peu d'importance qui disparaissent facilement avec la cause, c'est-à-dire avec le parasite.

Prurigo de l'homme. — L'homme, comme nous avons vu, nourrit trois espèces de Pédiculidés assez communs et une quatrième espèce exceptionnellement rare, mais pas de Ricinés. C'est surtout par la propreté qu'on empêche les poux de s'acclimater sur un individu ; en outre, on peut employer la poudre de graine de staphysaigre, particulièrement contre le *pou de tête* des enfants. Les bains et le passage des vêtements à l'étuve à 100° sont le moyen le plus pratique pour se débarrasser du *pou du corps*, comme la pommade mercurielle ou une solution faible de sublimé corrosif contre le *pou du pubis*, et les bains sulfureux contre le *pou des malades*.

Prurigo phthiriasique du cheval. — Nous avons vu que le cheval nourrit deux sortes de poux, l'un, l'*Hématopinus tenuirostris*, qui appartient à la famille des Pédiculidés, l'autre, le *Trichodectes equi* de la famille des Ricinés ; de là deux prurigos différents que l'on peut appeler, l'un *Prurigo hématopinique*, l'autre *prurigo trichodectique*.

1° Le *prurigo hématopinique* se développe sur des chevaux de tout âge, mais surtout sur les adultes. Il a pour symptômes : une vive démangeaison et l'apparition de petites papules rouges, discrètes, qui se dénudent de poils et qu'on remarque surtout près de la crinière, sur les bords de l'encolure. Cette affection est très contagieuse, et, pour peu que les chevaux soient amaigris et débilités par les privations, — ce qui constitue un terrain extrêmement favorable au développement et à la propagation de ce parasite, — on la voit se répandre avec rapidité sur tous les chevaux habitant la même écurie. Elle complique très souvent la gale sarcoptique, ce dont il faut être bien prévenu pour ne pas commettre la même erreur qu'un de nos collègues et amis que nous avons vu attribuer exlusivement au pou la ténacité et la gravité d'une dermatose qui était surtout psorique. Le *prurigo hématopinique*, seul, est heureusement beaucoup moins grave et beaucoup plus facile à combattre. Le traitement est le même que pour le suivant.

2° Le *Prurigo trichodectique* paraît être particulièrement l'apanage des jeunes chevaux, bien qu'on le voie aussi sur des chevaux âgés et à poils longs et bourrus. Les seuls symptômes qui le caractérisent sont : une démangeaison très modérée et la présence du parasite et de ses œufs ou lentes : la peau ne présente ordinairement aucune lésion ; on voit seulement à la direction et à l'enchevêtrement des poils ou des crins que l'animal s'est gratté ; il y a parfois des excoriations à la peau, elles ne sont nullement le fait direct du parasite, mais elles sont le résultat du grattage auquel s'est livré l'animal.

Traitement. — Rien n'est plus facile que de débarrasser un cheval des poux qui l'incommodent, et les moyens sont nombreux : frictions avec la pommade mercurielle ; onction avec un corps gras quelconque ; lotions avec l'infusion de tabac, de staphysaigre ; insufflation de poudre de staphysaigre, de cévadille, de pyrèthre, de graine desséchée de fusain, etc., etc. Le plus simple et le plus radical de ces moyens est, suivant nous, la lotion avec une décoction de tabac en feuilles (30 grammes par litre) ; c'est celui auquel nous donnons la préférence.

Nous tenons à prévenir nos lecteurs que l'acide phénique, tant vanté depuis quelque temps comme parasiticide, — nous ne disons pas *fermenticide*, car son action sous ce rapport est heureusement des plus réelles, — ne tue pas les poux, pas plus que les acariens, lorsque sa solution n'est qu'au millième. Elle ne devient efficace qu'à un degré de concentration qui serait dangereux pour le malade lui-même. Du reste les moyens simples, économiques et très efficaces sont trop nombreux pour qu'on veuille recourir à un médicament aussi cher que l'acide phénique.

Prurigo phthiriasique du bœuf. — Le bœuf, comme le cheval, a deux espèces de poux de deux familles différentes : un pou suceur l'*Hématopinus eurysternus* et un pou à mâchoires, le *Trichodectes scalaris*, beaucoup plus petit que l'autre. Il s'en suit que le bœuf a aussi deux espèces de prurigos : un *prurigo hématopinique* et un *prurigo trichodectique*, le premier étant infiniment plus rare que le second qui est fréquent chez toutes les bêtes maigres et souffreteuses.

Le gros pou du bœuf, ou l'*Hématopinus eurysternus* se loge de préférence dans la crinière courte et frisée du sommet du crâne et du bord supérieur de l'encolure, et c'est dans cette région que se montrent les petites papules rouges et la vive démangeaison qui caractérisent le prurigo hématopinique du bœuf.

Le petit pou, au contraire, ou le *Trichodectes scalaris* habite le long de l'épine du dos, sur la croupe, sur les cuisses, sur les flancs, sur les côtes, sur les faces de l'encolure et même sur les joues et le front. Il ne provoque pas l'apparition de papules, mais une démangeaison modérée qui excite des frottements et l'action de la langue rugueuse de l'animal, ce qui amène la chute des poils sur de larges surfaces, une abondante sécrétion épidermique et même à la longue un épaississement et des rugosités de l'épiderme qui font croire à une affection psorique; le microscope seul permet de rectifier l'erreur.

Traitement. — A cause de la propension qu'ont les grands ruminants à se servir de leur langue pour se gratter sur tous les points du corps où ils peuvent atteindre, il faut éviter de se servir d'agents toxiques ou irritants des voies digestives dans le traitement du prurigo phtiriasique des ruminants; on se contentera de lavages sulfureux, ou même de l'emploi de simples corps gras qui suffisent généralement.

Prurigo phthiriasique du chien. — Le chien nourrit aussi deux espèces d'Epizoïques; un pédiculidé, l'*Hématopinus piliferus* et un Riciné, le *Trichodectes latus*. A l'inverse de ce qui se remarque chez les herbivores, c'est le dernier qui est le plus grand ; il habite le fond des poils des grands chiens à poils grossiers ou longs comme les griffons, les épagneuls et certains chiens courants vendéens, nous ne l'avons jamais vu chez les chiens à poils ras comme les braques; il a du reste peu d'inconvénients et ne tourmente guère ses hôtes, et il est facile de les en débarrasser au moyen d'une décoction légère de tabac.

L'*Hæmatopinus piliferus*, quoique de petite taille, tourmente beaucoup les petits chiens d'appartement à long poil, ou à poil frisé, chez lesquels on le rencontre habituellement; ses piqûres provoquent une démangeaison identique à celle des puces, les privent de sommeil et finissent par amener l'amaigrissement et la débilité.

Traitement. — Pour débarrasser les chiens des poux qui les tourmentent, il faut d'abord les tondre, surtout si les poils sont feutrés au point que le liquide d'un bain ne puisse pénétrer jusqu'à la peau. Comme aux petits chiens d'appartement, généralement à poils blancs, il faut un traitement qui soit efficace sans salir, il faut donner la préférence aux bains insecticides. Voici la formule d'un de ces bains :

Carbonate de soude	50 grammes.
A dissoudre dans eau tiède	1 litre.
Puis faire infuser dans cette solution alcaline :	
Poudre de staphysaigre	10 grammes.

Ce traitement est aussi applicable aux grands chiens.

Les chiens, ayant aussi l'habitude de se lécher, il faudra,

comme pour les grands ruminants, éviter de se servir de pommades ou de préparations mercurielles.

Prurigo phthiriasique du chat. — Le chat n'a qu'une espèce de poux, le *Trichodectes rostratus*, qui ne le tourmente guère et dont on n'a pas souvent l'occasion de s'occuper; cependant s'il fallait indiquer un moyen pour débarrasser un chat de ses poux, il faudrait prescrire les insufflations au fond des poils soit de graines de staphysaigre, soit de sommités de pyrèthre du Caucase en poudre impalpable, car le chat ne supporte ni les bains ni les pommades.

Prurigo phthiriasique de la chèvre et du mouton. — Le mouton n'a, outre le Melophage qui est un Diptère dégénéré, qu'une seule espèce de poux, qui est un Ricin, le *Trichodectes spherocephalus*, et encore est-il extrêmement rare. La chèvre a deux sortes d'Epizoïques beaucoup plus fréquents : l' *Hæmatopinus stenopsis* et le *Trichodectes climax*. Si ce n'était la démangeaison, l'effet de ces parasites sur la peau n'est pas trop marqué ; du reste on en débarrasse l'animal par les mêmes moyens que pour les grands ruminants.

Prurigo phthiriasique du porc. — Le porc ne nourrit qu'un pou, mais il est énorme, c'est l'*Hæmatopinus suis;* il cause au pachiderme un prurigo des plus sérieux, caractérisé par une éruption papuleuse bien marquée et par un prurit intense qui se fait sentir surtout la nuit : il démolit alors son toit en se grattant et se vautre avec délice dans le bourbier pour calmer la démangeaison qui le tourmente.

Une onction d'huile à brûler très commune, comme l'huile de chènevis, suffit pour le débarrasser de ses parasites.

Prurigo des volailles. — Nos oiseaux de basse-cour sont certainement, de tous les animaux domestiques et sauvages, ceux qui nourrissent le plus grand nombre et la plus grande variété de parasites épizoïques; seulement, comme chez tous les autres oiseaux, ce sont exclusivement des Ricins qu'on trouve dans leurs plumes ou sur leur corps où ils vivent des exsudats naturels de la peau. Nous avons vu combien les espèces de Ricins sont nombreuses : on en trouve sept espèces rien que sur la poule domestique et cinq sur les pigeons; chacun de nos autres oiseaux domestiques en nourrit autant, et s'ils étaient aussi dangereux que les Pédiculidés, nos volatiles mourraient tous dans les tourments et l'épuisement qui en serait la conséquence. Mais, nous le répétons, les Ricins sont peu dangereux et leur grand nombre indique plutôt un état valétudinaire qu'une maladie de leur fait. Néanmoins il est bon d'en débarrasser les volailles, car ils ne laissent pas que de les troubler dans leur repos.

Pour cela faire, il faut mêler de la poudre de pyrèthre fraîche au sable et à la terre dans laquelle les volailles aiment à se poudrer, ou encore insuffler de cette poudre avec un instrument *ad hoc* au fond des plumes des mêmes volailles. La fleur de soufre employée de la même manière produit aussi un très bon effet, d'autant plus qu'elle s'attaque spécialement aux Dermanysses, parasites acariens qui habitent fréquemment les poulaillers et viennent ajouter leur action, beaucoup plus nuisible, à celle des épizoïques en question. Nous les étudierons du reste, plus loin et plus en détail.

Comme les oiseaux en se secouant font aisément tomber toute la poudre qu'on a insufflée dans leurs plumes pour les débarrasser de leurs parasites, on peut incorporer de la poudre de pyrèthre ou mieux de la poudre de staphysaigre dans du savon noir et en lubréfier le fond de leurs plumes ; ce moyen a parfaitement réussi à un de nos amis, grand amateur de pigeons, dont les élèves étaient dévorés par des parasites épizoïques.

Un parasite de l'ordre des Thysanoures.

A côté de l'ordre des **ÉPIZOIQUES**, les naturalistes placent celui des **THYSANOURES** (mot qui signifie *queue frangée*) dont une subdivision, celle des **Podurelles**, est composée de petits insectes aptères qui ont beaucoup d'analogie avec les Épizoïques sous le rapport de leur organisation, de leur taille et de leurs formes, mais qui en diffèrent par leur genre de vie : on ne les trouve que dans les matières organiques en décomposition, dans les endroits sombres, sur la terre humide et même sur l'eau ou sur la neige, où ils sont quelquefois en si grand nombre qu'ils ressemblent, à cause de leur couleur généralement noire, à de la poudre à canon ou de chasse qu'on aurait répandue à dessein.

Il semblerait donc qu'à notre point de vue spécial nous

n'ayons pas à nous occuper de ces petits êtres; cependant, nous avons été témoins d'un fait qui prouve qu'à l'occasion certaines espèces de Podurelles peuvent changer de genre de vie, devenir temporairement parasites de nos grands animaux domestiques et déterminer une affection de peau comparable à celle que produisent certains Épizoïques. Voici ce fait : Un de nos jeunes et zélés confrères, M. Hector Durieux, vétérinaire à Bolbec (Seine-Inférieure), avait dans sa clientèle une famille de chevaux, logeant dans la même écurie, dont tous les membres, depuis quelque temps, étaient atteints d'une affection cutanée caractérisée par la chute des poils, une abondante sécrétion de pellicules épidermiques et de la démangeaison. Cette affection disparaissait par un traitement externe antipsorique mais se remontrait bientôt après la cessation du traitement. Un petit flacon plein des excrétions cutanées de ces chevaux nous ayant été envoyé afin de déterminer la nature de l'affection cutanée, nous trouvâmes le contenu dudit flacon presque entièrement composé de pellicules épidermiques mélangées de poils et de rares croûtelettes d'exsudat séreux desséché, mais en même temps une grande quantité d'animalcules, petits, noirs, ayant la forme générale d'un pou, mais ne dépassant guère 3/4 de millimètres. Un examen microscopique complet nous fit reconnaître une Podurelle munie de son appareil saltatoire bifide caractéristique. En voici la description et la figure.

Cette petite Podurelle se trouve comprise entre les genres **Achorutes** (Templeton) et le genre **Lipura** (Burmeister). Comme les Podurelles du premier genre, elle a le corps sans écailles, peu velu, épais, de neuf segments; des pattes courtes assez grosses, un appendice saltatoire court, large à sa base, inséré sous le ventre au quatrième article abdominal, mais, au lieu d'avoir des antennes droites un peu *coniques* de quatre articles égaux, elle les a, comme dans le genre Lipura, de quatre articles *inégaux* sub-clavellés, le premier large et court, le deuxième plus étroit mais plus long et les deux autres renflés; par contre, les Lipura diffèrent de notre petite Podurelle par l'absence d'appareil saltatoire et par la présence de deux crochets au dernier article de l'abdomen.

Notre petite Podurelle doit donc devenir le type d'un nouveau genre que nous proposons de nommer

PODURHIPPUS, nom qui rappelle à la fois l'ordre auquel appartient ce petit insecte et l'animal sur lequel il a été trouvé ; il aura pour caractère :

Antennes à quatre articles inégaux, sub-clavellées ; *yeux* peu visibles, au nombre de 28 à 30 en deux groupes symétriques en arrière des antennes ; *corps* divisé en neuf segments inégaux, le dernier arrondi sans appendices ni crochets ; *pattes* courtes assez grosses ; *appareil saltatoire* court, étroit, émergeant de la face inférieure du quatrième anneau abdominal ; *tube gastrique* peu perceptible sous forme d'un tubercule sessile bilobé.

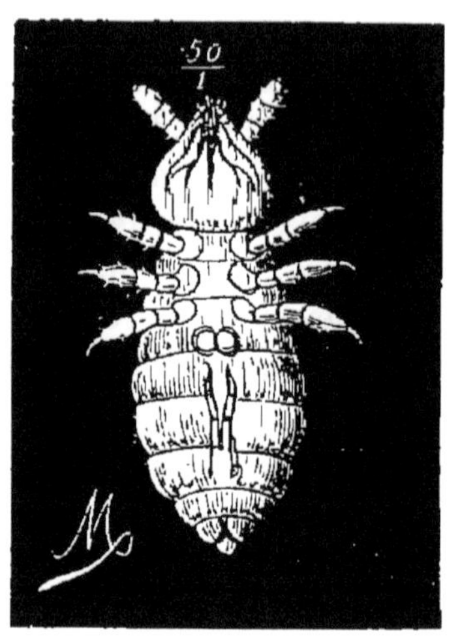

Fig. 42. — *Podurhippus pityriasicus.*

Espèce unique, jusqu'à présent, pour laquelle nous proposons le nom de

Podurhippus pityriasicus (fig. 42), longueur de $0^{mm},70$, à $0^{mm},85$, corps fusiforme, obtus, de couleur générale noir de suie, pattes plus claires ; téguments finement chagrinés à poils rares et courts.

Habite, sans doute, la poussière des écuries, la litière, d'où il se répand sur les chevaux, pour se repaître des excrétions cutanées à la façon des Trichodectes, en déterminant comme eux le développement d'un prurigo pityriasique.

La preuve que c'est bien là le genre de vie de ce parasite temporaire, c'est qu'on a fait disparaître définitivement cette affection en échaudant le sol et les recoins de l'écurie dont nous parlons plus haut, et en les nettoyant à fond.

CHAPITRE V

ACARIENS

Les animalcules microscopiques qui sont la cause des *Dermatoses psoriques*, c'est-à-dire des différentes variétés de gale, chez l'homme et les animaux, appartiennent à un groupe zoologique qui, pour Linnée, ne constituait qu'un petit genre, le genre *Acarus*, dont le type était le Ciron du fromage, appelé Ἄχαρι par Aristote (1), genre qui était une subdivision des Arachnides rattachés alors aux Insectes. Depuis Lamarck, les Arachnides forment une classe à part, distincte des Insectes par l'absence complète d'ailes, la présence de huit pattes, et la tête confondue avec le thorax ; et le genre Acarus, érigé d'abord en tribu par Latreille, constitue aujourd'hui un Ordre très nombreux en espèces, qui augmentent encore tous les jours.

Nous allons faire l'histoire naturelle de cet Ordre important :

Caractères taxinomiques de **L'ORDRE DES ACARIENS** (Walknaer).

Synonymie. — *Acaridiens*, *Acaridies*, *Acarides*, *Acarins*, *Acarés*, *Acares*.

Corps plus ou moins aplati en dessous, convexe en dessus ; appareil buccal composé d'organes propres à diviser et à sucer, supportés par une lèvre inférieure résultant de la soudure des mâchoires et formant cuiller ou étui (*Thécastome* de Walknaer), *rapprochés en forme de rostre sail-*

(1) De Ἀχαρής indivisible.

lant ou caché sous l'épistome (nuque ou bandeau) et inséré dans une dépression antérieure du céphalo-thorax; celui-ci le plus souvent non segmenté, largement uni à un abdomen non annelé, avec lequel il est ordinairement confondu.

Les Acariens sont ovipares, quelques-uns cependant sont ovo-vivipares, à métamorphoses caractérisées seulement par la naissance d'une larve molle, semblable ou non aux parents, n'ayant ordinairement que six pattes, et par des mues ou métamorphoses successives par lesquelles ils arrivent à leur dernière forme (1).

Les Acariens sont terrestres ou aquatiques. Quel que soit leur genre de vie ils ont une tendance extraordinaire à la vie parasitique, à ce point que nous ne connaissons actuellement que les Oribatides, acariens coriaces des mousses, qui ne se rencontrent jamais sur d'autres animaux ; tous les autres, au contraire, y passent une partie de leur existence, et quelques-uns l'y passent tout entière : les uns s'attachent à d'autres animaux articulés, à des reptiles, à des oiseaux, ou même à des quadrupèdes simplement pour se faire transporter ailleurs, comme les hypopes des Tyroglyphes (2) et les nymphes des Gamases, les autres pour y vivre des humeurs exhalées à la surface de la peau ; d'autres encore percent la peau pour y sucer du sang qui sert à leur développement ou à celui de leur progéniture comme les larves des Trombidions, les Ixodes, les Argas, les Dermanysses, les Ptéroptes, sans causer d'autres dommages qu'une piqûre inoffensive ; d'autres vivent dans le tissu cellulaire et les bourses aériennes des oiseaux ; d'autres enfin se logent sous l'épiderme qu'ils déchirent ou soulèvent, y vivant en colonies innombrables et déterminant par leurs morsures répétées et venimeuses l'éruption eczémateuse et prurigineuse qui constitue la gale.

Il y a donc des Acariens faux parasites ; d'autres dont le parasitisme est temporaire ; d'autres qui sont parasites permanents mais inoffensifs à la façon de certains épizoïques, sans intéresser les téguments ; d'autres enfin sont des hôtes dangereux et compromettent réellement la santé.

La connaissance de ces faits est indispensable dans l'étude des diverses variétés de gale et des autres dermatoses acariennes, surtout chez les animaux, car cela évitera de prendre pour des facteurs de la gale des Acariens parfaitement innocents, comme cela est arrivé à Gerlach, par exemple, qui a pris un hypope, trouvé sur un éléphant mort, pour un acarien psorique qu'il a nommé *Symbiotes elephantis*.

(1) Ces mues ne sont pas de simples changements de peau, mais un renouvellement total de l'individu, comme nous le verrons plus loin.

(2) Mégnin, *Note sur la position zoologique et le rôle des Hypopes*, in comptes rendus Acad. sc., 13 juillet et 18 août 1873.

L'ordre des Acariens est divisible en familles et celles-ci en tribus, en genres et en espèces.

Jusqu'à présent la classification la plus généralement admise a été celle de Dugès à peine modifiée par P. Gervais (1). Elle est basée principalement sur la forme des palpes et celle du dernier article des pattes ; elle a produit, malgré l'insuffisance de sa base, des groupes assez naturels et il y aurait peu de chose à faire pour qu'elle fût aussi parfaite que possible. La voici :

1. *Scirridés* ou *Bdellidés*.
2. *Trombidiés*.
3. *Tydrachnidés*.
4. *Gamasidés*.
5. *Ixodidés*.
6. *Oribatidés*.
7. *Sarcoptidés*.
8. *Demodicidés*.
9. *Arctisconidés*.

Dans cette série de familles on s'est assez peu inquiété de leurs rapports respectifs. Ainsi les trois premières familles forment un groupe assez naturel, de même les Gamasides et les Ixodidés, les Oribatidés et les Sarcoptidés, les Démodicidés et les Arctisconidés ; mais ces divisions, quel rapport ont-elles entre elles? c'est ce qu'on ne s'est pas attaché à chercher.

Nicolet (2) avait déjà divisé les familles de Dugès en deux groupes : un premier avec ceux qui vivent sur terre et un deuxième avec les aquatiques ; cette séparation est naturelle bien qu'elle isole les Hydrachnides des Trombidiés dont on ne peut nier l'analogie d'organisation, mais la classification de Nicolet n'établit aucun rapport entre les autres familles qu'il énumère sans donner les raisons du rang qu'il assigne à chacune d'elles.

Il nous semble cependant qu'on peut classer les familles acariennes sur des bases rationnelles, telles par exemple que les modifications présentées par le squelette. C'est la base qui a été adoptée comme la plus sûre pour la classification des Vertébrés et même des Insectes, et nous la regardons comme parfaitement applicable aux Acariens. C'est ce que nous allons essayer.

(1) P. Gervais et Van Beneden, *Zoologie médicale*, 2 vol. in-8°, Paris 1869, 2e édition, p. 455.

(2) Nicolet, *Mémoire sur les Oribatides* in *Archives du Museum*, t. VII, p. 281.

Acariens terrestres.	Squelette ayant pour base un sternum rigide ou membraneux	Pattes à 6 articles.	Stigmate à long péritrème tubulaire.......... ..	*Gamasidés.*
			Stigmate à péritrème discoïde, en écumoire.....	*Ixodidés.*
		Pattes à 5 articles........................		*Oribatidés.*
	Squelette ayant pour base des épimères; pattes à 5 ou 6 articles.		Mandibules chéliformes; antennes cylindriques ou côniques en partie adhérentes à la lèvre; pattes à 5 articles..............	*Sarcoptidés.*
			Mandibules styliformes; palpes libres antenniformes; pattes à 6 articles..	*Sciridés.*
			Mandibules gladiformes ou styliformes; palpes libres ravisseurs; pattes à 6 articles...........	*Trombidiés.*
Acariens aquatiques ou puricoles.	Pattes à 6 articles.		Mandibules soudées à la trompe..............	*Limnocharidés.*
			Mandibules en stylets.....	*Hydrachnidés.*
			Mandibules à crochets....	*Hygrobatidés.*
	Pattes à 3 articles...............		sans prolongement caudal.	*Arctisconidés.*
			à prolongement caudal vermiforme...........	*Demodicidés.*

La plupart de ces familles sont subdivisibles en tribus, surtout celles des *Sarcoptidés*, des *Trombidiés*, etc. Ainsi, la famille des SARCOPTIDÉS est divisible en quatre tribus parfaitement naturelles et distinctes aussi bien sous le rapport anatomique que sous celui des mœurs ; ces quatre tribus sont : 1° celle des Détriticoles, qui comprend les genres *Tyroglyphus*, *Carpoylyphus* et *Glyciphagus* ; 2° celle des Sarcoptidés plumicoles (Ch. Robin), qui comprend les genres *Analges*, *Dermaleichus*, *Pterodectus*, *Pterolichus*, etc., etc. ; 3° celle des Gliricoles qui comprend les genres *Myocoptes* et *Listrophores* ; 4° enfin celle des Sarcoptides psoriques qui comprend les genres *Sarcoptes*, *Psoroptes* et *Chorioptes*. La famille des TROMBIDIÉS comprend les tribus des Trombidionides, des Tétranicides, des Cheyletides, etc.

Nous trouvons à cette classification l'avantage de laisser les unes à côté des autres les familles qui ont le plus d'affinités, le plus de similitude d'organisation ; elle est par conséquent éminemment naturelle. Si la famille des *Gamasidés* se trouve en tête de la liste, c'est que cette place lui appartient à tous égards ; comme nous l'avons démontré dans un mémoire spécial relatif à cette famille (1), l'organisation des Acariens qui la composent les place à la limite des Arachnides et des Insectes hexopodes, participant à l'organisation

(1) *Monographie de la famille des Gamasidés* in *Journal de l'Anatomie* de M. Ch. Robin. 1876.

caractéristique de ces deux classes et établissant la transition insensible de l'une à l'autre, ce que nous avons été le premier à montrer.

Les familles acariennes qui nous intéressent au point de vue de la Dermatologie comparée sont les suivantes : *Gamasidés*, *Ixodidés*, *Sarcoptidés*, *Trombidiés* et *Demodicidés*. Nous allons les étudier chacune en particulier, ainsi que les espèces parasites qu'elles fournissent.

1. — Famille des GAMASIDÉS.

(Planche I)

Le nom de *Gamasus* a été donné pour la première fois par Latreille (1) à un groupe d'Acariens parasites distrait du genre Acarus de Linnée, et dont il fit un genre particulier.

Du genre Gamase de Latreille, Dugès (2) fit la famille des *Gamasés* ayant pour caractère essentiel d'avoir les palpes libres, filiformes, et il la subdivisa en cinq genres : *Dermanyssus*, *Gamasus*, *Uropoda*, *Pteroptus* et *Argas*.

Le mémoire de Dugès, quoique déjà ancien, est cependant le dernier travail d'ensemble original et de quelque valeur fait sur ce sujet, aussi en trouve-t-on la substance dans tous les ouvrages publiés depuis sur l'histoire naturelle de ces Acariens (3) ; cependant il laisse beaucoup à désirer tant sous le rapport de l'anatomie et de la physiologie, qui sont à peine effleurées, que sous celui des caractères taxinomiques des animaux microscopiques dont il traite. A part son espèce *Dermanyssus avium*, qu'il a assez bien étudiée au point de vue des caractères extérieurs qui distinguent les sexes, tout en ignorant la

(1) Latreille, *Histoire des insectes*. — Paris, an XII.

(2) *Annales des Sciences naturelles*, 2e série Zool., t. II. — Paris, 1834.

(3) Koch (*Uebersicht des Arachniden systems*. Nürnberg, 1842), bien que postérieur à Dugès, est loin d'avoir eu le sentiment des affinités zoologiques comme ce dernier ; les modifications qu'il apporte dans la distribution des genres de la famille des Gamasidés ne sont pas heureuses : il retranche les genres *Pteroptus* et *Uropoda* qu'il met dans la famille des Sarcoptidés et il y ajoute les genres *Lœlaps*, *Zercon*, *Séjus*, *Notaspis*, *Emeus* qui sont pour la plupart des Oribatides. Et puis, il multiplie les espèces comme à plaisir, la moindre différence de coloration ou d'habitat devenant un prétexte à une nouvelle espèce ; aussi le genre Gamasus, dans sa momenclature, en comprend-il à lui seul soixante-quatre ! Les travaux de Koch, malgré leur volumineuse étendue, ne sont pas un progrès, tant s'en faut, sur ceux de Dugès.

Un auteur beaucoup plus récent, Kolenati (*Comptes rendus de l'Acad. des sc. de Vienne*, 1858, t. XXXIII et 1859, t. XXXV), dans un travail de momenclature sur les Arachnides parasites des petits mammifères, fait encore une douzaine d'espèces, réparties dans deux genres de larves hexapodes de Gamasidés qui vivent temporairement ou d'une manière permanente sur les micromammifères et qui sont les mêmes qui avaient déjà donné lieu au genre *Caris* de Latreille supprimé par Dugès.

situation des organes sexuels et de ceux qui caractérisent le jeun âge, on ne trouve plus aucune indication de ce genre dans les autre espèces, et cependant nous avons démontré, dans notre travail su les *Hypopes* (1), qu'il n'est plus possible maintenant de détermine exactement une espèce, si on ne connaît tous ses représentants au divers âges et dans les deux sexes, car ces représentants diffèren souvent les uns des autres au point que rien dans leur aspect ne fait soupçonner leur étroite parenté. C'est pour avoir ignoré ce fai que Koch, Dugès, Latreille, Hermann, De Geer, et même Linnée, on pris pour des types d'espèces et même de genres, soit des mâles, soi des femelles, soit même de simples nymphes : ainsi, la plus ancienne espèce de cette famille, celle qui lui a servi de fondement, le *Gamasus coleopteratorum* de Latreille et de Dugès, l'ancien *Acarus coleopteratorum* de Linnée, n'est qu'une nymphe, c'est-à-dire un individu non sexué et imparfait, et la division en deux parties de son plastron dorsal, que l'on a pris pour un caractère spécial du genre Gamase, disparaît à l'âge adulte. Le *Gamasus crassipes* et le *Gamasus testudinarius* sont, le premier, le mâle, le second, la femelle de l'espèce dont le *Gamasus coleopteratorum* est la nymphe. Le *Gamasus tetragonoïde* est le mâle du *Gamasus cellaris* qui est une femelle. Le *Gamase bordé* doit son nom à un caractère qui est commun au plus grand nombre des femelles du genre Gamase. Enfin l'*Uropoda vegetans* de de Geer n'est qu'une nymphe munie d'un appareil d'adhérence qui lui permet de s'attacher solidement aux insectes à téguments lisses, appareil qui disparaît à l'âge adulte. Ajoutons encore que les genres *Holotryrus* (P. Gervais) et *Cryptostoma* (Rob. Dév.) qui ont été créés pour des Acariens parasites ne sont autres, le premier que le *Gamasus gigas* de Dugès et le second que notre *Gamasus pteroptoïdes* ou notre *Gamasus dermanyssoïdes*.

Ces exemples suffisent pour montrer la nécessité d'une révision complète de la famille des Gamasidés, basée sur l'organisation. C'est l'objet du travail que nous avons publié en 1876 dans le journal de M. le professeur Ch. Robin et qui comprend :

1° L'anatomie et la physiologie des Acariens de cette famille ;

2° Leur classification basée exclusivement sur leurs affinités anatomiques ;

3° La preuve que les Gamasidés forment une transition très naturelle entre les insectes hexapodes et les Arachnides attendu qu'ils montrent réunis des détails anatomiques appartenant aux deux classes ;

4° Enfin l'établissement du fait que le parasitisme des Gamases et des Uropodes sur les insectes, est l'apanage exclusif des nymphes ou des jeunes femelles fécondées, et que ce parasitisme, dans lequel

(1) *Journal de l'Anatomie* de M. Ch. Robin, t. X, 1874, p. 225 et suivantes.

l'acarien n'emprunte à son hôte que le véhicule, comme font les hypopes des Tyroglyphes, est un moyen de dissémination et de conservation de l'espèce. Les Gamases de cette catégorie et les Uropodes sont donc de faux parasites. Le genre Gamase n'offre de vrais parasites que deux espèces, les dernières du genre, que l'on a confondu jusqu'ici soit avec les Pteroptes, soit avec les Dermanysses et qui sont pourtant bien de vrais Gamases, comme nous le montrerons tout à l'heure. Nous avons nommé l'une de ces espèces *Gamasus pteroptoïdes* et elle vit en vrai parasite sur les petits rongeurs et les chauve-souris ; nous avons nommé l'autre *Gamasus dermanyssoïdes* et nous l'avons trouvé sur de petits oiseaux et de petits mammifères.

Voici d'après les études approfondies que nous avons faites des Acariens de cette famille les caractères généraux des Gamasidées :

Acariens aveugles à téguments coriaces en tout ou en partie; à ROSTRE *plus complet que celui des autres Arachnides, accompagné d'un* MENTON *mobile et composé:* 1° *de deux* MAXILLES *à pointes libres soudées dans leur moitié postérieure et unies supérieurement, de manière à former un tube complet,* à un LABRE *festonné diversement suivant les espèces,* maxilles *portant une paire de* GALEA *articulées, mobiles, à côté d'une paire de* PALPES MAXILLAIRES *antenniformes à cinq articles simples;* 2° *d'une* LANGUETTE *triangulaire allongée à pointe simple ou fourchue et à bords velus, reposant sur le plancher formé par les maxilles soudées ;* 3° *d'une paire de* MANDIBULES *en pinces didactiles généralement dissemblables dans les deux sexes, quelquefois profondément modifiées et réduites à l'état de long stylet, invaginées, très exsertiles et portées sur un long stype articulé dans la moitié de sa longueur.* PATTES *à six articles, à* TARSE *subarticulé près de sa base et terminé par une paire de* CROCHETS *accompagnés d'une caroncule membraneuse trilobée.* SYSTÈME RESPIRATOIRE TRACHÉEN *très visible, aboutissant à une paire de* STIGMATES, *situés entre et derrière les pattes postérieures, et protégés par un* PÉRITRÈME *tubulaire très long, couché le long et au-dessus des hanches, et dirigé en avant.* APPAREIL DIGESTIF *simple à deux intestins latéraux symétriques souvent anastomosés.* ORGANE SEXUEL *mâle émergeant d'une ouverture circulaire taillée dans le plastron sternal près du bord antérieur;* ORGANE SEXUEL *femelle, aussi sternal, mais plus en arrière que l'organe mâle sous forme d'une grande ouverture triangulaire fermée par un clapet, ou une ouverture trapézoïdale fermée par une membrane plissée. Acariens pour la plupart ovo-vivipares donnant naissance à des larves hexapodes ou même octopodes.*

Nous reconnaissons dans la famille des Gamasidés quatre genres déjà établis par Dugès, dont les rapports sont posés dans le tableau suivant. On remarquera que nous avons retranché de cette famille le genre Argas qui, malgré ses palpes antenniformes, appartient bien à la famille des Ixodidés, comme nous le montrerons plus loin.

Nicolet, dans sa monographie des Oribatidés, parle aussi incidemment d'un Acarien du genre *Stegocephalus* et de la famille des Gamasidés qui vit en parasite sur certains Oribates « les attaquant aux articulations et à l'insertion des pattes au moyen d'un suçoir allongé. » Nous avons tout lieu de croire, — et le nom qu'il donne à ce prétendu Gamasidé nous confirme dans cette opinion — que ce parasite des Oribates n'est autre que l'hypope de notre *Tyroglyphus rostro-serratus* qu'on rencontre fréquemment dans les mousses et le terreau humide, attaché aux téguments de divers Oribatides, de Gamases, d'Uropodes, aussi bien que de Scolopendres et de petits Coléoptères. Dujardin avait déjà pris cet hypope pour un Gamase à son premier âge; sa forme et ses téguments coriaces donnent la raison de cette tendance de l'esprit à le rapprocher des Acariens dont nous nous occupons ici.

Voici le tableau des divisions de la famille des Gamasidés, tableau qui est en même temps un résumé des caractères génériques :

GAMASIDÉS.	Pattes à hanches contiguës, formant un seul groupe céphalothoracique; la première paire palpiforme, à hanches libres ou réunies au menton et constituant alors une véritable lèvre, et la première p. de pattes de vrais palpes labiaux. Péritrème tubulaire s'ouvrant à la base du rostre. Embryon hexapode...	Téguments du tronc coriaces, formant deux plastrons, un supérieur, un inférieur, qui couvrent ou dépassent même le tronc. Faux parasitisme présenté surtout par les nymphes et ayant les insectes ou les petits mammifères pour objet......	Plastrons soudés par leurs bords dans les deux sexes, dépassant le corps latéralement et présentant inférieurement des loges où se dissimulent les pattes quand elles se rétractent. Rostre rétractile pouvant se cacher complètement entre l'épistome et les hanches contiguës de la première paire qui, unies au menton, jouent le rôle de lèvre inférieure. Stigmates se montrant entre la 2e et la 3e paire de pattes mais restant sous-tégumentaires ainsi que leur péritrême........................	*Uropoda*. (Trois espèces bien déterminées jusqu'à présent.)
			Plastrons ne dépassant plus le corps, soudés par leurs bords chez les mâles, et unis par une membrane extensible chez la plupart des femelles. Pattes et rostre non rétractiles. Stigmates s'ouvrant entre la 3e et la 4e paire de pattes, leur péritrème tubuleux rampant superficiellement à la limite des deux plastrons......................	*Gamasus*. (Treize espèces réparties entre quatre tribus.)
		Téguments du tronc en grande partie membraneux, présentant aussi deux petits plastrons lyriformes, un supérieur et un inférieur. Parasitisme intermittent, s'exerçant à tous les âges et ayant les oiseaux pour objet........................		*Dermanyssus*. (Trois espèces.)
	Pattes réparties en deux groupes, très volumineuses et toutes semblables; péritrème tubulaire s'ouvrant entre les deux groupes de pattes. Embryon octopode. Parasitisme complet et permanent, s'exerçant aux dépens des chauves-souris.................			*Pteroptus*. (Une espèce.) (1)

(1) Si nous ne citons qu'une espèce de Ptéropte, c'est que nous n'en con-

Le genre *Uropoda* ne nous offre aucun intérêt au point de vue de la Dermatologie comparée, attendu que toutes les espèces qu'il comprend vivent dans des détritus de matières végétales en décomposition, ou s'attachent, à l'état de nymphe, à d'autres insectes. Le genre *Gamasus* nous offre, parmi ses nombreuses espèces, deux espèces parasites des petits mammifères et des oiseaux; le genre *Dermanyssus* et le genre *Pteroptus* ayant toutes leurs espèces parasites. Nous aurons donc à nous occuper de ces trois genres (1).

Genre **GAMASUS** (Latreille). — Ce genre, qui a pour caractère d'avoir le corps recouvert de téguments entièrement ou en grande partie coriaces, d'avoir des mandibules chéliformes semblables dans les deux sexes ou peu différentes, d'être ovovivipares et d'avoir des larves hexapodes, peut être subdivisé en cinq sections ou sous-genres qui diffèrent entre eux par les caractères exposés au tableau ci-dessous :

Genre Gamasus.	Rostre infère recouvert par l'épistome que l'extrémité des palpes dépasse seule; nymphes à plastron dorsal entier.........	Corps globulaire ou piriforme à plastrons entièrement soudés aussi bien chez la femelle que chez le mâle..		1re section :	*G. Lagenarius.* (Dugès.) *G. Rotondatus.* (Dugès.)
		Corps aplati, à plastrons unis par une membrane extensible diaphane chez la femelle..................		2e section :	*G. Musci.* (Mégnin.) *G. Gigas.* (Dugès.)
	Rostre découvert, terminal, dépassant presqu'en entier l'épistome; nymphe à plastron divisé ou entier..........	Deuxième paire de pattes très volumineuse et tuberculeuse à la cuisse qui fait pince avec le tarse chez le mâle; un peu plus grosse mais de forme ordinaire chez la femelle; première paire grêle, très longue, palpiforme, souvent sans crochets chez la femelle; quatrième paire plus longue que les moyennes, presque aussi longue que la première; nymphes ayant le plastron dorsal divisé en deux parties.		3e section :	*G. Fungorum.* (Mégnin.) *G. Cellaris* (Mégn. ex Latr.) *G. Horticola.* (Mégn. ex Koch.) *G. Speleus.* (Mégnin.) *G. Copromorgus.* (Mégnin.)
		Deuxième paire de pattes semblable dans les deux sexes; première paire de même volume que la suivante, subégales ou plus grandes; nymphes à plastron dorsal entier...	Mandibules chélifères robustes; Gamasidés vagabonds..........	4e section :	*G. Fenilis.* (Mégnin.) *G. Nanus.* (Mégnin.) *G. Viridis.* (Mégnin.)
			Mandibules chélifères grêles; Gamasidés parasites	5e section :	*G. Pteroptoïdes.* (Mégnin.) *G. Dermanyssoïdes.* (Mégnin.)

naissons encore qu'une de bien déterminée dans les deux sexes et dans ses différentes phases, sexes et phases qui avaient donné lieu à plusieurs espèces différentes. Nous ne nions pas néanmoins que d'autres espèces ne puissent trouver place dans ce genre, entre autres une dont la femelle, que nous trouvons dans les figures de Kolenati, aurait l'abdomen spatulé.

(1) Pour l'organisation et la physiologie des Gamasidés, desquelles nous ne occuperons ici que pour ce qui est nécessaire à la distinction des espèces qui nous intéressent, nous renvoyons à notre mémoire déjà cité.

Les deux dernières espèces seules du genre *Gamasus* nous intéressant, nous allons décrire seulement celles-là.

Gamase pteroptoïde (*Gamasus pteroptoïdes*, Mégnin) (fig. 43). — Corps de couleur brune; rostre petit, serré entre les hanches de la première patte, à mandibules styliformes, mais néanmoins terminées par une pince à doigts grêles et pointus, un peu courbés, sans dentelures, égaux chez la femelle, inégaux chez le mâle, le doigt mobile étant plus court que l'autre. Pattes très grandes et épaisses, surtout celles de la première paire, terminées par de grands ongles et une grande caroncule, rappelant celles des Pteroptes; plastrons, peu distincts, d'un tiers plus étroit que la surface du corps entier, l'inférieur de la femelle étant interrompu dans son milieu par une surface en demi-lune membraneuse, plissée, qui n'est autre que l'oviducte, comme chez tous les Gamases des deux dernières sections.

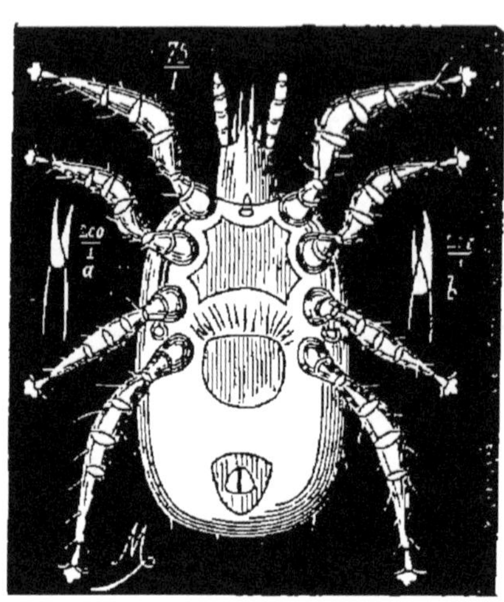

Fig. 43. — *Gamasus pteroptoïdes* ♀ *a*, une de ses deux mandibules. — *b*, une de celles du mâle.

Femelle : longue de $0^{mm},55$, large de $0^{mm},30$; mâle : long de $0^{mm},45$, large de $0^{mm},30$.

Ce Gamase, par sa couleur et ses pattes robustes, et armées de grands ongles et son rostre petit, rappelle les Pteroptes avec lesquels les quelques auteurs qui les ont vus, les ont jusqu'à présent confondus ; mais tout le reste de son organisation, ses plastrons, et surtout ses mandibules, ne permettent pas de le séparer des Gamases.

Ce parasite vit d'une manière permanente au fond des poils des petits rongeurs, mulots et lapins, ainsi que de quelques chauve-souris, en absorbant non seulement les exsudations cutanées, mais aussi le sang qu'il obtient en piquant la peau de ses mandibules.

Gamase dermanyssoïde (*Gamasus dermanyssoïdes*, Mégnin). Synn. *Dermanyssus carnifex*, Koch. — Ce Gamase a ordinairement une couleur rougeâtre, ce qui tient au sang dont il se repait ; à jeun, il est brun. Le corps est rectangulaire à angles fortement arrondis chez la femelle, rétréci en arrière chez le mâle, à rostre plus grand que chez le précédent, à pattes plus grêles, à mandibules semblables, c'est-à-dire en pinces styliformes, seulement elles sont semblables dans les deux sexes.

Femelle : longue de 0mm,75, large de 0mm,30 ; mâle : long de 0mm,60, large de 0mm,25.

Vit sur le serin et d'autres petits oiseaux de volières, et sur des petits rongeurs ; nous l'avons aussi trouvé sur la Pipistrelle et sur le Desman.

Il ressemble tellement, à première vue, à un véritable Dermanysse qu'on l'a jusqu'à aujourd'hui confondu avec les Acariens du genre suivant. Il n'y a, en effet, que le microscope qui permette d'apprécier la grande différence que présentent les mandibules, ce qui force à les ranger parmi les Gamases et non parmi les Dermanysses.

Genre **DERMANYSSUS** (Dugès). (Pl. I). — Téguments mous, finement striés à l'exception de deux petits plastrons : un inférieur et un supérieur, transparents comme les téguments, lyriformes, mais inversement tournés ; le supérieur, le plus grand, ayant sa partie élargie en avant, l'inférieur l'ayant en arrière ; ce dernier, interrompu à la hauteur de la troisième paire de pattes chez la femelle, pour faire place à l'oviducte, et séparé aussi du petit plastron triangulaire anal, avec lequel il ne forme qu'un chez le mâle. Mandibules transformées sur un long stilet filiforme chez la femelle, en une dague lancéolée et articulée chez le mâle. Génération ovipare ; larves hexapodes.

Dermanysse des poulaillers (*Dermanyssus gallinæ*, de Geer). (Pl. I). — Corps ovopiriforme, à grosse extrémité postérieure, un peu aplati de dessus en dessous, de couleur blanc-jaunâtre à jeun, et rouge-sang quand l'animalcule est repus, avec un dessin noir en forme de lyre qui n'est autre que le tube intestinal qu'on voit par transparence.

Femelle,	longueur	0mm,70,	largeur	0mm,40
Mâle,	—	0mm,60,	—	0mm,32
Nymphe,	—	0mm,40,	—	0mm,18
Œuf,	—	0mm,25,	—	0mm,15

Animalcules noctambules qui restent tapis dans les fissures ou anfractuosités des parois ou des perchoirs des poulaillers ou des colombiers pendant le jour, et se répand sur les volatiles et autres animaux du voisinage pendant la nuit pour se repaître de leur sang.

Dermanysse des hirondelles (*Dermanyssus hirundinis*, de Geer). — Diffère de l'espèce précédente par ses dimensions qui sont doubles, par son péritrème tubulaire très court et par sa couleur brun-violacée.

Femelle,	longueur	1mm,40,	largeur,	0mm,95
Mâle,	—	1mm,20,	—	0mm,64
Œuf,	—	0mm,50,	—	0mm,30

Cette espèce habite les nids d'hirondelles et a les mêmes mœurs que la précédente, mais on ne l'a pas encore rencontrée jusqu'à présent sur des animaux domestiques ou des oiseaux d'utilité ou d'agrément.

Dermanysse des oiseaux (*Dermanyssus avium*, de Geer). — Cette espèce tient le milieu entre les deux espèces précédentes pour la grandeur et pour les caractères de son péritrème. Couleur grisâtre à tache lyriforme dorsale noire.

Femelle,	longueur	1mm,00,	largeur	0mm,65
Mâle,	—	0mm,80,	—	0mm,45
Œuf,	—	0mm,35,	—	0mm,20

Ce Dermanysse habite les cannes creuses qui servent de perchoirs dans les cages des petits oiseaux et se répand sur eux pendant la nuit.

Genre **PTÉROPTUS** (L. Dufour). Syn. SPINTURNIX, Heyden ; CELERIPES, Montagu. — Rostre très petit ; pattes énormes réparties en deux groupes, un antérieur, un postérieur, terminées par d'énormes crochets et une grande caroncule ; ces pattes, surtout celles de la première et de la quatrième paire qui sont les plus grandes, dépassent en longueur près de deux fois la largeur du corps chez le mâle, et une fois 1/5 cette même largeur chez la femelle qui a le corps beaucoup plus grand que le mâle. Péritrème des stigmates contournant la troisième hanche et s'arrêtant entre les deux groupes de pattes. Plastron dorsal ovale et entier chez le mâle, et divisé en cinq segments dont un grand antérieur et impair chez la femelle; plastron inférieur, entier, polygonal et petit dans les deux sexes, surtout chez la femelle. Anus à prolongement tubulaire. Ovovivipare; larve octopode.

Nous ne connaissons jusqu'à présent, en France, qu'une espèce à ce genre, c'est la suivante :

Pteropte des chauves-souris (*Pteroptus vespertilionis*, L. Duf.). Synn. *Acarus vespertilionis*, Herm.; *Celeripes vespertilionis*, Montagu. — Corps rhomboïdal à extrémité postérieure très étroite chez le mâle, large et arrondie chez la femelle; couleur enfumée clair avec un dessin lyriforme noir, qui n'est autre que l'intestin vu par transparence. Soies fortes, longues et fournies sur les membres des deux sexes et au bord abdominal de la femelle.

Femelle, longue de 1mm,50, large de 1mm,10, sans les pattes.
Mâle, — 0mm,90, — 0mm,70, —
Embryon naissant, long de 0mm,65, large de 0mm,58, sans les pattes.

Ce parasite vit en colonies complètes dans les plis des ailes membraneuses des chauves-souris et se déplace en courant de côté, comme les Hippobosques, et les Crabes, avec une certaine rapidité. On ne l'a pas encore vu sur d'autres animaux que les micro-mammifères ailés.

2. — Famille des IXODIDÉS.

Le nom d'*Ixodes* (1) a été donné par Latreille à un Acarien connu depuis longtemps, puisque Aristote en parle déjà sous le nom de κυνοραιστης (qui tourmente les chiens), mot dont Hermann s'est servi pour créer le nom générique de *Cynorœstes* pour l'Acarien en question qui n'est autre que la vulgaire *Tique des chiens.*

Cet Acarien avait été nommé *Acarus ricinus* par Linnée, et *Acarus ricinoïdes* par de Geer. Latreille reconnut la nécessité d'en faire le type d'un genre à part, mais il n'adopta pas le nom déjà créé par Hermann; il lui préféra le nom *Ixodes,* comme plus court et plus harmonique.

Le groupe des Ixodes s'étant agrandi, Leach et Sondeval jugèrent nécessaire de l'ériger en tribu sous le nom de tribu des *Ixodides,* et, pour la même raison, Dugès en fit la famille des Ixodés. Nous acceptons la famille de Dugès en modifiant légèrement la terminaison du nom et nous la regardons comme composée de deux tribus : la première, celle des Ixodides, de Leach; la seconde, celle des Argasides, composée du genre *Argas,* que beaucoup d'auteurs et Dugès lui-même, ont regardé comme appartenant au groupe des Gamasidés en raison de ses palpes maxillaires cylindriques, mais que tout le reste de l'organisation relie aux Ixodidés.

Les caractères de la famille des Ixodidés sont les suivants :

Acariens à ROSTRE *sans lèvre mobile, composé : 1° de deux* MAXILLES *soudées dans toute la longueur à une* LANGUETTE *et à une* LÈVRE *formant un tout indivis, un* DARD *rigide, lancéolé ou spatuliforme, portant inférieurement et quelquefois sur les bords des rangées de dents à pointes rétrogrades en nombre variable suivant les espèces ; 2° de deux* PALPES MAXILLAIRES *quadri-articulées, cylindriques ou aplaties, ou creusées en gouttières à leur face interne, de manière à former par leur rapprochement une gaine en deux parties ou valves, enveloppant le dard dans le repos ; 3° de deux* MANDIBULES *terminées en harpon à triple ou quadruple crochets inégaux articulé sur une longue tige glissant sur la face supérieure du dard barbelé et enveloppées ou non d'une gaine membraneuse chagrinée. Ce rostre est infère ou marginal; dans le premier cas il s'insère directement au tégument, dans le second cas, il s'articule à un* ÉCUSSON CÉPHALO-THORACIQUE, *polygonal, d'étendue, de forme, de couleur et d'ornementation variant selon les espèces, petit chez la femelle et ne dépassant pas le thorax, grand chez le mâle dont il couvre toute la face supérieure*

(1) De Ιξοδες visqueux, gluant.

du corps, et portant près des bords latéraux, à la hauteur de la deuxième paire de pattes, chez les mâles et les femelles, une paire d'yeux simples, quand ils existent.

PATTES *à six articles, dont les hanches immobiles sont fixées directement sur le tégument thoracique, terminées par un ambulacre constitué par une paire de crochets et une caroncule entière se plissant en éventail.*

SYSTÈME RESPIRATOIRE TRACHÉEN *aboutissant à une paire de* STIGMATES *situés en arrière de la dernière paire de pattes et protégés par un* PÉRITHRÈME *discoïdal percé en écumoire, absent chez les larves.*

APPAREIL DIGESTIF *sacciforme, lobé, à lobes symétriques rayonnants et digités.*

ORGANE SEXUEL MALE *émergeant, comme chez les Gamases, d'une ouverture circulaire située entre les hanches des premières paires de pattes, près et en arrière du bec.* OVIDUCTE *sous forme d'une ouverture transversale plissée située au même endroit chez la femelle.*

Acariens OVIPARES, *pondant un très grand nombre d'œufs.*

Les Ixodidés sont tous des acariens parasites temporaires, c'est-à-dire que, naissant loin des animaux, ils cherchent à s'y attacher dès qu'ils sont nés, pour s'en servir d'abord et surtout comme de véhicules (chez les larves), vivant ensuite, comme certaines nymphes, de la petite quantité de suppuration provoquée par la présence de leur rostre barbelé planté dans la peau ; enfin, absorbant une grande quantité de sang pur à l'état de femelle fécondée. C'est à ce sang que la femelle, et la femelle fécondée seule, doit de prendre un volume décuple de son volume primitif, et cette quantité de sang lui est nécessaire pour amener à bien les milliers d'œufs qui remplissent son corps et qui se substituent en quelque sorte à ce sang.

Tous les animaux vertébrés terrestres sont exposés aux attaques des Ixodidés, mais il ne faut pas croire que les Ixodes fassent un choix parmi leurs victimes et que telle espèce d'Ixode corresponde exactement à telle espèce animale ; c'est une erreur, bien qu'elle soit généralement admise parmi les naturalistes et que nombre d'espèces d'Ixodidés soient nommées d'après l'animal sur lequel on les a trouvées. En effet, nous avons retrouvé plusieurs fois la même espèce sur les animaux les plus dissemblables appartenant à des ordres et même à des classes différentes.

Cette indifférence pour les espèces animales se remarque surtout chez les larves, les nymphes et les mâles ; quant aux femelles, elles choisissent des quadrupèdes en rapport avec leur taille, et, plus elles appartiennent à une grande espèce, plus elles chercheront à s'attacher à un grand mammifère, chez lequel leur instinct leur dit qu'elles pourront faire une ample provision de sang.

Bien qu'il y ait des espèces cosmopolites, les Ixodidés sont généralement confinés dans certaines régions et les espèces d'un pays ou d'un continent diffèrent généralement des espèces d'autres pays ou d'autres continents. Quoi qu'il en soit, les Ixodes abondent dans les terrains couverts de roseaux, de broussailles ou de hautes herbes; ils s'accrochent aux animaux qui passent et l'homme lui-même n'est pas à l'abri des atteintes des femelles fécondées qui sont les plus ardentes à la curée.

Quand ces femelles sont repues et qu'elles ont pris l'aspect d'un grain de ricin, d'une olive et même d'une muscade, — bien que quand elles se sont attachées à l'être dont elles veulent aspirer le sang, elles soient souvent à peine grosses comme une graine de lin; — quand elles sont repues, disons-nous, elles retirent leur rostre, se laissent tomber à terre, cherchent un petit coin retiré comme le pied d'un arbuste, et là, pondent leurs innombrables œufs en un tas dans lequel elles ont le bec comme enfoncé, — c'est ce qui fit croire autrefois qu'elles pondaient par la bouche, erreur qui a été reconnue par M. H. Lucas il y a une quarantaine d'années (1). — Quand la ponte est finie, opération qui dure de quinze à vingt-cinq jours, l'Ixodidé femelle est presque revenue à son volume primitif; elle ressemble alors à un petit sac vide et tout ratatiné, et elle meurt.

Les jeunes larves éclosent des œufs au bout de huit à quinze jours; elles sont hexapodes, très petites, de couleur roux clair, et se répandent immédiatement aux environs en cherchant à s'élever sur les objets à leur portée; elles peuvent vivre des mois sans manger et, avant de se transformer en nymphes octopodes, on les trouve souvent dans les poils des petits rongeurs, campagnols, muscardins, lièvres ou lapins, mais en général non fixées et conservant leur couleur claire. Comme nous n'avons jamais pu rencontrer sur des animaux des larves se transformant en nymphes, nous supposons que cette métamorphose se fait par terre.

Les nymphes sont un peu plus grandes que les larves, auxquelles elles ressemblent du reste parfaitement, si ce n'est qu'elles ont huit pattes. On les distingue des Ixodidés parfaits en ce qu'elles n'ont pas d'organes sexuels; mais elles ont des stigmates respiratoires que n'ont pas encore les larves. A cet âge, l'appétit commence seulement à se développer et elles plantent leur rostre dans la peau des animaux auxquels elles s'attachent; bien mieux, certaines nymphes pénètrent entièrement sous la peau et leur présence provoque l'apparition de véritables pustules. Elles vivent alors de la suppuration que leur présence détermine et qu'elles absorbent sans se gonfler ni changer de volume. Généralement elles s'attachent à de petits animaux par le rostre seulement, et elles absorbent du sang, ce qui fait augmenter

(1) *Ann. soc. entom. de France*, 1833, p. 630.

leur taille, au plus, du double, et ce qui leur donne une couleur noirâtre.

Les nymphes se transforment en mâles et en femelles pendant une métamorphose qui se passe aussi en dehors de l'animal. Les mâles et les femelles se rencontrent souvent accouplés sur les animaux ; cet accouplement a été longtemps méconnu, et nous sommes même le premier à le décrire positivement : on avait bien rencontré quelquefois de petits Ixodes noirs attachés à des Ixodes plus grands en voie de se gonfler de sang et ayant par conséquent leur rostre planté dans les téguments de leur victime ; le petit Ixode, lui, avait son rostre planté dans le corps du grand et on croyait qu'il le suçait. Son rostre, ici, n'est que le guide de l'organe copulateur qui émerge de sa base, et ce rostre est en même temps un moyen d'adhérence intime entre le mâle et la femelle.

Les mâles à la recherche des femelles se servent de tous les animaux possibles comme véhicules ; nous en avons souvent rencontré sur des reptiles, sur des lézards surtout ; en Afrique, la tortue mauritanique sert ordinairement de moyen de transport au mâle d'une grande espèce d'Ixode (*I. Ægyptius*), dont la femelle recherche ordinairement les bœufs d'Algérie. Nous l'avons aussi trouvé sur ces bœufs plusieurs semaines avant que les femelles n'y apparaissent, et la région des aînes est celle qu'ils affectionnent, comme aussi les femelles, sans doute parce que dans ces parties ils y sont à l'abri de toute atteinte de la queue et de la langue, et que la peau, y étant très fine, ils la percent plus facilement. Les mâles que nous avons trouvés plantés sur des tortues, des lézards ou des quadrupèdes, il nous a été impossible de nous assurer s'ils absorbent ou non quelque chose, car ils restent parfaitement plats et de volume complètement invariable.

La famille des Ixodidés se divise, comme nous l'avons dit, en deux tribus : celle des *Ixodides* et celle des *Argasides*.

a. — Tribu des Ixodidés.

La tribu des Ixodides correspond à la famille des *Ixodés* de Dugès et à la tribu des *Ixodides* de Leach et Sondeval ; elle comprend tous les Ixodidés à palpes maxillaires plats ou valvés, non cylindriques, et à rostre terminal non infère, articulé à un écusson.

On a dejà essayé de subdiviser en plusieurs espèces génériques le genre Ixodes, qui constitue à lui seul la tribu des Ixodidés ; ainsi Koch (1) l'a partagé en quatre genres qui sont :

Le genre *Hyalomma*, comprenant		16 espèces.
Le genre *Hæmalostor*	—	1 espèce.
Le genre *Amblyomma*	—	47 espèces.
Et le genre *Ixodes*	—	32 —

(1) *Archives d'Erichson.*

Comme les différences qu'il invoque pour justifier cette division sont le plus souvent des différences sexuelles ou dépendantes de l'âge et que ses innombrables espèces n'ont pour base le plus souvent que des différences d'habitat, lequel, comme nous l'avons déjà dit, est des plus inconstants, nous ne citons la tentative de Koch que pour mémoire, et nous continuerons à considérer la tribu des Ixodides comme composée du seul genre Ixodes, qui concentre en lui seul tous les caractères de la tribu.

Genre **IXODES** (Latreille). Syn. CYNOCHÆSTES, Hermann. — Ixodidés à *corps* aplati, ovalaire ou trapézoïdal, allongé ou élargi ; souvent festonné au bord postérieur et à angles arrondis chez les mâles qui ont, en plus, la face supérieure entièrement coriace ; rectangulaire à angles arrondis, à petit écusson céphalo-thoracique polygonal chez les femelles. *Rostre* terminal, c'est-à-dire dont la base est insérée dans une fossette de la face antérieure du céphalo-thorax articulée supérieurement avec l'écusson ; à *dard* maxillo-labial couvert en dessous de 4 à 10 rangées d'épines à pointes rétrogrades ; *palpes maxillaires* épais ou aplatis en forme de lames de rasoir, quadri-articulés plus ou moins distinctement, généralement creusés à leur bord interne en gouttière valvaire ; *mandibules* en baguettes allongées terminées par un harpon articulé. *Yeux* simples sur le plastron près du bord interne à la hauteur de la deuxième paire de pattes, ou nuls. *Tarses* simples, toujours mono- ou bi-dentés inférieurement près de la pointe chez les mâles et quelquefois chez les femelles, terminés par un ambulacre à deux crochets et à caroncule plissée en éventail.

Le genre Ixodes est susceptible d'être divisé en plusieurs sections ou sous-genres en se basant sur la présence ou l'absence des yeux, sur la forme valvée ou simplement aplatie des palpes maxillaires, sur la similitude ou la dissimilitude du dard maxillo-labial dans les deux sexes, etc., etc. Mais nous ne donnerons pas ici cette division complète, ni la description de toutes les espèces que nous connaissons et que nous avons collectionnées en France, ou qui nous viennent de l'étranger, parce que les Ixodes, bien que tous parasites, n'ont qu'une importance secondaire en dermatologie comparée, au moins dans nos pays, et que les mœurs et le mode d'action sont les mêmes chez toutes. Ce que nous dirons donc de quelques-unes pourra en quelque sorte s'appliquer à toutes, tout au moins en ce qui regarde les mœurs ; et les cinq espèces que nous allons décrire sont les plus communes qui se rencontrent chez les animaux domestiques en France.

Ixode égyptien (*Ixodes ægyptius*, Audoin). (Pl. II). Synonymie :

Ixodes Savignyi, P. Gervais ; du mâle seulement *Acarus ægyptius*, Linnée ; *Cynorhæstes ægyptius*, Hermann (1).

Caractères communs aux deux sexes. — Rostre saillant, long de $1^{mm},50$, grand, cylindrique, nettement tronqué, composé des deux *palpes maxillaires* valvés, longs de $0^{mm},90$ qui, rapprochés, constituent une véritable gaîne, renfermant le *dard maxillo-labial* qui est de la même longueur, et les *mandibules* ; ces *palpes*, carénés en dehors, creusés en gouttière en dedans, sont composés de 4 articles dont les deux intermédiaires, intimement soudés et continus, à bords parallèles constituent presque tout l'organe, l'article basilaire étant petit et court, l'article terminal court en forme d'une papille velue, émergeant d'une fossette creusée près de l'extrémité et en dessous du troisième article ; *dard maxillo-labial* légèrement spatulé, plat en dessus et arrondi en dessous est muni à sa face inférieure de 4 rangées de dents aiguës à pointes rétrogrades, les plus grandes au tiers antérieur et près de la ligne médiane ; *mandibules* constituées par un harpon à trois crochets aigus à pointes dirigées en dehors, articulé à l'extrémité d'une longue tige carrée, plate, glissant à la surface du dard et dans une gaîne membraneuse chagrinée qui est un prolongement du camérostome. Pattes sub-égales à hanches ovalaires, excepté la première paire qui est bifide, à 6 articles cylindriques colorés en brun à leur base et en jaunâtre à l'autre extrémité ; à tarses coniques, simples, bi-dentés à leur extrémité chez le mâle seulement, et inférieurement, aux trois dernières paires, et mono-dentés à la première paire, celui de cette première paire renflée, terminé par un ambulacre à grands crochets dépassant de moitié la caroncule. Anus en forme de petite plaque cornée fendue en diptyque, au milieu de la moitié inférieure abdominale. Stigmates en arrière des dernières hanches.

Femelle à jeun. — Longue de 9^{mm}, large de 7^{mm}, corps subcarré, plat, de couleur rougeâtre, plus claire en avant et pâle inférieurement, à bord postérieur partagé en huit segments par de petits traits clairs et courts, tégument finement strié transversalement, semé de petits pores ponctiformes. *Écusson* noir, chagriné, eptagonal, subrhomboïdal, de $2^{mm},7$ de longueur sur $2^{mm},2$ de large, tronqué et échancré en carré en avant pour s'articuler avec le corps du rostre, présentant deux sillons qui partent des angles de l'échancrure, sont d'abord subparallèles, puis divergents vers les petits angles latéraux postérieurs, et une paire d'yeux simples dans une dépression près des grands angles latéraux ; pore vulvaire en forme de courte fente transversale sur une saillie du tégument, dont les plis convergent

(1) La figure qu'Hermann donne de l'*Egyptien* (*Mém. apt.*, pl. 6, fig. 13), et que Bosc lui a assuré être l'*Acarus égyptien* de Linnée, trouvé par lui sur la tortue grecque, est bien le mâle de l'*Exode égyptien* d'Audouin si bien étudié par Savigny en Égypte.

en cet endroit et qui est située inférieurement sur la ligne médiane entre les deux hanches bifurquées de la première paire de pattes et près du bec.

Femelle fécondée et repue. — Longue de 24^{mm}, large de 15^{mm}, corps de forme rectangulaire arrondi, épais, décuple en volume de celui de la femelle précédente, de couleur gris rougeâtre de muscade en dessus, gris-bleuâtre en dessous, présentant deux sillons ou dépressions divergentes en avant et trois en arrière, dont une médiane, se formant et disparaissant alternativement et lentement ; stries et pores cutanés élargis, les derniers ordinairement couverts d'une goutte sudorale. La distance des hanches entre elles, qui étaient presque en contact, a triplé.

Mâle. — Long de 8^{mm} sur 4^{mm},50 de large. — Dimensions et formes constantes. Corps plat trapézoïdal allongé avec les angles et les côtés arrondis et le bord postérieur orné de 8 festons ou crénelures. Écusson noir, chagriné, très dur, couvrant toute la face supérieure du corps à l'exception de deux étroites bordures latérales blanc-jaunâtre, échancré en carré en avant comme chez la femelle et présentant deux sillons partant des angles de l'échancrure mais s'arrêtant avant le milieu du corps et une paire d'yeux simples près du bord à la hauteur de la deuxième paire de pattes. Hanches des pattes infères et contiguës ; tégument inférieur blanc-jaunâtre finement strié transversalement, présentant en dedans de la ligne des hanches deux sillon parallèles qui se continuent chacun par une tache en demi-lune à extrémité foncée, circonscrivant une paire d'autres taches plus foncées en virgule renversée entre lesquelles se trouve l'anus ; en arrière de cette deuxième paire de taches, deux points ronds noirs en saillie conique dirigée en arrière. Pore génital entre les hanches de la première paire de pattes très près du bec.

Nymphe inconnue.

Larve. — Longue de 0^{mm},70, large de 0^{mm},50, hexapode, à corps hémisphérique surbaissé, testacé, à face supérieure aux deux tiers occupée par l'écusson céphalo-thoracique rhomboïdo-carré, à angles arrondis, les angles latéraux occupés par des yeux doubles contigus, l'antérieur plus petit. Absence complète de stigmates.

Œuf. — Long de 0^{mm},55, large de 0^{mm},50 presque sphérique, de couleur testacée.

Habitat. — Ce grand et bel Ixode, la plus grande espèce connue, est très commun, non seulement en Egypte où Savigny l'a étudié, mais encore dans le reste de l'Afrique et surtout en Algérie, où il est quelquefois si nombreux sur les bœufs que, au témoignage de M. H. Lucas, on aurait vu de ces derniers mourir d'épuisement par leur fait. En effet, chaque femelle repue contient quatre centimètres cubes de sang, c'est-à-dire quatre grammes, et si on fait attention qu'elles sont souvent au nombre de plusieurs centaines sur un même animal et que les repues qui se détachent sont continuellement remplacées par d'autres à jeun, et cela pendant toute la belle saison, on comprendra qu'elles arrivent à faire quelques victimes. Une seule femelle pond, ainsi que nous nous en sommes assuré, environ 12,000 œufs ; qu'on juge après cela de la quantité de ces parasites qui peuvent exister dans une contrée.

Depuis quelques années le bétail de l'Algérie arrive régulièrement dans les abattoirs de la mère-patrie ; c'est ce qui fait que l'Ixode égyptien est devenu indigène en France et surtout dans le Midi ; aux environs de Marseille, où stationnent les bœufs d'Afrique avant de se répandre au loin ; nous en avons eu la preuve en recueillant sur un grand lézard vert, originaire de la Provence, des mâles de cet Ixode. A l'abattoir de Vincennes nous avons recueilli une grande quantité de ces parasites des deux sexes et nous avons pu faire un grand nombre d'éducations qui nous ont fixé sur un grand nombre de points de la physiologie des Ixodidés.

Avant l'arrivée en Europe, du bétail d'Afrique, qui nous a apporté les deux sexes de cette espèce d'Ixode, on avait vu souvent le mâle recueilli sur des tortues grecques ou mauritaniques, dans la peau du cou desquelles on le trouvait fixé ; c'est ainsi que Hermann, de Geer et même Linnée ont pu le posséder, mais comme ils ignoraient son sexe, ils l'ont considéré comme le type d'une espèce.

Ixode Algérien (*Ixodes Algeriensis*, nobis). — Cet Ixode ayant les mêmes habitudes que le précédent, se trouvant sur les mêmes animaux, et, étant de même couleur, quoique d'une taille un peu plus petite, il a dû être toujours confondu avec le précédent ; il a cependant des caractères qui l'en distinguent nettement.

Caractères communs aux deux sexes. — *Rostre* saillant, long de 1 millimètre en cône irrégulier et mutique ; à *palpes maxillaires* valvés, longs de $0^{mm},50$ enveloppant entièrement le *dard*, à articles très distincts, les intermédiaires, les plus grands, gibbeux et anguleux en dehors ; premier article court et cylindrique, quatrième article petit, cylindrique, allongé, saillant d'une fossette creusée en dessous et près de l'extrémité du troisième article qu'il dépasse quand il est dirigé en avant ; *dard* maxillo-labial, large, tronqué et arrondi, à six rangs de dents égales dans chaque rangée ; *mandibules* terminées par un harpon à 4 dents, à gaîne membraneuse chagrinée. Pattes, à hanches ovalaires, la première bifide, à six articles uniformément bruns, à tarses cylindro-coniques, bi-dentés en dessous vers l'extrémité chez le mâle seulement, dans les trois dernières paires, et monodentés à la première ; terminées par un ambulacre dont les crochets dépassent la caroncule d'un tiers de leur longueur. Anus comme dans l'espèce précédente.

Femelle à jeun. — Longue de 5^{mm}, large de 3^{mm}, corps plat subcarré un peu allongé, de couleur rousse, festonné postérieurement, à grand écusson rhomboïdal, carré, long de $1^{mm},60$, large de $1^{mm},80$, à côtés postérieurs sinueux, occupant le quart environ de la face supérieure du corps, largement échancré en carré en avant pour l'articulation avec le rostre, brun foncé présentant à sa surface deux sillons d'abord convergents puis divergents et une paire d'yeux simples situés tout à fait aux angles externes. Pore vulvaire, stries et pores cutanés comme dans l'espèce précédente, visibles surtout dans l'état suivant.

Femelle fécondée et repue. — Longue de 18^{mm}, large de 12^{mm}, corps de forme rectangulaire, arrondi, épais, plus globuleux que dans l'espèce précédente, décuple en volume de celui de la femelle à jeun, de couleur gris rougeâtre de muscade en dessus, gris-bleuâtre en dessous, présentant deux sillons ou dépressions symétriques céphalo-thoraciques longitudinales, un peu divergentes, et trois abdominables dont une médiane, dépressions qui se répètent en dessus et en dessous; festons du bord postérieur effacés mais encore indiqués par des traits de couleur plus claire. Hanches écartées du triple de ce qu'elles étaient dans l'état précédent.

Mâle. — Dimensions et formes constantes, long de $5^{mm},80$, large de 4^{mm}. Corps plat, trapézoïdal, allongé, à surface et côtés arrondis, festonné postérieurement. Écusson brun-foncé chagriné couvrant toute la face supérieure du corps sans laisser aucune bordure blanche, creusé en arrière de dépressions correspondantes aux festons du bord; deux courts sillons en avant partant des angles de l'échancrure rostrale. Yeux situés au bord du plastron à la hauteur de la deuxième paire de pattes. Hanches des pattes infères et contiguës. Téguments inférieurs blanc-jaunâtres finement striés transversalement, présentant en dedans de la ligne des hanches et de chaque côté un sillon qui se continue sous l'abdomen par une seule paire de petites plaques chitineuses en demi-lune circonscrivant l'anus. Pore génital rond, chitineux, entre les hanches des deux premières paires de pattes.

Nymphes inconnues.

Larve, longue de $0^{mm},60$, large de $0^{mm},60$, hexapode, à corps hémisphérique surbaissé, testacé, à face supérieure aux deux tiers occupée par l'écusson céphalo-thoracique, rhomboïde, carré, à angles arrondis, les angles latéraux occupés par un œil simple. Absence complète de stigmates.

Œuf, long de $0^{mm},45$, large de $0^{mm},40$, presque sphérique, jaune testacé.

Habitat. — Nous avons trouvé cet Ixode en très grand nombre sur des bœufs d'origine africaine, ordinairement en compagnie de l'espèce précédente qui était un peu plus rare. Les femelles étaient en compagnie de leurs mâles et souvent accouplées. Nous avons aussi retrouvé les mâles sur des tortues d'Afrique et sur des lézards verts de Provence.

Ixode de Dugès (*J. Dugesii*, P. Gervais). — Cette espèce, qui est commune dans le midi de la France, est la seule qu'ait connue Dugès et encore n'a-t-il vu que la femelle qu'il décrit et figure de façon à la reconnaître facilement, — il ne paraît pas soupçonner que le mâle fût différent. — Il l'avait nommé *Ixodes plumbeus*, mais, comme ce nom avait déjà été donné par Leach à un Ixode rencontré dans les nids de l'hirondelle de rivage, bien que nous soupçonnions fort ce dernier de n'être qu'une nymphe de l'Ixode reduve, nous adoptons le nom d'*Ixodes Dugesii* que lui a donné pour cette raison P. Gervais.

Caractères communs aux deux sexes. — *Rostre* petit et peu saillant long de $0^{mm},60$, en cône mousse très surbaissé ; *palpes maxillaires* courts, longs de $0^{mm},30$, un peu moins longs que le dard maxillo-labial, peu valvés, à articles très distincts (fig. 44, B), le premier court, cylindrique, les deux suivants polyédriques irréguliers, le dernier petit, cylindrique, inféro-terminal ; *dard maxillo-labial* un peu spatuliforme, à extrémité arrondie, à huit rangs de dents égales dans chaque rangée ; mandibules glissant chacune dans une gaîne chagrinée, terminée par un harpon articulé à quatre dents en deux groupes, les deux du groupe inférieur plus grandes que celles du groupe terminal. Pattes à six articles, à hanches ovalaires plaquées sur le tégument, distantes chez la femelle, contiguës chez le mâle ; articles uniformément bruns ; tarses cylindro-coniques, à extrémité dentée inférieurement chez les deux sexes, mono-dentée à la première paire, bi-dentées dans les suivantes ; terminée par un ambulacre dont les crochets dépassent de moitié la caroncule.

Femelle fécondée, à jeun. — Longue de 6^{mm}, large de $2^{mm},50$; corps de couleur roux pâle, aplati, allongé, rétréci postérieurement sans trace de festons, présentant en dessus et en dessous les mêmes sillons déjà constatés chez les femelles des autres espèces. *Ecusson* long de $1^{mm},20$, large de 1^{mm}, rectangulo-pentagonal, étroit et court à côtés latéraux parallèles, à angle postérieur arrondi et à côtés sinueux, d'une couleur brun-noire mate chagrinée, fortement échancré en avant et en carré pour s'articuler avec le rostre ; yeux aux angles externes et postérieurs de l'écusson. Pore vulvaire et stries cutanées, comme chez toutes les femelles d'Ixodes.

Femelle fécondée, repue. — Longue de 14^{mm}, large de 8^{mm}, corps épais, allongé, un peu aplati, semblable à un haricot sans hile qui aurait les côtés parallèles, de couleur plombée foncée, avec des sillons ou impressions longitudinales comme dans les premières espèces mais moins prononcés.

Mâle. — Long de $3^{mm},50$, large de $2^{mm},50$, à corps subtriangulaire, à angles et côtés arrondis, surtout postérieurement. Ecusson recouvrant toute la face supérieure sans laisser de marge claire latéralement, de couleur brune foncée, lisse, brillant, et festonné postérieurement, chaque intervalle de feston se continuant supérieurement par un sillon longitudinal s'éteignant au quart postérieur de l'écusson. Yeux simples au bord de l'écusson à la hauteur de la deuxième paire de pattes. Téguments inférieurs pâles, présentant de chaque côté de l'anus deux paires de plaques chitineuses arquées, de couleur roux foncé, étroites et égales. Pore génital rond, chitineux, en arrière du rostre à la hauteur de la deuxième paire de pattes.

Nymphe. — Longue de 1 à 4^{mm}, large de $0^{mm},80$, à $2^{mm},50$; corps ovale, à écusson, rostre et pattes de même volume et de même forme que chez la larve mais ayant une paire de pattes de plus que celle-ci ; le tout plus foncé ; pas d'organes génitaux, mais des stigmates.

Larve. — Longue de $0^{mm},50$, large de $0^{mm},40$, corps aplati de forme orbiculaire, un peu anguleux en avant, de couleur roux pâle, l'abdomen plus clair ; écusson cordiforme large et court ; rostre semblable à celui des adultes, mais plus petit en tous sens ; pattes plus courtes et plus grêles, à tarse non denté. Pas d'organes génitaux, ni de stigmates respiratoires.

Œuf. — Long de $0^{mm},50$, large de $0^{mm},40$, ovoïde, de couleur fauve foncée, lisse, luisant.

Habitat. — Nous avons recueilli cet Ixode en abondance sur des moutons barbaresques et touaregs, et sur des bœufs d'Algérie et du Maroc amenés à l'abattoir militaire de Vincennes. Nous l'avons aussi recueilli sur des bœufs sardes et sur des bœufs auvergnats. Les deux sexes s'y trouvaient fréquemment accouplés et quelques nymphes y étaient mélangées aux adultes.

Ixode réduve (*Ixodes reduvius*, de Geer). — Rien dans les caractères que de Geer donne de son Ixode Reduve ne peut le faire distinguer des quatre espèces que nous nommons Ixode ricin, Ixode Reduve, Ixode de Fabricius et Ixode à épaulettes, car toutes ont à peu près la même couleur et s'attachent à l'état de femelle adulte et fécondée, — le seul que de Geer ait connu —, aux chiens, aux moutons, aux bœufs, aux cerfs et aux chevreuils ; nous donnons le nom d'Ixode Reduve à celui que nous avons rencontré le plus fréquemment sur les moutons et sous ce rapport nous nous trouvons en concordance avec de Geer (1).

(1) L'*Exode reduve* d'Hermann est un mâle d'une espèce indéterminée et indéterminable, car les caractères qu'il en donne appartiennent aux mâles de plusieurs espèces (Voy. *Mém. apt.*, p. 66).

Caractères communs aux deux sexes. — *Rostre* grand, saillant, long de 1mm, large à sa base de 0mm,40, cylindro-conique aplati de dessus en dessous ; *palpes maxillaires* longs de 0mm,75, en lame de rasoir, épais en dehors tranchants en dedans, à face inférieure déprimée, légèrement excavée, à premier article court, cylindrique, les deuxième et troisième soudés mais laissant voir une fine ligne de démarcation, et constituant par leur réunion presque tout l'organe ; quatrième article en forme de papille mousse, plate, ovalaire, velue, logée dans une fossette de la face inférieure et près de l'extrémité du troisième article ; *dard maxillo-labial* lancéolé, à pointe anguleuse, à deux rangs de dents, une infère et une latérale, plus un petit rang interrompu en dedans de l'infère ; de chaque côté de la ligne médiane, les deux rangées latérales sont constituées par des dents très fortes et très aiguës beaucoup plus grandes que les autres ; *mandibules* sans gaîne séparée, glissant à la surface du dard et terminées par un harpon à cinq dents, progressivement plus grandes de la pointe à la base, et protégé par un capuchon ; *pattes* à six articles, à hanches ovalaires rectangulaires, les deux premières toujours en contact, à articles uniformément bruns, à tarses longs, cylindro-coniques, non dentés ni dans un sexe ni dans l'autre, terminés par un ambulacre dont les crochets ne dépassent que peu la caroncule.

Femelle à jeun. — Longue de 4mm, large de 3mm. Corps de couleur roux jaunâtre, pâle, ovale, aplati, sans traces de festons postérieurement. *Ecusson* presque régulièrement ovale un peu anguleux postérieurement, long de 1mm,55, large de 1mm,15, de couleur noire avec une étroite marge blanche en avant, semé de poils rares en quinconce avec quatre faibles dépressions symétriques en éventail en avant, *sans yeux*, échancré en avant pour l'insertion du rostre ; pore vulvaire ; stigmates anus et stries cutanés comme dans les espèces précédentes.

Femelle fécondée, repue. — Longue de 11 millimètres, large de 7, corps épais, lisse, arrondi en tous sens, à peine un peu aplati inférieurement, ressemblant à un grain de ricin et de couleur plombée ; détails anatomiques comme chez la précédente, sauf des hanches des deux dernières paires de pattes qui se sont plus éloignées, les deux premières toujours réunies.

Mâle. — Long de 3mm, large de 2mm, à corps triangulaire, aplati, très arrondi en arrière où il n'est pas festonné. Ecusson supérieur recouvrant tout le corps, sans marge, de couleur noire, présentant antérieurement une partie lisse en forme de petit écusson céphalo-thoracique inscrit dans le grand, la partie postérieure chagrinée très finement ; *sans yeux*. Rostre et pattes comme chez la femelle. Face inférieure de couleur rousse, sans plaque postérieure du côté de l'anus. Pore génital à la hauteur des hanches de la troisième paire de pattes.

Nymphe. — Longue de 1 à 3 millimètres, large de 0mm,60 à 2mm, de couleur variant du roux clair au brun foncé, marbrée symétriquement suivant qu'elle est à jeun ou repue ; reconnaissable à son petit écusson ovale, lisse, de couleur roux clair, au reste de ses téguments finement striés en travers et en zigzag. Rostre et pattes semblables à ceux des adultes mais de moindre proportion ; anus et stigmates semblables aussi à ceux des adultes ; absence d'organes génitaux et d'yeux.

Larves. — Héxapodes, longues de 0mm,60, larges de 40 ; à corps hémisphérique très surbaissé, testacé, à face supérieure divisée en deux parties presque égales, l'antérieure recouverte par l'écusson ; absence de stigmates, rostre et pattes semblables à ceux de la nymphe.

Œuf. — Long de 0mm,40, large de 0mm,30, ovoïde, de couleur rousse.

Habitat. — Nous avons recueilli très fréquemment et en grande quantité la femelle fécondée se gorgeant sur des bœufs et sur des moutons en France, surtout sur des bœufs d'Auvergne et des moutons du Nord, rarement sur des chiens et quelquefois sur des hérissons. Nous avons trouvé le mâle assez souvent accouplé à cette femelle sur les susdits quadrupèdes. Nous avons rencontré les nymphes sur une foule d'animaux de classes très différentes, reptiles, oiseaux, mammifères : ainsi nous l'avons trouvée fixée sur des lézards ocellés et des lézards verts, sur des verdiers et des goëlands, sur des chauves-souris, des fouines, des hérissons, des lièvres, des écureuils, des chevreuils et même sur le cheval ; sur les petits animaux à peau mince cette nymphe introduit seulement son rostre dans les téguments, chez les grandes pachydermes elle finit par percer la peau et se loger entièrement sous le tégument ou dans son épaisseur en déterminant par sa présence le développement d'une affection furonculeuse dont nous parlerons plus loin. C'est cette nymphe, prise pour un Ixode parfait, qui a donné lieu à la création d'espèces particulières sous le nom d'Ixode du hérisson, d'Ixode à chappe, etc. qui doivent disparaître de la nomenclature des Ixodes. Nous avons rencontré la larve de la même espèce fréquemment en compagnie de la nymphe, surtout chez les animaux qui rampent sur la terre ou qui s'y couchent, comme les lézards, les hérissons, les lapins et les lièvres.

Ixode ricin (*Ixodes ricinus*, Linn.). Syn. *Ricinus caninus*, Ray. *Ins.* p. 10. — *Tique des chiens*, Geoff. *Ins.* II, 621. — *Acarus ricinus*, L. — *Acarus ricinoïde* de Geer. — *Cynorhœstes ricinus*, Herm.

Nous répéterons, à propos de cette espèce, ce que nous avons déjà dit à propos de la précédente, c'est qu'il est impossible de savoir exactement à quelle espèce les auteurs qui ont décrit l'*Ixode ricin* avaient affaire, car la description qu'ils en donnent s'applique à plusieurs espèces différentes, et la preuve que, dès l'origine, ces auteurs ne s'entendaient pas eux-mêmes, c'est que Hermann reproche à de Geer de confondre l'*Ixode ricin* avec l'*Ixode réduve*, et voici les caractères qu'il donne du premier : « d'un rouge jaunâtre, une tache noire à la base du corps (probablement l'écusson) ; le bord de l'abdomen très entier, les antennes (palpes) plus grosses au milieu » ; il ajoute qu'il se trouve dans les forêts, sur les chiens, les martes et les cerfs. Nous le répétons, ces caractères s'appliquent à plusieurs espèces bien distinctes, et pour nous tirer d'embarras nous appliquerons le nom d'*ixode ricin* à celle que nous avons trouvée le plus fréquemment sur les chiens et le moins souvent sur d'autres animaux.

Cette espèce se distingue des précédentes en ce que la plus complète dissemblance existe entre les deux sexes dans la structure du rostre qui fournit les caractères spécifiques, au point que, si nous n'avions pas trouvé le mâle accouplé avec la femelle, certainement nous les aurions considérés comme appartenant à des espèces différentes. Il n'y a donc point, comme dans les espèces différentes, de caractères communs aux deux sexes, si ce n'est la conformation des pattes, qui sont grêles, à six articles, à tarses courts, longs de $0^{mm},70$, non dentés inférieurement vers la pointe ni dans un sexe ni dans l'autre, mais présentant cette particularité d'être gibbeux supérieurement près de l'extrémité qui est, par suite, brusquement atténuée ; l'embulacre terminal a sa caroncule moitié moins longue que les crochets.

Femelle à jeun. — Longue de 4^{mm}, large de 3^{mm}, corps ovale, aplati, rouge, jaunâtre pâle (devenant plus vif et plus foncé dans l'alcool), non festonné postérieurement. Ecusson cordiforme à extrémité arrondie, brun, lisse, sans yeux, s'articulant antérieurement avec le rostre. Rostre court, carré, long de $0^{mm},90$ large de $0^{mm},70$, à dard rectangulaire long de $0^{mm},30$, à extrémité tronquée, arrondie, munie inférieurement de chaque côté de la ligne médiane de deux rangs de huit dents en dents de scie dont l'externe est en même temps latérale, à mandibules glissant sur la face supérieure du dard, terminées par un harpon à trois dents ; à palpes larges et courts, long de $0^{mm},60$ en forme de couperet, constitués presque entièrement par les deux articles médians intimement soudés, article basillaire petit, cylindrique, le terminal sous forme d'une large papille pilifère, mobile dans une fossette située en dessous et près de l'extrémité du troisième article. Pattes groupées sous le thorax de chaque côté du rostre, à hanches contiguës. Vulve sur la ligne médiane près de la base du rostre ; anus au milieu de la face inférieure de l'abdomen au centre d'une dépression qui se prolonge en arrière.

Femelle fécondée et repue. — Longue de 10 à 11 millimètres, large de 6 à 7. Corps ayant la forme ovoïde d'une graine de ricin, d'une couleur plombée, lisse, uni, à stries transversales écartées et presque effacées supérieurement, aussi bien que la dépression anale inférieure, à hanches des pattes écartées, surtout les postérieures.

Mâle. — Long de 2^{mm},65, large de 1^{mm},50. Corps ovo-triangulaire, arrondi et non festonné postérieurement, anguleux antérieurement, plat inférieurement, légèrement bombé supérieurement où il est recouvert entièrement par un écusson d'une couleur brune mat, sans yeux, échancré antérieurement pour s'articuler avec le rostre, qui est un peu plus petit que celui de la femelle (longueur 0^{mm},70, largeur 0^{mm},40) ; rostre à dard mousse n'ayant que des dents latérales, cinq de chaque côté, mais très longues et très aiguës, surtout les intermédiaires et elles sont en même temps dirigées en dehors et en bas. Mandibules terminées par un harpon à quatre dents ; palpes plus courtes et à extrémité plus large que ceux de la femelle. Pore génital en forme de fentes oblongues et transversales à la hauteur des hanches de la troisième paire des pattes.

Les *Nymphes* et les *larves* ne se distinguent de celles de l'espèce précédente que par le rostre dont les éléments, dard et palpes, rappellent, sauf les dimensions, les mêmes parties de la femelle adulte ; à part cela, pour tous les autres caractères elles se ressemblent, c'est dire que le microscope seul permet de faire la distinction ; la loupe serait impuissante.

Œuf. — Exactement semblable à celui de l'Ixode réduve.

Habitat. — L'Ixode ricin est le plus cosmopolite de tous les Ixodes. En effet, nous l'avons trouvé très abondant au centre de la France, particulièrement aux environs de Bourges, et dans les roseaux qui bordent l'Auron et l'Yèvre, d'où les chiens de chasse de nos amis, les lieutenants du 19e régiment d'artillerie qui y chassaient en 1862 et 1863, en revenaient littéralement couverts. Nous l'avons récolté aussi sur des bœufs venant de l'île de Sardaigne et sur des moutons valaques, et nous possédons un exemplaire mâle, que nous tenons de la gracieuseté de M. le professeur Waga, de Varsovie, lequel exemplaire a été recueilli dans le Caucase. Nous avons aussi un mâle de la même espèce trouvé sur une pipistrelle aux environs de Tours. C'est lui surtout qui pullule dans les chenils les mieux tenus et dans les infirmeries consacrées au traitement des chiens.

Après avoir décrit les cinq espèces d'Ixodes qui précèdent, nous nous contenterons d'énumérer quelques autres espèces qui nous intéressent au même degré, renvoyant pour leur description au mémoire spécial (1) que nous publierons sur les Ixodidés en général ; ces espèces sont :

(1) *Journal de l'Anatomie et de la Physiologie*, de M. le professeur Ch. Robin. 1880.

L'Ixode de Fabricius (*Ixodes Fabricii*, Aud.) que l'on trouve dans les mêmes circonstances que l'Ixode réduve et dont il ne se distingue que par les caractères spéciaux du rostre ;

L'Ixode à épaulettes (*Ixodes scapulatus*, Nobis), distinct de l'Ixode réduve par un rostre plus court et par deux annexes de l'écusson plissés en éventail, et situés à la base et de chaque côté du rostre comme deux épaulettes ;

L'Ixode marbré (*Ixodes marmoratus*, Risso), distinct de l'Ixode réduve par un rostre un peu plus court et par un dessin très élégant de l'écusson, dessin composé de points de diverses grandeurs et de taches symétriques brunes, sur fond testacé clair ;

L'Ixode à pince (*Ixodes chelifer*, Nobis), distinct de l'Ixode réduve par ses palpes dont le troisième article se prolonge en une pointe courbée en dedans et simulant une tenaille avec sa congénère ; nous ne connaissons que le mâle que nous avons recueilli dans la forêt de Fontainebleau.

Ces quatre espèces sont sensiblement de même taille que l'Ixode ricin et l'Ixode réduve, et jouent le même rôle.

Nous connaissons encore deux petites espèces d'Ixodes recueillies sur des chauves-souris et que nous avons nommées *Ixode siculifer*, à cause de la forme aiguë, en stylet, du dard, et *Ixodes longipes*, à cause de la longueur des pattes qui sont en même temps très grêles ; nous ne les avons pas rencontrées sur des animaux domestiques.

Enfin nous connaissons encore trois espèces d'Ixodes exotiques : deux du Brésil recueillies, l'une sur un Uneau, l'autre sur un Tapir, et une du Canada recueillie à Bruxelles, sur des moutons de cette provenance, par M. le professeur Wehenkel, à l'obligeance duquel nous la devons ; toutes distinctes de nos espèces européennes et que nous nous contentons de signaler ici.

Nous allons maintenant passer à l'étude des Ixodidés de la tribu des Argasides qui ne renferme aussi qu'un seul genre, le genre Argas, composé de quatre ou cinq espèces, dont une seule nous intéresse, parce qu'elle attaque un de nos oiseaux domestiques et quelquefois l'homme.

b. — Tribu des ARGASIDES.

La tribu des *Argasides* comprend des Ixodidés privés d'écusson et dont les palpes maxillaires sont cylindriques, composés de quatre articles sensiblement égaux et très mobiles les uns sur les autres. Comme les autres Ixodidés, ils ont un dard maxillo-labial denté inférieurement, sur la face supérieure duquel glisse une paire de mandibules à jeu indépendant composées d'une longue tige plate et étroite à l'extrémité de laquelle est articulé un harpon denté à dents rétrogrades (fig. 44, A).

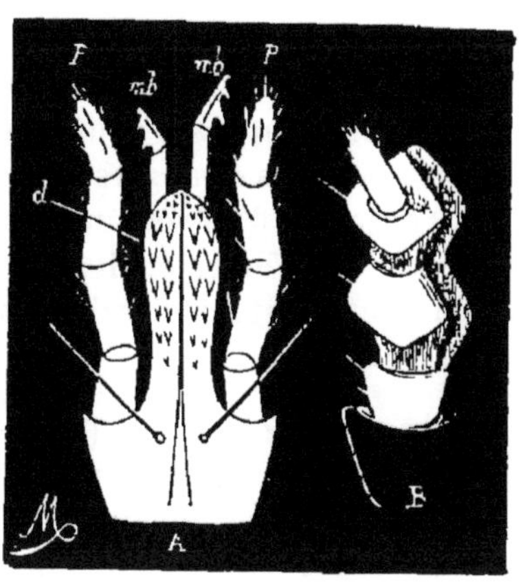

Fig. 44.

A, Rostre d'Argas. — *d*, dard maxillo-labial. — *pp*, palpes maxillaires. — *mb*, mandibules. — B. Un palpe maxillaire de l'Ixode de Dugès pour établir la comparaison.

Les mœurs des Argasides sont les mêmes que celles des autres Ixodidés, c'est-à-dire qu'ils vivent de sang qu'ils absorbent après avoir enfoncé leur dard et leurs mandibules dans les téguments de leurs victimes, quadrupèdes ou oiseaux : cette habitude est même plus évidente à tous les âges que chez les Ixodidés, au moins chez l'espèce européenne, l'Argas réfléchi. Certaines espèces exotiques, entre autres l'Argas de Perse et l'Argas américain (*A. Nigua*), provoquent quelquefois par leurs piqûres des accidents graves, même chez l'homme, au dire des voyageurs.

La tribu des Argasides ne comprend qu'un seul genre.

Genre **ARGAS**, Latr. (Syn. Rhynchoprion, Herm.).

Ixodidés à corps aplati, trapézoïdal ou lyriforme, allongé ou rectangulaire à angles très arrondis chez les femelles, ovoïdes chez les mâles, à téguments fortement chagrinés et très résistants chez les adultes et finement striés chez les jeunes, sans écusson. Rostre infère situé en dessous de la partie antérieure et avancée du corps, à mâchoires et à lèvres confondues en un dard avancé, muni inférieurement de rangées de dents à pointes rétrogrades ; palpes maxillaires cylindriques, à quatre articles subégaux très mobiles les uns sur les autres ; mandibules en forme de baguettes allongées, glissant sur la face supérieure du dard et terminées par une pointe de harpon à dents, articulée à l'extrémité de la tige. Pattes groupées de chaque côté du rostre, à six articles, à hanches contiguës, à tarse cylindro-conique terminé par un ambulacre à caroncule presque avortée, et à deux grands crochets arqués. Une paire d'yeux simples ou nuls.

Ce genre renferme plusieurs espèces exotiques et seulement deux espèces indigènes dont une seule est bien connue. Parmi les espèces exotiques nous citerons :

L'Argas de Perse (*Argas persicus*, Fischer), connu des voyageurs sous le nom de Punaise de Miana et des indigènes sous celui de *Malleh de Mianeh*, est un peu plus grand qu'une punaise des lits, dont il a les habitudes, car il vit surtout dans les vieilles habitations et dans les fissures des murailles. Il attaque principalement l'homme; ses piqûres ont passé pour venimeuses et ayant des conséquences terribles pour les étrangers mais nulles pour les indigènes. Nous avons eu l'occasion d'en voir un vivant entre les mains du docteur Fumouze à Paris qui l'entretenait en lui faisant piquer de temps en temps un lapin ; ces piqûres n'avaient aucune mauvaise influence sur la santé de l'animal.

L'**Argas de Savigny** (*Argas Savignyi*, P. Gerv.) est un Argas étudié en Egypte par Savigny et dont Audouin a donné l'explication d'après les dessins de cet auteur. Bien qu'Audouin le regarde comme le même que l'*Argas persicus*, il doit être d'une espèce différente : il a bien comme lui le dos chagriné et finiment tuberculeux, mais, au lieu d'être ovalaire, à extrémité antérieure plus large que la postérieure, c'est l'inverse ; il a aussi les articles des pattes tuberculeux en dehors, détail que ne présente pas l'Argas de Perse, et que nous avons pu vérifier sur un exemplaire que nous devons à la générosité de M. L. Reiche, qui l'avait reçu des bords du Tigre.

M. Gervais donne le nom d'*Argas de Fischer* à un Argas très élargi postérieurement et latéralement que Savigny a aussi rencontré en Egypte. Il se pourrait que ce fût un mâle ou une nymphe du premier. C'est une question que nous ne pouvons vider, P. Gervais n'en donnant que la figure d'après Savigny.

L'**Argas de Maurice** (*Argas mauritianus*, Guérin) est un Argas que Guérin Menneville figure dans son *Iconographie, Arach.*, pl. 6, f. 3, et qui paraît très voisin de notre *Argas réfléchi*. Il vit sur les poules de l'Ile Maurice et occasionne dans quelques basses-cours des pertes considérables.

L'**Argas d'Amérique** (*Argas americanus*, de Geer) est le *Nigua* ou le *Chinche* qui habite les masures et les cases abandonnées, bien connu des voyageurs, et que P. Gervais avait classé d'abord parmi les Ixodes, mais qui est bien un Argas ainsi que Hermann le pensait en le classant dans son genre Rhynchoprion, et ainsi que le prouve un dessin d'après nature fait par Nicolet pour accompagner une nouvelle étude de ce parasite publiée par J. Goudet qui l'avait recueilli en Colombie.

Cet Argas paraît avoir des habitudes analogues à celles de l'Argas persicus et s'attaque à l'homme et aux animaux endormis.

En France, nous l'avons déjà dit, nous n'avons que deux espèces d'Argas et encore l'une n'est-elle connue que sous l'état de larve hexapode, est très petite et se rencontre sur les chauves-souris ; elle avait donné lieu à la création du genre *Caris* par Latreille, mais ce genre ne doit pas subsister puisque la larve en question a manifestement le rostre caractéristique des Argas ; quant à l'espèce à laquelle cette larve appartient, elle ne pourra être caractérisée que lorsqu'on connaîtra ses représentants adultes.

L'autre espèce d'Argas indigène est la suivante.

Argas réfléchi (*Argas reflexus*, Latr.) (fig. 45). Syn. : *Acarus marginatus*, Fab.; *Rynchoprion columbæ*, Hermann.

Caractères communs aux deux sexes. — Rostre infère, long de 1^{mm},90 (fig. 44), à dard long de 1 millimètre, présentant à sa face inférieure

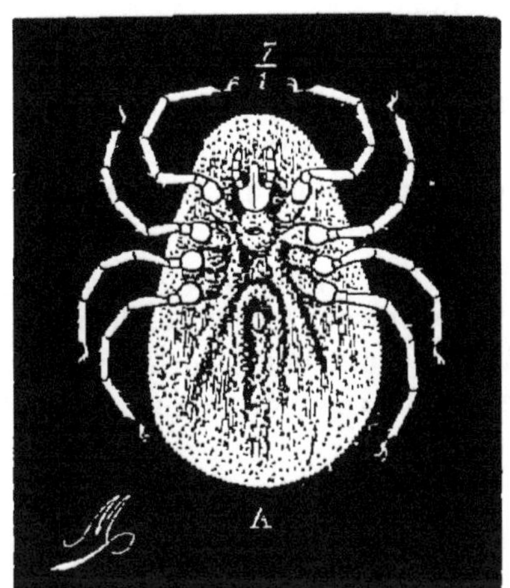

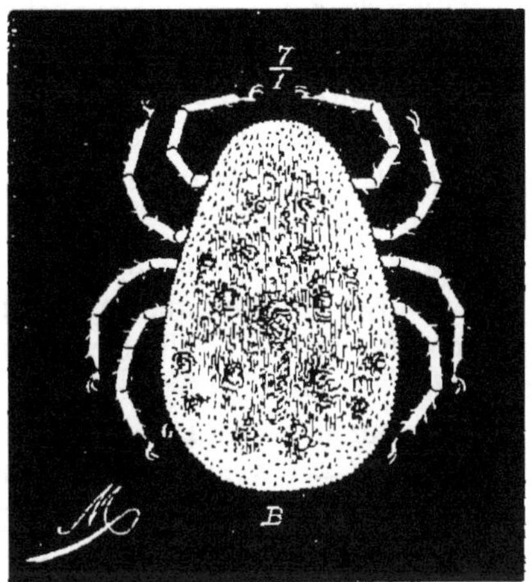

Fig. 45. — *Argas reflexus* ♀.
A, face inférieure. — B, face supérieure.

deux rangs de dents de chaque côté de la ligne médiane avec un commencement de troisième rang tout près de la pointe qui est tronquée, arrondie. Mandibules terminées par un harpon articulé à trois dents ; palpes maxillaires à quatre articles cylindriques, le deuxième et le quatrième plus grands, les trois derniers portant chacun trois ou quatre poils ou soies et le dernier en plus un petit bouquet de trois petites cirrhes terminal. Pattes à six articles, terminées par un tarse cylindro-conique, à ambulacre à deux grands ongles courbés et à caroncule avortée presque nulle ; les hanches, qui sont contiguës sont recouvertes d'un tégument rugueux chagriné, analogue à celui du reste du corps qui est fortement chagriné et très résistant chez les adultes, lisse et finement strié en travers chez les nymphes et les larves. Anus au milieu de la face inférieure. Yeux nuls.

Femelle fécondée. — Longue de 5 mill., large de 3 ; ces dimensions augmentant d'un quart lorsqu'elle est repue ; corps ovoïde un peu piriforme, déprimé de dessus en dessous, à faces supérieures et inférieures, surtout la première, en voûte surbaissée, les bords toujours carénés de couleur jaunâtre, montrant par transparence les digitations de l'appareil digestif sous forme de lignes épaisses, irrégulières, rayonnant d'avant en arrière, de couleur noir-violet due au sang aspiré qui la remplit. Ces digitations ou cœcums de l'estomac cessent d'être distinctes lorsque le parasite est complètement repu ; il est alors d'une couleur uniforme noir-violet avec les bords du corps jaunâtre ; c'est ce dernier détail qui avait engagé Fabricius à le nommer *Acarus bordé*.

Argas mâle. — Long. 4^{mm}, larg. 3^{mm} ; plus régulièrement ovoïde que la femelle, ne s'en distingue que par sa plus petite taille et par la position du pore génital qui est sur la ligne médiane de la face inférieure à la hauteur de la troisième paire des pattes, tandis que la femelle a l'ouverture extérieure de son oviducte tout près de la base du rostre. La couleur du mâle est uniformément brune.

Nymphe. — De la taille du mâle, ne s'en distingue que par l'absence d'organes sexuels.

Larve. — Héxapode, longue de $0^{mm},50$ à 2^{mm}, presque orbiculaire, aussi large que longue, de couleur testacée chez les jeunes larves et de couleur brune chez les larves plus âgées qui ont déjà absorbé du sang.

Œuf. — Long de $0^{mm},50$, large de $0^{mm},35$, régulièrement ovoïde et de couleur jaunâtre foncée.

Habitat. — L'Argas réfléchi habite surtout les colombiers d'où il se répand sur les pigeons quelquefois en grande quantité, surtout sur les jeunes. Latreille dit l'avoir trouvé errant dans les habitations. Quand il a sucé du sang, il peut vivre longtemps sans manger ; Hermann en a conservé un dans cet état pendant plus de huit mois dans un verre et qui fut privé de nourriture pendant tout ce temps sans rendre d'excréments et sans qu'on s'aperçût de la moindre diminution de son corps et du plus petit dépérissement. Il faut croire que depuis Latreille et Hermann, l'Argas réfléchi est devenu bien rare en France ; en effet, malgré nos recherches, malgré nos recommandations aux nombreux colombophiles avec lesquels nous sommes en relation, il nous a été impossible d'en obtenir des spécimens pour notre collection, et ceux que nous possédons nous les devons à l'extrême obligeance de M. le professeur Rivolta, de Pise.

3. — Famille des SARCOPTIDÉS.

Les caractères taxinomiques de la famille des Sarcoptidés sont les suivants :

Animalcules blanchâtres, quelquefois rosés, de grandeur variant entre $0^{mm},1$ et 1 millimètre, à CORPS *mou à l'état de larve, d'adulte, de nymphe* *normale, cuirassé seulement chez quelques nymphes adventives ou hypopiales de quelques genres ;* SANS YEUX *ni* APPAREIL RESPIRATOIRE *complet et visible ; à* ROSTRE *pourvu de* MACHOIRES *inermes soudées avec la* LÈVRE *et la* LANGUETTE *de manière à former une cuiller demi-cylindrique, creuse, tronquée, servant de plan inférieur et de base au rostre, sur laquelle reposent et glissent une paire de* MANDIBULES *chéliformes, courtes, à mouvements indépendants ou plutôt alternatifs comme chez les autres familles de l'ordre ;* PALPES MAXILLAIRES *à trois articles cylindriques libres ou soudés en partie à la cuiller maxillo-labiale.* PATTES *à cinq articles disposées en deux groupes placés, l'un près du rostre, l'autre près de l'abdomen ;* TARSES *terminés par un, rarement par deux ou plusieurs crochets inégaux accompagnés ordinairement d'une caroncule vésiculeuse ou d'une ventouse membraneuse en cloche plus ou moins longuement pédiculée, caduques chez les femelles adultes d'une espèce.* GÉNÉRATION *ovipare* LARVE *héxapode ayant le rostre et la forme générale des parents. Accroissement par mues successives ou mieux par métamorphoses dans lesquelles tous les organes se reforment à nouveau et se complètent successivement.*

La famille des Sarcoptidés est divisible en cinq tribus qui sont distinctes, non seulement par les caractères anatomiques de l'ensemble des espèces que les composent, mais surtout par les mœurs de ces mêmes espèces.

La première, que nous nommons *Tribu des Sarcoptides détriticoles*, comprend des Acariens qui ne sont jamais parasites, mais qui vivent sur des matières animales ou végétales à l'état de décomposition ;

La seconde, que nous nommons *Tribu des Sarcoptides plumicoles*, comprend des Acariens qui vivent sur le corps des oiseaux, au fond de leurs plumes, des matières excrétées par la peau, sans causer de dommages aux téguments ;

La troisième, que nous nommons *Tribu des Sarcoptides cysticoles*, comprend des Acariens qui vivent dans le tissu cellulaire et les réservoirs aériens des oiseaux, ne causant de dommages que par leur nombre ;

La quatrième, que nous nommons *Tribu des Sarcoptides gliricoles*, comprend des Acariens qui vivent au fond des poils des rongeurs sans causer de dommages au tégument externe de ces quadrupèdes ;

Enfin là cinquième constitue la *Tribu des Sarcoptides psoriques* qui comprend des Acariens venimeux qui déchirent les téguments afin d'atteindre aux tissus sous-cutanés et faire sourdre au moyen de leurs mandibules et de leur venin les humeurs dont ils vivent.

Ces derniers seuls déterminent le développement de véritables dermatoses, mais il est indispensable de connaître aussi ceux des tribus précédentes, parce que ces tribus, se reliant entre elles d'une manière insensible, sont composées d'êtres microscopiques qui ont une grande analogie dans leur organisation, et que, par suite, les uns peuvent être pris pour les autres et provoquer ainsi des erreurs très préjudiciables à la santé des animaux ou des hommes sur lesquels on les aurait rencontrés.

a. — Tribu des SARCOPTIDES DÉTRITICOLES.

Les caractères généraux des Acariens de cette tribu sont les suivants.

Corps à téguments lisses et sans plis, quelquefois tuberculeux, portant des poils soyeux, plumeux ou palmés ; pattes subégales et semblables dans chaque groupe antérieur ou postérieur et dans les deux sexes ; extrémité abdominale arrondie aussi dans les deux sexes.

Ces Acariens vivent dans les substances animales ou végétales mortes et à l'état de décomposition lente. Ils constituent quatre genres distincts entre eux par les caractères exposés au tableau suivant.

Poils plumeux ou palmés			*Glyciphagus.*
Poils lisses.	Tarses à caroncules	mâle sans ventouses copulatrices	*Carpoglyphus.*
		mâle à ventouses copulatrices	*Tyroglyphus.*
	Tarses sans caroncules.	Rostre à mandibules en pinces didactiles	*Cœpophagus.*
		Rostre à mandibules transformées en petite scie	*Serrator.*

Genre **GLYCIPHAGUS**, Héring (de γλυκος, doux et φαγος, mangeur). — Ce nom a été créé par Héring pour des Acariens qu'il a découverts sur du vieux miel et sur de vieux pruneaux dont ils mangeaient la matière sucrée.

Corps globuleux, ovoïde, allongé ou raccourci, à *téguments* lisses ou granuleux, portant des poils longs à courtes barbules, ou courts à longues barbules, ou encore palmés ou foliacés. *Rostre* conique, incliné, découvert, à *palpes* étroits tri-articulés, à moitié soudés à la cuiller maxillo-labiale ; *mandibules* renflées à la base, peu allongées, dictatiles, dentelées. Épimères de la première paire de pattes réunies ensemble, les autres libres, au moins chez les femelles ; *pattes* cylindriques, grêles, poilues, celles des deux paires moyennes un peu plus courtes que les autres, surtout que la dernière paire qui est toujours la plus longue ; *tarses* déliés, coniques, très allongés, à ambulacre monoonguiculé et caronculé, très petit. *Anus* longitudinal hypo-abdomidal. *Vulve* de la femelle longitudinale, située entre les épimères des 2e et 3e paires de pattes ; cette femelle porte en outre à l'extrémité de l'abdomen un appendice tubulaire, saillant.

Mâles, à peine plus petits que les femelles, à pénis situé entre les deux dernières paires de pattes, non munis de ventouses copulatrices ni d'appendice tubulaire postérieur.

Nymphes octopodes, de la taille des mâles, sans organes sexuels ni appendice.

Larves hexopodes, semblables aux nymphes, sauf l'absence d'une paire de pattes et une taille plus petite.

Le genre Glyciphage comprend des Acariens, étudiés pour la plupart depuis peu de temps et qui étaient confondus avec ceux du genre suivant, sous le nom générique d'*Acarus*; sa principale espèce n'est autre que l'*Acarus domesticus*, de de Geer, ou l'*Acarus destructor*, de Schranck et de Latreille, que Koch confond encore à tort sous le nom d'*Acarus siro* avec le *Tyroglyphus siro*, qui est bien le véritable *Acarus siro* de Latreille, de de Geer et de Linnée. Bien que les Glyciphages ne soient pas des parasites des animaux ni de l'homme, il est très important, néanmoins, au point de vue de la Dermatologie comparée, de les bien connaître; en effet, ces Acariens se trouvant partout, et particulièrement dans les poussières des fourrages, dans les charniers, dans les salles de dissection et d'autopsie, on peut les rencontrer sur des animaux vivants ou des cadavres affectés de dermatoses, et ils peuvent être cause d'erreurs graves, comme celles que commit Héring en attribuant à un de ces Acariens, trouvé sur le pied ulcéré d'un cheval, un rôle qu'il n'avait pas.

Nous allons décrire la principale espèce du genre Glyciphagus et nous nous contenterons d'énumérer les autres.

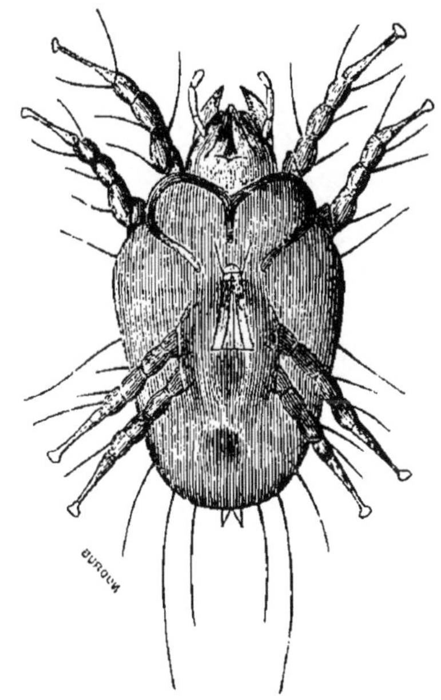

Fig. 46. — *Glyciphagus cursor* ♀ (Face ventrale.) (Les fines barbules des poils n'ont pu être indiquées dans la gravure.)

Glyciphage coureur (*Glyciphagus cursor*, P. Gerv. (fig. 46). Synn. : *Troisième espèce de mite*, de Lyonnet; *Acarus destructor*, Schranck; *Sarcoptes destructor*, Latr.; *Acarus domesticus*, de Geer; *Acarus dimidiatus*, Herm.; *Glyciphagus prunorum*, Héring; *Sarcoptes hippopodos*, Héring; *Glyciphagus hippopodos*, P. Gerv.; *Acarus setonus*, Koch; *Acarus cubicularius*, Koch; *Acarus hyalinus*, Koch.

Corps de couleur perlée, cylindro-conique, très atténué en avant, très arrondi en arrière *ne présentant pas un sillon*, entre les 2ᵉ e 3ᵉ paires de pattes; poils dont les postérieurs les plus longs ne dépassent pas la longueur du corps.

Femelle ovigère, longue de 0mm,45 à 0mm,75.

Mâle, long de 0mm,30 à 0mm,43.

Nymphes octopodes, de la taille des mâles.

Larves hexapodes, longues de 0mm,18 à 0mm,30.

Œufs, longs de 0mm,10 à 0mm,13, larges de 0mm,6 à 0mm,8.

Habitat. — Se trouve sur les oiseaux et les insectes morts et desséchés, sur les pièces anatomiques et les squelettes qui suintent dans les salles de dissection, les amphithéâtres, les fruits et extraits sucrés desséchés, la farine, les poussières des selliers, des garde-mangers, des caves, des greniers et des fourrages, dans les écuries, etc., et accidentellement sur les animaux avec ces poussières, mais il est parfaitement inoffensif à l'égard de ces derniers.

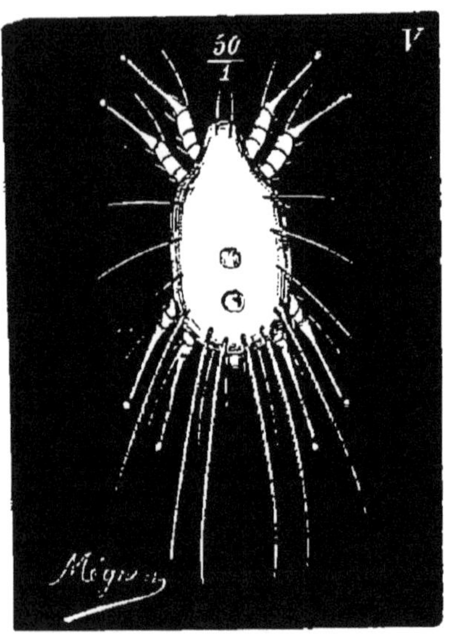

Fig. 47. — *Glyciphagus spinipes* ♀ (Face dorsale.)

Les autres espèces de Glyciphages connues sont :

Le **Glyciphage épineux** (*Glyciphagus spinipes*, Koch) (fig. 47), qui se distingue du précédent par un corps plus large au milieu qu'aux extrémités, des poils plus longs, plus tomenteux et des tarses couverts de petits poils. Se trouve dans les mêmes endroits que le précédent, surtout dans la poussière de vieux foin.

Les **Glyciphages plumeux** (*Glyciphagus plumiger*, Fum. et Ch. Robin). et **Glyciphages à palmes** (*Glyciphagus palmifer*, Fum. et Ch. Robin), qui ont été supérieurement étudiés par MM. Fumouse et Ch. Robin, se distinguent des précédents par leur corps raccourci et comme refoulé, leurs téguments fortement granuleux sur le tronc et leurs singuliers poils qui ressemblent à de vraies plumes à longues barbules chez les premiers, et à des feuilles à nervures chez le second.

Nous avons trouvé, dans la poussière d'écurie, en société avec les deux précédents, un Glyciphage encore inédit que nous avons nommé provisoirement *Glyciphagus sculptilis*, en raison de ses téguments gravés de fines stries, symétriques et serrées, et qui sont de couleur enfumée. Nous le regardons comme aussi inoffensif que les précédents.

Ils se trouvent à peu près exclusivement dans la poussière des caves, des granges et des écuries ; accidentellement ils peuvent se trouver avec cette poussière sur les animaux. Ils sont aussi inoffensifs à l'égard des animaux que les précédents.

Genre **CARPOGLYPHE** (*Carpoglyphus*, Ch. Robin [de καρπος, fruits et γλυφευς, sculpteur]). — Ce genre est encore une subdivision de l'ancien genre *Acarus*, de Latreille, et a été créé par M. Ch. Robin (*Journal de l'Anat.*, 1869, n° 2) pour un Acarien dont les caractères tiennent le milieu entre ceux des Glyciphages et ceux des Tyroglyphes ; ces caractères génériques sont :

Corps ovoïde, dépourvu de sillon circulaire, à poils postérieurs longs et effilés, à poils dorsaux tronqués ressemblant à des cirrhes. *Rostre* conique, découvert, grêle, pointu ; *palpes* petits, *mandibules* allongées en pince non dentées. *Épimères* des deux premières paires réunies par un sternum ; *pattes* cylindriques pourvues de piquants et de poils ; *tarses* sans mamelons, à caroncule en cloche mono-onguiculée. *Anus* sous-abdomidal, non suivi de tubercule tubulé chez la femelle ni de ventouses chez le mâle. *Pénis* grand en avant de l'anus. *Vulve* inscrite dans un angle que forme, chez la femelle, la pièce sternale, qui est divisée, et ses deux moitiés écartées angulairement.

Ce genre ne renferme qu'une espèce.

Le **Carpoglyphe des figues** (*Carpoglyphus passularum*, Ch. R. et Héring). Synn. : *Acarus passularum*, Héring et Dujardin, *Tyroglyphus passularum*, P. Gervais.

Corps gris-perle brillant, pattes égalant en longueur la largeur du corps, poils des tarses de la 3e et 4e paire prolongés en un filament extrêmement délié, ainsi que ceux des deux paires de l'extrémité abdominale.

Femelle, longue de $0^{mm},50$ à $0^{mm},75$, large de $0^{m},25$ à $0^{mm},35$.

Mâle, long de $0^{mm},40$ à $0^{mm},60$, large de $0^{mm},20$ à $0^{mm},33$.

Nymphes, longues de $0^{mm},30$ à $0^{mm},35$, larges de $0^{mm},18$ à $0^{mm},20$.

Larves hexapodes, longues de $0^{mm},25$ à $0^{mm},30$, larges de $0^{mm},15$ à $0^{mm},20$.

Œufs, longs de $0^{mm},11$ à $0^{mm},14$, larges de $0^{mm},07$ à $0^{mm},09$.

Habitat. — Vit dans les figues sèches anciennes, à la surface des conserves, dans la poussière des dates, des pruneaux, très souvent en compagnie du Tyroglyphus siro et du Glyciphage coureur.

Genre **TYROGLYPHUS**, Latr. (de τυρός, fromage et γλυφευς, sculpteur). Synn. : *Mite*, de Lyonnet ; *Acarus*, Linnée, de Geer, Hermann.

Corps cylindrique, très arrondi en arrière, conique en avant, offrant, entre la 2e et la 3e paire de pattes, un *sillon circulaire* bien marqué, à poils lisses. *Épimères* de la première paire de pattes réunies, les autres libres ; *pattes* à tarses cylindriques, à base un peu élargie, terminée par une caroncule vésiculeuse trilobée sessile et un ongle courbé. *Vulve* et *anus* situés comme dans le genre précédent ; ce dernier organe, chez le mâle, a sa commissure postérieure accompagnée de chaque côté d'une paire de *ventouses copulatrices*. Absence de prolongement tubuleux abdomidal chez la femelle.

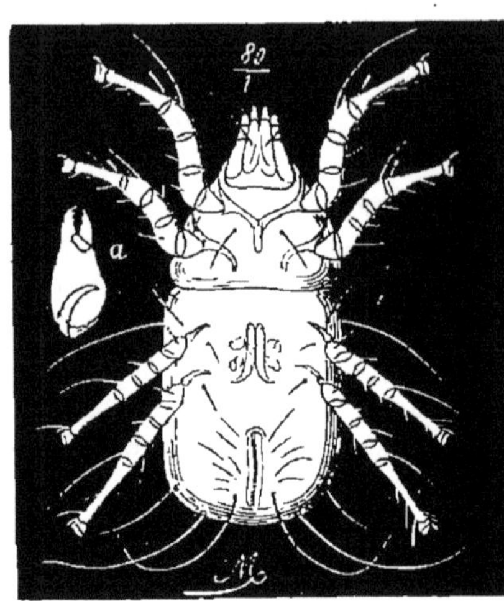

Fig. 48. — *Tyroglyphus siro* ♀ (Face ventrale).

Ce genre comprend plusieurs espèces.

Le **Tyroglyphe du fromage** (*Tyroglyphus siro*, Latr.) (fig. 48). Synn. : *Première espèce de Mite*, de Lyonnet ; *Acarus siro*, de Geer, Linnée, Koch, et *Acarus farinæ*, Koch.

Corps, de couleur gris-perle, brillant, avec deux globules jaunâtres internes de chaque côté de l'abdomen, qui est cylindro-conique, arrondi en arrière, à poils lisses, égalant à peine en longueur la largeur du corps ; pattes subégales, la première paire plus volumineuse chez le mâle, avec une apophyse conique au bord inférieur du 2e article et deux tubercules aplatis sur la face supérieure des tarses de la 4e paire.

Femelle ovigère, longue de $0^{mm},50$, large de $0^{mm},30$.

Mâle, long de $0^{mm},40$, large de $0^{mm},20$.

Nymphes, de la taille du mâle.

Larve hexapode, longue de $0^{mm},25$ à $0^{mm},40$, large de $0^{mm},10$ à $0^{mm},20$.

Œuf, long de $0^{mm},20$, large de $0^{mm},10$.

Nymphe hypopiale, longue de $0^{mm},30$, large de $0^{mm},20$.

(A la fin de la description des Acariens de cette tribu, nous consacrerons quelques développements aux nymphes hypopiales des trois derniers genres.)

Habitat. — Le Tyroglyphe du fromage habite non seulement la croûte des fromages secs, comme le gruyère, le septmoncel, etc., mais on le trouve aussi à peu près aux mêmes endroits où pullulent les Glyciphages : dans la farine, dans les poussières des caves, des selliers, des garde-mangers, des greniers, des écuries, des fenils, etc. La nymphe hypopiale se trouve exclusivement sur les animaux et souvent en quantité considérable; nous reviendrons sur cette dernière.

Les autres espèces connues du genre Tyroglyphus sont les suivantes :

Le **Tyroglyphe allongé** (*Tyroglyphus longior*, P. Gerv.) diffère du précédent par un corps plus long, des poils plus longs, des tarses plus longs et toutes les pattes subégales dans les deux sexes, la première paire semblable aux autres. A le même habitat que le précédent.

Le **Tyroglyphe de Sicile** (*Tyroglyphus Siculus*, Fum. et Ch. Robin). — Trouvé, pour la première fois, par MM. Fumouze et Ch. Robin dans de la poussière de cantharide altérée, venant de Sicile, se reconnaît à ses pattes très courtes, surtout les tarses et à ses poils courts ; nous l'avons retrouvé dans la poussière d'une écurie de Brie-Comte-Robert.

Le **Tyroglyphe des insectes** (*Tyroglyphus entomophagus*, Laboulb. et Robin). — Plus petit que les précédents, vit dans les collections d'insectes dont il dévore le corps à l'intérieur.

Le **Tyroglyphe des champignons** (*Tyroglyphus mycophagus*, Mégnin). — Le plus grand des Tyroglyphes, car les femelles ont un millimètre de long. Nous l'avons trouvé pullulant sur les champignons, et nous avons pu, en le nourrissant de ces végétaux, en obtenir des légions innombrables, ce qui nous a permis de l'étudier dans toutes ses phases et surtout pendant la transformation hypopiale.

Nous connaissons encore quelques autres espèces de Tyroglyphes dont l'une, très différente du *Tyroglyphus siro*, à téguments roux, presque coriaces, vit dans la farine altérée, et deux autres dans le terreau des forêts, mais elles nous intéressent peu à notre point de vue spécial; leurs hypopes nous intéressent davantage, comme nous le verrons plus loin.

Genre **CÆPOPHAGUS** (*Cæpophagus*, Mégnin). — Nous créons ce genre pour une espèce étudiée d'abord sous le nom de *Tyroglyphus echinopus* par MM. Fumouze et Ch. Robin, et que nous avons reconnu comme devant former le type d'un nouveau genre, à cause des particularités curieuses qu'offrent les pattes ; il aura pour caractère :

Corps de forme ovoïde, trapue, avec un *sillon* entre la deuxième et la troisième paire de pattes, marqué en dessus seulement. *Poils* lisses et courts ; *rostre* semblable à celui des tyroglyphes, étroit et pointu. *Pattes* à poils courts semblables dans les deux sexes, épaisses, moins longues d'un tiers environ que le corps n'est large, *tarses* courts terminés par un volumineux crochet, *sans caroncule ni ventouse*, pourvu de *fortes épines*, ainsi que la jambe et la cuisse.

Vulve chez la femelle, longitudinale, située entre les épimères postérieures. *Anus* longitudinal sous-abdominal, à commissure postérieure suivie chez la femelle d'un petit tubercule impair en forme de ventouse, et chez le mâle de deux *ventouses copulatrices* symétriques; commissure antérieure précédée immédiatement chez le mâle d'un *pénis* très petit.

Le genre *Cæpophagus* ne renferme jusqu'à présent qu'une espèce :

Le **Cæpophage épineux** (*Cæpophagus echinopus*, Ch. Robin) (fig. 49). — Corps de couleur gris-perle. Rostre incliné de couleur pelure d'oignon, ainsi que les autres pièces du squelette.

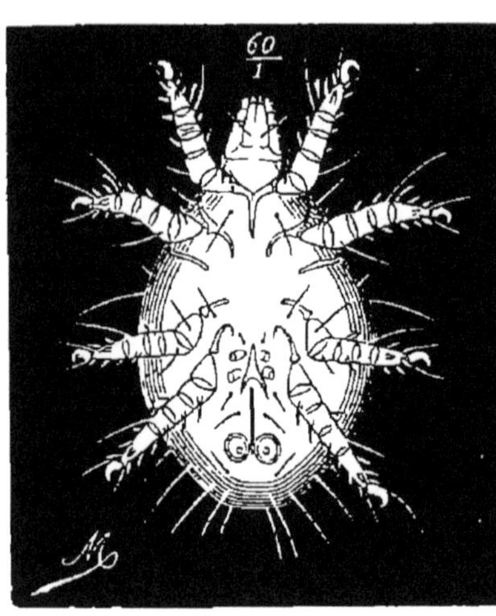

Fig. 49. — *Cæpophagus echiniopus* ♂ (Face ventrale.)

Femelle longue de 0mm,70 à 1mm, large de 0mm,50 à 0mm,58.

Mâle long de 0mm,55 à 0mm,64, large de 0mm,34 à 0mm,40.

Nymphes de la taille des mâles.

Larves hexapodes longues de 0mm,26 à 0mm,35, larges de 0mm,16, à 0mm,20.

Œuf long de 0mm,15 à 0mm,17, large de 0mm,10 à 0mm,11.

Habitat. — Se trouve abondamment sur les bulbes de liliacées qui commencent à s'altérer, ainsi que sur les tubercules de pommes de terre et autres racines; se trouve aussi sur des fleurs desséchées et autres matières végétales mortes.

Genre **SERRATOR**, *Nobis* (1). — Nous créons ce genre pour une espèce que nous avons découverte en 1873 et que nous avons décrite dans le *Journal de l'Anat.* de M. Ch. Robin (n° 4, 1873), sous le nom de *Tyroglyphus rostro-serratus*. Bien que, comme les Tyroglyphes, il présente le sillon circulaire en arrière de la deuxième paire de pattes, il s'en éloigne tellement par la constitution de son rostre qu'il mérite à tous égards de constituer un genre à part dont les caractères sont les suivants :

Corps quadrangulaire, tronqué postérieurement, triangulaire antérieurement à face inférieure plane, à face supérieure hérissée de onze gros mamelons portant chacun les uns un, les autres deux poils courts et arqués. *Rostre* triangulaire très pointu, à palpes à premier

(1) Genre *Phylostoma* Kramer. (*Archiv. f. naturgesch.* Von Troschel, 1876.)

article très long adhérent, les deux derniers très courts, libres, terminés par deux cirres aigus, à pointe courbée et divergente, *mandibules* transformées en une scie à dents, nombreuses, irrégulières et aiguës, toutes inférieures ; à *hanches* ayant chacune antérieurement deux paires d'épimères, les antérieures de la première paire réunies sur la ligne médiane comme des clavicules ; articles des *pattes* épineux ; *tarses* sub-cylindriques à extrémités renflées terminés par un fort crochet sans caroncule. *Anus* hypo-abdominal allongé, non accompagné de ventouses copulatrices chez le mâle, mais à commissure antérieure en contact immédiat avec le pénis. Vulve chez la femelle, longitudinale et hypothoracique.

Ce genre ne renferme qu'une espèce.

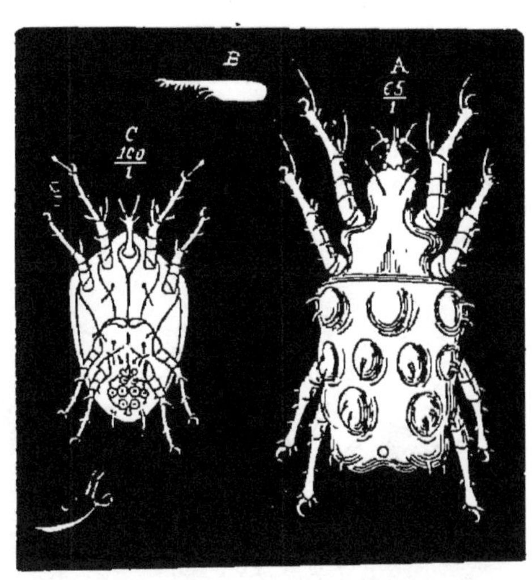

Fig. 50. — *Serrator amphibie et son hypope.* A, état adulte. — B, une de ses mandibules. — C, sa nymphe hypopiale.

Le **Serrator amphibie** (*Serrator amphibius*, Mégnin) (fig. 50) Syn. (*Tyroglyphus rostroserratus*, Mégnin ; *Philostoma pectineum*, Kramer).

Corps blanc-jaunâtre, à téguments épais et opaques, avec les pièces du squelette roux-clair.

Femelle ovigère longue de $0^{mm},50$, large de $0^{mm},25$.

Femelle pubère longue de $0^{mm},30$, large de $0^{mm},16$; n'a pas encore la vulve de ponte, mais se rencontre accouplée avec les mâles.

Mâle long de $0^{mm},30$, large de $0^{mm},16$; plus trapu et à membres plus robustes, toute proportion gardée, que chez les femelles.

Nymphe octopode, longue de $0^{mm},20$ à $0^{mm},30$, large de $0^{mm},12$ à $0^{mm},16$.

Larve hexapode longue de $0^{mm},16$, large de $0^{mm},08$.

Œuf long de $0^{mm},15$, large de $0^{mm},08$.

Habitat. — Se trouve par myriades où tous les âges sont représentés, dans les champignons en voie de décomposition humide, ammoniacale ou acide, en compagnie de nombreuses anguillules ; se trouve aussi dans les conserves de légumes décomposés, dans les résidus de choucroute, etc. Dans toutes ces substances il vit entièrement plongé dans le liquide, et, comme il peut vivre aussi très bien au sec, il mérite à juste titre l'épithète d'amphibie que nous lui avons donnée.

Quand la substance dans laquelle il vit vient à se dessécher entièrement, ses nymphes se transforment en un hypope très curieux qui a été décrit comme une espèce spéciale sous le nom d'*Hypopus feroniarum*, par L. Dufour.

Remarques sur les nymphes hypopiales des TYROGLYPHES, des CŒPOPHAGES et des SERRATORS. — Sous le nom d'*Hypopus*, d'*Homopus*, de *Trichodactylus*, noms génériques créés par Dugès, Koch et L. Dufour, ces naturalistes ont classé de petits acariens que l'on trouve fréquemment sur d'autres animaux : Insectes, Myriapodes, autres Acariens même, et aussi sur des reptiles, des oiseaux et des quadrupèdes. C'est précisément un de ces Acariens trouvés en nombre immense sur la peau d'un éléphant par Gurlt, qui donna lieu, de la

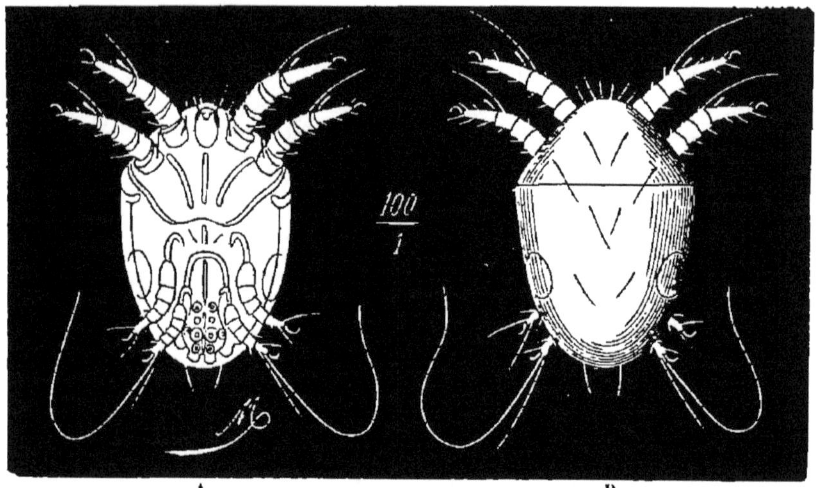

Fig. 51. — Nymphe hypopiale du *Tyroglyphus siro*.
A, face inférieure. — B, face supérieure.

part de Gerlach, à la création de son *Symbiotes elephantis* qu'il classe parmi les Acariens psoriques. Or, ces Acariens, pour lesquels on avait créé les genres en question, subdivisés en un grand nombre d'espèces, et classés dans la famille des Sarcoptides, ne sont autre chose que des *nymphes adventives, hétéromorphes*, de Tyroglyphes, de Cœpophage ou de Serrators, chargées de la conservation et de la dissémination des espèces auxquelles elles appartiennent : lorsque la matière, sur laquelle vit et pullule une colonie de ces acariens, vient à disparaître par dessiccation ou autrement, et qu'elle n'offre plus aucune ressource à la susdite colonie, celle-ci semble vouée à une destruction certaine ; il n'en est rien : les adultes et les larves meurent, mais les nymphes se transforment, deviennent cuirassées, se munissent d'organes d'adhérence sous forme d'un groupe de ventouses sous-abdominales (fig. 51, *A*), ont des pattes armées de solides crochets, n'ont plus d'ouvertures buccales, anales ou vulvaires, prennent la forme hypopiale enfin, et se mettent en quête d'un animal quel qu'il soit, pourvu qu'il soit plus ingambe qu'elles, s'attachent à lui et le quittent lorsqu'il est arrivé dans un milieu convenable où existent de nouvelles ressources; là elles quittent leur habit de voyage, leur enveloppe hypopiale, reprennent leur forme première, deviennent sexuées et fondent une nouvelle colonie. Nous avons démontré tous ces faits dans un mémoire publié dans le *Journal de l'Anatomie et de la Physiologie* de M. Ch. Robin, n° de mai 1874, mémoire qui a eu les honneurs du prix Thore que l'Académie des sciences nous a décerné la même année. Les genres *Hypopus*, *Homopus* et *Trichodactylus* sont donc à rayer de la nomenclature acariologique; seulement, nous avons conservé l'épithète de *nymphe hypopiale* pour désigner cet état temporaire, commandé par des circonstances exceptionnelles, que prennent les nymphes des genres Tyroglyphus, Cœpophagus et Serrator. (Nous ne connaissons jusqu'à présent que ces genres parmi les Sarcoptidés détriticoles qui fournissent des nymphes hypopiales, nous verrons plus loin que d'autres Sarcoptidés en fournissent aussi.)

Il suit des études que nous avons faites sur les nymphes hypopiales, que le prétendu *Symbiotes elephantis* de Gerlach, devenu l'*Homopus elephantis* de Furstenberg, n'est autre que la nymphe hypopiale du *Tyroglyphus siro*, nous l'avons retrouvée sur des bœufs, sur des oiseaux, sur des lézards dont elle était le parasite temporaire parfaitement inoffensif. C'est le même qu'Hermann avait déjà nommé *Acarus spinitarsus*, Dugès, *Hypopus spinitarsus* et de Geer, *Acarus muscarum*.

L'Hypopus feroniarum de Dufour n'est autre que la nymphe hypopiale de notre *Serrator amphibius*. Enfin l'*Hypopus sapromyzarum* de L. Dufour, l'*Hypopus ovalis* de Gervais et les *Trichodactylus osmiæ* et *Xylocopæ* de L. Dufour sont aussi des nymphes hypopiales du même groupe.

Faute de connaître ces différents Acariens, les formes diverses qu'ils peuvent revêtir et leur tendance à s'attacher à d'autres êtres vivants, beaucoup d'erreurs dans le genre de celles de Gerlach et de Héring ont été commises, et on a pris souvent, soit des nymphes hypopiales, soit des Tyroglyphes, soit des Glyciphages pour des Acariens dangereux susceptibles de causer des maladies de peau. C'est ainsi que Hessling (*Schmidt's Jahrb.*, 1852) a trouvé dans la *Plique polonaise* des Acariens qu'il a gratifiés des noms terribles de *Eutarsus cancriformis* et de *Celognatus morsitans*; or, si l'on en juge par la description peu claire qu'il en a donnée et surtout par les figures reproduites dans le *Manuel d'Anatomie pathologique* de Forster (Trad. Kaula, Strasbourg et Paris, 1853), on voit que ces Acariens ne sont autres que des nymphes hypopiales ou trichodactyliennes, et par suite complètement inoffensives.

b. — Tribu des SARCOPTIDES PLUMICOLES.

Cette tribu est très nombreuse en espèces ; dans un travail spécial publié dans le *Journal de l'Anatomie et de la Physiologie*, 1877, et fait en collaboration avec M. le professeur Ch. Robin, nous en avons décrit trente-deux réparties dans sept genres. Nitzsch et Koch en avaient déjà vu quelques-unes, toutes comprises dans son genre *Analyes* par le premier et dans son genre *Dermaleichus* par le second qui n'a pas adopté le nom créé par le premier, on ne sait trop pourquoi ; nous les conserverons tous les deux. Quelques espèces nouvelles viennent d'être ajoutées par le Dr G. Haller de Berne et nous en possédons déjà quelques autres inédites découvertes depuis la publication de notre travail.

Au point de vue de la Dermatologie des oiseaux il est important de connaître les Sarcoptides plumicoles, bien qu'ils soient tous parfaitement inoffensifs et vivent, à la façon des Philoptérides et des Liothéïdes avec lesquels on les trouve constamment, des humeurs naturellement exhalées à la surface de la peau ; c'est afin de ne pas les confondre avec les Sarcoptides psoriques et de ne pas leur attribuer un rôle qu'ils n'ont pas que nous les signalons.

Les *Sarcoptides plumicoles* présentent les formes les plus diverses, et les modifications les plus curieuses soit des pattes soit de l'extrémité abdominale où les appendices les plus variés se font remarquer soit dans l'un soit dans l'autre sexe ; en cela ils ont déjà beaucoup d'analogie avec certains Acariens psoriques, ce qui rend leur distinction quelquefois difficile et les caractères généraux exclusivement propres à cette tribu difficiles à établir.

Les *Sarcoptides plumicoles* se distinguent de ceux de la première tribu par leurs téguments toujours striés symétriquement, durcis en partie par des plastrons qui se remarquent surtout supérieurement. La similitude des pattes est rare ici, surtout chez les mâles qui ont souvent la 3e paire de pattes très grossie ; et l'extrémité postérieure, au lieu d'être simplement arrondie, est ordinairement lobée plus ou moins profondément, surtout chez les mâles, quelquefois chez les femelles, et ornée de divers appendices ; les ventouses copulatrices sont constantes chez les mâles, sauf chez une seule espèce.

Les *Sarcoptides plumicoles* se distinguent des Sarcoptides psoriques en ce qu'ils n'ont jamais de pattes avortées comme ces derniers, et surtout en ce qu'ils ne sont pas venimeux.

Dans le tableau suivant nous donnons les caractères distinctifs des genres :

Femelles semblables en tout aux mâles qui n'ont pas de ventouses copulatrices .... *Dermoglyphus.* (Mégnin.)

- Femelles différant des mâles qui ont tous des ventouses copulatrices.
  - Femelles adultes ayant toujours l'abdomen entier et sétifère....
    - Abdomen des mâles sub-lobé et orné d'appendices variés sétacés ou foliacés, 3e paire de pattes jamais très grosse...
      - Pattes semblables et subégales chez les deux sexes, et portant des ambulacres de moyenne grandeur.... *Pterolichus.* (Ch. Rob.)
      - Pattes antérieures seules marginales, les postérieures plus courtes sous-abdominales.................. *Freyana.* (G. Haller.)
      - Pattes toutes marginales, la troisième paire un peu plus grosse.................. *Pteronyssus.* (Ch. Rob.)
    - Abdomen des mâles entier ou lobé et sétifère ; 3e paire de pattes beaucoup plus grosse et plus longue, souvent énorme, et la 4e plus petite ; pattes antérieures ordinairement épineuses ....
      - Abdomen entier.. *Analges.* (Nitzsch.)
      - Abdomen lobé... *Dermaleichus.* (Mégn. ex Koch.)
  - Femelles adult. ayant l'abdomen lobé et portant des appendic. gladiformes ou sétifères...
    - Abdomen du mâle tronqué et portant une paire d'appendices foliacés...... *Proctophyllode.* (Ch. Rob.)
    - Abdomen du mâle tronqué et portant des appendices réduits à l'état de soies ou d'aiguillons......................... *Pterodectes.* (Ch. Rob.)
    - Abdomen du mâle légèrement lobé et simplement sétifère................. *Pterophagus.* (Mégnin.)

La plupart de ces genres sont susceptibles d'être divisés en sous-genres ; nous indiquons les coupes sans dénominations spéciales dans les tableaux suivants avec l'énumération des espèces.

Genre	Sous-genres	Espèces
Genre DERMOGLYPHUS (Mégnin).	Une seule espèce.........	*D. elongatus.* (Mégnin.) (Vit sur les gallinacés et les passereaux.) (Pl. III.)
Genre PTEROGLYPHUS (Ch. Robin). 5 sous-genres.	1° Extrémité du mâle entière, portant de simples soies, avec ou sans aiguillons..................	*P. obtusus.* (Ch. Rob.) (Poule ordinaire, faisan, perdrix.) *P. claudicans.* (Ch. Rob.) (Perdrix, caille surtout.) *P. bi-subulatus.* (Ch. Rob.) (Perdrix rouge et grise.)
	2° Onglet inférieur des mandibules du mâle allongé en faucille........	*P. falciger.* (Mégnin.) (Pigeons, gouras.) (Pl. IV et V.)
	3° Abdomen du mâle terminé par des appendices symétriques securiformes ou cultriformes..........	*P. securiger.* (Ch. Rob.) (Martinet.) *P. cultrifer.* (Ch. Rob.) (Martinet.)
	4° Abdomen du mâle terminé en demi-lune transversale	*P. lunula.* (Ch. Rob.) (Perroquet, perruche.)
	5° Abdomen du mâle profondément échancré formant deux lobes triangulaires................	*P. Rallorum.* (Ch. Rob.) (Râle de genet.) *P. delibatus.* (Ch. Rob.) (Corneille.) *P. uncinatus.* (Mégnin.) (Veuve, faisan.)

Genre	Caractères	Espèces
Genre FREYANA (G. Haller).	Une seule espèce............	*F. anatina.* (G. Haller ex Koch.) (Vit sur les canards.)
Genre PTERONYSSUS (Ch. Robin).	Deux espèces............	*P. picinus.* (Ch. Rob.) (Pic-vert.)
		P. striatus. (Ch. Rob.) (Pinson.)
Genre ANALGES (Nitzsch).	Abdomen du mâle entier, 3e paire de pattes énorme terminée par un ongle robuste................	*A. passerinus.* (Nitzsch.) (Passereaux.) (Pl. VI).
		A. corvinus. (Mégnin.) (Corneille.)
		A. Nitzschii. (G. Haller.) (Emberyza citrinella.)
		A. pachycnemis. (Giebel.) (Motacilla.)
		A. chelopus. (Herm.) (Moineaux.)
Genre DERMALEICHUS (Mégnin ex Koch) Abdomen du mâle lobé; 3e paire de pattes plus grande et plus grosse, mais terminée par une ventouse......	1° Lobes abdominaux du mâle divisés transversalement près de leur extrémité par une articulation simple................	*D. ginglymurus.* (Mégnin.) (Faisan, corneille.)
		D. cubitalis. (Mégnin.) (Poule ordinaire.)
		D. asternalis. (Mégnin.) (Colombidés, phasianidés, gallinacés, perruches, serins.)
	2° Lobes abdominaux entiers à bord externe plus ou moins profondément sinueux................	*D. Oscinum.* (Ch. Rob.) (Verdier.)
		D. socialis. (Ch. Rob.) (Caille, pic-vert.)
		D. sinuosus. (Mégnin.) (Rapaces nocturnes.)
	3° Lobes abdominaux du mâle réunis par une membrane mince............	*D. velatus.* (Mégnin.) (Canard, pingouin.)
		D. centropodus. (Mégnin.) (Vanneau).
Genre PROCTOPHYLLODE (Ch. Robin).	Abdomen du mâle tronqué avec une paire d'appendices foliacés très large; femelle à abdomen bilobé portant une paire d'appendices gladiformes.	*P. glandarinus.* (Ch. Rob.) (Geai, gros-bec.)
		P. profusus. (Ch. Rob.) (Petits passereaux)
		P. truncatus. (Ch. Rob.) (Petits passereaux.)
		P. hemiphyllus. (Ch. Rob.) (Proyer.)
Genre PTERODECTES (Ch. Robin).	Abdomen du mâle tronqué avec des appendices à l'état d'aiguillon ou de soies simples; femelle à abdomen bi-lobé portant une paire d'appendices gladiformes.	*P. microphyllus.* (Ch. Rob.) (Pinson.)
		P. rutilus. (Ch. Rob.) (Hirondelles.)
		P. cylindricus. (Ch. Rob.) (Pie.)
		P. bilobatus. (Ch. Rob.) (Alouettes.)
Genre PTEROPHAGUS (Mégnin).	Une espèce..............	*P. strictus.* (Mégnin.) (Pigeons.)

Nous ne décrirons ici aucune de ces trente-six espèces en particulier, les caractères que nous venons de donner des genres et des sous-genres auxquels elles appartiennent étant suffisants pour permettre de ne pas les confondre avec des Sarcoptides psoriques. Nous nous contentons de donner comme spécimen plusieurs figures représentant les espèces les plus communes chez nos Gallinacés domestiques et nos oiseaux de volières (planches III, IV, V, VI).

Avant de passer à la troisième tribu, signalons encore une particularité que nous avons découverte chez une des espèces ci-dessus, le *Pteroglypus falciger* : c'est que ses nymphes se transforment quelquefois en une nymphe hypopiale qui vit sous la peau des pigeons et qui avait été prise pour une espèce, et même un genre acarien déterminé, sous le nom d'*Hypodectes* (Filippi) (pl. IV et V).

c. — Tribu des Sarcoptides cysticoles.

Le tissu cellulaire sous-cutané ou celui qui entoure les muscles et les organes respiratoires chez les oiseaux, puis les réservoirs aériens des mêmes vertébrés, servent d'habitat à un certain nombre de parasites constituant plusieurs espèces qui toutes appartiennent à l'ordre des Acariens et à la famille des Sarcoptidés.

Un certain nombre de ces Acariens sont remarquables par la forme vermiculaire qu'ils affectent, munis de pattes très petites, rappelant celles des Hypopes, des Tyroglyphes et, comme ces derniers, ne présentent aucune trace de bouche (pl. V). Observés par Genée, Robertson, Filippi, ce dernier en avait constitué le genre Hypodectes (1). Mais, comme nous l'avons dit plus haut, nous avons reconnu que ces Acariens vermiformes ne sont autres que des nymphes hypopiales de certaines espèces de Sarcoptides plumicoles, entre autres du *Pterolichus falciger*. Nous les avons décrits longuement dans un mémoire spécial publié l'année dernière (2). Nous n'y reviendrons pas (voy. leur fig. pl. V).

Outre ces Acariens imparfaits, on rencontre dans le tissu cellulaire de certains oiseaux, des gallinacés en particulier, une espèce acarienne parfaite, qui y passe toutes les phases de son existence et qui, découverte par Vizioli (3), avait été prise pour un Sarcopte et nommée par lui *Sarcoptes cysticola*. D'après l'étude que nous avons faite de cet acarien, nous avons reconnu, après avoir accepté le nom et le genre qui lui a été affecté par l'auteur italien, qu'il devait constituer un genre à part, tenant beaucoup du genre Sarcopte, mais aussi du genre Tyroglyphe et surtout du genre Dermoglyphe, et nous proposons de le nommer *Laminosioptes*, parce qu'il habite exclusivement le tissu cellulaire, — plus justement nommé *lamineux*, — des oiseaux.

Genre **LAMINOSIOPTES** (de *laminosus*, tissu lamineux et ὄπτομαι, voir). Sarcoptide à *corps* oblong, à *tégument* finement strié en travers, creusé d'un *sillon* transversal circulaire séparant le céphalo-

(1) Giuseppe Gené (scritto postumo), *Brevi cenni su un acaridio del genere dei Sarcopti che vive sulla Strix flammea.* Torino, 1848.

Ch. Robertson, *Microscopical journal*, 1866.

Filippo de Filippi, *Note zoologiche I. HYPODECTES novo genere di acaridi proprio degli necelli*, in *Archivio per la zoologia.* Fascicolo I, pag. 54-60, Genova, 1861.

(2) Ch. Robin et Mégnin, *Mémoire sur les sarcoptides plumicoles*, in *Journal de l'Anatomie*, 1877, p. 104.

(3) *Giornale d'anatomia, fisiologia*, etc. Piza, 1870.

thorax de l'abdomen, et orné de longues soies céphalo-thoraciques et noto-gastriques. *Pattes* presque semblables dans les deux sexes, glabres, courtes, à *tarses* antérieurs tri-onguiculés avec ambulacres caducs, à *tarses* postérieurs inermes prolongés par un ambulacre à ventouse pédonculée simple, persistant ; *épimères* des deux premières paires de pattes se réunissant sur la ligne médiane en une pièce sternale impaire dont l'extrémité fourchue se soude aux épimères de la pattes un peu avant leur extrémité qui se recourbe en dehors. Rostre unguiforme, semblable à celui des Sarcoptes, presque entièrement caché par l'épistome qui, de chaque côté, simule des joues. Vulve de la femelle en forme de fente longitudinale entre les épimères des pattes postérieures. Pénis du mâle entre ces épimères et l'anus, très petit ; anus sous-abdominal à commissure postérieure marginale. — Acariens, ovo-vivipares.

Ce genre ne renferme qu'une espèce.

Laminosioptes gallinarum (Mégnin). (Pl. VII.) — Corps de couleur gris-perle et tégument en apparence lisse, à pièces du squelette roussâtre-pâle.

Femelle ovigère longue de	0mm,26,	large de	0mm,11.
Mâle	—	0mm,20,	—	0mm,09.
Jeune femelle pubère	—	0mm,20,	—	0mm,09.
Nymphe	—	0mm,18,	—	0mm,09.
Larve	—	0mm,12,	—	0mm,07.

L'œuf n'existe pas à l'état de liberté puisque la femelle est, comme nous le disons plus haut, ovo-vivipare.

Habitat. — Tissu cellulaire sous-cutané des régions des côtes, du flanc, des cuisses, de l'entrée de la poitrine et du cou chez les gallinacés.

Mœurs et action. — Lorsqu'un individu meurt, quel que soit son âge, son cadavre provoque la formation d'un dépôt calcaire qui l'entoure de toutes parts et qui peut acquérir un à deux millimètres de diamètre ; on rencontre ces concrétions dans le tissu cellulaire sous-cutané des oiseaux dans les régions que nous avons indiquées ; c'est même le seul indice de la présence des acariens qui en provoquent la formation. C'est là la seule lésion que nous ayons jamais constatée du fait de cet acarien, bien que nous l'ayons souvent rencontré, et en colonies nombreuses, chez différents gallinacés et surtout chez des gallinacés exotiques du genre Phasianus et autres, morts de maladies très diverses ou même de mort violente et en pleine santé. Ces acariens se promènent au milieu du tissu cellulaire sous-cutané, très lâche comme on sait chez les oiseaux, en en écartant les fibres ou en les déchirant, sans causer aucune autre altération que la production des concrétions en question. Sous ce rapport, ils sont donc bien plus voisins des Sarcoptides plumicoles que des Psoriques. Cependant nous l'avons vu en si grand nombre chez un faisan vénéré, mort d'anémie, que, dans ce cas, nous le regardons comme ayant contribué pour une grande part à la mort de l'oiseau.

On rencontre souvent dans les réservoirs aériens de certains oiseaux une espèce acarienne que Gerlach regardait comme appartenant au genre Sarcopte, mais qui n'appartiendrait même pas rigoureusement à la famille des Sarcoptides, en raison des particularités qu'offre le rostre dont toutes les pièces sont soudées et confondues pour former un court tube aspirateur, plutôt qu'un suçoir, dans lequel on ne distingue nettement, ni maxilles, ni palpes, ni mandibules; cependant en cherchant bien on voit des rudiments de ces organes et surtout des palpes avec des traces de la division en trois articles de ces derniers organes. Tous les autres caractères de la famille des Sarcoptidés, fournis par le nombre et la disposition des pattes, le nombre de leurs articles, leurs ambulacres, se retrouvent chez cette espèce acarienne, en sorte qu'à la rigueur nous pouvons le considérer comme appartenant à cette famille, mais constituant un genre tout à fait à part.

Genre **CYTOLEICHUS** (de κύτος, cavité et λείχω, lécher). — *Corps* large, orbiculaire, convexe en dessus, plat en dessous, dépassé en avant par un *rostre* mobile, incliné, conique, tubulaire, recouvert à sa base seulement et en haut par l'épistome qui ne fournit aucun prolongement en forme de joues ou autrement. *Pattes* coniques, robustes, allongées en deux groupes, un céphalo-thoracique et un abdominal, les premières seulement marginales, à épimères de la première paire seulement réunies en une pièce sternale, les autres libres; *tarses* sans crochets terminés seulement par un ambulacre à ventouse, à pédoncule cylindrique simple; le tarse de la deuxième paire présente à tous les âges et dans les deux sexes un cirre mousse dirigé en haut ou en dehors. Acariens ovo-vivipares.

Cytoleichus sarcoptoïde (*Cytoleichus sarcoptoïdes* nobis) (pl. VIII.) — Corps blanc et diaphane ayant les pièces chitineuses du squelette de couleur jaunâtre très pâle; téguments lisses, en apparence glabres, mais portant supérieurement cinq paires de très petits poils semblables à de courts et fins aiguillons, s'élevant chacun d'une papille discoïde plate; deux de ces paires de poils sont sur le céphalo-thorax, trois sur le notogastre et deux inférieurement entre les épimères.

Femelle fécondée. — Longueur, $0^{mm},57$, largeur, $0^{mm},44$. Vulve longitudinale entre les épimères des dernières paires de pattes; montre dans son intérieur 4 ou 5 œufs à des degrés différents d'incubation, le dernier contenant un embryon prêt à éclore.

Mâle. — Longueur $0^{mm},50$, largeur $0^{mm},28$; présente au milieu de la face inférieure du corps une trace de sternite serpentin comme celui qui précède la vulve de la femelle. Pénis en avant de l'anus qui est marginal, sous forme d'un petit cône tronqué chitineux.

Jeune femelle pubère. — Longueur $0^{mm},45$, largeur $0^{mm},38$; n'a pas encore de vulve.

Nymphe. — Longueur $0^{mm},50$, largeur $0^{mm},32$.

Larve octopode. — Longueur $0^{mm},30$, largeur $0^{mm},18$.

Larve hexapode. — Long. $6^{mm},20$, larg. $0^{mm},12$.

Habitat. — Les Cytoleichus sarcoptoïdes habitent les réservoirs aériens des Gallinacés, et, en raison de leur grande taille et de leur couleur blanche, il est facile de les voir à l'œil nu, en colonies quelquefois nombreuses, rampant sur les parois transparentes et membraneuses des sacs aériens où ils font l'effet de grains de semoule sur une baudruche. On les rencontre aussi dans les diverticulums de ces sacs, dans les bronches et leurs divisions, et jusque dans les os avec lesquels ces sacs communiquent. N'ayant aucun des moyens de piquer ou de déchirer que possèdent les Sarcoptides, ils ne peuvent déterminer aucune affection plus ou moins analogue à la gale, aussi nous inscrivons-nous en faux contre les assertions de Gerlach, de Zundel, etc., qui les ont accusés de causer des entérites ou des gales du péritoine. Quand ils sont extrêmement nombreux et qu'ils se pressent dans les bronches des oiseaux, ils peuvent déterminer des titillations de la muqueuse bronchique accusées par des accès de toux ; ils déterminent même des symptômes asphyxiques et des congestions par obstruction des bronches, auxquelles les oiseaux peuvent succomber ; nous en avons vu tout récemment un exemple chez un faisan commun mort d'une maladie inconnue et que notre confrère M. Signol nous avait envoyé, de la part de son client M. de J., pour en faire l'autopsie. L'obstruction des bronches était ici bien manifeste.

d. — Tribu des Sarcoptides gliricoles.

Les Sarcoptides gliricoles constituent un petit groupe d'Acariens qui vivent sur les Rongeurs (*Glires*), et qui ont une grande analogie avec ceux de la tribu précédente ; cette analogie est telle, que Koch rangeait la seule espèce qu'il connût de ce groupe dans son genre Dermaleichus. Comme les précédents, ce sont des parasites parfaitement inoffensifs, vivant au fond des poils à la manière des Ricins, c'est-à-dire à peu près exclusivement des humeurs naturellement excrétées. Comme les rongeurs domestiques ou sauvages sont exposés à contracter de vraies gales causées par des Sarcoptides psoriques, il est nécessaire de connaître les Sarcoptides gliricoles afin de ne pas les confondre avec les précédents et de ne pas leur attribuer un rôle qu'ils n'ont pas.

Les Sarcoptides gliricoles comprennent deux genres assez dissemblables, mais ayant ceci de commun, c'est qu'ils sont munis d'organes de préhension spéciaux, de sortes de crampons pour adhérer aux poils ; dans le premier genre, c'est la lèvre transformée qui devient cet organe ; dans le second, c'est la troisième paire de pattes chez les mâles et les nymphes, la troisième et la quatrième chez les femelles, qui le constituent.

Genre **LISTROPHORE** (*Listrophorus*, Pagenstecker, de λίστρον, pelle, et φορός, qui porte).

Sarcoptides à *corps* ovoïde, allongé, comprimé latéralement, à tégument strié et à plastron, ayant les quatre paires de pattes sub-égales, terminées par un ambulacre à large ventouse. *Rostre* petit, caché sous l'épistome transformé en large plastron céphalo-thoracique avancé, maxilles soudées formant seules le plancher inférieur du rostre ; lèvre extraordinairement développée, composée de deux parties élargies, incurvées, mobiles d'un côté à l'autre et formant, par leur rapprochement, une pince fermée du diamètre des poils qu'elle est destinée à étreindre.

Femelle à extrémité abdominale entière, à vulve située entre les hanches des deuxième et troisième paires de pattes. *Mâle* à ventouses copulatrices de chaque côté de l'anus, à pénis entre les dernières pattes et à extrémité abdominale ornée d'appendices spathiformes ou sétiformes.

Ce genre renferme deux espèces que nous nous contentons de signaler.

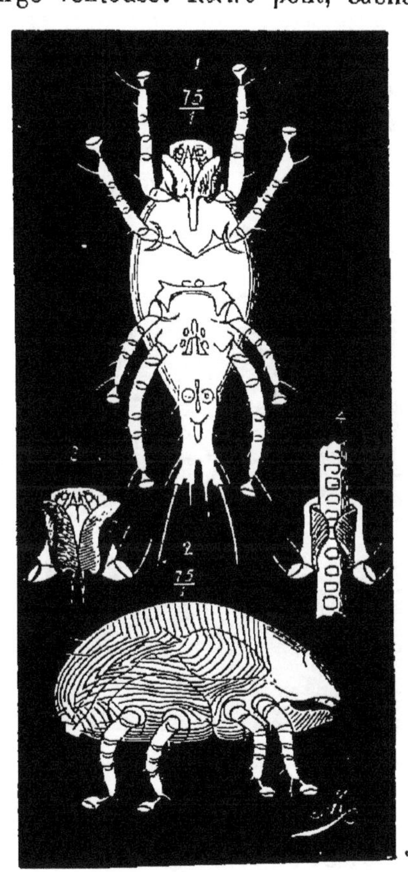

Fig. 52. — *Listrophorus gibbus* ♂ et ♀. 1, mâle. — 2, femelle. — 3, lèvre-pince ouverte. — 4. lèvre-pince étreignant un poil.

Le **Listrophore bossu** (*Listrophorus gibbus*, Pagenstecker) (fig. 52), qui vit souvent en très grande quantité dans les poils des lapins de garenne ou domestiques et des lièvres.

Le **Listrophore de Leuckart** (*Listrophorus Leuckarti*, Pagenstecker), qui vit sur les campagnols. Nous avons retrouvé ce dernier, qui est beaucoup plus allongé que son congénère, sur des perdrix et des cailles.

Genre **MYOCOPTE** (*Myocoptes*, Claparède), de μῦς, souris et κόπτω, je coupe).

Sarcoptides à *corps* déprimé, élargi, court, à rostre très petit, dont les mandibules ont les mors de leurs pinces réunis et formant dans leur ensemble une pièce triangulaire légèrement recourbée à sa pointe et qui constitue un organe exclusivement de grattage. Troisième paire de *pattes* du mâle, troisième et quatrième paire chez la *femelle* ayant leurs trois derniers articles aplatis et incurvés de manière qu'en se fermant les uns sur les autres ils forment une pince en cercle capable d'étreindre fortement un poil. *Mâle* muni de ventouses copulatrices, vulve de la femelle sous forme d'une ligne ondulée transversale entre les hanches des dernières paires de pattes.

Ce genre ne renferme jusqu'à présent qu'une espèce.

Le **Myocopte des souris** (*Myocoptes musculinus*, Claparède) (fig. 53) (Syn. *Dermaleichus musculinus* Koch). La femelle, qui diffère du mâle, comme nous l'avons déjà dit, par ses pattes, s'en distingue encore par des rangées de papilles coniques, chitineuses, qui revêtent la face inférieure de l'abdomen, comme le Sarcopte scabiei en a à la face supérieure. C'est sans doute cette particularité qui a engagé à classer cette femelle, qu'il regardait comme constituant une espèce particulière, dans le genre Sarcoptes, sous le nom de *Sarcoptes musculinus*.

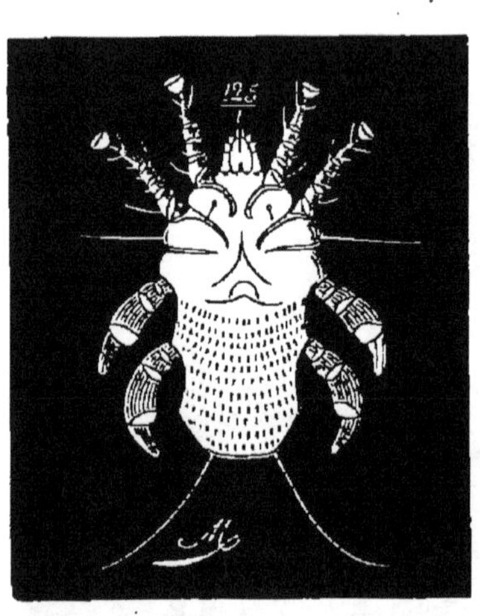

Fig. 53. — *Myocoptes musculinus* ♀.

Le Myocopte des souris se trouve sur les souris et les rats, particulièrement dans les régions du museau. Il est inoffensif comme les Acariens du genre précédent.

e. — Tribu des SARCOPTIDES PSORIQUES.

Les Sarcoptides psoriques ont, comme ceux des deux précédentes tribus, un corps déprimé recouvert d'un tégument strié symétriquement et présentant des plastrons en quelques points, et des ambulacres à ventouses en cloche plus ou moins longuement pédiculés, mais ils s'en distinguent par la dissemblance des pattes postérieures qui ne ressemblent jamais aux antérieures, et qui sont toujours, soit les deux paires soit une seule, incomplètes chez les femelles, les nymphes et les larves, où l'ambulacre est remplacé par une ou deux soies, fait qui se remarque aussi quelquefois chez les mâles. Mais le caractère qui sépare le plus les Sarcoptides psoriques de tous les autres Sarcoptides, c'est leur salive venimeuse, agent actif des dermatoses connues sous le nom de *gales*.

Les Sarcoptides psoriques comprennent trois genres et six espèces dont nous donnons ci-dessous les tableaux synoptiques.

Pattes antérieures marginales, les postérieures sous-abdominales ; mâles sans ventouses copulatrices ni lobes abdominaux..........		*Sarcoptes.* (Latr.)
Pattes toutes marginales ; mâles à extrémité abdominale bilobée ou échancrée et à ventouses copulatrices..........	Rostre allongé, pointu ; ventouse de l'ambulacre portée sur un pédoncule tri-articulé................	*Psoroptes.* (P. Gerv.)
	Rostre obtus, ventouse de l'ambulacre grande à court pédoncule simple, presque sessile..........	*Chorioptes.* (P. Gerv.)

Ces trois genres se divisent en espèces de la manière suivante :

Genre Sarcoptes (Latr.)	Pattes postérieures incomplètes chez la femelle ; la 3e paire seulement incomplète chez le mâle..........	Plis dorsaux formant un grand nombre de saillies papillaires aiguës.........	*S. Scabiei.* (Latr.)
		Plis dorsaux formant des saillies onduleuses concentriques autour de l'anus qui est dorsal................	*S. Notoëdres.* (Bourg. et Del.)
	Pattes toutes complètes chez le mâle, mais perdant toutes leur ambulacre chez la femelle....		*S. mutans.* (Ch. Rob.)
Genre Psoroptes (P. Gerv.)	Ne renferme qu'une seule espèce..............		*P. longirostris.* (Mégn.)
Genre Chorioptes (P. Gerv.)	Lobes abdominaux du mâle carrés et portant cinq soies en deux faisceaux dont les deux plus volumineuses sont élargies en forme de spathe..		*C. spathiferus.* (Mégn.)
	Lobes abdominaux du mâle arrondis et portant quatre soies séparées simples................		*C. setiferus.* (Mégn.)
	Extrémité abdominale du mâle sans lobes, échancrée au milieu et simulant deux fesses portant chacune trois soies........................		*C. ecaudatus.* (Mégn.)

Outre les caractères excellents que fournissent les pattes, la forme du rostre et celle des lobes abdominaux dans les espèces dont le mâle en est pourvu, pour la distinction des espèces et des genres il y a encore la disposition et le nombre des poils, soies, cirres et aiguillons, celle des sillons ou stries cutanées, celle des plastrons et enfin la délimitation plus ou moins nette des anneaux du céphalo-thorax et abdomen ; c'est ce que nous verrons dans les descriptions qui vont suivre où nous allons donner successivement les caractères des genres, ceux des espèces et enfin ceux des variétés qui sont nombreuses chez les Sarcoptides psoriques.

Genre **SARCOPTE** (*Sarcoptes*, Latr., de σὰρξ, chair, et κόπτω, je coupe).

Corps large, ovalaire ou orbiculaire, obtus aux deux bouts, convexe en dessus, plat en dessous, marqué des stries sinueuses symétriques ; dépassé en avant par un *rostre* mobile, incliné, aplati, unguiforme, en partie caché sous l'épistome et pourvu de gros *palpes* coniques à trois articles, bordés par deux *joues* carénées, membraneuses, transparentes, prolongeant les côtés du camérostome : *mandibules* épaisses, courtes en pinces didactiles dentelées ; *pattes* épaisses, courtes, coniques ; *tarses* pourvus de crochets mousses ou aigus et d'une ventouse articulée sur un pédoncule cylindrique d'une seule pièce. *Vulve* transversale entre le deuxième et le troisième anneau céphalo-thoracique ; *organe mâle* sous le quatrième anneau céphalo-thoracique entre les dernières pattes. Anus rétrodorsal.

Remarques. — Les Sarcoptes se distinguent facilement des autres Sarcoptides psoriques :

1° Des *Psoroptes*, par la forme conique et aiguë du rostre de ceux-ci qui manquent de joues carénées, par leurs mandibules en pinces didactiles dont chaque doigt est transformé en stylet mince, et par leur ventouse à petit crochet central et à pédoncule tri-articulé ;

2° Des *Chorioptes*, par le volume de la ventouse de ceux-ci très brièvement pédiculée et énorme.

« Les organes appelés *joues*, dans la diagnose du genre Sarcopte, dit M. Ch. Robin, ont été appelés *faux palpes* ou *palpes secondaires* par Bourguignon, mais ces dénominations ne peuvent être acceptées. C'est déjà un signe qu'un organe est mal déterminé dans sa nature, dans ses rapports et ses connexions, lorsqu'il a pour préfixe de son nom les mots *pseudo* et *faux*, car il n'y a pas de faux organes, ni de faux usages dans les êtres organisés. Des caractères anatomiques précis prouvent le fait en ce qui concerne l'organe dont il est question ici. D'une part, ce n'est point sur les mâchoires ou sur la lèvre qu'il s'insère, comme le font toujours les organes appelés *palpes* ; ce n'est pas non plus des palpes maxillaires des Sarcoptes qu'il se détache comme le font les appendices des palpes de certaines Aranéides, telles que les Segestries, il est fixé de chaque côté du camérostome (pl. X, fig. 5, *d e*). Il ne porte pas de poils, comme les palpes, chez les Arachnides en particulier, et surtout il n'est pas formé de pièces articulées, caractère qui ne manque jamais dans ces derniers organes. Enfin les joues, dont il est ici question, sont incolores, molles et transparentes comme les téguments des Sarcoptes dont elles sont un prolongement, et non jaunâtres ou rougeâtres, de la nature des pièces des épimères, comme les palpes et les autres pièces de la bouche chez les Acariens.

« On doit donner le nom de joues (*genæ*) à ces organes : 1° Parce qu'ils sont insérés sur les côtés du camérostome plutôt un peu en avant qu'en arrière, soit directement comme dans le *Sarcopte mutans*, soit sur le prolongement très mince, pâle et transparent que ce bord du camérostome envoie autour de la base du rostre sur ses côtés et en arrière ; c'est ce que l'on observe chez le *Sarcoptes scabiei*. Ce prolongement en forme de cravate existe aussi chez les Tyroglyphes, mais ne porte pas de joues carénées. Ces dernières n'existent que dans les Sarcoptes (et chez les Laminosioptes. — Mégnin).

« 2° En second lieu, j'ai donné le nom de *joues* à ces organes parce qu'ils se prolongent sur les côtés du rostre et des mandibules en particulier, comme le fait la pièce céphalique des insectes appelée *joue* chez quelques Mélasomes, beaucoup de Punaises, etc.

« 3° Enfin ce n'est pas de la partie dorsale de la base du céphalothorax qu'elles se détachent, comme le *tectum* qui, chez les Oribates, recouvre par sa face inférieure la face supérieure du céphalo-thorax même, mais des côtés et en avant du camérostome ; elles ne sont donc pas comparables au *tectum*.

« Gerlach, dont les figures, bonnes quant à l'aspect général, sont peu exactes dans les détails, les appelle lèvres ; il nomme organes de perforation les mandibules, et mandibules les palpes. Les déterminations des autres organes ne sont guère plus rigoureuses, faute de comparaison avec les autres espèces d'Arachnides. »

Les espèces du genre Sarcopte que nous connaissons actuellement sont au nombre de trois : le *Sarcoptes scabiei* (Lat.), le *Sarcoptes notoèdres* (Bourg. et D.), et le *Sarcoptes mutans* (Ch. R. et Lanq.). Nous n'acceptons pas, bien entendu, les nombreuses espèces créées par Gerlach sur la seule différence de leur habitat, et celles de Fürstenberg qui n'ont pour caractères distinctifs qu'une légère variation dans les dimensions d'organes très secondaires comme les aiguillons ou spinules du dos et les papilles aiguës qui dérivent des plis ; ce sont à peine des caractères de variétés.

Dans notre étude sur la gale épizootique qui a sévi sur la grande majorité des chevaux de l'armée française, à la suite de nos désastres de 1870-71, étude qui a été publiée dans le *Recueil vétérinaire* de M. Bouley en 1872, nous nous étions cru autorisé à voir dans l'Acarien qui l'avait causée une quatrième espèce de Sarcopte que nous avions nommée *Sarcoptes uncinatus*, à cause de la présence d'un fort crochet au deuxième article de chaque patte antérieure, ce qui le distinguait anatomiquement du *Sarcoptes scabiei*, chez lequel aucun auteur ne les avait signalés, pas plus que les plastrons chitineux dorsaux que présentent les deux sexes, surtout le mâle, de cette nouvelle espèce. Nous avions retrouvé ces caractères chez les Sarcoptes de plusieurs animaux et nous en avions conclu que les grands quadrupèdes nourrissent un Sarcopte distinct spécifiquement de celui de l'homme. En étendant nos études à ce dernier, nous nous sommes convaincu que les caractères que nous croyions propres à notre *Sarcoptes uncinatus*, il les possède également, mais très atténués, ce qui explique qu'ils aient échappé jusqu'ici à tous les observateurs français et étrangers qui l'ont étudié, et même aux micrographes éminents, MM. Robin, Lanquetin, etc.

Le *Sarcoptes scabiei* forme donc une espèce unique commune à l'homme et à un grand nombre d'animaux ; seulement il présente presque autant de variétés que d'espèces animales qui en sont victimes, variétés caractérisées par des différences de taille, par une forme plus ou moins arrondie ou allongée, par l'accentuation plus ou moins forte de certains détails anatomiques, enfin par l'activité plus ou moins grande de leur liquide buccal venimeux ; nous les indiquerons, après avoir donné les caractères de l'espèce que nous calquons sur ceux donnés par M. Robin en mettant en italiques les caractères nouveaux que nous avons découverts.

1. **Sarcopte de la gale** (*Sarcoptes scabiei*, Latr.). — Synonymie. — *Acarus humanus subcutaneus*, L. ; *Acarus exulcerans* (L.) ; *Acarus scabiei* (de Geer) ; *Sarcoptes hominis* (Raspail) ; *Sarcoptes galei* (Owen) ; *Acarus brachypus* (Olfers) ; *Acarus psoricus* (Pallas) ; *Cheyletus scabiei* (Cloquet) ; *Sarcoptes suis* Gerlach) ; *Sarcoptes canis* (Gerlach) ; *Sarcoptes scabiei crustosæ* (Fürstenb.) ; *Sarcoptes vulpis* (Fürstenb.) ; *Sarcoptes capræ* (Fürstenb.).

Caractères. — Sarcopte à rostre peu caché par l'épistome, dépassé par deux paires de soies des palpes presque aussi longues que lui ; joues étroites ; céphalo-thorax à quatre segments distincts les uns des autres et de l'abdomen sur les côtés et *sur le dos ;* deux *longs* aiguillons ou spinules sur le bord de l'épistome ; trois paires d'aiguillons gros et courts en triangle sur les trois segments thoraciques ; de nombreuses saillies papillaires coniques, aiguës, interrompant les stries cutanées sur lesquelles elles sont rangées, et existant jusque sur les côtés du corps et entre deux rangées de sept paires de spinules sur le notogastre ; une paire de longues soies sur les côtés du corps et une sous le ventre au même niveau ; près de l'anus, qui est rétrodorsal, deux paires de longues soies dont les plus grandes sont en dehors ; épimère céphalo-thoracique médian descendant aussi bas que les latéraux ; *plastrons chitineux grenus, quadrangulaires, sur le céphalothorax, présentant au milieu de leur bord antérieur deux trous borgnes contigus, rudiments de stigmates; crochet aigu et recourbé en arrière et à la face inférieure du deuxième article de chaque patte antérieure; deux crochets aigus inégaux, le plus grand et le plus fort terminal, à l'extrémité de chaque tarse antérieur, presque égaux aux tarses postérieurs.*

Femelle ovigère. — Corps ovalaire se rapprochant plus ou moins de la forme circulaire, à téguments gris-perle brillants ou légèrement rosés, les parties dures du squelette *et le plastron* roussâtres; *vulve en forme de fente transversale légèrement arquée à concavité postérieure, à commissures retroussées en avant, à lèvres plissées, située sur le milieu de la face inférieure du troisième anneau céphalo-thoracique, accompagné, près des commissures, d'une paire de pièces chitineuses brunes en forme de feuille de trèfle, et d'une sorte d'épimérite longitudinal, médian, profond, appartenant exclusivement à la paroi profonde de l'oviducte et servant de conducteur pour la sortie des œufs.* Les deux paires de pattes postérieures, articulées sur des épimères libres, portant chacune, au lieu d'ambulacre à ventouse, une longue soie tarsienne de même longueur et de même force dans chaque membre (Pl. IX, fig. 1 et 2).

Femelle pubère. — Ne se distingue de la précédente que par une taille plus petite d'un tiers, des soies plus grêles et plus courtes, et par l'absence d'oviducte. C'est l'âge de l'accouplement et de la fécondation.

Mâle. — Taille des deux tiers ou de moitié plus petite que celle de la femelle ovigère, corps de forme tétragonoïde, gris roussâtre, à quatrième paire de pattes parfaite, c'est-à-dire pourvu d'un ambulacre à ventouse au lieu de soie comme les femelles et les nymphes; *large plastron occupant les parties médianes et supérieures des deuxième et troisième anneaux du céphalo-thorax; une paire de petits plastrons en forme de disques grenus, roussâtres sur le notogastre, de chaque côté de la ligne médiane;* papilles cutanées, coniques, très rares et existant seulement près du bord du corps, vers le quatrième anneau; organe génital complexe fixé par une pièce médiane à deux branches s'articulant, *complètement ou non,* avec les épimères des quatre pattes postérieures (Pl. IX, fig. 3, 4, 5 et 6). Beaucoup moins nombreux que les femelles.

Nymphe. — *Taille sensiblement la même que celle du mâle, corps semblable à celui de la jeune femelle pubère dont elle ne se distingue, outre sa taille plus petite, que par la quatrième paire de pattes, beaucoup plus petite que la troisième et terminée par une soie de moitié plus courte et plus grêle que celle de cette dernière* (Pl. X, fig. 4).

Larve. — De près de moitié plus petite que la précédente dont elle a la forme générale, mais s'en distinguant en ce qu'elle est hexapode — (c'est la quatrième paire de pattes qui manque) — et n'a qu'une seule paire de soies anales représentée par la plus interne. (Pl. X, fig. 3).

Œuf. — Ovoïde allongé de couleur gris-perle, de mêmes dimensions que la larve sans les pattes (Pl. X, fig. 1 et 2).

Habitat. — Vit sur l'homme et sur un grand nombre de grands quadrupèdes, sur lesquels sa présence détermine le développement de la maladie de peau eczémateuse contagieuse, connue sous le nom de gale.

Bien que d'espèce unique, le *Sarcoptes scabiei* présente, suivant l'animal qui lui sert d'habitat, des différences de taille, de forme plus ou moins arrondie ou allongée, de détails anatomiques ou de dépendances cutanées plus ou moins accusés ou colorés, d'action nocive due à son liquide buccal venimeux plus ou moins actif, tels, qu'on est forcé d'admettre un certain nombre de variétés. Nous en donnerons les caractères plus loin; mais avant nous allons faire quelques remarques sur quelques points de la diagnose de l'espèce que nous venons de présenter.

Nous rappellerons que les passages en italiques s'appliquent à des caractères nouveaux que nous sommes le premier à donner. On remarquera que le diagnose de la nymphe est entièrement en italiques; cet âge, n'a, en effet, encore été aperçu par aucun autre observateur. Nous aurions pu mettre encore en italiques la diagnose de la femelle pubère, car, bien qu'on l'ait vue, on l'a toujours confondue avec la femelle ovigère, la seule qui habite les terriers ou galeries, improprement appelés sillons, et où l'on a cru à tort, jusqu'à présent, que le mâle allait la poursuivre pour la féconder, tandis qu'il n'a plus aucun rapport avec elle. Comme chez les Psoroptes, les Chorioptes et tous les autres Acariens, le mâle ne s'accouple qu'avec la jeune femelle pubère, et c'est lorsque celle-ci est fécondée qu'elle commence à creuser son terrier où elle subit sa dernière mue et où elle dépose successivement ses œufs au fur et à mesure qu'avance son travail de sape. Nous reviendrons plus loin sur ce fait avec plus de détails.

Nous allons maintenant aborder l'étude des variétés, ou au moins donner les caractères de celles que nous avons étudiées *de visu* et de celles dont quelques auteurs, comme Fürstenberg, ont donné les dimensions tout en prenant des caractères de variétés pour des caractères spécifiques. Il en est d'autres qui ont été rencontrées sur le lion, sur la hyène, sur l'ours, dont nous ne pourrons pas donner les caractères exacts, parce que les observateurs qui les ont vus ne l'ont pas fait; nous avons cependant des raisons de croire qu'il est le même que notre variété *lupi*.

Les caractères les plus saillants qui permettent de distinguer entre elles les variétés de l'espèce *Sarcoptes scabiei* étant fournis surtout par les différences des dimensions, — lesquelles dimensions sont généralement constantes dans chaque espèce animale où ces variétés vivent en parasites, — nous commencerons par les plus grandes pour finir à la plus petite qui est celle qui vit sur l'homme. Nous verrons que la dimension de ces variétés de Sarcopte et la force de leurs organes fouisseurs sont assez en rapport avec l'épaisseur de la peau de l'animal qui leur fournit l'habitat. Ainsi les pachydermes nourrissent les plus grandes variétés, viennent ensuite les carnassiers, puis les ruminants, les rongeurs, etc. Disons encore que les dimensions sont beaucoup plus constantes chez le mâle que chez la femelle, surtout l'ovigère où la présence ou l'absence de l'œuf influe beaucoup sur les dimensions de l'abdomen et par suite de tout le corps.

A. **Sarcoptes scabiei**, variété *suis* (1). (Syn. *Sarcoptes squammiferus*, Fürst.)

Femelle ovigère......	0,47 à 0,50 mm. long.	sur	0,36 mm. lat.	
Mâle................	0,32 —	—	0,29 —	
Œuf................	0,17 —	—	0,12 —	

Corps ovale, gris-perle chez la femelle, roussâtre chez le mâle; céphalo-thorax à quatre anneaux très distincts séparés par des sillons profonds; plastrons très accusés et très colorés; papilles dorsales triangulaires, très grandes, très aiguës, recouvertes entièrement de chitine et formant une surface hérissée, recouverte en quinconce sans aucune éclaircie, épines dorso-abdominales grandes et fortes à extrémités presque mousses; crochets du 2e article des pattes antérieures et de l'extrémité des tarses fort aigus et très courbés. Sternite de l'organe mâle intimement uni aux épimères des pattes postérieures.

Cette variété du Sarcopte scabiei, dont Fürstenberg avait fait son espèce *Sarcoptes squammiferus*, a été rencontrée sur le sanglier d'abord par Spinola et Gurlt, puis sur le porc, par Müller; nous en possédons une préparation, due à notre regretté maître Delafond, faite avec des spécimens provenant du même animal. Un sanglier de Ceylan, mort à la ménagerie du Muséum de Paris, d'une affection de peau très ancienne qui avait transformé son tégument externe en un vaste lichen, nous en a fourni aussi quelques exemplaires. Enfin Gurlt et Fürstenberg auraient rencontré la même variété sur le chien, et nous ne serions pas étonné que les chiens qui les ont fournis fussent des limiers qui auraient coiffé des sangliers galeux et contracté l'affection que cette variété produit; nous avons donné dans notre article : « *De la transmission des Acariens psoriques d'une espèce animale à l'autre et à l'homme* (2) » les raisons qui nous font admettre cette hypothèse.

(1) Dans une brochure, où M. Guzzoni confirme notre étude du *Chorioptes ecaudatus*, intitulée : « *Sull. acariasi del condotto uditio externo* » publiée en 1877, il annonce en même temps qu'il a rencontré dans les oreilles du porc un Sarcopte dont il nous a donné, dans une lettre particulière, la figure et les dimensions; c'est une toute petite variété du *Sarcopte scabiei*, plus petite que celle de l'homme et qui a pour dimensions : la femelle, long. $0^{mm},288$, larg. $0^{mm},216$; le mâle, long. $0^{mm},168$, larg. $0^{mm},128$. Elle est, comme on voit, différente de celle qui cause la gale du tronc chez cet animal.

(2) *Archives générales de médecine :* loco citato.

B. Sarcoptes scabiei, variété *equi*. (Syn. *Sarcoptes equi*, Gerlach.)

Femelle ovigère... (pl. IX, fig. 1 et 2.)	0,45 à 0,47	mm. long.	sur	0,35	mm. lat.
Femelle pubère...	0,35 à 0,40	—	—	0,25 à 0,30	—
Mâle............. (pl. IX, fig. 3 et 4.)	0,26 à 0,28	—	—	0,18 à 0,20	—
Nymphe.......... (pl. X, fig. 4.)	0,30	—	—	0,20	—
Larve hexapode... (3 tailles après 3 mues, pl. X, fig. 3.)	0,16 à 0,25	—	—	0,10 à 0,17	—
Œuf............. (pl. X, fig. 1 et 2.)	0,16	mm. long.	sur	0,10	—

Corps assez régulièrement ovale allongé, gris-perle chez la femelle, roussâtre chez le mâle ; division du céphalo-thorax en quatre segments, très accusée, plastrons légèrement roussâtres, bien apparents surtout chez le mâle ; papilles cutanées dorsales, coniques, aiguës, recouvertes entièrement de chitine formant un champ en quinconces serrées, présentant deux petites éclaircies ovalaires sur la ligne médiane ; épines dorso-abdominales, longues, fortes et droites ; crochets du deuxième article de chaque patte antérieure et de l'extrémité des tarses forts, aigus et très courbés ; sternite de l'organe mâle intimement uni aux épimères des membres postérieurs.

C'est le Sarcopte que nous avons étudié en 1872 (1) et qui a été la cause de l'épizootie de gale qui sévissait à cette époque sur presque tous les chevaux de l'armée française. Gerlach en a fait une espèce particulière sous le nom de *Sarcoptes equi*. Fürstenberg le confond avec celui de l'homme qui pourtant est bien plus petit, d'une forme plus ronde et présente les détails du squelette et de la peau d'une manière bien moins apparente, bien moins accusée. En se multipliant sur la peau du cheval, qu'il met une quinzaine de jours à envahir d'une manière évidente, il forme des colonies très étendues et en même temps très clair-semées, ce qui en rend la récolte très difficile : si on se contente, pour en faire la chasse, de recueillir les croûtes et et les exsudats cutanés les plus superficiels pour les examiner au microscope, on s'expose beaucoup à ne rencontrer aucun parasite, au plus trouvera-t-on de rares larves ou des nymphes ou quelques mâles à la recherche des jeunes femelles pubères ; il faut râcler les couches les plus profondes de l'épiderme jusqu'au sang pour obtenir des femelles ovigères, ce qui prouve, bien qu'on ne puisse le constater *de visu* à cause de l'épaisseur de l'épiderme, qu'elle habite des terriers profonds, qu'elle creuse des galeries comme chez l'homme. Pour faire la récolte des Sarcoptes chez le cheval, il faut choisir une chaude journée, car, par une température élevée, les Sarcoptes ont plus de

(1) *Recueil vétérinaire*, de M. H. Bouley, Paris, 1872.

vivacité et leurs mouvements les font plus facilement découvrir au milieu des croûtes.

La gale produite par le *Sarcoptes scabiei* variété *equi*, est eczémato-furfuracée, pouvant devenir à la longue eczémato-lichénoïde, en somme toujours sèche.

C. **Sarcoptes scabiei**, variété *vulpis*. (Syn. *Sarcoptes vulpis*, Fürst.)

Femelle	long.	0,40 mm.	lat.	0,31 mm.
Mâle	—	0,24 —	—	0,18 —
Œuf	—	0,14 —	—	0,08 —

Corps ovale, de couleur gris-perle chez la femelle et les nymphes, roussâtre chez le mâle ; papilles cutanées dorsales, coniques, aiguës, recouvertes de chitine ; les épines du noto-gastre longues et grêles légèrement arquées, à pointe presque mousse. — Épimérite de l'organe mâle intimement uni aux épimères des pattes postérieures.

Cet Acarien, déjà entrevu par Walz en 1809, a été ensuite étudié par Fürstenberg en 1857, sur des spécimens recueillis sur un renard galeux que son frère Albert avait tué dans l'île de Rugen. La queue seule de cet animal était attaquée et couverte de croûtes d'un tiers à trois quarts de ligne d'épaisseur, dans lesquelles grouillaient d'innombrables Sarcoptes. Ces Acariens vécurent encore six à sept jours après la mort de l'animal. Fürsténberg en a fait une espèce particulière, mais aucun caractère spécifique ne le distingue du *Sarcoptes scabiei* ; ce n'en est qu'une variété.

D. **Sarcoptes scabiei**, variété *lupi*. (Syn. *Sarcoptes scabiei crustosæ*, Fürst.)

Femelle ovigère	long.	0,37 à 0,40 mm.	lat.	0,28 mm.
Jeune femelle pubère	—	0,30 —	—	0,21 —
Mâle	—	0,27 —	—	0,16 —
Nymphe	—	0,24 —	—	0,16 —
Larve hexapode (3 tailles).	—	0,18 à 0,22 —	—	0,11 à 0,15 mm.
Œuf	—	0,15 —	—	0,09 —

Corps en forme d'ove, à thorax plus large que l'abdomen, qui ressemble à un triangle à sommet arrondi ; couleur gris-perle rosé chez la femelle et les jeunes sujets, roussâtre chez le mâle ; plastrons très apparents, surtout chez ce dernier ; les quatre anneaux du céphalothorax bien indiqués, surtout sur les côtés du corps qui sont profondément festonnés ; papilles cutanées, coniques, aiguës, complètement recouvertes de chitine et formant un champ en quinconce serré, sans aucune éclaircie. Les 6 épines du noto-thorax longues et arrondies, les 14 du noto-gastre fortes, à extrémités, surtout celles des externes, mousses et presque bifurquées. Poils tentaculaires de la face supérieure du corps et des côtés très longs. Épimérite de l'organe mâle étroitement uni aux épimères des membres postérieurs.

Ce Sarcopte ressemble trait pour trait, surtout pour les dimensions, à celui dont Fürstenberg a fait une espèce sous le nom de *Sarcoptes scabiei crustosæ*, et qu'il a recueilli dans les croûtes épaisses de cette gale de l'homme qu'on a nommée *norvégienne*, du nom du pays où elle paraît être fréquente, et qui diffère tant de la gale ordinaire par sa forme et son aspect.

Nous avons récolté, il y a cinq ans (1875), cette variété de Sarcopte en quantité innombrable sur quatre jeunes loups de dix mois de la ménagerie du Muséum de Paris et qui sont tous morts successivement, dans l'espace de trois mois, de la maladie de peau dont ils étaient affectés. Cette affection était générale : toute la peau présentait un vaste eczéma impétigineux, recouvert de croûtes épaisses, jaunâtres, humides, poisseuses, qui avaient, dans quelques points, près d'un centimètre d'épaisseur. La moindre parcelle de ces croûtes contenait plusieurs Sarcoptes, aussi leur récolte était-elle des plus aisée. Quelques-uns de ces Sarcoptes, déposés sur le dos d'un cheval d'expérience, s'y sont si bien acclimatés et ont tellement pullulé, qu'en moins de douze jours on constatait leur présence aux extrémités les plus éloignées de leur point de départ, et qu'ils avaient déterminé le développement d'une gale ayant tous les caractères de celle du loup, jusqu'à son odeur caractéristique.

La gale dite norvégienne est causée par ce Sarcopte du loup, ainsi que nous l'avons démontré dans l'article cité plus haut.

Ajoutons encore que c'est de ce Sarcopte que se rapproche le plus celui trouvé par Delafond sur les lions morts de la ménagerie Borelli, en 1855 (*Traité de la Psore*); les dimensions du mâle, qui sont les plus constantes, sont identiquement les mêmes (0,27 mm. de long sur 0,16 mm. de large), et nous avons tout lieu de croire que c'est notre *Sarcoptes scabiei*, variété *lupi*, qui décima la susdite ménagerie en s'attaquant à cinq lions, deux hyènes, un ours, et qui se transmit au gardien Cyprien, à M. Borelli et à sa fille, lesquels ne se débarrassèrent de la gale qui en résulta que par un traitement approprié et suivi.

E. **Sarcoptes scabiei**, variété *capræ*. (Syn. *Sarcoptes capræ*, Fürst.)

Femelle.................	long.	0,345 mm.	lat.	0,342 mm.
Mâle....................	—	0,243 —	—	0,19 —
Larve hexapode..........	—	0,18 —	—	0,16 —

Corps tout à fait arrondi chez la femelle, le thorax dépassant légèrement en largeur l'abdomen; segments du céphalo-thorax peu indiqués surtout sur les côtés qui sont modérément échancrés. Papilles cutanées à extrémité libre peu aiguë, un peu arrondies, quelques-unes seulement pointues mais courtes, l'extrémité seulement est un peu chitineuse. Les 6 épines du noto-thorax, courtes en forme de gland; les 14 du noto-gastre, relativement courtes et à extrémité peu pointue. Corps du mâle ovoïde, à épimérite de l'organe mâle lâchement uni aux épimères des membres postérieurs.

Ce Sarcopte a été trouvé sur des chèvres naines d'Égypte, par M. le professeur Müller, de Vienne, qui en a communiqué des exemplaires à tous les savants qui ont bien voulu lui en demander, entre autres à Fürstenberg qui en a fait une espèce particulière sous le nom de *Sarcoptes capræ*.

F. **Sarcoptes scabiei**, variété *cameli*. (Syn. *Sarcopte du Dromadaire*, P. Gerv.)

Femelle ovigère............	long.	0,41 mm.	lat.	0,33 mm.
Mâle......................	—	0,24 —	—	0,36 —
Œuf.......................	—	0,12 —	—	0,8 —

Corps de forme ovale, allongée et de couleur blanc rosé chez la femelle, un peu plus ovoïde et roussâtre chez le mâle; sillons séparant les 4 anneaux du céphalo-thorax moins accusés que dans les variétés vivant sur les pachydermes; papilles dorsales moins grandes et moins aiguës, plastrons moins colorés, moins apparents.

Nous avons étudié cette variété sur des spécimens que nous avons récoltés sur une jeune girafe venant d'Anvers, et reçue par la ménagerie du Muséum de Paris dans le printemps de 1875; la gale qu'ils avaient déterminée était eczémato-lichenoïde et par suite sèche; les colonies de parasites paraissaient très clair-semées sous les couches épidermiques. Nous l'avons aussi trouvée sur un Antilope Bubale galeux.

Nous avons retrouvé la même variété dans des Sarcoptes de la collection de M. le professeur Gervais, mise gracieusement à notre disposition par ce savant, lesquels Sarcoptes provenaient de lamas du Muséum, qui avaient été affectés de gale deux ou trois ans auparavant.

Nul doute que ce soit le même parasite qui cause la gale dont les dromadaires de nos possessions d'Afrique sont souvent affectés, et que nous n'avons pu encore étudier (1).

(1) La première mention, et même la seule qui ait été faite du *Sarcopte du dromadaire*, se lit dans les *Annales des Sc. nat.*, IIe série, XV (1841) p. 9, et est due à M. P. Gervais: « Nous nous sommes procuré ce dernier dans les croûtes psoriques d'un dromadaire nouvellement envoyé d'Afrique et qui fut abattu dès qu'on eut constaté qu'il était atteint de gale. Aucune ressemblance n'existe entre les parasites du chameau et celui du cheval (le Psoropte), tandis que le premier, au contraire, ressemble assez à celui de l'homme pour qu'on le confonde avec lui si on l'examine avec peu d'attention. On pourrait même supposer que c'est à cette similitude d'organisation qu'il doit de pouvoir passer si facilement de l'animal auquel il est particulier sur le corps de l'homme et de transmettre avec la plus grande facilité la maladie de l'un à l'autre. Toute-

G. **Sarcoptes scabiei**, variété *ovis*.

Femelle adulte............	long. 0,314 mm.	lat. 0,30 mm.
Mâle......................	— 0,22 —	— 0,16 —
Larve hexapode............	— 0,15 —	— 0,13 —

Cette variété ressemble tout à fait à celle que nous avons déjà décrite sous le nom de *Sarcoptes scabiei*, var. *capræ;* elle n'en diffère que par ses dimensions un peu moins fortes; quant à ses détails anatomiques cutanés, ils sont identiquement les mêmes.

Nous l'avons étudiée sur des spécimens provenant des mouflons de la ménagerie du Muséum, qui avaient été atteints, en 1874, d'une gale très grave, à forme eczémato-lichenoïde, dont plusieurs sont morts.

Nous avons retrouvé la même variété dans une affection psorique de la face et du cou de deux jeunes gazelles d'Afrique, arrivées d'Anvers au Muséum en même temps que la girafe dont nous avons parlé plus haut. Elle se rapproche extraordinairement de celle de l'homme.

Est-ce la même variété que Delafond a trouvée dans les affections

fois lorsqu'on étudie comparativement les deux Sarcoptes en question avec un assez fort grossissement, on ne tarde pas à remarquer entre eux des différences assez importantes pour les faire séparer spécifiquement. La forme est à peu près la même, mais le Sarcopte du dromadaire est un peu plus allongé que celui de l'homme, les tubercules papilliformes du dos n'ont pas tout à fait la même disposition ; le poil bilatéral est grand et plus reculé dans l'espèce de l'homme, et au lieu que la paire intermédiaire des poils postérieurs soit la plus petite, elle est au contraire plus grande. La face ventrale présente aussi des caractères distinctifs : le collier est plus nettement séparé dans le Sarcopte de l'homme, et il envoie inférieurement une pointe aciculiforme qui n'existe pas dans l'espèce parasite du dromadaire. Il y a aussi une différence aux épines de la base des deux paires de pattes postérieures : elles sont inégalement bifides dans la seconde espèce, et simples au contraire dans la première. Ajoutons que le Sarcopte de l'homme est plus petit d'un quart, ce qui est sans doute une des raisons des douleurs insupportables qu'il cause à l'homme. »

Dans cette description, faite certainement d'après un dessin très mal fait, qui l'accompagne où l'on ne donne ni la distinction des sexes ni celle des âges, il y a des impossibilités matérielles évidentes : quand il parle par exemple d'un *collier sans prolongement sternal*, ce caractère n'existe pas chez les Sarcoptes ; le collier en question n'est autre que le résultat de la soudure des épimères de la première paire de pattes et il a toujours un prolongement sternal plus ou moins long ; ce détail, aussi bien que la partie de la figure qui a la prétention de l'éclairer est impossible à comprendre. (Il est probable que, dans la préparation pour l'étude, l'écrasement entre les deux lames de verre a brisé le sternum et séparé accidentellement une partie des épimères, et on aura pris cette déformation pour l'état normal, ou bien on aura pris en ce point la face supérieure du corps pour la face inférieure.) Cela admis, et en s'aidant du dessin, tout imparfait qu'il est, où l'auteur paraît s'être attaché au *joli* et à la *symétrie* bien plus qu'à l'exactitude, comme le prouvent les festons réguliers du pourtour du corps et les plis rayonnants partant du centre, on reconnaît dans cet Acarien une femelle d'un Sarcopte moins rond que le Sarcopte scabiei de l'homme, et d'un quart plus grand, c'est-à-dire de la forme et de la taille de notre *Sarcoptes scabiei*, variété *cameli*.

du chanfrein des moutons, appelé vulgairement *noir-museau?* C'est très probable.

H. **Sarcoptes scabiei**, variété *hydrochœri.*

Femelle adulte...........	long. 0,357 mm.	lat. 0,30 mm.
Mâle.....................	— 0,22 —	— 0,16 —
Larve hexapode...........	— 0,15 —	— 0,13 —

La femelle adulte est un peu plus grande, surtout plus allongée que celle de la variété précédente; le mâle a la même taille ainsi que la larve hexapode, mais la coloration dans les deux sexes est plus foncée, et les détails anatomiques et cutanés plus prononcés; il se rapproche en cela des variétés de Sarcopte qui vivent sur les Pachydermes.

Nous avons étudié cette variété sur des spécimens de la collection de M. le professeur Gervais et provenant d'un Cabiai (*Hydrochœrus capybara*) mort galeux à la ménagerie du Muséum, et sur des furets qui avaient la gale aux pattes.

I. **Sarcoptes scabiei**, variété *hominis* (fig. 54).

Femelle ovigère............	long. 0,30 mm.	lat. 0,26 mm.
Femelle adulte non ovigère..	— 0,28 —	— 0,23 —
Mâle.......................	— 0,20 —	— 0,16 —
Œuf........................	— 0,15 —	— 0,10 —

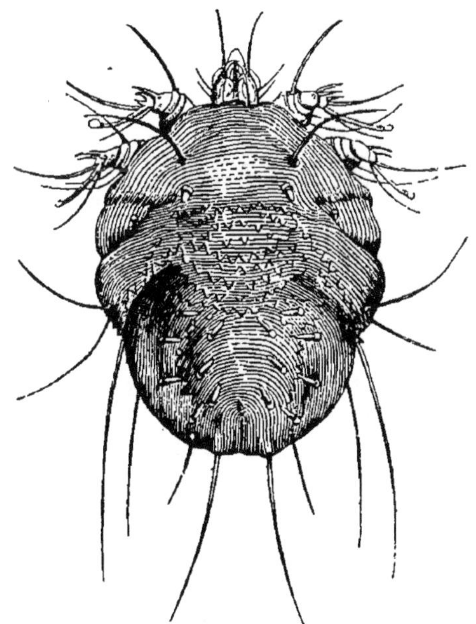

Fig. 54. — Sarcoptes scabiei ♀ de l'homme. (Face dorsale.)

Corps ovoïde à abdomen plus étroit que le thorax, de couleur blanc-brillant, chez la femelle et les jeunes sujets, un peu jaunâtre chez le mâle; divisions du céphalo-thorax marquées un peu nettement seulement sur les côtés du corps; plastrons très peu apparents et incolores; papilles cutanées dorsales peu proéminentes et peu aiguës laissant une clairière entièrement nue au milieu de la surface qu'elles occupent, épines du notothorax très courtes et celles du notogastre grêles; crochets de l'extrémité des tarses peu courbés et presque mousses. Sternite de l'organe mâle lâchement articulé aux épimères des pattes postérieures souvent réduit à une simple tige sans présenter la forme en **T** ordinaire de son extrémité antérieure. Paire d'aiguillons de l'épistome plus courts que dans toutes les autres variétés.

Cette variété du *Sarcoptes scabiei*, cause presque exclusive de la gale humaine, est la plus petite de toutes celles que nous avons étudiée jusqu'à présent. On lui a attribué des dimensious beaucoup plus variables et surtout beaucoup plus considérables que celles que nous donnons parce qu'on a confondu avec elle des variétés appartenant aux animaux qu'on regardait comme identiquement les mêmes. Nous venons de trouver sur un chien de l'infirmerie de M. C. Leblanc un Sarcopte qui paraît identiquement semblable à celui de l'homme; il avait aussi été rencontré en 1863, par Delafond qui a fait de cette découverte l'objet d'une communication à la *Société de biologie;* voici les dimensions qu'il lui a trouvées :

Femelle.....................	long. 0,30 mm.	lat. 0,25 mm.
Mâle........................	— 0,20 —	— 0,16 —

Rappelons qu'en Allemagne, Gurlt et Fürstenberg ont déjà rencontré sur le chien un *Sarcoptes scabiei* d'une grande taille ayant les dimensions et les caractères de la variété du sanglier. Ces deux faits n'indiqueraient-ils pas que, d'une part, il avait contracté ce dernier du sanglier, probablement à la chasse, et que d'autre part, il tenait le premier de l'homme ou du mouton?

Remarques *sur quelques détails anatomiques que présente l'espèce* Sarcoptes scabiei. — Le *Sarcoptes scabiei* est, de tous les Sarcoptes, celui qui représente de la manière la plus nette les divisions du céphalothorax, elles se prononcent plus ou moins sur l'animal vivant selon les mouvements qu'il exécute; sur l'animal mort, elles sont aussi plus ou moins manifestes selon le degré de contraction, de resserrement ou de dessiccation qu'il a subi. Souvent alors le 4e anneau forme une saillie transversale très saillante au-dessus du 3e anneau en avant et de l'abdomen en arrière; elle est séparée du premier par un sillon, concave antérieurement, qui occupe toute la largeur du corps, et sur ses bords font saillie les tubercules ou papilles tégumentaires coniques du dos; elle est distincte de l'abdomen par un sillon concave en arrière, très prononcé vers le milieu du corps et moins sur les côtés. Sur la face dorsale, le premier anneau se distingue du suivant par une assez forte dépression des bords, placée entre les deux premières pattes; un sillon lui fait suite, se dirige un peu en arrière de chaque côté et va se confondre avec les bords du plastron. Une dépression plus ou moins prononcée, suivant les variétés, se voit derrière la 2e paire de pattes et sépare le 2e anneau du 3e qui est plus large que le 1er; un sillon lui fait suite, se dirige un peu en arrière de chaque côté et s'arrête en arrière du plastron en formant un angle aigu, d'une part, avec le sillon qui borde le 1er anneau, d'autre part, avec celui qui borde, en avant, le 3e. (Voyez pl. IX, fig. 1 et 3.) Cet anneau est donc interrompu sur la ligne médiane par le prolongement du 1er anneau qui en occupe la place. Le 3e anneau est plus étroit, mais il est continu ; un sillon transversal le sépare du 4e anneau; ce sillon, qui occupe toute la largeur du corps en dessus, se continue par une dépression latérale sous le ventre qu'il traverse sans interruption; au-devant de lui, sous le ventre, les premiers sillons sont aplatis et n'offrent de dépressions indicatrices que sur les bords. Le 4e anneau qui est étroit au milieu du corps s'élargit sur les flancs et plus à la face inférieure qu'à la face dorsale; une légère dépression de chaque côté se continuant par un sillon courbe sur les deux faces du corps, le sépare de l'abdomen. Celui-ci est arrondi en arrière, un peu déprimé à la face dorsale et ne forme par rapport au céphalo-thorax qu'un tiers environ de la masse de l'animal. Sur la face dorsale, le bord antérieur du 1er anneau s'avance au-dessus du rostre et forme ainsi l'épistome qui porte deux piquants assez longs dans les premières variétés, très courts dans la dernière représentant les longs poils des Tyroglyphes, situés au même endroit; les bords droits et gauches s'avancent au-dessus de la première paire de pattes dont ils recouvrent le 1er article ; ceux du 2e anneau couvrent de même celui de la 2e paire de pattes. Ces bords sont inclinés, minces, comme tranchants et formés par la jonction des faces inférieures et supérieures du corps. — (Gerlach décrit et figure à tort la tête et les deux premières paires de pattes comme insérées au bord même du corps, c'est-à-dire tout à fait marginales, et il ne fait aucune mention de l'épistome et de sa paire d'aiguillons.) — Les plastrons, dont aucun auteur n'a parlé jusqu'ici, appartiennent complètement au 1er anneau. — A la face ventrale, le bord antérieur du 1er anneau se prolonge autour de la base du rostre en un repli membraneux très mince, très transparent en forme de cravate fendue sur la ligne médiane, ou de prépuce, qui limite le camérostome et porte de chaque côté les *joues*, prolongements creusés en gouttière, carénés, qui coiffent le bord externe des palpes. Ce repli a été décrit et figuré pour la première fois, par M. Robin.

2. **Sarcopte notoèdre** (*Sarcoptes notoedres.* Bourg. et Delaf.) (pl. XI.)

Synonymie. — *Sarcoptes cati* (Héring) ; *Sarcoptes minor* (Fürstenberg).

Si nous adoptons de préférence le nom de *Sarcoptes notoedres* (1), pour cette deuxième espèce d'Acarien psorique, malgré les droits d'antériorité du nom que lui avait donné Héring, dès 1838, c'est qu'il est basé sur une particularité qui est bien propre à cette espèce, et qu'il ne préjuge rien ; le nom de *Sarcoptes cati* est impropre parce que nous avons acquis la certitude que ses nombreuses variétés vivent sur des animaux très différents : ainsi, outre le chat il a été trouvé sur le lapin (Gerlach), sur le coati (G. Colin) ; nous l'avons retrouvé sur le rat d'égout (*Surmulot* de Buffon, *Mus decumanus* de Pallas) dont les trois quarts des individus qui vivent à Paris ou aux environs sont affectés depuis plusieurs années de la gale qu'il produit. Nous regardons même la variété qui vit sur ce rat comme la souche de toutes les autres qui résulteraient des conditions particulières de leur nouvel habitat. C'est ce que nous espérons démontrer plus loin.

Caractères de l'espèce. — Sarcopte à rostre à demi caché par l'épistome ; poils des palpes très courts ne le dépassant pas ; joues larges ; segments céphalo-thoraciques peu distincts ; deux poils plus longs que le rostre, au lieu d'aiguillons sur l'épistome ; trois paires d'aiguillons grêles sur le dos des deux segments céphalo-thoraciques moyens ; en arrière de ceux-ci des saillies cutanées peu nombreuses, larges et mousses se confondant insensiblement avec des plis cutanés très prononcés et disposés circulairement comme elles ; six paires d'aiguillons seulement sur le noto-gastre qui porte l'anus sur son milieu entre les plus internes de ces paires. Aiguillons rigides au lieu de soies dorsales ; pas de soies latérales, une paire de soies anales courtes ; épimère céphalo-thoracique médian en **V** ; soies des articles des pattes courtes, presque transformées en aiguillons aigus ; tarses terminés par quatre crochets aigus inégaux dont deux tiennent la place de soies ou de cirres absentes. Ventouses ambulatoires très larges, portées sur des pédoncules de moitié plus courts que chez l'espèce précédente ; pas de crochets au trochanter des pattes antérieures.

Femelle adulte des deux tiers plus grande que le mâle, à épimère sous thoracique médian en **V** plus court que les latéraux ; vulve en forme de fente transversale sous thoracique à lèvre antérieure privée de poils. Pattes postérieures articulées à des épimères libres et indépendants, terminées chacune par une longue soie (Pl. XI, fig. 1 et 2).

Mâle (pl. XI, fig. 3 et 4) à sternite sous thoracique médian en **Y**

(1) De Νῶτος, dos, et Εδρα, siège, anus.

aussi long que les épimères latéraux ; épimères de pattes postérieures convergentes et réunies au sternite de l'organe mâle ; quatrième paire de pattes terminée par une ventouse ; saillies cutanées dorsales très effacées, imperceptibles ; aiguillons dorsaux plus grêles encore que chez la femelle, et anus plus près du bord postérieur que chez cette dernière.

Jeune femelle ou nymphe pubère semblable en tout à la femelle ovigère, mais de même taille que le mâle et ne montrant aucune trace d'oviducte, ni d'œuf dans l'abdomen ; bord postérieur de l'abdomen échancré et anus près de ce bord.

Larve (Pl. XI, fig. 9) hexapode ; bord postérieur et anus, comme dans la nymphe pubère.

Œuf (pl. XI, fig. 8) ovoïde, de couleur gris-perle et diaphane.

Habitat. — Vit en parasite sur quelques gros rongeurs, comme le rat et le lapin, ou sur des carnassiers qui vivent de ces derniers, comme le chat, le coati.

Observations sur les mœurs de cette espèce. — Ce Sarcopte ne creuse pas, comme l'espèce précédente, un sillon ou galerie linéaire sous-épidermique, mais bien un véritable nid sous l'épiderme. Chez les animaux affectés de la gale qu'il cause, et dans les parties récemment envahies, on voit une foule de petites éminences miliaires ressemblant à de très petites vésicules d'eczéma ; ces éminences s'enlèvent facilement à la pointe d'un scalpel, et si on les porte sous l'objectif d'un microscope, on voit qu'elle sont constituées par une couche d'épiderme et par un véritable nid (Pl. XI, fig. 8) : c'est une agglomération d'œufs à toutes les périodes d'incubation qu'accompagne toujours une femelle ovigère, entourée d'une quantité de petits corpuscules bruns, cylindriques, qui ne sont autres que les fèces de l'acarien, ce qui indique un séjour prolongé au même endroit. On ne trouve jamais de larves, ni de nymphes, ni de mâles dans les nids ; ceux-ci divaguent au milieu des croûtes qui remplissent les intervalles entre les nids et qui s'accumulent surtout en couches épaisses dans les parties anciennement affectées.

Si l'on compare entre elles les descriptions des différents auteurs qui ont étudié le Sarcopte de la gale du chat, on voit que, s'ils se rapprochent assez exactement de la diagnose ci-dessus donnée pour qu'on ne puisse douter de l'identité de l'espèce, ils ne sont nullement d'accord pour les dimensions ; nous-même, nous avons trouvé sur le chat et décrit (1) un Sarcopte qui, avec tous les caractères de l'espèce, s'écarte tellement de ceux jusqu'alors décrits, par ses petites dimensions, que nous avons été tenté d'y voir une espèce à part, et cependant ce n'est certainement qu'une variété : il a juste la moitié

(1) *Bulletin de la Société centrale vétérinaire*, séance du 12 février 1868.

de dimensions en diamètre, c'est-à-dire le quart en surface, de la plus grande variété, qui est celle du rat ; or, comme entre ces deux tailles extrêmes s'intercalent, comme des échelons intermédiaires, ceux dont les dimensions ont été données par Gerlach, Bourguignon et Delafond, Fürstenberg, Colin, et Robin, nous sommes porté à conclure que, lorsque la variété du rat est transportée sur le chat ou sur d'autres animaux, en s'acclimatant sur ce nouveau terrain certains de ses caractères secondaires, surtout ceux qui tiennent aux dimensions, se modifient, ce qui donne lieu à des variétés plus petites.

Voici les caractères des variétés que nous avons étudiées :

A. **Sarcopte notoèdre**, variété *muris*.

Femelle ovigère............	long.	0,30 mm.	lat.	0,24 mm.
Mâle......................	—	0,18 —	—	0,15 —
Jeune femelle pubère........	—	0,20 —	—	0,16 —
Larve hexapode.............	—	0,15 —	—	0,11 —
Œuf......................	—	0,15 —	—	0,8 —

Corps de forme hémisphérique, plat en dessous, à bord très arrondi, de couleur blanc jaunâtre, un peu plus foncé chez le mâle que chez la femelle. Ongles tarsiens très aigus, soies des pattes courtes et raides.

Cette variété, inédite jusqu'à aujourd'hui, nous en devons la découverte à notre jeune confrère, M. Romary, qui nous a signalé sa présence sur la majorité des rats d'égouts de Paris. En effet, nous avons pu en faire d'amples récoltes sur ces animaux.

B. **Sarcopte notoèdre**, variété *cati* (Syn. *Sarcoptes cati*, Hering).

Femelle ovigère............	long.	0,16 mm.	lat.	0,13 mm.
Mâle......................	—	0,12 —	—	0,9 —
Nymphe pubère.............	—	0,12 —	—	0,10 —
Larve.....................	—	0,9 —	—	0,7 —
Œuf......................	—	0,8 —	—	0,5 —

Corps en forme de sphéroïde très peu allongé, de couleur gris-perle, un peu jaunâtre chez le mâle ; crochets tarsiens beaucoup plus faibles que dans la variété précédente et mousses, le plus petit des quatre des tarses antérieurs a même totalement disparu, par contre les soies des articles des pattes sont plus longues mais plus grêles. Chez le mâle, les épimères des pattes postérieures, bien que convergeant vers le sternite pénien, ne le touchent pas.

C'est grâce à M. Mathieu, vétérinaire à Sèvres, que nous avons pu étudier, en 1868 (1), sur un chat galeux qu'il possédait, cette petite variété du Sarcopte notoèdre. Nous l'avons même, à la même époque,

(1) *Bulletin de la Société centrale vétérinaire*, séance du 12 février 1868.

acclimaté avec succès sur un cheval sur lequel il a provoqué le développement d'une gale à forme eczémato-pityriasique qui, en quinze jours, s'était étendue du garot, — point de départ des Sarcoptes, — au flanc, en marchant par conséqueut d'avant en arrière et dans la direction des poils.

La variété trouvée par M. Colin sur le coati a les mêmes dimensions que celle du rat; celle du lapin, que nous venons d'avoir l'occasion d'étudier, a les mêmes dimensions que celle du chat.

Remarques sur l'espèce Sarcoptes notoèdres. — Sur ce Sarcopte, dont le corps est bien plus sphérique que chez les autres espèces, le 1er anneau n'est séparé du 2e et celui-ci du 3e que par une dépression à peine marquée de chaque côté et un sillon très court à peine visible, qui s'avance un peu sur le dos. Il n'y a pas de séparation entre le 3e et le 4e anneau, ni entre ce dernier et l'abdomen; toutes les parties du corps sont également soudées et continues, sans séparation sous le ventre; seulement, au point correspondant à l'union du 3e au 4e anneau, les plis tégumentaires sont plus rapprochés et un peu infléchis.

3. **Sarcopte changeant** (*Sarcoptes mutans*, C. Rob.).

(Pas de variétés connues.)

Femelle ovigère.... (pl. XII, fig. 1 et 2.)	long.	0,47	mm.	lat.	0,39	mm.
Femelle pubère....	—	0,38	—	—	0,33	—
Mâle.............. (pl. XII, fig. 3 et 4.)	—	0,25	—	—	0,15	—
Nymphe..........	—	0,26	—	—	0,18	—
Larve............ (trois tailles, pl. XII, fig. 5.)	—	0,14 à 0,20	—	—	0,10 à 0,14	—
Œuf.............. (pl. XII, fig. 6.)	long.	0,13	—	—	0,85	—

Sarcoptes à rostre plus large que long, à demi caché par l'épistome, dépassé par une courte paire de soies des palpes; épistome nu; céphalo-thorax à segments peu distincts; épimères de la première paire de pattes se prolongeant sur le dos, réunis transversalement et encadrant un plastron rectangulaire; pas de spinules ni de papilles sur le noto-gastre; anus au bord postérieur de l'abdomen.

Femelle ovigère, ou à oviscapte visible, à corps de couleur gris-perle, ovalaire, légèrement festonné sur les bords, de manière à indiquer les divisions du céphalo-thorax; abdomen de même largeur que le céphalo-thorax; milieu du corps couvert de larges saillies tégumentaires mamelonnées, gaufrées, sans aiguillons épineux ni papilles coniques aiguës; la paire de soies la plus externe de celles qui bordent l'anus dépassant seule le corps et assez longue; toutes les autres réduites à des piquants très grêles et très courts. Vulve d'accouchement, ou mieux oviducte ou oviscapte sous-thoracique, de forme triangulaire; épimères des quatre paires de pattes libres et écartées, celles-ci réduites à l'état de courts moignons coniques dépassant à peine le corps, ne portant que de courts piquants à peine visibles et terminées par un tarse à deux crochets inégaux, deux courtes soies et deux cirres, privé totalement d'ambulacre à ventouses. Joues carénées larges remplissant l'intervalle des premières pattes à la tête.

Femelle pubère. — Ne se distingue de la précédente que par l'absence de vulve et par son abdomen plus étroit que le céphalo-thorax.

Mâle. — Corps en forme d'ovale allongé, plus jaunâtre que celui des femelles ; divisions du céphalo-thorax assez distinctes; abdomen très petit ; au niveau de la deuxième paire de pattes, deux paires de soies dont l'interne est très courte et l'externe très longue; les soies latérales du corps et surtout la plus externe du côté de l'anus très longues ; épimères des deux premières paires de pattes réunis en une seule pièce sur le milieu du corps; épimères des deux dernières paires de pattes réunis entre eux ; pattes coniques assez longues, dont les tarses portent les ventouses propres au genre Sarcopte, et de longues soies; organe génital mâle entre les deux dernières pattes.

Nymphe. — Ovoïde, de couleur blanche, ressemble tout à fait au mâle pour la taille et pour la perfection des membres ; en diffère en ce que les épimères de la première paire de pattes sont contigus au lieu d'être soudés, en ce que les épimères des 2e, 3e et 4e paires de pattes sont libres et indépendants l'un de l'autre, et en ce qu'il y a absence totale d'organes sexuels d'aucune sorte ; le dos présente aussi des mamelons cutanés qui rappellent ceux de la femelle.

Larve. — Ressemble à la nymphe dont elle diffère par sa plus petite taille et surtout parce qu'elle est hexapode, n'ayant qu'une paire de pattes postérieures.

Œuf. — Ovoïde, blanchâtre.

Remarques. — Outre le grand volume et la forme ovalaire raccourcie chez la femelle du *Sarcoptes mutans* qui la font facilement reconnaître, on remarque sur cette espèce l'absence de séparation des diverses parties du corps à sa surface ventrale. Toutefois, chez les nymphes, les larves et les mâles, les plis tégumentaires sont plus fins et plus rapprochés au niveau de la jonction des troisième et quatrième anneaux céphalo-thoraciques qu'ailleurs. Ces derniers, vus par le dos, présentent une dépression assez profonde entre la première et la deuxième paire, une autre au-dessus de la seconde paire, puis une troisième à peine reconnaissable se voit un peu plus bas au niveau de la jonction du troisième avec le quatrième anneau; les plis tégumentaires plus fins et plus rapprochés qu'ailleurs, à ce niveau, établissent encore plus cette distinction que la dépression elle-même. Le quatrième anneau, qui est très étendu, est séparé de l'abdomen par une dépression latérale plus prononcée que les précédentes, qui fait encore ressortir l'étroitesse et la brièveté de l'abdomen; celui-ci est arrondi et ne présente guère que le quart de la masse totale du corps. Ces diverses dépressions latérales sont à peine reconnaissables sur les côtés du corps de la femelle et cessent même de l'être tout à fait lorsque le corps de celle-ci est distendu par cinq ou six œufs ou par les larves, car cette espèce est vivipare. (Ces remarques sont entièrement empruntées à M. Ch. Robin.)

ANATOMIE DES DIVERSES PARTIES DU CORPS QUI SERVENT A LA CLASSIFICATION DES ESPÈCES DU GENRE SARCOPTE.

A. **Rostre.** — Le Rostre, chez les diverses espèces du genre Sarcopte, est comme enchatonné dans la face antérieure du céphalo-thorax qu'il dépasse plus ou moins; il est conique, à extrémité arrondie, un peu aplati de dessus en dessous et incliné en bas et en avant. Les pièces qui le composent sont colorées en jaune roussâtre, d'autant plus foncé qu'elles sont plus épaisses.

Ces pièces sont (pl. X, fig. 5; pl. XI, fig. 5, et pl. XII, fig. 7 et 8):

1° Deux mâchoires ou maxilles, *f f;*

2° Deux palpes maxillaires, *g h i;*

3° Une lèvre inférieure, *k l l;*

4° Deux mandibules, *m m*, *n o;*

5° Deux joues, *d*, *e*.

Ces pièces sont disposées sur deux plans : le plan supérieur est composé des deux *mandibules* glissant entre les deux *palpes* que bordent les joues; le plan inférieur est composé des deux *mâchoires* et de la *lèvre* qui en est une continuité membraneuse et qui adhère à la face inférieure des *palpes*, avec lesquels elle forme une gouttière dans laquelle glissent alternativement les *mandibules*. La bouche se trouve ainsi formée par l'espace prismatique laissé entre elles par les deux mandibules et la lèvre, et c'est au fond de cet espace que s'ouvre le pharynx. Les aliments, toujours composés de sérosité liquide, cheminent dans cette bouche et arrivent au pharynx par succion ou capillarité aidée du jeu alternatif des mandibules.

A peu près de même forme et de mêmes dimensions dans les différentes variétés du *Sarcoptes scabiei*, le rostre devient plus étroit, plus allongé et d'un tiers plus petit chez le *Sarcoptes notoedres*, et au contraire plus large que long, plus arrondi et plus caché chez le *Sarcoptes mutans*, tout en étant aussi grand que chez les premiers.

1. Les *mâchoires* ou *maxilles* forment la base du rostre avec les deux *palpes*; elles sont formées chacune d'une pièce étroite et épaisse courbée en S chez la première et la troisième espèce; simplement en arc chez la deuxième et soudées à une pièce médiane, carrée, ronde,

triangulaire ou allongée, qu'on a appelée *menton* (*f'*). L'ensemble des deux mâchoires forme avec le menton un fer à cheval presque fermé chez le *S. scabiei* petites variétés, un fer à cheval ouvert chez les grandes variétés du même, un trapèze ouvert en avant chez le *S. notoëdre*, et une accolade transversale chez le *S. mutans*.

2. Les *palpes* forment les côtés du rostre depuis sa base jusqu'à sa pointe; ils sont coniques, courbés en dedans, et à base très élargie; leur bord externe est net, leur bord interne se confond avec la lèvre qui y adhère. Ils sont composés de trois articles peu mobiles l'un sur l'autre (*g*, *h*, *i*); le premier, le plus grand (*g*), s'articule avec la mâchoire du même côté, et s'appuie par sa base en dehors sur l'épimère de la première paire de pattes; — chez le *S. mutans*, l'articulation de cet article avec la mâchoire se fait seulement par l'extrémité de celle-ci; — le deuxième article, plus étroit, plus court que le précèdent, porte deux poils insérés supérieurement et inférieurement près du bord externe, le supérieur très long; — chez le *S. notoëdre* et le *S. mutans* ces poils sont très courts, et encore, le supérieur existe-t-il seul chez le dernier; — le troisième article est court, conique, fortement tourné en dedans et a son bord interne libre dans presque toute son étendue; son extrémité est effilée et bifide dans la première espèce, mousse dans les autres; il porte un poil assez long chez le *S. scabiei*, et très court dans les deux dernières espèces.

3. La *lèvre* est un organe membraneux, adhérent en arrière aux mâchoires et latéralement au bord interne des palpes (pl. X et XI, fig. 5; pl. XII, fig. 7, *k*, *l*). Sa face inférieure porte deux poils divergents, un de chaque côté de la ligne médiane; ces poils sont situés près de la mâchoire et du bord interne des palpes chez le *S. scabiei*, près du bord libre de la lèvre, au contraire, chez le *S. mutans*, et imperceptibles chez le *S. notoëdre* et ses variétés. A sa face supérieure, la lèvre porte la languette ou ligule (*k*), et c'est sur cette face supérieure que reposent, sans y adhérer, les mandibules.

4. Les deux *mandibules* sont placées longitudinalement au milieu de la face supérieure du rostre et se touchent par leur bord interne et supérieur sur la ligne médiane (Pl. XII, fig. 8, *m*); leur grosse extrémité, tournée en arrière, est cachée en partie sous l'épistome. La compression du rostre les détache et les fait saillir en avant avec facilité, et même les chasse sans peine hors de l'espèce de loge dans laquelle elles sont maintenues par suite de la rupture du gros faisceau musculaire qui attache chacune d'elles au fond du camérostome. Chaque mandibule est composée d'une *tige* et d'une *pince* à deux *mors*, *doigts*, *onglets* ou *crochets*; la tige représente les trois quarts de leur masse, elle est cylindroïde, aplatie en dedans et en bas et incurvée en dehors et supérieurement. Le *mors supérieur* de la pince est continu à la tige et incurvé comme le bord supérieur de celle-ci

auquel il fait suite; il est denté inférieurement. Le *mors inférieur*, un peu plus mince que le bord supérieur, s'articule avec la base de celui-ci; il est denté supérieurement et un peu incurvé inférieurement (pl. X, fig. 6; pl. XI, fig. 5; pl. XII, fig. 9, *m*, *n*, *o*). Les mandibules sont assez semblables dans les trois espèces de Sarcoptes. Comme chez beaucoup d'autres Arachnides, pourvues de forcipules didactyles, et comme chez les autres Acariens, le mouvement du mors inférieur, seul mobile, est vertical, tandis que celui des mâchoires, quand elles sont mobiles, est transversal. Ici les mâchoires, soudées et adhérentes à la lèvre, sont toujours immobiles.

B. **Du camérostome et des joues.** — Le *camérostome* est la loge ou cavité de la partie antérieure du céphalo-thorax qui reçoit et entoure la base du rostre; l'*épistome* est le bord supérieur du camérostome, qui s'avance plus ou moins sur le rostre, suivant les espèces. Le *camérostome* est un prolongement des téguments du céphalo-thorax: il entoure la base du rostre, comme le prépuce entoure le gland, dans le tiers environ de son étendue; il est comme incisé en dessous au niveau du menton. Le camérostome a deux prolongements latéraux, minces, transparents, incolores, qui s'étendent jusqu'au bout du palpe correspondant; ce sont ces prolongements spatuliformes, creusés en dedans et carénés, que M. Robin a nommé *joues* (pl. IX, fig. 5; pl. XI, fig. 5; Pl. XII, fig. 7, *d*, *e*). Chez le *Sarcopte notoèdre*, les joues sont plus larges et s'étalent plus facilement que chez le *S. scabiei*; chez le *S. mutans*, les joues sont très épaisses et remplissent tout l'intervalle qui sépare le rostre de la première paire de pattes; elles sont carénées, à bord externe convexe, et creusées intérieurement en gouttière pour s'appliquer sur les palpes.

C. **Organes génitaux et anus.** — 1. *Organe mâle.* — Il est situé au milieu de la face inférieure du 4e anneau céphalo-thoracique dans une partie qui se prolonge très en arrière sous l'abdomen; il est composé de pièces solides, colorées en roux comme les autres parties du squelette.

La première de ces pièces, appelée *sternite* par M. Robin, est impaire, médiane, longitudinale, étroite comme les épimères, bifurquée à son extrémité supérieure en **T**, — articulée par chacune de ces branches avec la convexité du coude du 4e épimère qui est soudé lui-même au 3e. — Cette articulation, toujours complète chez les grandes variétés du *Sarcoptes scabiei* et chez la variété *muris* du *Sarcoptes notoedres*, est ordinairement incomplète chez le *Sarcoptes scabiei* de l'homme, d'après Bourguignon, et chez les variétés *cati* du Sarcopte notoèdre. Ce sternite manque tout à fait chez le *S. mutans*. L'extrémité inférieure du sternite (pl. IX, fig. 5 *a*) est également divisée en deux branches courbes qui se portent en arrière en limitant un espace ogival, puis se portent brusquement en dehors pour se terminer en pointe en arrière de la 4e paire de pattes. Ces branches, que M. Robin propose d'appeler *épisternites*, existent, mais non réunies, chez le *S. mutans*.

La 2e pièce, que M. Robin propose d'appeler *hyposternite*, a la forme d'un fer à cheval, dont les branches s'articulent avec celles de l'épisternite, de manière à pouvoir pivoter d'avant en arrière et à découvrir ou recouvrir alternativement l'espace ogival inscrit entre les branches de l'*épisternite*, et au milieu duquel se trouve le pénis (pl. IX, fig. 5) ; dans cette figure, le pénis est recouvert par l'épisternite et ne se voit que par transparence.

Le *pénis* est formé de deux pièces courbes se regardant par leur convexité et dont la base s'articule à deux épimérites réunis supérieurement en fer à cheval et enfermés entre les branches de l'*épisternite*. Il est large par sa base adhérente et étroit à son extrémité libre. Il se dirige en arrière au moment de l'érection, qui est en même temps le moment où l'hyposternite se renverse en arrière (pl. IX, fig. 6). L'intervalle séparant les deux pièces latérales formant l'armature du pénis est rempli par une membrane roussâtre ; il en est de même de l'intervalle qui sépare les branches de l'hyposternite.

2. *Organe femelle*. — Chez tous les Acariens, l'accouplement se fait, avec les jeunes femelles ou nymphes pubères, et par l'ouverture anale, la seule existante à cet âge, mais qui alors prend des dimensions en rapport avec cette fonction. Lorsque la jeune femelle, fécondée, est devenue, à la suite d'une dernière mue, femelle ovigère, un nouvel organe, propre à l'ovulation, se montre à la face inférieure du céphalo-thorax dans le sillon qui sépare le 2e et le 3e anneau : c'est la *vulve de ponte ou d'accouchement*, orifice extérieur de l'*oviducte* ou *oviscapte*. Chez les Sarcoptes c'est une fente transversale à lèvres plissées située immédiatement en arrière de l'extrémité libre des épimères des membres antérieurs ; l'oviducte qui y aboutit est un tube cylindrique large et court dont la paroi profonde est renforcée par une sorte de busc chitineux à extrémité antérieure élargie, qu'on voit grâce à la transparence des téguments et qui est destiné à servir de guide pour la sortie de l'œuf. Cette pièce, qui est grande et longue dans les grandes variétés du *Sarcoptes scabiei* (pl. IX, fig. 2), est réduite à un petit point chitineux dans le *Sarcoptes scabiei* de l'homme et dans le *Sarcoptes mutans*, et présente deux branches minces et écartées en arrière dans les grandes variétés du *Sarcoptes notoedres*. Dans les grandes variétés du *Sarcoptes scabiei*, la vulve de ponte est encore accompagnée, à ses deux commissures latérales, d'une pièce en chitine en forme de feuille de trèfle qu'on ne voit pas dans les petites variétés ni dans les autres espèces.

3. *Anus*. — L'anus est une fente longitudinale, souvent un peu entr'ouverte, sur les bords de laquelle le tégument forme un léger bourrelet. Chez toutes les espèces du genre Sarcopte, l'anus est retro-dorsal ; chez le *Sarcoptes notoedres* femelle, il est sur le milieu même du notogastre ; chez les autres espèces il est marginal et sa commissure inférieure touche le bord postérieur de l'abdomen. Chez la première espèce, il est entouré de 14 spinules formant 4 rangées symétriques ; chez le *Sarcoptes notoedres* ces spinules ne sont qu'au nombre de 6 de chaque côté : 2 pour les rangées internes et 4 pour les rangées externes ; enfin le *S. mutans* en est tout à fait privé.

D. **Squelette.** — Le squelette des Sarcoptes se compose d'autant d'*épimères* (1) qu'il y a de pattes, et, en outre, de cinq pièces solides dans chacune des huit pattes. Chez le mâle il y a quelques pièces de plus qui appartiennent à l'appareil génital.

Tous les épimères, comme toutes les autres pièces du squelette, tiennent au tégument et tombent avec lui, pour être remplacés par d'autres, lors de chaque mue. Ils sont d'une couleur roussâtre plus ou moins foncée suivant l'épaisseur, ce qui les fait distinguer facilement des autres parties du corps ; l'acide acétique, la glycérine, l'essence de térébenthine les rendent plus nets par la transparence que ces liquides donnent aux autres tissus.

Les épimères présentent tous, à leur face profonde, une lamelle saillante dans l'épaisseur des tissus et qui ne se voit bien qu'après l'isolement complet de l'épimère. Cette lamelle est mince, transparente, de même couleur que l'épimère et flexible ; elle est l'analogue des *épidèmes d'insertion* (2), que l'on trouve chez les insectes et les crustacés. Ces épidèmes donnent aussi insertion à des muscles. La 1re paire des épimères est la seule qui, chez les Sarcoptes et quelques autres Acariens, présente des *apodèmes* (3) et encore sont-ils entièrement rudimentaires.

La comparaison des épimères entre eux fait reconnaître qu'ils sont identiques d'un côté du corps à l'autre et symétriquement disposés. Tous se composent d'une pièce solide, allongée, grêle, prismatique, triangulaire irrégulièrement, atténuée à leur extrémité centripète, portant à l'autre extrémité, qui est plus large, une apophyse dirigée

(1) L'*épimère* (ἐπί sur μέρος cuisse) est cette pièce unique de chaque côté ou accompagnée d'autres parties avec laquelle s'articule la hanche des pattes chez les animaux articulés.

(2) Les *épidèmes* (de ἐπί sur et δέμα lien) sont des parties du squelette tégumentaire des articulés qui émergent de la face interne de certaines de ses pièces et font saillie en dedans. Les épidèmes sont toujours simples.

(3) Les *apodèmes* (de ἀπό de, et δέμα lien), sont toujours doubles et résultent de l'adossement de deux épidèmes soudées ; ils se trouvent au niveau des lignes de soudure de deux anneaux.

en dehors et limitant à sa base une petite cavité articulaire qui reçoit une saillie de même ordre du 1er article des pattes. La 1re paire d'épimère porte, en outre, sur son prolongement rétro-dorsal, une courte apophyse qui s'articule avec la base de chaque palpe correspondant; il en est de même du 2e épimère avec la base de la 1re patte.

Chez le *Sarcoptes scabiei*, dans les deux sexes, et chez les mâles des deux autres espèces de Sarcoptes, les épimères de la 1re paire sont soudés dans une partie de leur étendue en une seule pièce médiane, longitudinale, en forme de sternum, plus longue mais plus étroite chez les mâles. Elle est renflée dans son milieu chez le *Sarcoptes scabiei* chez lequel elle se termine en forme de lance mousse, chez les adultes; chez les nymphes et les larves de cette espèce, aussi bien que chez les mâles des deux autres, cette pièce se termine en talon courtement bifurqué. L'extrémité céphalique de chaque épimère, après leur soudure sternale, se contourne en dehors comme deux clavicules, puis, après avoir fourni l'articulation avec la 1re paire de pattes et avec les palpes, en circonscrivant le rostre, vient former un coude supérieurement à la base de l'épistome et se terminer par deux arcs de cercle dirigés en dehors et qui simulent assez bien deux omoplates d'oiseaux (pl. IX, fig. 1). Cette disposition n'est bien distincte que chez le *Sarcoptes scabiei*, grandes variétés. — Chez le *Sarcoptes mutans*, ces deux pointes terminales des épimères de la 1re paire se prolongent assez en arrière sur le céphalo-thorax et sont reliées entre elles par une pièce impaire de même nature qu'elles, en circonscrivant un espace où le tégument est granuleux et coloré, comme les plastrons dorsaux des grandes variétés du *Sarcoptes scabiei* et ceux des Psoroptes et des Chorioptes (pl. XII, fig. 1 et 3).

Chez la femelle du *Sarcoptes notoedres* les épimères de la 1re paire se réunissent aussi sur la ligne médiane de manière à former un sternum; seulement cette pièce impaire est beaucoup plus courte que dans la 1re espèce. — Avant leur soudure, ces deux épimères s'écartent à angle aigu et ne forment pas un demi-cercle comme chez la 1re espèce. Chez la femelle du S. *mutans*, ces épimères ont leurs extrémités libres et écartées.

Chez tous les Sarcoptes, les épimères de la 2e paire de pattes sont libres dans toute leur étendue, plus longs et plus courbés chez le mâle, les nymphes et les larves que chez la femelle.

Chez le *Sarcoptes scabiei*, les épimères de la 3e et de la 4e paire de pattes sont plus courts que les précédents; leurs extrémités, après s'être coudées en sens inverse, convergent l'une vers l'autre de manière à circonscrire un espace circulaire; le cercle est complet chez les mâles, mais incomplet chez la femelle (pl. IX, fig. 2 et 4).

Dans les autres espèces, ces épimères convergent vers le centre, sont tous courbés dans le même sens et symétriquement; libres, chez les femelles, ils sont reliés chez les mâles à leurs extrémités de manière à former un groupe unique chez le S. *notoedres* et deux groupes chez le S. *mutans*. Dans les petites variétés du S. *notoedres*, cette union n'est pas complète. (Voy. pl. XI et XII) (1).

E. **Squelette des pattes.** — La composition des pattes a une très grande analogie dans les différents genres de la famille des Sarcoptidés et à plus forte raison dans les différentes espèces du genre Sarcopte.

Le squelette des pattes est composé de cinq pièces, toutes annulaires, excepté la dernière, qui est conique, et qui sont : la *hanche* ou *rotule*, l'*exinguinal* ou *trochanter*, le *fémoral* ou *cuisse*, le *tibial* ou *jambe*, et le *tarse*.

1. La pièce solide de la *hanche*, articulée à l'épimère correspondant au moyen d'une apophyse, représente un segment de cylindre très oblique (pl. X, fig. 5, XI, fig. 6 ; XII, fig. 7, *p*) variant peu de forme suivant les espèces ; il porte un poil au milieu de sa face inférieure.

2. La pièce du *trochanter* représente aussi un segment de cylindre très oblique aussi et s'articule par cette surface oblique avec la hanche. Ces deux pièces réunies représentent assez bien un bout de cylindre divisé obliquement en deux parties suivant une diagonale allant de haut en bas et de dedans en dehors. Cette pièce porte en dehors et en bas un poil, long chez les deux premières espèces et le mâle de la dernière, plus court chez les autres, qui est inséré au pied d'un tubercule arrondi, très effacé chez le S. *notoedres* et le S. *mutans*, et transformé en un fort crochet chez le S. *scabiei*, crochet que personne n'avait vu avant nous. Dans le membre postérieur, cette pièce est très courte et ne porte ni tubercule ni poils (pl. X, fig. 4 ; XI, fig. 6 ; XII, fig. 7).

3. La pièce dite *fémoral* ou *cuisse* est un anneau presque régulier, un peu étroit inférieurement, double supérieurement, chez le S. *scabiei* et simple chez les autres ; il porte au bord antérieur un long poil, réduit à l'état de courte soie chez le *notoedres*, avec un petit aiguillon à sa base ; au bord postérieur un poil court et raide. Chez la femelle du S. *mutans* cet anneau est inerme, aussi bien qu'au membre postérieur de tous les autres (pl. XII, fig. 7, *r*).

4. La pièce solide de la *jambe* est un anneau simple élargi en avant et en haut, rétréci en arrière et en bas, portant sur sa partie élargie, en arrière, une petite épine, et en avant un aiguillon qui est cylindrique et mousse dans les deux premières espèces et qui s'étend par-dessus le tarse, tandis qu'il est aigu en forme de soie courte et

(1) Cette description du squelette du tronc est empruntée en grande partie à M. Ch. Robin (*loc. cit.*).

raide chez le *S. notoedres*. Chez le mâle du *Sarcoptes mutans*, cet anneau est muni des mêmes appendices que chez le *S. scabiei ;* mais chez la femelle il est complètement inerme.

Dans le membre postérieur, l'anneau de la jambe est très court et inerme dans toutes les espèces.

5. La pièce solide du *tarse* représente un cône qui se termine par deux crochets, qui sont mousses et presque égaux dans les petites variétés du *S. scabiei*, chez le *Sarcoptes notoedres*, variété *Cati*, et le *Sarcoptes mutans*, mais sont inégaux, robustes et très aigus chez les grandes variétés du *Sarcoptes scabiei* et la variété *Muris* du *Sarcoptes notoedres*. Le tarse porte des appendices dont la disposition et la forme varient suivant les espèces ; ce sont, d'abord, en procédant de la base vers la pointe du cône : 1° deux aiguillons sur la face antérieure qui sont cylindriques et à extrémité mousse chez le *S. scabiei* et le mâle du *S. mutans*, et en forme de forte soie courte, rigide, à extrémité aiguë chez le *S. notoedres ;* tous ces appendices sont très courts chez la femelle du *S. mutans* ; 2° deux longues soies à la face inférieure du tarse chez le *S. scabiei*, et le mâle du *S. mutans*, transformées en crochets chez le *S. notoedres* (ce qui porte leur nombre, au tarse, à quatre) et absentes chez la femelle du *S. mutans ;* 3° enfin, une ventouse membraneuse en forme de petite cloche, portée sur un pédicule cylindrique et tubulé qui s'insère à la base du plus grand crochet du tarse ; chez le *S. scabiei* cette ventouse avec son pédicule a une longueur égale à peu près à celle du membre entier ; chez le Sarcopte notoèdre cette ventouse a un pédicule plus court tout en ayant un diamètre plus grand que chez les précédents, et elle manque tout à fait chez la femelle du *S. mutans*.

Dans le membre postérieur, le *tarse*, très court, se termine aussi par deux crochets, mousses chez le *Scabiei* de l'homme et le *Notoedres* du chat, accompagnés seulement de deux courtes épines chez le premier, qui se sont transformées en crochets aigus chez les grands *Notoèdres*, et d'une longue et forte soie qui remplace la ventouse pédiculée chez toutes les femelles, moins celle du *S. mutans* dont le tarse est complètement labre comme aux membres antérieurs. Chez les mâles des deux premières espèces, le tarse seul de la 3e paire de pattes a la ventouse remplacée par une soie ; elle existe à la 4e paire ; chez le mâle du *S. mutans* toutes les pattes postérieures, aussi bien que les antérieures, ont le tarse muni de ventouses pédiculées.

F. **De la peau, de ses plis et de ses appendices.** — La peau est transparente, presque incolore, jaunâtre chez les mâles, à brisure nette, non filamenteuse. Elle s'étend sur toutes les parties du tronc et des membres, intimement unie aux parties dures du squelette qui n'en sont qu'une dépendance, attendu qu'à chaque mue il y a rénovation complète de toutes ces parties en dessous des anciennes qui se détachent avec la peau.

Plis. — La peau du corps offre chez les Sarcoptes des plis plus ou moins profonds, variant non seulement d'une espèce à l'autre, mais encore d'une région du corps à l'autre du même animal ; chaque pli surplombe le suivant et en est séparé par un sillon semblable à une taille de burin, d'où résulte l'aspect finement dentelé des bords du corps dans les régions où les plis sont très prononcés. La pression du corps de l'animal fait disparaître les saillies cutanées qui, par leur aplatissement, se prêtent à l'extension du tégument, mais la trace du sillon persiste toujours sous forme d'une ligne claire et étroite.

La disposition des plis varie un peu d'une espèce à l'autre, comme on peut le voir en comparant les figures de nos planches.

Dans la première espèce, les plis sont généralement creusés en travers, ou un peu obliquement au grand axe des quatre anneaux et de l'abdomen, supérieurement ; inférieurement, ils sont généralement transversaux ; sur le céphalo-thorax et dans la partie médiane, ils sont interrompus par un plastron chitineux, jaunâtre, finement grenu qui, chez le mâle, descend jusqu'au bord postérieur du troisième anneau, et, chez la femelle, n'occupe que la largeur du deuxième. Ces plastrons, très marqués chez les grandes variétés du *Sarcoptes scabiei*, sont à peine indiqués chez les petites variétés.

Sur la face dorsale du céphalo-thorax de cette espèce, les derniers plis transversaux du 2e anneau offrent quelques petites saillies à pointes écartées ; ceux qui suivent, sur le milieu du 3e anneau, sur les côtés du 4e, jusqu'aux bords du corps, vers la jonction du thorax et de l'abdomen, ainsi que les premiers plis de celui-ci, sont interrompus ou tout à fait remplacés par de petits tubercules papilliformes, ou saillies tégumentaires coniques à base élargie et à sommet pointu. Ces tubercules forment des séries concentriques qui suivent la direction des plis dont ils occupent la place sur le milieu thoracique et le commencement du notogastre ; il en est même quelques-uns qui descendent vers l'extrémité postérieure du corps, entre les quatre rangées de spinules dorsales, mais sans l'atteindre. Leur nombre total est d'environ 140 dans cette espèce, mais ces tubercules sont beaucoup plus saillants et plus aigus chez les grandes variétés du *Sarcoptes scabiei* que chez les petites.

Chez le S. *notoëdre*, les plis cutanés ont une disposition plus simple que dans l'espèce précédente. Les séries sont très profondes, les plis sont volumineux, écartés ; ils sont disposés concentriquement, par rapport à la périphérie du corps, à l'anus et aux spinules, en offrant une ondulation légère au niveau de la jonction de chaque anneau céphalo-thoracique. Les plus externes contournent les côtés du corps à partir du bas du 2e anneau pour gagner la face ventrale, les autres descendent plus loin pour se continuer, en dessous de l'anus, avec ceux du côté opposé. Sur le milieu du dos, les plis deviennent d'abord onduleux, puis ils forment des saillies à sommet arrondi, rangées en séries concentriques, ayant l'anus pour centre.

Chez le *Sarcoptes mutans*, on remarque des plis fins, difficiles à voir sur l'épistome, qui descendent sur les côtés du corps en s'infléchissant légèrement au niveau de la jonction des trois premiers anneaux céphalo-thoraciques. Chez la femelle, les plis tracés au-devant de l'anus sur la face dorsale, sont séparés par des stries ou tailles étroites, mais profondes. Ils sont interrompus régulièrement de chaque côté de la ligne médiane de manière à décrire simplement des arcs concaves en arrière, contigus par leurs bouts. Plus en avant, ces plis, formant des arcs, sont eux-mêmes plusieurs fois interrompus, ainsi que ceux des parties latérales du dos, et ils décrivent des inflexions assez rapprochées. Enfin sur tout le milieu du dos les plis sont réduits à l'état de saillies arrondies, ovalaires, ou un peu allongées, à sommet mousse, ressemblant à des boursouflures ou à des ampoules. Chez le mâle, les interruptions des plis ainsi que les saillies disposées en séries qui les remplacent sur le milieu du dos, n'existent pas. Il ne présente là que des plis fins, separés par des stries peu profondes, et un peu infléchis sur la ligne médiane.

Appendices cutanés. — La peau est pourvue d'appendices disposés symétriquement de chaque côté de la ligne médiane. Aux mêmes places, mais d'une espèce à l'autre, ils peuvent se présenter sous forme : 1° de soies ou poils longs et flexibles ; 2° de piquants aigus, rigides et courts ; 3° de spinules rigides à pointe mousse ou coupée carrément. Quelle que soit leur forme, ces appendices sont de même nature que ceux des pattes ; ils ont aussi la même structure, canaliculée lorsqu'ils sont gros, et pleine lorsqu'ils sont grêles, tous insérés sur une papille ou plaque tuberculeuse, arrondie, saillante au-dessus du tégument. Lorsqu'ils se brisent, leur plaque basilaire ou papille reste sous forme d'anneau dont le centre simule un trou.

Nous allons les passer en revue en les examinant successivement dans les régions latérales, postérieures et supérieures du corps, puis à la face inférieure.

Chez le *Sarcoptes scabiei*, on remarque d'abord un long poil latéral, flexible, placé de chaque côté du 4e anneau céphalo-thoracique, un peu en arrière et transversalement. Un poil analogue, avec les mêmes dimensions relatives, s'observe chez les mâles et les nymphes et larves du *Sarcoptes mutans;* il se trouve seulement placé un peu plus en avant, sur la portion du corps correspondant au 4e anneau céphalo-thoracique. Chez la femelle, il est réduit à un piquant très court, rigide, aigu. Il est, dans ces trois espèces, porté par un tubercule assez volumineux, surtout chez les deux premières. Ce poil est réduit à l'état de court aiguillon chez le *Sarcoptes notoedres*.

Au bord postérieur de l'abdomen se trouvent deux longs poils inégaux, flexibles, de chaque côté de l'extrémité de la fente anale, portés sur un tubercule assez saillant. Le plus long est en dedans, il a à peu près la longueur de la moitié du corps, — l'autre étant d'un tiers plus court. — Chez le *Sarcoptes scabiei*, la larve n'en porte qu'une paire; chez le *Sarcoptes mutans*, le mâle, la larve et la nymphe portent la seule paire de poils externe, — la femelle porte aussi la paire interne, — mais ici, cette paire interne est réduite à l'état de petits piquants, courts et grêles, mais, par contre, la paire externe atteint la longueur entière du corps. Chez le *Sarcoptes notoedres*, la paire externe de ces poils existe seule, avec une longueur atteignant à peine le quart de la longueur du corps; elle manque chez les petites variétés de cette espèce.

Les appendices tégumentaires qu'on trouve sur le dos des Sarcoptes sont les suivants :

Sur l'épistome, qui est le bord antérieur de l'anneau céphalique, ou premier anneau céphalo-thoracique, il existe, chez le *Sarcoptes scabiei* de l'homme, une paire de piquants courts, assez gros à la base, aigus au sommet et légèrement recourbés ; ils sont plus longs chez les grandes variétés des animaux et transformés en longs poils flexibles dépassant le rostre chez le *Sarcoptes notoedres* ; ils manquent absolument chez le *Sarcoptes mutans*.

Au niveau de la 2e paire de pattes, vers le milieu du 2e anneau, existe une paire de longues soies ou poils flexibles, généralement dirigés en arrière, et à tubercule basilaire assez large dans les deux sexes du *Sarcoptes scabiei*. Plus longue dans les grandes variétés que dans les petites, mais, chez la femelle de cette dernière espèce, elle est courte et très grêle. Elle n'existe pas chez le S. *notoedres*, mais on la trouve chez le S. *mutans*, très longue chez le mâle, réduite à l'état de piquant grêle chez la femelle et, de plus, dans cette espèce, accompagnée d'un petit piquant inséré en dedans du premier et plus petit que lui.

Un peu plus en arrière et plus en dedans, vers la portion du céphalo-thorax qui correspond au bord postérieur du 2e anneau, il existe, chez le *Sarcoptes scabiei*, une paire d'aiguillons courts, coniques, gros, creux, à sommet brusquement terminé en pointe, dont le tubercule basilaire est très large. On trouve une seconde paire d'aiguillons pareils, un peu plus en arrière et en dehors, sur le milieu du 3e anneau céphalo-thoracique, et une 3e paire encore au bord antérieur du 4e anneau, un peu plus en dedans que la seconde. Ces piquants, semblables entre eux, sont rangés en triangle de chaque côté de la ligne médiane. Chez le *Sarcoptes notoedres*, les trois paires de piquants correspondants existent également, mais ils sont plus grêles, plus longs, cylindriques et à sommet mousse. Les deux piquants de la paire la plus antérieure sont très rapprochés, les deux suivants, presque au bord du céphalo-thorax, les deux derniers presque au niveau de ceux-ci, mais plus rapprochés de la ligne médiane. Ces appendices manquent chez le S. *mutans*, mais on trouve dans cette espèce trois paires de piquants grêles extrêmement fins, courts et difficiles à voir, placées plus en arrière. Deux sont placées presque au niveau sur le 4e anneau, au niveau de la 3e paire de pattes à peu près ; la dernière paire se voit un peu plus près de la ligne médiane, mais plus en arrière sur le notogastre.

Chez le *Sarcoptes scabiei* et le *Sarcoptes notoedres* on voit, sur le notogastre, et de chaque côté de la ligne médiane, sept paires de piquants sur le premier et six sur le dernier, placés sur deux rangs en ligne courbe. La rangée extérieure est formée de 4 piquants chez les deux espèces, la rangée intérieure en compte 3 chez la première et 2 seulement chez la dernière. Chez celle-ci l'anus est entouré par ces piquants ; chez l'autre il est placé plus en arrière. Ces piquants sont volumineux, presque cylindriques, à pointe mousse, ils sont tubuleux au centre et reposent sur une large papille. Plus volumineux et plus aigus chez les grandes variétés du *Sarcoptes scabiei* que chez les petites, ils sont semblables à ceux du céphalo-thorax chez le S. *notoedres* ; chez tous ils sont inclinés en dedans et en arrière.

Chez le *Sarcoptes scabiei* de l'homme, on trouve, sur un grand nombre d'individus, mais non sur tous, un piquant impaire grêle, assez long, peu effilé, un peu recourbé, placé sur la ligne médiane immédiatement au-dessus de l'anus. (Ch. Robin.)

A la face ventrale, on trouve chez tous les Sarcoptes une paire de piquants courts, grêles, aigus, rigides au niveau de la seconde paire de pattes. Chez la femelle seulement du S. *scabiei* adulte, ou mieux ovigère, il existe une paire de piquants semblables sur la lèvre antérieure de la vulve de ponte ; seulement, chez les femelles des grandes variétés de cette espèce, ces piquants, aussi bien que les précédents, sont de véritables poils flexibles ainsi que ceux qui existent chez le mâle.

On trouve encore à la face ventrale, chez les Sarcoptes, sous le 4e anneau céphalo-thoracique, 3 paires d'appendices qui sont des poils ou des piquants suivant les espèces : 1° la 1re paire, la plus extérieure, placée en dehors des épimères de la 3e paire de pattes, est constituée par des poils assez longs chez le S. *scabiei*, ainsi que chez les mâles, les nymphes et les larves du S. *mutans*, mais chez le S. *notoedres* ainsi que chez la femelle du S. *mutans*, cette paire de poils est réduite à l'état d'aiguillon court et grêle ; 2° la 2e paire, entre les épimères des pattes postérieures, est constituée par des poils grêles et courts chez le *Sarcoptes scabiei*, mais chez tous les autres par de petits et courts aiguillons ; 3° enfin, la 3e paire est constituée par une paire de petits poils chez le *S. scabiei* grandes variétés, aiguillons chez les petites variétés de la même espèce, situés de chaque côté du sternite chez les mâles ; ils manquent chez toutes les autres espèces.

Genre **PSOROPTE** (*Psoroptes*, Gervais).

Le genre *Psoroptes* a été créé par M. Gervais en 1841 pour l'Acarien du cheval, le plus anciennement connu, après que ce savant eut constaté que des différences caractéristiques le séparent des Sarcoptes, avec lesquels on l'avait jusqu'alors confondu. Plus tard, Gerlach nomma le même Acarien *Dermatodecte*, nom qu'adopta O. Delafond malgré le droit de priorité qu'avait le premier nom, et Fürstenberg créa, sans plus de nécessité, un troisième nom, celui de *Dermatokopte*. M. Robin a réparé ces fautes en rendant à ce parasite son premier nom de *Psoroptes*.

Les caractères taxinomiques de ce genre, sont :

Corps ovalaire, obtus aux deux bouts, lobé postérieurement chez le mâle, convexe en dessus, plat en dessous, marqué de stries sinueuses symétriques, dépassé en avant par un *rostre* mobile dépourvu de joues, conique, beaucoup plus long que large, pourvu de *palpes* à trois articles dont les deux derniers sont complètement libres ; *mandibules* longues en pinces didactyles dont chaque branche est allongée en stylet barbelé à l'extrémité. *Pattes* très épaisses, surtout les antérieures, grandes, pourvues de forts crochets et d'une ventouse en forme de pavillon de trompette, ayant à son centre un petit crochet, et portée sur un pédicule long, tri-articulé. *Oviducte* en forme de courte fente transversale à lèvres fortement plissées, et pourvu d'une paire d'épimérites dessinant une lyre renversée. *Organe mâle* complexe entre les deux dernières pattes. *Anus* marginal.

On avait distingué plusieurs espèces de *Psoroptes* : l'un propre au mouton, qui n'est autre que l'Acarus décrit par Walz en 1809 ; un autre particulier au cheval, découvert par Gohier en 1812, un autre du bœuf et enfin un dernier du lapin dans l'oreille duquel il détermine une gale particulière. On a fini par reconnaître que ces différentes espèces n'en forment en réalité qu'une seule, car aucun caractère réellement spécifique ne les distingue. Cependant les tentatives d'inoculation faites sur quelques-uns de ces différents quadrupèdes avec des Psoroptes provenant des autres, ont prouvé que, hors de leur habitat, ces parasites ne prospèrent ni ne pullulent, et finissent par disparaître, ce qui prouve que ces Acariens diffèrent entre eux par leurs mœurs ; ils diffèrent aussi, ainsi que nous nous en sommes assuré, par quelques différences de coloration, de taille et de volume de certains organes ; ces différences, insuffisantes pour caractériser des espèces, caractérisent tout au moins des variétés. Nous nommerons l'espèce *Psoroptes longirostris* et nous prendrons pour type de cette espèce la variété la plus anciennement connue, et qui va nous fournir les caractères de l'espèce.

Psoropte à long bec (*Psoroptes longirostris*, Mégnin).

Synonymie. — *Acarus du cheval* (Gohier) ; *Sarcoptes equi* (Héring); *Psoroptes equi* (P. Gervais) ; *Dermatodectes equi* (Gerlach) ; *Dermatodectes communis* (Bourg. et Delaf.) ; *Dermatokoptes communis* (Fürst.).

Diagnose. — Psoropte à rostre peu caché par l'épistome, à soies des palpes courtes. Céphalo-thorax à segments peu distincts, portant sur sa face supérieure une plaque grenue, jaunâtre, courte et large, occupant la partie médiane du premier segment. Cinq paires de poils dorsaux, dont une de plus grande dimension, insérée sur une large papille, placée près des angles postérieurs de la plaque grenue céphalo-thoracique. Deux paires de poils latéraux près des hanches de la deuxième paire de pattes ; quatre paires de poils sous-thoraciques et ventraux entre les épimères des pattes.

Femelle ovigère (pl. XIII). — Oviducte en forme de courte fente transversale sous-thoracique, à lèvres fortement plissées, la lèvre inférieure munie d'une paire d'épimérites en forme de branches de lyre renversées. La 3e paire de pattes terminée par deux longues soies, la 4e par une ventouse pédiculée.

Mâle (pl. XIV). — Organe génital complexe entre les pattes postérieures accompagné d'une paire de ventouses copulatrices en forme de gobelets. Trois paires de pattes complètes, la 4e rudimentaire. Lobes abdominaux triangulaires arrondis portant chacun cinq soies simples, les trois de l'extrémité très grandes. Notogastre recouvert d'un large plastron trapézoïdal en chitine grenue rousse.

Jeune femelle pubère (pl. XV). — Fente vulvo-anale très grande, longitudinale, sous-abdominale, à lèvres chitineuses ; de chaque côté de la commissure postérieure de cette fente, mais sur la face dorsale, deux tubercules hémisphériques saillants, chitineux, servant à l'accouplement par leur emboîtement dans les ventouses copulatrices du mâle. Absence complète d'oviducte sous-thoracique. Pour le reste de la conformation et les pattes, ressemblance complète avec la femelle ovigère, sauf la ventouse de la 4e paire de pattes, qui est comme arrêtée dans son développement.

Jeune femelle pubère (2e forme) (pl. XVI, fig. 1). — Ressemble à la précédente dont elle ne diffère que par sa 5e paire de pattes, qui est tout à fait imparfaite et se termine par deux poils grêles au lieu d'une ventouse.

On trouve indifféremment l'une ou l'autre de ces jeunes femelles accouplées avec les mâles.

Nymphe. — Elle a tous les caractères de la jeune femelle 2e forme, seulement elle n'a pas de tubercules copulateurs et son anus n'est pas plus grand que celui de la larve.

Larve hexapode (pl. XVI, fig. 2). — Elle n'a qu'une paire de pattes postérieures, terminées par deux soies. — C'est la 4e qui manque. (Il y a trois grandeurs de larves hexapodes, ce qui indique trois mues pendant cet état.)

Œuf (pl. XVI, fig. 3). — Presque toujours à un degré plus ou moins avancé d'incubation.

Cette espèce présente les quatre variétés suivantes :

A. **Psoropte du cheval** (*Psoroptes longirostris*, variété *Equi* (Mégnin).

Femelle ovigère.... (sans les pattes).	long.	0,80 mm.	larg.	0,50 mm.
Mâle..............	—	0,50 —	—	0,30 —
Jeune femelle pubère	—	0.40 —	—	0,30 —
Nymphe............	—	0,35 —	—	0,25 —
Larve hexapode....	—	0,20 à 0,35 —	—	0,12 à 0,24 —
Œuf..............	—	0,20 —	—	0,12 —

Corps de forme tétragonoïde-ovalaire, de couleur gris-perle, avec les pièces du squelette et les plastrons roux. Le mâle paraît plus coloré que la femelle et surtout que les jeunes, les nymphes et les larves.

Habitat. — Ce Psoropte habite sur le cheval en sociétés nombreuses, qui ne se déplacent qu'en rayonnant et en suivant une progression régulière ; c'est ce qui explique la forme et l'aspect particulier, caractéristique de la *gale psoroptique*, laquelle se présente par larges plaques herpétiques qui augmentent toujours et qui sont toujours séparées des parties saines par une ligne de démarcation bien tranchée.

B. **Psoropte du bœuf** (*Psoroptes longirostris*, variété *Bovis*) (Mégnin).

Femelle ovigère...........	long.	0,60 mm.	larg.	0,35 mm.
Mâle.....................	—	0,46 —	—	0,30 —

Différences de taille insignifiantes dans les autres âges.

A part une taille un peu inférieure, indiquée par les chiffres ci-dessus, il n'y a pas de différence appréciable entre cette variété et la précédente. — La gale qu'elle produit a aussi les mêmes caractères.

C. **Psoropte du lapin** (*Psoroptes longirostris*, variété *cuniculi*) (Mégnin).

Femelle ovigère...........	long.	0,65 mm.	larg.	0,40 mm.
Mâle.....................	—	0,50 —	—	0,35 —

Différences de taille proportionnelles dans les autres âges.

Pour le reste, en tout semblable à celui du cheval.

Habite l'intérieur de la conque de l'oreille du lapin, où Delafond l'avait déjà rencontré en 1855 [1], et où nous l'avons étudié aussi avec notre collègue, M. Mathieu, de Sèvres, en 1867. Depuis, les Allemands ont cru faire la découverte du même fait. Zürn prend le parasite de l'oreille du lapin pour un Symbiote, mais Mœhler, de Proskau, le regarde avec plus de raison comme un Psoropte qu'il trouve même plus grand d'un quart que celui du cheval : il donne au mâle $0^{mm},508$ de long sur $0^{mm},348$ de large, et à la femelle $0^{mm},820$ de long sur $0^{mm},471$ de large, et aux œufs $0^{mm},29$ de long sur $0^{mm},13$ de large. M. Mœhler dit qu'il n'y a pas à douter de l'influence de ces Acariens sur le développement de l'otite externe des lapins, et il a fait une expérience qui le prouve : ayant mis des lapins souffrants de cette otite parasitaire avec des lapins n'ayant pas le moindre mal d'oreille, ce vétérinaire a, au bout de quelque temps, constaté la contagion à ces derniers. L'otite occasionnée par ces parasites peut devenir grave ; l'inflammation peut se communiquer à l'oreille interne, se compliquer de carie du rocher et même d'encéphalite. (*Wochenschrift für Thierheilkunde*. Augsburg, 1874, p. 278-357.)

D. **Psoropte du mouton** (*Psoroptes longirostris*, variété *Ovis*) (Mégnin).

Femelle ovigère............	long. 0,60 mm.	larg. 0,35 mm.
Mâle......................	— 0,46 —	— 0,30 —

Différences de taille proportionnelles dans les autres âges.

Comme on le voit, pour la taille, c'est le Psoropte du mouton qui s'écarte le plus de celui du cheval, mais c'est aussi celui qui s'en écarte le plus pour les autres détails ; ainsi, il a les membres moins robustes, plus grêles, surtout chez la femelle, le crochet terminal moins fort, moins courbé et les plastrons moins apparents, incolores.

Habite sur le mouton, sur lequel il determine une gale qui a une grande anologie d'aspect et de marche avec celle du cheval.

ANATOMIE DES PARTIES DU CORPS QUI SERVENT A CARACTÉRISER LES PSOROPTES.

A. **Rostre.** — Le rostre est plus long que large, en forme de cône allongé presque régulier, à extrémité tronquée, ordinairement dépassée par la pointe des mandibules (pl. XIII, XIV, XV et XVI). Il est constitué par les mêmes parties que chez les autres Sarcoptides et même chez tous les Acariens, c'est-à-dire qu'on y rencontre une paire

(1) *Bulletin de la Société centrale vétérinaire.*

de *mâchoires*, une paire de *palpes maxillaires*, une *lèvre maxillaire* avec des rudiments de *galeas*, et une paire de *mandibules*.

1. *Mâchoires* (pl. XVI, fig. 4, *f*, *f*). — Elles sont constituées par deux pièces épaisses en forme de point d'interrogation couché (∽) soudées au milieu à un petit tubercule en forme de sablier, qui est l'extrémité antérieure du menton (*f'*), large pièce en forme d'ogive renversée qui s'étend sur le 1er anneau thoracique.

2. *Palpes maxillaires* (même fig. *g*, *h*, *i*). — Ils sont placés de chaque côté du rostre, volumineux, cylindriques et formés de trois articles. Le premier (*g*), le plus grand, s'articule par continuité avec les mâchoires et le menton, et plus haut s'articule avec le deuxième article. Il est grenu sur toute sa surface avec le bord externe arrondi.

Le deuxième article (*h*) est d'un diamètre moindre et plus court aussi que le premier. Il est aussi grenu sur toute sa surface et porte deux poils, un à sa face supérieure, l'autre à sa face inférieure.

Le troisième article (*i*), presque du même diamètre que le précédent, est aussi plus court; son articulation avec celui-ci est très bornée, au point qu'il paraît en être la continuité. Il porte un petit poil à son bord externe, et son extrémité, composée de trois pointes aiguës, est coiffée d'une membrane sphérique, comme soufflée, qui semble jouer le même rôle que les joues des Sarcoptes.

Les deux derniers articles sont tout à fait libres d'adhérence avec la lèvre, et, dans le repos, couvrent tout à fait les côtés de cette membrane, en ne laissant entre eux que l'espace nécessaire pour le glissement des mandibules.

3. *Lèvre* (même fig., *l*, *l*). — Elle est membraneuse, mince, adhérente par sa base et en arrière avec les mâchoires dont elle représente les parties molles soudées, libre dans le reste de son étendue, elle est bordée de chaque côté par une pièce résistante, en forme de moitié d'arc, à talon bi-coudé qui nous paraît être le *galea* des mâchoires; sur la ligne médiane, et faisant saillie à sa face supérieure, se montre la *languette* (*k*), pièce épaisse et dure en forme de fer de lance, qui forme le plancher inférieur de la bouche. A sa face inférieure la lèvre porte une paire de poils assez longs, dirigés en dehors, insérés près des mâchoires.

4. *Mandibules* (pl. XVI, fig. 5). — Elles reposent sur la face supérieure de la lèvre, et elles complètent avec celle-ci un passage triangulaire qui n'est autre que l'ouverture buccale; elles sont coniques, très allongées et aplaties d'un côté à l'autre; leur base (*m*), renflée, est attachée au fond du camérostome par des muscles actifs qui peuvent les projeter en avant et les faire agir alternativement d'une manière indépendante l'une de l'autre. L'onglet supérieur (*o*), allongé en stylet, porte, tout à fait à son extrémité, trois petites dents ou barbelures, dont la plus en arrière a la pointe dirigée en dehors. L'on-

glet inférieur (n), allongé aussi en stylet, porte tout à fait à son extrémité, outre une pointe aiguë terminale, une seule dent ou barbelure dirigée en bas ; il s'articule à charnière avec l'onglet supérieur.

B. **Anus.** — L'anus est longitudinal et tout à fait marginal chez les deux sexes. Chez les jeunes femelles pubères que l'on trouve accouplées, il est remarquablement plus grand que chez les larves et les adultes, où il n'est constitué que par une courte fente ; il est aussi tout à fait sous-abdominal et a des lèvres épaisses et chitineuses ; c'est par cette ouverture que se fait la copulation et non, comme on l'a cru jusqu'à présent, par la vulve sous-thoracique, qui n'existe pas à l'âge de l'accouplement et qui ne se montre que chez les femelles ovigères prêtes à pondre.

Chez la femelle, l'anus est entouré de cinq paires de poils grêles dont trois paires marginales, la médiane plus grande. Ces mêmes poils sont reportés, chez le mâle, sur les lobes abdominaux et considérablement plus développés.

C. **Organes génitaux.** *Organe mâle.* — Il se compose de plusieurs éléments : un principal, le pénis, et des accessoires, les ventouses copulatrices et les lobes abdominaux (pl. XVI, fig. 1 et 2).

1. Au milieu de la face antérieure du 4e anneau céphalo-thoracique se trouve une pièce chitineuse représentant un petit cadre trapézoïdal à trois côtés seulement, à angles saillants, dont le côté postérieur est ouvert (pl. XVI, fig. 2, a). Cette pièce rappelle tout à fait le *sternite des Sarcoptes* et surtout celui des *Chorioptes ;* dans l'espace laissé libre par les branches de cette pièce se trouvent deux petits tubercules, puis une autre paire en dehors. En dehors encore, et de chaque côté, se trouvent deux paires de petits tubercules à crochets dont nous ignorons l'usage, et qui cependant, par leur position, rappellent les ventouses latérales du pénis des Tyroglyphes. Si l'on compare le pénis des Tyroglyphes, types de la famille, avec l'organe que nous venons de décrire, on voit que c'est le même organe, susceptible comme lui d'entrer en érection, et qui, par sa position, est parfaitement disposé pour l'introduction dans la fente vulvo-anale de la jeune femelle pubère ; c'est, en effet, ce qui a lieu et ce qu'on peut constater quand on examine deux Psoroptes accouplés, ce qui est facile, car rien n'est commun comme d'en rencontrer dans cette position.

2. Près de la commissure antérieure de la fente anale et de chaque côté se voient une paire d'organes cupuliformes enchâssés chacun dans un manchon membraneux, saillant et mobile, qui ne sont autres que des ventouses copulatrices analogues à celles que portent au même endroit les mâles des Chorioptes et de presque tous les Sarcoptides avicoles. Ces ventouses sont constituées par des cupules en

chitine, dont le fond est percé de neuf petits trous correspondant à un organe d'aspiration composé d'un faisceau de petits tubes. Le manchon qui les porte est rétractile, mobile en tous sens (pl. XIV, fig. 2, *bc*), et forme une auréole festonnée autour du bord de chaque cupule. Lors de l'accouplement, ces cupules emboîtent les tubercules correspondants des jeunes femelles et y adhèrent intimement.

3. Les *lobes abdominaux* ou *caudaux* paraissent être un prolongement du plastron notogastrique particulier au mâle ; ils ont la forme d'un triangle dont l'hypoténuse serait un arc de cercle (pl. XIV, fig. 1). Ils portent chacun cinq poils dont les trois terminaux sont de grandes et fortes soies. Ce sont encore des organes de fixation lors de la copulation et des organes de direction dans les mouvements préparatoires à cet acte.

Organe femelle. — Nous avons déjà dit que l'anus, chez les jeunes femelles pubères, est l'organe de l'accouplement ; en effet, à cet âge, et en vue de cet acte, l'anus prend des dimensions qu'il n'a à aucun autre âge (pl. XVI, fig. 1) : au lieu d'être une simple petite fente marginale, il devient une grande fente sous-abdominale, à lèvres épaisses, chitineuses, munies chacune d'un petit tubercule en leur milieu. Après l'accouplement, l'anus reprend sa position et ses dimensions primitives.

Lorsque la jeune femelle fécondée, après une dernière mue, est devenue femelle ovigère, un organe spécial apparaît pour l'expulsion des œufs : c'est exclusivement l'orifice d'un *oviducte* que la *vulve* qui se montre au dernier âge des femelles et sous le thorax ; c'est une fente transversale, à lèvres fortement plissées, située sous le 3e anneau céphalo-thoracique : la lèvre inférieure seulement est munie d'une paire d'*épimérites* (*à*, *à*), pièces solides en forme de branches de lyre qui en constituent le squelette. Lors de la sortie de l'œuf, ces épimérites s'écartent et les lèvres de la vulve se déplissent (pl. XIII, fig. 2).

Chez les jeunes femelles pubères il existe une paire d'organes qui sont des accessoires de la vulve de copulation, nous voulons parler des deux tubercules qui existent de chaque côté de la commissure postérieure de la fente vulvo-anale et légèrement sur la face dorsale.

Ces *tubercules copulateurs* sont deux éminences cylindro-sphériques en chitine rousse, qui, lors de l'accouplement, sont emboîtées par les ventouses copulatrices du mâle qu'elles remplissent exactement et auxquelles elles adhèrent par succion.

Accouplement. — A propos de l'accouplement, nous avons à faire les mêmes remarques que M. Robin a déjà faites pour les Sarcoptides avicoles : les deux individus accouplés se tiennent l'un à l'autre par l'extrémité postérieure du corps, de manière que la tête de l'un soit dirigée en sens inverse de la tête de l'autre, comme chez les hannetons, avec cette différence qu'ils ont tous les deux le dos tourné du même côté ; sur la face dorsale de l'arrière du notogastre de la jeune femelle pubère, le mâle applique la face inférieure de son extrémité abdominale de manière que ses deux ventouses copulatrices emboîtent les tubercules correspondants de la jeune femelle ; ou plutôt, comme nous avons tout lieu de croire que ces tubercules ne préexistent pas à l'accouplement, les ventouses du mâle s'appliquent sur le tégument, lequel est attiré, en ce point, et par aspiration, dans les cupules, d'où résulterait la formation des tubercules. Pendant l'accouplement, la jeune femelle se contracte, s'arrondit, replie ses membres postérieurs, devient comme inerte, et est ainsi traînée par le mâle qui conserve toute son agilité (pl. XV). Le même fait se remarque chez les Chorioptes, et les *Sarcoptides avicoles*, mais c'est l'inverse chez les Tyroglyphes, dont la femelle traîne le mâle, et chez les Sarcoptes, dont le mâle monte sur le dos de la jeune femelle.

D. **Squelette.** — Le squelette est constitué par les mêmes pièces que chez les autres Sarcoptides, mais, sous le rapport de l'arrangement et de la disposition des parties, il se rapproche à la fois de celui des Chorioptes et des Sarcoptides avicoles.

Les *épimères* de toutes les pattes sont entièrement libres et presque rudimentaires dans les pattes postérieures. Dans les deux sexes, les épimères antérieurs sont longés en dehors par une bande chitineuse grenue, véritable épidème tégumentaire, qui en élargit la surface. Chaque épimère s'articule à la hanche correspondante de la même manière que chez les autres Sarcoptides.

Toutes les pièces des membres sont très développées et beaucoup plus volumineuses que chez les Sarcoptes et même que chez les Chorioptes, surtout aux membres antérieurs ; elles sont plus grêles aux membres postérieurs, ou même tout à fait rudimentaires à la 4e paire du mâle. Dans tous les membres, elles sont au nombre de cinq articles.

1. La *hanche* ou *rotule* (pl. XVI, fig. 4, *p*); court cylindre coupé obliquement, réduit à presque rien au dehors et portant un long poil à la partie la plus large. Cette pièce et son poil sont beaucoup plus petits postérieurement.

2. L'*exinguinal* ou *trochanter* (même figure, *q*); pièce allongée, tubuleuse, coupée obliquement à sa base, en sens inverse de la hanche avec laquelle elle s'articule ; elle porte un long poil près de son bord postérieur. Pièce plus petite et inerme au membre postérieur.

3. Le *fémoral* ou *cuisse* (*r*) ; autre pièce tubuleuse un peu incurvée, coupée obliquement à ses extrémités, portant deux poils : un grand à son bord supérieur, un autre beaucoup plus court, fin au bord postérieur. — Au membre postérieur cette pièce est courte, étroite et inerme.

4. Le *tibial* ou *jambe* (*s*) est une pièce semblable à la précédente, mais plus petite. Les appendices diffèrent suivant qu'on l'examine à la première ou à la seconde paire antérieure : à la première elle ne porte qu'un poil grêle à son bord supérieur ; à la seconde c'est un fort aiguillon mobile en tous sens inséré près de l'articulation de cet article avec le tarse. Au membre postérieur, le tibial est grêle, allongé, cylindrique et porte un petit poil.

5. Le *tarse* (*t*) est plus mince et un peu plus long que l'article précédent, et se termine par un fort crochet qui fait corps avec lui. Il porte une ventouse membraneuse en forme de pavillon de trompette dont le long pédicule, tri-articulé, s'insère à la base et au-dessous du crochet terminal; de l'intérieur de cette ventouse, comme un petit battant de clochette, émerge un petit crochet simple à peine courbé. Outre cette ventouse, le tarse porte plusieurs appendices qui varient suivant la paire de pattes qu'on examine : dans la 1re paire, le tarse porte cinq poils grêles, un au bord supérieur, un sur le côté externe et trois inférieurs, — les poils voisins de l'extrémité sont plus longs, — en outre, il y a deux aiguillons mobiles insérés de chaque côté de la base du crochet terminal ; dans la 2e paire, le tarse ne porte qu'un aiguillon mobile inséré au milieu de son bord antérieur ou supérieur, puis cinq poils, comme le tarse de la première paire, mais beaucoup plus grands.

Dans les membres postérieurs, le tarse varie suivant qu'on l'examine à la 3e ou à la 4e paire et suivant le sexe. Chez le mâle, le tarse de la 3e paire est allongé, terminé par un crochet à la base duquel s'insère une ventouse à pédicule tri-articulé, puis, tout à côté, une petite fourche à 2 dents recourbées et à pédicule simple qui longe le pédicule de la ventouse jusque vers la moitié de sa longueur; en outre cet article porte trois poils dont un très grand et très fort qui a presque la longueur du membre tout entier et qui s'insère en dehors et vers le milieu de l'article. Le tarse de la 4e paire est, comme les autres articles de ce membre, rudimentaire, conique, inerme, et se termine par un très petit bouton.

Chez la femelle, le tarse de la 3e paire est court, cylindrique, et se termine par deux longues et fortes soies, dont la plus terminale a une longueur égale aux trois quarts du corps, et la plus courte, à la moitié de ce même corps. Le tarse de la 4e paire de pattes, bien plus petit que celui de la 3e, se termine directement par une ventouse à pédicule tri-articulé et porte en outre un poil grêle.

E. **Peau et appendices.** — La peau est assez épaisse, mais transparente, finement et symétriquement striée sur toutes les parties du corps où il n'y a pas de plastrons. Les intersections de ces stries marquent assez bien les divisions du céphalo-thorax.

La peau porte des poils répartis par paires symétriques, et est transformée en plastrons coriaces, grenus et colorés sur quelques points de sa surface.

1. *Poils.* — A la face dorsale on en compte 5 paires : 4 de petits poils grêles placés symétriquement sur le 2e, le 3e, le 4e anneau et sur le notogastre. Une paire, remarquablement plus grande que les autres, est insérée un peu en arrière de la 1re paire de petits poils sur une large papille; elle rappelle les poils du vertex des oribates qui accompagnent les stigmates, et surtout ceux des Chorioptes de la même région.

Sur les bords latéraux du corps, une paire de poils est insérée près de la hanche de la 2e paire et une autre près de la hanche de la 3e paire.

Sur la face inférieure du corps, on compte 6 paires de poils chez la femelle ovigère : une entre les épimères antérieurs, deux entre les épimères postérieurs, une sur les épimérites de l'oviducte et deux sur le milieu du 4e anneau. Le mâle présente les mêmes poils, moins ceux du 4e anneau et ceux des épimérites de l'oviducte qui sont remplacés par une paire de très petits poils près et en arrière du pénis, et une autre à la base des ventouses copulatrices.

Enfin, près de l'anus, la femelle compte 5 paires de petits poils qui rappellent les grands poils des lobes abdominaux du mâle.

2. *Plastrons.* — A tous les âges et sur les deux sexes, sur la ligne médiane du céphalo-thorax se trouve une large mais courte bande chitineuse qui part de l'épistome et s'arrête à la limite du 3e anneau. Elle est l'analogue de celle des Chorioptes, qui est plus étroite, mais plus longue. Le mâle, comme celui des Chorioptes, a le notogastre presque entièrement recouvert par un large plastron trapézoïdal en chitine grenue fortement colorée en roux.

Genre **CHORIOPTE** (*Chorioptes* Gervais).

SYNONYMIE. — *Symbiotes* (Gerlach).

Le genre Chorioptes a été créé par M. Gervais, pour un Acarien psorique trouvé sur la chèvre par Delafond, en 1854, et que ce dernier auteur avait nommé d'abord *Sarcoptes capræ*, puis *Sarco-Dermatodecte*, croyant lui trouver les caractères des *Sarcoptes* combinés avec ceux des *Psoroptes* (*Dermatodectes* de Gerlach, nom qu'il avait adopté). C'est un Acarien analogue que Héring, en 1845, avait déjà nommé *Sarcoptes bovis*, pour lequel Gerlach avait déjà créé le genre *Symbiotes*, et celui-ci aurait réellement droit d'antériorité sur le nom créé par P. Gervais, si ce nom de Symbiote n'avait déjà pas été employé en entomologie par Redtenbacher pour désigner un genre d'Entomychides. Aussi pour toutes ces raisons, et malgré la tentative de Fürstenberg, de remplacer le mot *Symbiote* par celui de *Dermatophagus*, accordons-nous la préférence au nom créé par le naturaliste français lequel, à défaut de celui de Gerlach, a tous les droits de priorité (1).

Caractères taxinomiques du genre Choriopte. — *Corps* ovalaire, obtus aux deux bouts, bilobé ou simplement échancré postérieurement chez le mâle, convexe en dessus, plat en dessous, marqué de stries sinueuses, fines et symétriques ; dépassé en avant par un *rostre* mobile dépourvu de *joues*, conique, aussi large que long, et pourvu de *palpes* à trois articles dont les deux derniers sont complètement libres d'adhérences ; *mandibules* épaisses, courtes, en pinces didactyles, larges et dentées. *Pattes* épaisses et grandes ; *tarses* pourvus de forts crochets et d'une ventouse énorme en forme de cloche portée sur un pédicule très court et simple. *Vulve de ponte* sous le 3e anneau céphalo-thoracique ; *organe mâle* complexe entre les deux dernières pattes. *Anus* marginal.

Si nous n'avions que les descriptions ou les dessins des différents auteurs qui ont trouvé des Chorioptes soit sur la chèvre (Delafond), soit sur le bœuf (Héring, Gerlach et Fürstenberg), soit sur le cheval (Gerlach), soit dans l'oreille du chien (Héring et Nicolet), soit sur les pattes du mouton (Zürn), nous serions très embarrassés pour dire s'il y a une ou plusieurs espèces de Chorioptes, car les caractères réellement spécifiques n'ont pas été saisis par ces divers auteurs : Gerlach dit que le Choriopte du cheval et celui du bœuf forment chacun une espèce ; Fürstenberg prétend qu'ils n'en constituent qu'une seule. Gerlach, outre la différence d'habitat, a constaté qu'ils diffèrent par un détail anatomique présenté par les mâles : le mâle du Choriopte du bœuf aurait les lobes abdominaux élargis, carrés et portant trois gros poils, tandis que le mâle du Choriopte du cheval aurait ces lobes abdominaux rétrécis, arrondis et portant quatre longs poils ou soies. Fürstenberg ne reconnaît qu'une espèce commune au bœuf et au cheval dont le mâle a les lobes abdominaux larges, carrés, portant chacun trois gros poils terminaux et un quatrième plus grêle inséré sur le bord interne du lobe. Nous avons pu étudier un Choriopte du cheval, un qui vit sur le renard, un autre sur la hyène, un quatrième dans l'oreille du chat, du chien et du furet, et enfin un de la vache ; le mâle de l'espèce du cheval a bien les lobes abdominaux élargis et carrés, et, bien qu'en apparence chaque lobe ne paraisse porter que trois grosses soies terminales et un petit poil à son bord interne, il y en a en réalité quatre, de plus, deux de ces grosses soies, qui sont superposées et qu'on ne sépare qu'en les froissant, sont élargies et foliacées, en forme de spathe, détail qui n'a encore été signalé par

(1) Dans la première description que nous avons donnée de notre *Chorioptes spathiferus*, in *Journal de l'Anatomie*, de M. Ch. Robin, juillet 1872, nous avions adopté le nom générique de *Symbiotes*, mais nous ne connaissions pas alors les particularités qui nous le font rejeter aujourd'hui.

aucun observateur. Est-ce l'espèce décrite par Fürstenberg sous le nom de *Dermatophagus bovis* et qui est le même que le *Symbiotes bovis* de Gerlach ? Nous avons des tendances à le croire et à admettre que le détail caractéristique qui nous l'a fait nommer *Chorioptes spathiferus* leur a échappé (1).

Devons-nous maintenant, à l'exemple de Fürstenberg, croire que le Choriopte à lobes abdominaux arrondis, trouvé par Gerlach sur le cheval, soit le même que celui que nous avons vu et que celui du bœuf? Certainement que si nous n'avions que l'assertion et les dessins en général si peu exacts de ce dernier auteur, ils seraient insuffisants pour nous faire admettre cette nouvelle espèce. Mais nous avons d'autres preuves pour certifier l'existence d'une deuxième espèce de Chorioptes : M. le professeur Gervais nous ayant communiqué quelques préparations microscopiques d'Acariens recueillis sur des animaux de la ménagerie du Muséum, morts avec des maladies de peau, nous y avons trouvé deux variétés d'une espèce de Choriopte inédite, qui diffère précisément de celle que nous avons décrite, par les lobes abdominaux arrondis des mâles, par des soies toutes rondes et très longues et par des membres beaucoup plus forts, se rapprochant de ceux des Psoroptes. Une des variétés de cette nouvelle espèce, que nous nommons *Chorioptes setiferus*, avait été trouvée sur une hyène et l'autre sur un renard ; nous donnons, pl. XV, la figure de la première de ces variétés. L'existence de cette nouvelle espèce étant démontrée, nous aurions des raisons de croire maintenant que c'est à elle qu'appartiennent les Chorioptes trouvés sur la chèvre, par Delafond, et sur le cheval, par Gerlach. Cependant, l'insuffisance des descriptions et des dessins de ces auteurs ne nous permet pas encore d'affirmer le fait.

Les Chorioptes trouvés dans les paturons du mouton par Zürn, appartiennent-ils à la première ou à la seconde de nos espèces? Quant à celle de l'oreille du chien de Héring nous savons maintenant qu'elle n'est autre que notre *Chorioptes ecaudatus* que nous avons trouvé d'abord chez le chat, puis chez le furet et ensuite plusieurs fois chez le chien. M. Guzzoni, de Milan, l'a aussi retrouvée chez ce dernier animal.

Nous allons passer maintenant à la description des espèces.

1. **Choriopte spathifère** (*Chorioptes spathiferus*, Mégnin).

SYNONYMIE. — *Sarcoptes bovis* (?) (Héring); *Symbiotes bovis* ou *Symbiotes equi* (Gerlach); *Dermatophagus bovis* (Fürstenberg); *Symbiotes spathiferus* (Mégnin).

(1) Nous savons que, dans certains milieux, comme la térébenthine ou les baumes, les poils élargis ou foliacés de notre Choriopte deviennent tellement transparents qu'ils sont presque imperceptibles et qu'on n'en voit plus que la côte, avec des instruments médiocres, ce qui leur donne l'apparence de poils ronds.

Diagnose. — Choriopte à rostre à moitié caché par l'épistome, à soies des palpes très courtes. Céphalo-thorax à segments peu distincts, portant sur sa face supérieure et sur la ligne médiane une bande chitineuse grenue s'élargissant en arrière et s'étendant jusque près de la ligne de démarcation du 4e segment; deux petites lignes de même substance à la naissance des pattes. Au sommet du triangle formé de chaque côté par le 3e anneau, large papille chitineuse portant un long poil ou soie; quatre autres poils dorsaux très petits; une autre paire de poils sur les côtés du corps à la naissance de la 3e paire de pattes, trois paires de petits poils sous le thorax entre les épimères des pattes antérieures; une paire de poils accompagnés de deux fins stylets de chaque côté de l'anus. Épimères des membres antérieurs libres (pl. XVIII et XIX).

Femelle ovigère. — Vulve ou oviducte en forme de fente transversale à lèvres fortement plissées sous le 3e anneau thoracique, chaque lèvre accompagnée d'une paire d'épimérites en chitine formant par leur ensemble deux figures concentriques en forme de lyre renversée. Troisième paire de pattes terminée par deux longues soies; quatrième paire par une ventouse pédiculée (pl. XVIII, fig. 6 et 7).

Mâle. — Organe génital complexe entre les pattes postérieures accompagné d'une paire de ventouses copulatrices en forme de gobelet. Quatre paires de pattes complètes, c'est-à-dire toutes munies de ventouses, les 1re, 2e et 3e longues, la 4e très courte. Lobes abdominaux rectangulaires portant à leur extrémité, outre une grosse soie ronde, un faisceau de trois soies collées à leur base, composé d'une soie ronde ordinaire et de deux autres soies superposées, élargies en mince membrane et spathiforme. Notogastre recouvert d'un large plastron trapézoïdal en chitine grenue (pl. XVIII, fig. 1 à 5).

Jeune femelle pubère. — Privée complètement de vulve sous-thoracique. Anus très grand à fente longitudinale sous-abdominale, bordé de chitine, ce qui n'existe à aucun autre âge. De chaque côté de l'anus, mais sur la face dorsale, deux tubercules hémisphériques saillants servant à l'accouplement. Les quatre pattes postérieures toutes incomplètes et terminées chacune par deux soies (pl. XIX, fig. 1).

Nymphes. — Octopode semblable à la jeune femelle pubère dont elle ne diffère que par l'absence de tubercules copulateurs et par une plus petite taille.

Larve. — Hexapode, ayant comme celle des Psoroptes l'unique paire de pattes postérieures terminée par deux soies inégales (pl. XIX, fig. 2).

Œufs. — De forme ovoïde allongée présentant souvent un embryon plus ou moins développé (pl. XIX, fig. 3).

DIMENSIONS DE L'ESPÈCE.

Femelle ovigère....	long.	0,40 mm.	larg.	0,25 mm.
Mâle..............	—	0,28 —	—	0,18 —
Jeune femelle pubère	—	0,27 —	—	0,18 —
Nymphe...........	—	0,25 —	—	0,15 —
Larve hexapode....	—	0,16 à 0,20 —	—	0,10 à 0,12 —
OEuf..............	—	0,15 —	—	0,09 —

Corps tétragonoïde de couleur générale blanc rosé avec les pièces du squelette rousses, et les plastrons jaunâtres.

Habite en sociétés très nombreuses sur le cheval, à l'extrémité inférieure des membres de cet animal et dans les régions postérieures, d'où il gagne lentement les régions plus élevées. Nous venons aussi de rencontrer la même espèce sur la vache (février 1880), et nous avons tout lieu de croire que c'est la même que Fürstenberg a trouvée sur le même animal, en colonies innombrables, occupant surtout les régions postérieures du corps ; et que Héring avait déjà décrite sous le nom de *Sarcoptes bovis*, bien que les figures et les descriptions de l'un et de l'autre fussent par trop incomplètes (1).

2. **Choriopte sétifère** (*Chorioptes setiferus*, Mégnin).

SYNONYMIE. — *Sarco-Dermatodecte* (?) (Bourg. et Delaf).

Choriopte à rostre à moitié caché par l'épistome, à soies des palpes très courtes : céphalo-thorax à segments peu distincts, à bande chitineuse médiane peu marquée. Soies dorsales très longues, ayant pour base une large papille ; soies des côtés du corps, anales, et des lobes abdominaux du mâle qui sont triangulaires à sommet arrondi, toutes très longues et toutes rondes. Épimères des membres antérieurs du même côté conjugués par leur extrémité. Membres forts, ceux du mâle tous complets, aucun rudimentaire. Membres postérieurs de la femelle adulte tous incomplets sans ventouses portant une soie terminale de plus que l'espèce précédente.

Comme nous l'avons dit, nous connaissons deux variétés bien déterminées du Chorioptе sétifère, l'un vivant sur la hyène et l'autre sur le renard, que nous allons décrire ; nous mentionnerons les autres en donnant les raisons probables qui nous les font ranger dans la même espèce.

(1) M. Bogdanof a décrit en 1874 deux prétendus Acariens nouveaux découverts à Moscou par M. Schérémetensky et trouvés sur la surface de la peau d'individus galeux ou atteints d'herpès farineux. Ces acariens auraient la plus grande analogie avec le *Dermatophagus bovis* de Fürstenberg ; aussi l'auteur russe les nomme-t-il *Dermatophagoïdes Scheremetenskyi*, — le premier serait la femelle, le second un jeune mâle de cette nouvelle espèce. Il est probable que ce sont des parasites accidentels provenant des animaux.

A. **Chorioptes setiferus**, variété *hyenæ* (pl. XX).

Femelle adulte	long.	0,36	mm.	larg.	0,28	mm.
Mâle	—	0,32	—	—	0,28	—
Nymphe	—	0,30	—	—	0,25	—
Larve hexapode	—	0,20	—	—	0,15	—
Œuf	—	0,15	—	—	0,10	—

Corps orbiculaire plus large que long chez le mâle, un peu plus allongé chez la femelle; de couleur gris-perle rosé avec les pièces du squelette rousses, membres forts et coniques portant de longs poils. Les longues soies des tarses de la 3e paire chez la femelle plus longues que le corps, et sa paire de soies anales ayant deux fois cette longueur. Lobes abdominaux du mâle portant trois soies simples dont la médiane la plus longue a une fois et demie la longueur du corps. Oviducte de la femelle adulte en forme de courte fente transversale à lèvres fortement plissées, munies d'épimérites larges et courtes en croissant très différentes de celles de l'espèce précédente.

Habite sur la hyène les régions du cou, de l'occiput et des oreilles où elle cause le développement d'une gale à croûtes granuleuses sèches.

B. **Chorioptes setiferus**, variété *Vulpis*.

Femelle adulte	long.	0,45	mm.	larg.	0,40	mm.
Mâle	—	0,40	—	—	0,35	—
Nymphe	—	0,35	—	—	0,30	—
Larve hexapode	—	0,20	—	—	0,18	—
Œuf	—	0,16	—	—	0,12	—

Corps orbiculaire dans les deux sexes, un peu allongé chez la femelle ovigère, de couleur gris-perle avec les pièces du squelette rousses, membres forts et coniques se rapprochant beaucoup de la forme et du volume de ceux des Psoroptes : soies distribuées, comme dans la variété précédente, mais toutes de moitié plus courtes.

Habite sur le renard, les régions du cou, des oreilles et de la queue où elle détermine une gale sèche à croûtes granuleuses s'accompagnant d'alopécie.

3. **Choriopte sans queue** (*Chorioptes ecaudatus* Mégnin) (pl. XXI).

SYNONYMIE. — *Sarcoptes cynotis* (Héring).

Choriopte à rostre peu caché par l'épistome, à soies des palpes très courtes et à mandibules à dents très mousses. Céphalo-thorax à segments peu distincts portant sur sa face supérieure et sur la ligne médiane une bande chitineuse grenue renforcée dans son milieu par une crête épaisse simulant un épimère médian dorsal. Poils et soies disposés comme dans les espèces précédentes et de longueur moyenne. Épimères des pattes antérieures du même côté conjugués. Mâle dépourvu de lobes abdominaux, ayant le milieu de l'extrémité postérieure de l'abdomen échancré. 4e paire de pattes de la femelle rudimentaire.

Femelle ovigère. — Vulve de ponte ou oviscapte en forme de courte fente transversale à lèvres fortement plissées, située sous le 3e anneau céphalo-thoracique, chaque lèvre accompagnée latéralement de deux épimérites très petits, disposés obliquement, en dehors et en arrière et indépendants des épimères des membres : la lèvre antérieure de l'oviscapte est renforcée par une pièce profonde en forme de **T** à branches incurvées. 3e paire de pattes terminées par deux longues et fortes soies ; 4e paire de pattes très courte, rudimentaire, mais distinctement articulée, terminée par deux petites soies (pl. XXI, fig. 1 et 2).

Mâle à pénis conique situé entre les épimères des pattes postérieures ; ventouses copulatrices munies d'une sorte de garde chitineuse arquée, bordant ces ventouses en arrière et en dehors. 4 paires de pattes complètes, la 3e plus grande que les antérieures qui sont sensiblement égales, portant deux longues et fortes soies ; la 4e plus petite que les antérieures, mais non rudimentaire. Bord postérieur de l'abdomen privé de lobes saillants qui sont remplacés par deux surfaces arrondies, séparées par une échancrure, portant chacune trois soies dont l'intermédiaire très longue. Notogastre recouvert par un plastron trapézoïdal bordé de chaque côté par une arête chitineuse et renforçant postérieurement le point d'implantation des soies abdominales après avoir fourni à l'anus, qui est rétrodorsal, deux garnitures chitineuses très épaisses (pl. XXI, fig. 3 et 5).

Jeune femelle pubère. — Ne présente aucune trace d'oviducte ou d'oviscapte. Anus très grand sous forme de fente longitudinale sous-abdominale, bordé de lèvres chitineuses épaisses, disposées pour l'accouplement; de chaque côté de l'anus deux tubercules cylindro-sphériques copulateurs. 3e paire de pattes semblable à celle de la femelle ovigère. 4e paire réduite à l'état de simple papille portant un seul poil (pl. XXI, fig. 4).

Nymphe. — Semblable à la jeune femelle pubère pour la taille et les détails anatomiques, n'en différant que par l'absence de tubercules copulateurs et par la petitesse du cloaque.

Larves hexapodes, ayant comme celles des autres Chorioptes l'unique paire de pattes postérieures terminée par deux soies.

Œuf très oblong, presque cylindrique.

Les dimensions de cette espèce sont les suivantes.

Femelle ovigère......	long.	0,45 mm.	larg.	0,25 mm.
Mâle................	—	0,30 —	—	0,20 —
Jeune femelle pubère.	—	0,28 —	—	0,18 —
Nymphe............	—	0,28 —	—	0,18 —
Larves.............	—	0,18 à 0,28 —	—	0,12 à 0,15 —
Œuf................	—	0,18 —	—	0,08 —

Corps ovoïde de couleur générale blanc de perle avec les pièces du squelette rousses ainsi que les plastrons.

Vit dans la conque auriculaire des chats, des chiens ou des furets, particulièrement dans les anfractuosités profondes et dans le conduit auditif externe, en colonies nombreuses et complètes, où tous les âges sont représentés et les sexes fréquemment accouplés, faisant son alimentation des produits naturellement excrétés, c'est-à-dire du cérumen, ne produisant d'ordinaire aucune lésion de la peau ou de la muqueuse et ne provoquant aucun phénomène inflammatoire, ni développement de pustules ou de vésicules de nature psorique, ni exfoliation épidermique exagérée, tout au plus une sécrétion un peu plus abondante de cérumen, mais déterminant par sa présence et ses mouvements dans le conduit auditif des chatouillements tellement désagréables que l'animal qui le porte en perd le sommeil, se déchire les oreilles avec les pattes postérieures et est parfois en proie à de violents accès frénétiques et comme vertigineux.

Ce dernier Acarien établit une transition très naturelle entre les Sarcoptides réellement psoriques et ceux qui ne le sont plus. Nous avons déjà montré que l'un de ses congénères, celui que nous avons nommé *Chorioptes spathiferus*, n'est psorique sur le cheval que pendant l'hiver, et reste pendant l'été un simple parasite vivant exclusivement des exhalations naturelles de la peau, de sorte que la gale qu'il produit est réellement intermittente (1). Celui que nous venons de décrire, bien qu'organisé identiquement, comme les deux espèces qui le précèdent, a les mêmes mœurs et les mêmes habitudes que les *Sarcoptides avicoles* décrits par M. Ch. Robin et nous (2), et ceux que nous nommons *gliricoles*, c'est-à-dire habitant au fond des poils des rongeurs et dont quelques espèces ont été décrites par Pagenstecker et Claparède.

4. **Chorioptes** *d'espèces ou de variétés indéterminées.*

Les dimensions et la figure du *Sarco-Dermatodecte* que l'on trouve dans le gros ouvrage sur *la Psore* de Bourguignon et Defafond, et que ce dernier avait recueilli sur des chèvres d'Angora galeuses, s'appliquent aussi parfaitement au genre Choriopte et se rapprochent même singulièrement de notre *Chorioptes spathiferus* : comme chez lui les lobes abdominaux du mâle sont rectangulaires, mais ils ne portent que quatre petites et courtes soies rondes; est-ce ainsi naturellement? ou bien les poils élargis que nous avons constatés auraient-ils échappé à ces auteurs comme à Furstenberg et à Gerlach? En cherchant à calculer les dimensions du Choriopte au moyen du grossis-

(1) Mégnin, *Sur une gale du cheval à caractère intermittent*, in *Comptes rendus hebd. Acad. sc.*, 6 juillet 1874.

(2) *Journal de l'anat.*, 1877.

sement indiqué des figures, nous trouvons pour la taille de la femelle accouplée, qui n'est pas encore adulte, une longueur de 0mm,32 et une largeur de 0mm,25; pour le mâle une longueur de 0mm,28 et une largeur de 0mm,18, dimensions très voisines, surtout pour le mâle, du Choriopte spathifère. Nous sommes donc tenté de croire que l'Acarien psorique trouvé par Delafond sur la chèvre d'Angora appartient à cette dernière espèce et qu'il aurait été mal vu par les auteurs qui l'ont décrit et figuré ; mais nous n'en serons certain que quand nous pourrons l'étudier nous-même *de visu*.

Un Choriopte a été rencontré par Zürn, professeur vétérinaire à Leipzig (Zundel, *Chronique vétérinaire d'Allemagne* dans *Recueil vétérinaire,* 1874, page 624) : « Il ressemble, dit l'auteur, au Choriopte du cheval, seulement il est plus petit : en moyenne les mâles mesurent 0mm,31 de long sur 0mm,25 de large ; les femelles 0mm,37 de long sur 0mm,26 de large. » Ces dimensions, comme on peut le voir en les comparant, sont supérieures à celles de notre *Chorioptes spathiferus*, nous ne savons donc à quel Choriopte du cheval il le compare pour trouver celui du mouton plus petit. L'auteur ajoute que les mâles étaient aussi nombreux que les femelles; on les rencontrait, au milieu des croûtes, grouillant en nombreuses sociétés, surtout à l'extrémité des membres, dans le creux du paturon de certains moutons de fine race, mais négligés, notamment chez les Negretti. Comme les Chorioptes du cheval, ceux du mouton émigrent difficilement de la région qu'ils ont envahie, et la gale qu'ils causent, peu contagieuse, ne se remarque guère que pendant la station d'hiver.

C'est ce que nous avons aussi remarqué pour la gale du cheval causée par le Choriopte spathifère.

(Voyez plus loin le paragraphe sur les mœurs des Sarcoptides psoriques.)

Dans les espèces indéterminées du genre *Chorioptes*, nous avons encore à ajouter le Choriopte à lobes abdominaux arrondis et sétifères que Gerlach attribue au cheval et qui pourrait bien être le résultat d'une erreur d'examen. Cette question sera indécise jusqu'à ce que nous l'ayons rencontré ou qu'on nous l'ait communiqué pour pouvoir l'étudier *de visu.*

ANATOMIE DES PARTIES DU CORPS QUI SERVENT A CARACTÉRISER LES CHORIOPTES.

A. **Rostre.** — Le rostre est conique, aussi large que long, légèrement incurvé d'un côté à l'autre, bombé en dessus et pointu en avant (pl. XIX, fig. 4, 5 et 7). (Dans la figure 5, le rostre a été un peu aplati par la compression entre les deux lames de verre, ce qui a écarté les palpes, qui sont normalement convergents comme dans la figure 4, et étalé la lèvre, qui est ordinairement plissée en éventail). Il est constitué par les mêmes parties que chez les autres Sarcoptides et même chez tous les Acariens, c'est-à-dire qu'on y rencontre une paire de *mâchoires*, une paire de *palpes maxillaires*, une *lèvre* avec des rudiments de *palpes secondaires* ou de *galea* et une paire de *mandibules*.

1. Mâchoires (pl. XIX, fig. 4 et 7 *f*). — Elles sont constituées par deux pièces épaisses en forme de point d'interrogation couché (~), soudées par la pointe sur la ligne médiane, inermes, immobiles et adhérentes à un large menton échancré angulairement qui forme la base de la tête.

2. *Palpes* (même fig., *g*, *h*, *i*). — Ils sont placés de chaque côté du rostre, volumineux, cylindriques, formés de trois articles robustes diminuant un peu de diamètre du premier au dernier. Le premier (*g*), le plus volumineux, s'articule par continuité avec la mâchoire et avec le menton ; dans le reste de son étendue, son bord interne, très épais, adhère à la lèvre ; son bord externe, arrondi, est libre ; sa face inférieure porte un petit poil couché en avant. Le 2e article, d'un diamètre moindre et un peu plus court que le 1er avec lequel il s'articule, porte deux poils près de son bord externe, l'un à sa face supérieure, l'autre à sa face inférieure ; il longe la lèvre dont il couvre le bord, mais il en est tout à fait indépendant. Le 3e article, plus petit en tous sens que le 2e, est coiffé à son extrémité par une membrane hémisphérique, qui disparaît par la dessiccation pour laisser à nu une pointe assez aiguë qui n'est que le prolongement du bord interne ; cette membrane paraît être le pendant des joues des Sarcoptes, absentes ici comme chez les Psoroptes ; et, lorsqu'elle est gonflée, elle rappelle assez bien la vessie céphalique des Œstres qui leur sert à briser leur coque de nymphe ; c'est probablement aussi un organe de refoulement. Dans le repos, le 3e article repose sur l'extrémité de la lèvre, à côté de la pointe de la mandibule correspondante qui la dépasse un peu.

3. *Lèvre* (même fig., *ll*). — Elle est transparente, membraneuse, mince, blanche, adhérente à sa base en arrière avec les mâchoires dont elle est une dépendance, et sur les côtés avec le 1er article des palpes ; elle présente sur la ligne médiane la *languette* en fer de lance (*k*) ; le bord libre de la lèvre est découpé en quatre lobes arrondis par trois incisions dont la médiane est la plus profonde ; sur ses côtés libres, recouverts par les articles libres des palpes, elle est bordée par une pièce épaisse, longue, terminée en pointe, paraissant formée de deux articles et qui est certainement un rudiment de palpe secondaire (*l' l'*) ou un *galea* ; — cette pièce ne se voit bien qu'en regardant la lèvre par sa face supérieure, lorsqu'elle est débarrassée des mandibules. — Sur sa face inférieure, près des mâchoires, la lèvre porte une paire de poils assez longs qui se dirigent en dehors.

4. *Mandibules* (même fig., *mm*, fig. 6). — Elles reposent sur la face supérieure de la lèvre ; elles sont coniques, aplaties à leur face interne par laquelle elles se touchent ; leur base est renflée, arrondie, adhérente au fond du camérostome par des muscles qui pénètrent dans leur talon ; leur bord supérieur est recto-convexe et continu avec l'onglet supérieur ; celui-ci porte trois dents aiguës et recourbées ; l'onglet inférieur est mobile, articulé avec la mandibule par son extrémité postérieure qui est élargie pour donner attache à de forts muscles contenus dans la mandibule. Il porte trois dents en crocs semblables à celles de l'onglet supérieur ; les dents des mandibules sont mousses chez l'espèce *Ch. ecaudatus*.

La forme et les dimensions relatives de ces pièces diffèrent assez, comme on voit, de ce que l'on observe chez les Psoroptes et les Sarcoptes ; les Chorioptes se rapprochent plus, sous ce rapport, des Glyciphages et des Tyroglyphes, mais c'est avec les Sarcoptides avicoles qu'ils ont le plus d'analogie.

B. **Anus.** — L'anus est longitudinal et tout à fait marginal chez les deux sexes. Chez les jeunes femelles pubères que l'on trouve accouplées, il est remarquablement plus grand, plus abdominal que dans tous les autres âges et surtout que chez le mâle, où il n'est constitué que par une ouverture en infundibulum entre les deux lobes abdominaux, recouverte en dessus par une plaque ovale de chitine très épaisse et très foncée. Chez les nymphes et chez les femelles pubères et ovigères, l'anus est accompagné de deux poils marginaux assez longs, et de deux autres petits poils près de la commissure antérieure et près de la commissure postérieure.

C. **Organes génitaux.** — *Organe mâle.* — Il est tout à fait libre entre les pattes postérieures et manque de *sternite ;* il est composé de plusieurs éléments très distincts :

1. Une pièce en demi-lune renversée, inscrite entre deux paires de poils, portant deux paires de petits crochets et au centre un dessin (pl. XVIII, fig. 3) en relief rappelant celui des Psoroptes, des Sarcoptes et des Tyroglyphes, et qui est en effet le vrai pénis, susceptible d'érection et de présenter alors une forte saillie.

2. On voit, sur les individus frais, que ce pénis est continu avec un tube membraneux qui s'ouvre dans un sac quadrilobé, lequel représente un organe testiculaire ou tout au moins des vésicules séminales (pl. XVIII, fig. 3).

3. Une paire de *ventouses copulatrices* placées de chaque côté et un peu en avant de l'anus, et composées essentiellement d'une cupule de chitine dont le fond communique avec un faisceau de tubes aspira-

teurs par neuf petits trous ; cet appareil est contenu dans un manchon membraneux, rétractile et mobile sur la base (Pl. XVIII, fig. 4) ;

4° Les *lobes abdominaux* ou *caudaux*, dont le squelette s'articule avec le plastron noto-gastrique, sont certainement des accessoires des organes génitaux du mâle, puisqu'ils sont un des caractères de son sexe ; ce sont probablement encore des organes de fixation ou peut-être de titillation aussi bien que les poils simples ou spathiformes qu'ils portent (Pl. XVIII, fig. 5). Ces lobes, carrés dans la 1re espèce, arrondis dans la 2e, sont tout à fait effacés dans la 3e.

Organe femelle. — La *vulve de copulation*, avons nous déjà dit, n'est autre chose que l'anus. La *vulve de ponte* ou *oviducte* se voit sous le 3e anneau céphalo-thoracique de la femelle ovigère et exclusivement à cet âge; c'est une fente transversale, rectiligne, à lèvres fortement plissées, à commissures légèrement incurvées en arrière. Chaque lèvre a une charpente composée, l'inférieure, ou mieux la postérieure, d'une paire d'épimérites dont l'ensemble forme une lyre et qui rappellent les os marsupiaux des quadrupèdes de ce nom, ces épimérites sont très petits dans la 3e espèce ; les épimérites de la lèvre antérieure sont adhérents aux épimères de la 2e paire de pattes ou libres ; enfin, profondément et plus en avant, se voient encore deux épimérites libres et petits qui appartiennent encore à la lèvre antérieure (Pl. XVIII, fig. 6) et qui sont particuliers à la 1re espèce.

L'*accouplement* se fait chez les Chorioptes comme chez les Psoroptes : les deux individus accouplés se tiennent l'un à l'autre par l'extrémité postérieure de leur corps, de manière à ce que la tête de l'une soit dirigée en sens inverse de la tête de l'autre ; sur la face dorsale de l'arrière du notogastre de la jeune femelle pubère, le mâle applique la face inférieure et postérieure de son abdomen, de manière que ses deux ventouses copulatrices emboîtent les tubercules correspondants de la femelle et y adhèrent intimement. Les deux sexes ont le dos tourné du même côté et l'un des individus traîne l'autre. Ici c'est le mâle qui traîne la femelle comme chez les Psoroptes et les Sarcoptides avicoles, c'est l'inverse chez les Tyroglyphes.

D. **Squelette.** — Le squelette est constitué des mêmes pièces que chez les autres Sarcoptides, mais, sous le rapport de l'arrangement et de la disposition des parties, il se rapproche à la fois de celui des Psoroptes et des Sarcoptides avicoles.

Les *épimères* de toutes les pattes sont libres ou adhérents deux à deux ; ceux de la 4e paire du mâle sont toujours conjugués avec ceux de la 3e paire (Pl. XVIII, fig. 1). Chez la femelle ovigère, les épimères antérieurs sont élargis, surtout à leur base, par un raccord de tégument chitineux grenu qui constitue un véritable *épidème cutané*. Les épimères s'articulent à la hanche de la même manière que chez les autres Sarcoptides.

1° La *hanche* ou *rotule* (Pl. XIX, fig. 8, *p*) est un court cylindre coupé obliquement, réduit à presque rien extérieurement et portant un poil dans sa partie la plus large. Même forme au membre postérieur.

2° L'*exinguinal* ou *trochanter* (même fig. *q*) est une pièce allongée tubuleuse, coupée horizontalement à sa base en sens inverse de la hanche avec laquelle il s'articule. Cet article porte un poil près de son bord extérieur ; il est plus petit et inerme au membre postérieur.

3° Le *fémoral* ou *cuisse* (même fig. *r*) est une pièce tubuleuse coupée horizontalement à sa base, un peu obliquement et élargie en goulot à son autre extrémité ; cet article porte deux poils, un supérieur, accompagné d'un petit aiguillon et un inférieur. Il est plus petit et ne porte qu'un petit poil postérieurement.

4° Le *tibial* ou *jambe* (même fig. *s*) est une pièce qui ressemble beaucoup à la précédente ; elle est seulement un peu plus petite et porte trois poils, deux supérieurs et un inférieur. Au membre postérieur, cet article, beaucoup plus petit, ne porte qu'un petit poil en dehors.

5° Le *tarse* (même fig. *t*) est plus mince, plus allongé que le précédent article et porte un grand nombre d'appendices : aux *membres antérieurs* il porte cinq poils effilés, dont deux assez longs insérés près de son extrémité, et deux poils courts et mousses ; tout à fait au bout un fort crochet articulé répété un peu en arrière par un petit crochet rudimentaire. Enfin à côté de la base du crochet, émerge le pédicule de la ventouse, cylindre tubuleux, simple, renflé au bout et dépassant de très peu le grand crochet ci-dessus ; sur l'extrémité renflée de ce pédicule est insérée la ventouse sous forme de grosse cloche épanouie, au centre de laquelle vient s'ouvrir le tube du pédicule au milieu d'une pièce de chitine étoilée qui sert de centre à quatre nervures interrompues de la ventouse. Les *pattes postérieures* sont dépourvues de crochets au tarse qui est très petit, et qui porte en dehors un seul ou deux gros poils assez longs. Chez la femelle, la 3e paire de pattes, et, dans les deux dernières espèces, la 4e aussi, sont de même dépourvues de ventouse au tarse ; cet article porte à la place deux longs et forts poils ou soies terminales, l'une s'insérant un peu plus loin de l'extrémité, avec un ou sans autre poil sur le corps de cet article qui est très court.

E. **Peau et appendices.**— La peau est assez épaisse, transparente, et recouvre le corps et les pattes, mais ici elle n'est distincte qu'aux articulations. Elle est finement et symétriquement striée sur toutes les parties du tronc que ne recouvrent pas les plastrons. Les intersections de ces stries marquent assez bien les divisions du céphalo-thorax. La peau porte des poils et est transformée en plastrons sur quelques points.

1° *Poils.* — A la face dorsale on en compte cinq paires : quatre de très petits symétriquement placés, la 1re sur le 2e anneau, la 2e et la 3e sur le 4e anneau et la dernière sur le noto-gastre. La paire la plus remarquable par sa grandeur, et probablement par son usage, est insérée près de la 1re paire de petits poils, sur une large papille placée dans un petit triangle laissé libre, à l'intersection des lignes qui séparent les 2e, 3e et 4e anneaux céphalo-thoraciques.

Sur les bords latéraux du corps une paire de poils est insérée à côté de la hanche de la 3e paire de pattes.

Sur la face inférieure, on compte dix paires de poils chez la femelle ovigère et huit seulement chez le mâle. Les paires de poils que les deux sexes ont en commun sont : deux paires entre les épimères des pattes antérieures, deux paires entre les épimères des pattes postérieures, une paire abdominale et une paire anale ; la femelle a en outre quatre paires de poils sur ou à côté des épimérites vulvaires, et le mâle deux paires de poils aux angles et à la circonférence de sa pièce pénienne.

2° *Plastrons.* — A tous les âges et sur les deux sexes, sur la ligne médiane de la face supérieure du céphalo-thorax, s'étend jusque près de la limite du 4e anneau une bande grenue s'élargissant en arrière ; à la naissance de la 1re paire de pattes on remarque deux petits coins de la même substance. Le mâle a le noto-gastre entièrement couvert d'un large plastron trapézoïdal. Ces plastrons sont presque invisibles sur les deux variétés du Choriopte sétifère et très évidents sur la 3e espèce.

BIOLOGIE DES SARCOPTIDES PSORIQUES

I. — EMBRYOLOGIE, MÉTAMORPHOSES, ACCOUPLEMENT ET PONTE.

Ambryologie. — Les Sarcoptides psoriques, comme tous les Acariens de la même famille, sont tous ovipares, à l'exception d'une seule espèce, et l'embryon, chez les ovipares, ne se forme qu'après la ponte. — C'est du moins ce que nous avons toujours observé, nous n'avons jamais vu de ces faits exceptionnels, comme en cite Bourguignon où l'embryon aurait été vu tout formé dans le ventre de la femelle adulte du *Sarcoptes scabiei.* Nous savons que c'est la règle dans certaines familles acariennes, les Gamasidés, les Oribatidés ; mais, nous le répétons, à l'exception du *Sarcoptes mutans* qui seul est vivipare (Robin), tous les autres pondent des œufs où l'embryon n'apparaît qu'après la ponte et un certain temps d'incubation.

L'œuf est généralement un ovoïde assez régulier chez les Sarcoptes, mais il est plus allongé chez les Psoroptes et les Chorioptes, et à extrémités sensiblement semblables. Son enveloppe extérieure est simple, ou du moins paraît telle, membraneuse et translucide. Examiné immédiatement après la ponte, il se montre rempli entièrement d'une matière uniformément granuleuse qui n'est autre que le *vitellus*. — Il nous a été impossible de voir à ce moment aussi bien qu'à tout autre la vésicule germinative décrite par Nicolet dans l'œuf des Oribates et cependant ici nous avons l'avantage d'une bien plus grande transparence dans l'enveloppe. Peu de temps après la ponte, le vitellus se concentre un peu et on distingue alors un espace très étroit entre l'enveloppe vitelline et la paroi de l'œuf. Cet espace s'agrandit petit à petit surtout vers une des extrémités, et on s'aperçoit alors qu'il n'est pas vide, mais rempli par une substance amiboïde qui n'est autre que ce que Nicolet appelait l'*albumen* et Claparède avec plus de raison le *blastoderme*. Comme ce dernier, nous n'avons pu réussir à voir la segmentation du *vitellus* et sa transformation en membrane germinative ; la mutation se fait insensiblement, et on voit le blastoderme s'épaissir inférieurement et à l'extrémité antérieure, et refouler le vitellus à l'extrémité postérieure. Bientôt on voit dans ces parties épaissies le blastoderme bourgeonner et se mamelonner symétriquement. Les bourgeons sont au nombre de cinq de chaque côté, mais à l'extrémité antérieure, au point où les deux lignes de bourgeons se réunissent, les deux paires de l'extrémité représentent évidemment les mâchoires et les mandibules, car elles ne tardent pas à fusionner et à représenter le rostre. Les trois autres paires de bourgeons s'allongent, se sectionnent et représentent bientôt les pattes avec tous leurs accessoires pileux et autres. Enfin l'unique paire de pattes postérieures se développe de la même façon, mais après les autres, lorsque toute trace de vitellus a disparu. Quand l'embryon est complètement développé, on le voit avec tous ses membres complets mais repliés sous le ventre et convergeant tous vers le centre, les poils aplatis le long des membres.

Toutes ces phases du développement de l'embryon de l'œuf des Sarcoptides psoriques, qui sont les mêmes du reste que celles de l'embryon dans l'œuf des Tyroglyphes si bien décrites par Claparède, sont très visibles dans les œufs des Psoroptes faciles à récolter, mais on les constate surtout bien sur ceux de la variété *muris* du Sarcopte notoèdre, accumulés et groupés qu'ils sont dans un véritable nid, où l'on voit côte à côte toutes les périodes que nous venons de décrire. On peut voir que, dans ces œufs, les pattes sont repliées et convergent toutes vers le centre, et que les longs poils terminaux de l'unique paire postérieure se croisent à ce point.

L'éclosion se fait par une fente longitudinale s'étendant de l'extrémité antérieure au quart postérieur de la face dorsale et après la sortie du petit animal, l'enveloppe vide de l'œuf se roule sur elle-même longitudinalement.

Quelques auteurs ont cherché à déterminer expérimentalement la durée de l'incubation des œufs des Sarcoptides psoriques : ainsi Bourguignon, en mettant des œufs du *Sarcoptes scabiei* dans une petite étuve qui remplaçait la chaleur naturelle du corps, a obtenu leur éclosion en *dix* jours ; — Eichtedt avait déjà obtenu le même chiffre, — Gerlach n'attribue à cette même durée que trois jours ; enfin Fürstenberg la fixe à six ou sept jours. Cette diversité d'opinion indique assez que l'on ne connaît pas encore la durée de l'incubation des œufs des Sarcoptides psoriques. D'abord elle ne doit pas être la même pour chaque genre, ni même pour chaque espèce, si l'on en juge par la différence de rapidité avec laquelle les affections spéciales qu'ils déterminent s'étendent et se propagent; l'incubation doit être plus courte chez les Sarcoptes que chez les Psoroptes, et chez ceux-ci que chez les Chorioptes ; et puis elle doit dépendre aussi de l'appropriation du terrain, de l'intensité de l'inflammation qui accompagne la gale et qui élève la température de la peau. Quand nous voyons un cheval, mis en contact pendant quelques instants seulement avec un autre atteint de gale Sarcoptique être envahi en moins de quinze jours par des milliers de parasites, il faut que la multiplication des Sarcoptes, dont l'incubation représente une période, ait été bien active. Aussi, estimons-nous que c'est Gerlach qui s'est le plus approché de la vérité et qu'il est même encore resté en deçà (1). N'a-t-on pas constaté, exceptionnellement il est vrai, que quelquefois les œufs des Sarcoptes, avant même d'être pondus, présentent déjà des embryons tout formés qui, par conséquent, rompront leur enveloppe peu d'instants après la ponte ? — Quand toutes les conditions les plus favorables à l'incubation des œufs sont réunies, nous estimons que, dans ce cas, 24 à 48 heures suffisent pour amener l'éclosion.

Métamorphoses. — 1er âge. — *Larve.* — Le petit animal qui est sorti de l'œuf a déjà toutes les formes générales de l'espèce acarienne à laquelle il appartient : il n'en diffère que par l'absence de la quatrième paire de pattes. Depuis Degeer on donne le nom de *larve* à ce premier âge, bien qu'il différât beaucoup de larves de la plupart des Insectes, si dissemblables de l'état adulte ; ce nom lui appartient néanmoins au même titre qu'à la larve des Orthoptères et des Hémiptères qui ne diffère de l'adulte que par l'absence d'ailes.

(1) Se basant sur le nombre d'œufs que l'on rencontre dans une galerie de Sarcopte, Gerlach n'exagère certainement pas en attribuant à chaque femelle un produit moyen de quinze individus dont cinq mâles et dix femelles (à notre sens ce chiffre de femelles doit être doublé en ce qui concerne les grands Sarcoptes ; la faculté génératrice arrivant, suivant lui, à l'âge de quinze jours, il établit une progression qui n'a aucune prétention à l'exactitude mathéma-

Rien ne fait distinguer, chez les Acariens psoriques, pas plus que chez les autres, les larves qui deviendront des individus mâles de celles qui donneront des femelles, et cela aussi bien dans un genre que dans l'autre, malgré la grande différence que présentent les mâles et les femelles dans les deux genres Psoropte et Chorioptc. Fürstenberg a pourtant eu la prétention de faire cette distinction.

Les larves sont presque identiques d'une espèce à l'autre, et on peut presque dire d'un genre à l'autre; elles ont toutes la même forme ovoïde, plus ou moins allongée, et on ne les distingue que par leur leur taille relative; la conformation du rostre, la terminaison des pattes antérieures, et leurs ventouses spéciales rappelant celles des adultes. Toutes n'ont à l'arrière de l'abdomen qu'une paire de poils plus ou moins longs.

Les larves, avant d'acquérir la 4e paire de pattes, c'est-à-dire de passer au second âge, subissent deux ou trois mues, ce qui est indiqué par les tailles diverses que l'on constate à cet âge et qui sont manifestes surtout chez les Psoroptes.

Lorsqu'une larve veut prendre les caractères du second âge, comme aussi lorsque l'une quelconque des mues va s'opérer, le petit animal devient inerte comme un cadavre, et l'on voit dans son intérieur se passer un curieux phénomène qui rappelle tout à fait celui qui se passe dans l'œuf (Voy. pl. XVII, fig. 1, 2, 3 et 4). Tous les organes internes, toujours très peu distincts, se liquéfient et se réduisent en une matière sarcodique, enveloppée d'un véritable *blastoderme* qui se comporte comme le blastoderme de l'œuf et se mamelonne de la même

tique, mais qui donne une idée de la pullulation de ces parasites et de la rapidité avec laquelle la gale se propage dans les agglomérations d'hommes et d'animaux.

1re génération après	15 jours	10 femelles	5 mâles.
2e —	30 —	100 —	50 —
3e —	45 —	1.000 —	500 —
4e —	60 —	10.000 —	5.000 —
5e —	75 —	100.000 —	50.000 —
6e —	90 —	1.000.000 —	500.000 —

Si ces chiffres sont approximatifs pour la gale humaine, voici ceux que nous poserons pour la gale sarcoptique du cheval :

1re génération après	10 jours	30 femelles	5 mâles.
2e —	20 —	900 —	50 —
3e —	30 —	27.000 —	500 —
4e —	40 —	810.000 —	5.000 —
5e —	50 —	24.300.000 —	50.000 —
6e —	60 —	729.000.000 —	500.000 —

Ces chiffres n'étonneront aucun de ceux qui ont été à même d'étudier la grande épizootie de gale sarcoptique du cheval de 1871-72, en France, et qui en ont observé scrupuleusement la marche si étonnamment rapide.

façon : les mamelons groupés à l'extrémité céphalique donnent lieu à un nouveau rostre, les mamelons latéraux donnent naissance à de nouvelles pattes, qui ne se forment pas du tout dans l'intérieur des autres comme dans un étui, ainsi que l'ont dit Eichtedt, Gerlach, Bourguignon, Fürstenberg ; enfin jusqu'aux poils qui se reforment de la même façon soit avec leurs caractères antérieurs, soit plus agrandis (1). Ces membres de nouvelle formation sont disposés comme ceux de la larve dans l'œuf, c'est-à-dire qu'ils sont pliés sous l'abdomen et convergent vers le centre. Lorsque le nouvel animal veut sortir de son enveloppe, celle-ci se fend par le dos comme celle de l'œuf et l'acarien en sort agrandi, mais identiquement de la même manière que la larve sort de ses premières langes. L'enveloppe abandonnée montre tous les organes anciens, mais vides et décolorés : c'est ce qui avait fait croire jusqu'ici que c'était l'ancien tégument seulement qui se détachait, même des parties dures conservées, et que la mue n'était qu'un simple changement d'épiderme.

Ce phénomène, nous l'avons vu et constaté bien des fois, et, du reste, nous avons des préparations microscopiques qui le montrent avec toute l'évidence désirable : Tous les organes non tégumentaires comme les crochets, les mandibules, les ventouses, se renouvellent en entier aussi bien que la peau et les poils, et ceux-ci ne sortent pas, comme on l'a dit, de l'intérieur des autres comme d'un étui ; ces faits se montrent non seulement sur les Sarcoptides psoriques, mais encore sur tous les autres Acariens (2) ; nous ne connaissons que les Ptéroptes, de la famille des Gamasidés, — dont les membres, comme on sait, sont énormes, et qui logent même des diverticules de l'estomac, — qui montrent ceux-ci comme servant d'étui aux nouveaux ; mais ils n'en montrent que plus clairement les crochets et les appendices du nouveau tarse se formant dans l'intérieur du tarse ancien, d'une manière tout à fait indépendante des anciens crochets et autres appendices. (Le nouvel œuf est ici lobulé et chaque lobule contient une patte.)

(1) M. Robin avait déjà constaté ce dernier fait tout en admettant encore que les membres qui avaient leurs analogues dans la larve se formaient dans leur intérieur.

(2) Claparède, dans sa belle étude sur l'embryogénie des Atax, avait déjà montré qu'à chacune des trois périodes, ou âges, à la suite desquelles cet acarien aquatique acquière une forme plus parfaite, il retourne littéralement à l'état d'*œuf :* ainsi, de même que la larve est sortie d'un œuf, la nymphe octopode sort aussi d'un œuf qui succède à la larve, et l'animal adulte sort d'un œuf qui succède à la nymphe octopode. Ce qui se passe chez les Sarcoptides est identiquement le même phénomène, seulement ici les œufs de nouvelle formation restent enfermés dans l'ancienne enveloppe qui chez les Atax disparaît probablement en se dissolvant dans l'eau dans laquelle vit l'animal.

(Voyez Claparède, *Studien an Acariden* dans *Zeitschrift für wiss-zool.* ; Leipzig, 1868.)

Ainsi donc, chez les Acariens, la mue n'est pas seulement un changement de peau, c'est une nouvelle et véritable ovulation, si l'on peut dire, une nouvelle naissance qui s'opère aussi rapidement que la première, car 24 heures suffisent pour la création du nouveau corps.

Chez tous les Acariens psoriques, aussi bien chez ceux dont la femelle ovigère creuse des terriers ou des nids, que chez ceux où elle n'en creuse pas, les larves habitent à la surface de la peau de l'homme ou de l'animal galeux ; chez ce dernier on les trouve au milieu des exfoliations cutanées sèches ou humides, furfuracées ou crustacées, que détermine leur présence et surtout celle des individus plus âgés de la colonie. Le dépôt des œufs n'a pourtant pas lieu dans tous les cas à la surface de la peau, c'est ainsi que pondent les femelles des Psoroptes et des Chorioptes, mais les femelles des Sarcoptes les déposent toujours dans leurs galeries ou sillons ou dans leurs nids sous-épidermiques; aussitôt éclose la larve s'empresse de quitter ces retraites pour n'y plus rentrer (1).

2e âge. — *Nymphe.* — Des plus grandes larves qui muent sort une forme acarienne qui leur est semblable, sauf une 4e paire de pattes qu'elle possède comme les adultes ainsi que de plus nombreux poils, surtout au bord postérieur de l'abdomen; mais, comme elle n'a aucune trace d'organe sexuel, qu'elle n'est pas pubère en un mot, elle prend le nom de *nymphe* que lui a donné Dugès. L'absence d'organes sexuels n'est pas la seule différence qui distingue la *nymphe* de l'adulte; d'abord elle est plus petite et sa taille ne dépasse guère celle des larves; ensuite la 4e paire de pattes qu'elle a acquise n'est ni aussi grande ni aussi complète que celle de la femelle avec laquelle elle a le plus d'analogie.

Chez les Sarcoptes, où les deux dernières paires se ressemblent chez la femelle, la 4e paire de pattes de la nymphe est plus petite et plus grêle que la 3e et la soie qui la termine est de moitié moins grande et moins forte que dans celle-ci; c'est ce que nous avons constaté chez les grandes variétés de *Sarcoptes scabiei* et chez le *Sarcoptes notoedres;* — chez le Sarcopte scabiei de l'homme, la nymphe est encore inconnue; nous avons vu aussi celle du *Sarcoptes mutans* que MM. Robin et Lanquetin n'avaient pas apercue.

Chez le Psoropte et le Chorioptе la 4e paire de pattes, au lieu de se terminer par une ventouse comme chez la femelle adulte, se ter-

(1) Delafond et Bourguignon fixent la durée de l'âge de la larve à huit et à dix jours, en moyenne, chez le Psoropte du mouton. Nous nous demandons comment ils ont pu déterminer ce chiffre ; ce n'est certainement qu'une supposition, car, comme une larve ne vivra pas pendant ce temps hors de son habitat sans une nourriture et une température appropriées qu'on ne peut lui fournir, il est matériellement impossible de la suivre sur l'animal galeux et de compter ses phases.

mine seulement par deux poils grêles et flexibles qui ne participent en rien de la soie.

On ne remarque pas chez les nymphes autant de variété de taille que chez les larves, ce qui prouve qu'il n'y a que peu ou point de mues dans le cours de cet âge qui du reste est très court. On remarque cependant deux tailles différentes dans les nymphes, mais toutes deux, en muant, donnent des individus pubères : les plus petites donnent des mâles, les plus grandes des jeunes femelles pubères.

Les appendices spéciaux, chez les mâles qui en possèdent, c'est-à-dire les deux lobes abdominaux symétriques, se forment identiquement de la même manière que les membres et les autres appendices : on les voit dériver d'un bourgeon embryonnaire et se présenter repliés sous l'abdomen avec leurs longues soies étendues en avant, croisant les longues pattes postérieures dirigées dans le même sens mais convergentes (Voy. pl. XXII, fig. 4). Les ventouses copulatrices et le pénis sont formés en même temps et sont très apparents sous l'enveloppe de la nymphe.

Les jeunes femelles pubères que l'on voit par transparence dans les grandes nymphes qui muent, ne montrent, de plus que celle-ci, chez les Sarcoptes, que leur grande fente ano-vulvaire, et chez les Psoroptes et les Chorioptes, outre cette fente, que les tubercules copulateurs ; on voit quelquefois en plus, chez la jeune femelle pubère, à la 4e paire de pattes, une ventouse tri-articulée rudimentaire.

Les nymphes habitent toujours, comme les larves, à la surface de la peau. Chez les animaux galeux, on les trouve souvent dans les croûtes les plus superficielles en compagnie de quelques larves et de mâles.

3e âge. — *Mâles et femelles pubères.* — *Age de l'accouplement.* — Aussitôt après être sortis de leur enveloppe, les mâles et les jeunes femelles pubères, qui sont tous restés à la surface de la peau, se recherchent et s'accouplent. Cet accouplement est très fugace chez les Sarcoptes qui n'ont pas les moyens de le prolonger comme presque tous les autres Sarcoptides, aussi ne connaissons-nous aucun auteur qui ait prouvé péremptoirement l'avoir vu dans les espèces de ce genre, bien que quelques-uns aient dit que cet accouplement se fait dans le sillon avec la femelle qui s'y trouve, — la seule qu'ils connussent, — ce qui est matériellement impossible (1), comme aussi, il est

(1) Worms dit avoir rencontré, *au fond d'un sillon*, un mâle et une femelle accouplés ; cela est impossible, attendu que la femelle ovigère ne s'accouple plus ; c'était donc un mâle fourvoyé dans un sillon, et il en est de même des deux faits rapportés par Lanquetin au § 3 de la seconde édition de sa *Notice sur la gale de l'homme et sur l'animal qui la produit.* Paris, 1859 : « A l'époque de l'accouplement, les mâles pénètrent dans les sillons et y rencontrent les femelles. Si l'on s'en rapportait aux observations publiées par les auteurs

matériellement impossible qu'elle en sorte pour accomplir cet acte au dehors. Maintenant que nous connaissons une jeune femelle qui ne vit pas dans les sillons, nous pouvons dire avec certitude que l'accouplement se fait ici comme chez tous les autres genres de la même famille, et s'il ne dure pas si longtemps, il y a encore, outre l'absence de ventouses copulatrices, une autre raison : les mâles des Sarcoptes sont très rares relativement aux femelles, il n'y en a guère que un pour dix de ces dernières, et pour les féconder toutes il ne faut pas que l'acte dure trop longtemps. Quant à la position qu'ils prennent, nous l'avons observée chez le Sarcopte notoedre du chat : le mâle monte sur le dos de la jeune femelle pubère et l'embrasse exactement comme le Serrator amphibie ou comme le Crapaud embrasse sa femelle, en se faisant transporter par elle pendant quelques instants ; c'était le seul moyen de mettre le pénis du mâle en rapport avec le cloaque qui est, comme nous l'avons dit, entièrement dorsal ou retro-dorsal chez tous les Sarcoptes.

Chez les Psoroptes et les Chorioptes, où les deux sexes sont aussi nombreux l'un que l'autre et sont munis d'un appareil d'adhérence qui leur permet de rester longtemps unis, rien n'est plus facile à l'observateur que de les rencontrer dans cette position et d'étudier à l'aise sur eux l'acte de l'accouplement : les deux individus accouplés se tiennent l'un à l'autre par l'extrémité postérieure de leur corps, de manière à ce que la tête de l'un soit dirigée en sens inverse de la tête

sur l'accouplement des Acariens qui vivent sur les mammifères, on serait tenté de croire que l'union s'opère par le rapprochement du bord postérieur du mâle et de la femelle. D'après Bosc, les Acariens du chat, d'après Waltz, ceux du mouton, enfin, du cheval, d'après M. Raspail, présenteraient ce mode d'accouplement.

« Mes observations directes, d'accord avec celles de M. Worms, nous apprennent que l'union copulatrice est différente dans le *Sarcoptes scabiei*. Deux fois j'ai trouvé dans un sillon deux Sarcoptes unis ensemble et placés ventre à ventre, le mâle dessous, l'orifice sexuel mâle s'applique parfaitement dans cette position et il est très probable que les pelotes vésiculeuses qui terminent la dernière paire de pattes postérieures masculines, portées par un court pédicule, servent à assurer l'union sexuelle. »

Ces deux auteurs n'ont pas réfléchi que les aiguillons dorsaux des Sarcoptes, aussi bien du mâle que de la femelle, les empêchent tout à fait de reculer quand ils sont engagés dans un sillon, et d'en sortir, à moins de percer la voûte au point où ils sont arrêtés ; que par conséquent si le mâle avait l'habitude d'y chercher les femelles on l'y aurait rencontré souvent et on n'aurait pas attendu à 1851 pour faire sa connaissance.

Dans leur grand travail sur la *Psore*, MM. Delafond, Bourguignon avouent n'avoir jamais vu de Sarcoptes accouplés ; on lit page 373 : « Nous avons souvent trouvé sur les animaux des Sarcoptes réunis par centaines, mâles et femelles, vivant ensemble, et jamais le hasard ne nous les a présentés accouplés. » M. Bourguignon, qui en a récolté de grandes quantités sur l'homme, n'en a jamais vu non plus dans les sillons.

de l'autre (Pl. XV) ; sur la face dorsale de l'arrière du notogastre de la femelle, le mâle applique la face inférieure de son abdomen jusqu'au delà de l'anus ; les deux ventouses copulatrices placées près de cet orifice sont saillantes et appliquées sur les tubercules copulateurs de la jeune femelle de manière à leur adhérer intimement. Les deux sexes ont ainsi le dos tourné du même côté et l'un des deux individus traîne l'autre. C'est le mâle qui dans les deux genres en question traîne la femelle, et sa 3e paire de pattes est allongée pour remplir ce but. — Chez les Sarcoptides avicoles c'est aussi le mâle qui traîne la femelle, mais c'est la femelle chez les Tyroglyphes qui traîne le mâle, ainsi que nous l'avons maintes fois constaté. — Dans cette position, le mâle introduit facilement son pénis dans la fente vulvo-anale, seul organe destiné à le recevoir existant à cet âge, et qui a, chez la jeune femelle pubère, des dimensions en rapport avec ce rôle.

Quelle est la nature et la composition de la matière fécondante? Sont-ce des corpuscules comme ceux que Claparède a décrits chez les Atax, espèces de petites cellules sphériques avec un hile allongé ? Il nous a été impossible de voir rien de semblable chez aucun des mâles des Sarcoptides psoriques, bien que nous ayons distinctement vu chez le mâle du Choriopte spathifère un testicule ou vésicule séminale quadrilobée. De même il nous a été impossible de voir chez les jeunes femelles non fécondées aucune trace d'ovaire ni d'ovule préparés pour la fécondation. Il est probable que ces éléments se créent au moment même de la fécondation et cela n'est pas difficile à admettre chez des êtres où les organes se montrent en quelque sorte au fur et à mesure des besoins. Les Gamases sont les seuls Acariens chez lesquels nous ayons vu des spermatozoïdes ; là ils ont la forme de petits helminthes cylindriques dont une extrémité est atténuée, et l'autre brusquement tronquée ; les mâles en ont l'abdomen aux deux tiers rempli au moment de la fécondation.

Avant que nous ayons découvert que la fécondation et la ponte ne s'effectuaient pas par le même organe, chez les femelles, les observateurs qui nous ont précédé étaient très embarrassés pour se rendre compte de la manière dont s'accomplissait la copulation ; ils allaient jusqu'à admettre que le mâle restait adhérent à la femelle jusqu'à ce que celle-ci eût acquis, par suite d'une dernière mue, la vulve sous-thoracique par laquelle ils croyaient que se faisait l'union des sexes. M. Robin, en démontrant que beaucoup de femelles avaient déjà des œufs dans l'abdomen bien avant l'apparition de cette vulve, prétendue unique, faisait ressortir l'insuffisance de l'explication, mais la difficulté n'en était que plus reculée. Fürstenberg la tournait en niant carrément que la ponte s'effectuât par cette vulve sous-thoracique, bien qu'il fût surabondamment démontré depuis longtemps que, chez tous les Acariens, c'est par là que se fait la ponte.

En montrant, comme nous l'avons fait (1), et comme nous le faisons ci-dessus, que chez les jeunes femelles du *Tyroglyphe-à-scie* (2), du *Tyroglyphe micophage*, du *Chorioptc spathifère*, du *Sarcopte notoedre* et du *Psoropte*, etc., la copulation se fait par l'ouverture ano-vulvaire, la question se trouve maintenant pleinement élucidée.

Le 3e âge, ou âge de la fécondation, est le dernier pour le mâle; il ne subit plus aucun changement, aucune mue et est complètement adulte; le reste de son existence se passe à féconder les jeunes femelles pubères et à se nourrir, dit-on, de sérosité qu'il ferait sourdre en déchirant l'épiderme sur des points très limités, ce qui donne naissance à des pustules de gale qui n'ont aucune relation avec les sillons caractéristiques de cette maladie chez l'homme. On le trouve ordinairement chez l'homme, blotti sous des pellicules d'épiderme qu'il a ainsi soulevées (3).

La jeune femelle fécondée, bien qu'elle n'ait désormais plus aucun rapport avec le mâle, n'est pas encore complètement adulte, pour cela il faut qu'elle possède de nouveaux organes qui lui sont indispensables pour remplir son dernier rôle, organes qu'elle n'acquiert qu'à la suite d'une dernière mue.

Cette dernière mue s'opère si rapidement dans certaines espèces, comme les Psoroptes et les Chorioptes, après la fécondation, que souvent la jeune femelle, adhérente au mâle qui la traîne comme un cadavre inerte et contracté, montre dans son intérieur la forme définitive de la femelle adulte, et que l'on voit quelquefois des mâles traî-

(1) *Journal de l'Anatomie*, de M. Robin, 1872, page 337; 1873, p. 369; 1874, p. 225.

(2) Notre *Serrator amphibius* actuel.

(3) « Nous ne donnerons pas le nom de sillon au logis des insectes mâles. Ceux-ci apparaissent sous l'épiderme comme un petit point brunâtre, ayant à peine un cinquième de millimètre de diamètre. Ils ne soulèvent l'épiderme que ce qu'il leur en faut pour se loger. Ils habitent dans le voisinage des sillons et après chaque course qui a pour but de rechercher les femelles, ils se tapissent non plus dans leur ancienne demeure, mais sous un nouveau soulèvement provisoire. Dès que l'on a reconnu leur siège, on les extrait aussi facilement que les femelles, mais leur agilité leur permet de se sauver très vite et de dérouter le chasseur. Nous en avons perdu ainsi un grand nombre, qui fuyaient avec rapidité. La vitesse de leur démarche s'élève, d'après nos calculs, à deux centimètres par minute. L'on voit donc qu'ils peuvent, en une heure à peu près, parcourir toute la longueur du corps humain.

« Nous ne partageons pas l'avis de M. Bourguignon, quand il dit que le nombre des insectes mâles ne s'élève qu'à cinq ou six p. 100. La grande difficulté consiste à les découvrir, et nous avons pu, avec de la persévérance, en extraire seize en deux jours de la main d'un enfant galeux. La rudesse de la peau des malades adultes de nos hôpitaux rend cette recherche sinon impossible, au moins excessivement longue et délicate. C'est principalement sur les enfants en bas âge qu'il faut la faire. »

Jules Worms: *De la gale*, thèse inaugurale. Strasbourg, 1851.

ner après eux des dépouilles de jeunes femelles dont les organes copulateurs sont encore adhérents aux leurs, organes dont n'a plus que faire la femelle complètement adulte. Chez les femelles des Sarcoptes, cette dernière mue s'opère moins vite et l'on en rencontre souvent, même dans les terriers qu'elles ont creusés, qui ont déjà des œufs dans l'abdomen, mais qui n'ont pas encore la vulve d'accouchement ou l'oviducte.

La présence de l'organe de la ponte n'est pas le seul caractère qui distingue les femelles adultes des jeunes femelles pubères : chez les Sarcoptes, la 4e paire de pattes est devenue tout à fait semblable à la 3e et même chez le Sarcopte changeant, elle a perdu presque tous ses appendices pileux et même ses ventouses ambulatoires à toutes les pattes, ce qui la rend très diffférente de son mâle qui les a tous conservés et même à un grand degré de développement, en longueur surtout. Chez les Psoroptes et les Chorioptes, la 4e paire de pattes s'est complétée en prenant plus de force et de longueur et en acquérant une ventouse semblable à celle des membres antérieurs.

Ajoutons encore que le mâle et la femelle adulte ont acquis des téguments plus épais, de couleur plus foncée, à plastrons mieux marqués et à appendices plus solides, plus robustes qu'à tous les autres âges.

4e Age. — *Age de la ponte.* — Ce âge est nécessairement et exclusivement propre à la femelle, qui prend alors le nom de *femelle ovigère*. Peu de temps après qu'elle s'est séparée du mâle, avec lequel elle n'aura plus aucune relation, et après avoir subi la dernière mue, — (avant même, quelquefois, chez les femelles de Sarcoptes) — on voit les œufs se développer dans son abdomen et être pondus en quelque sorte au fur et à mesure de leur formation, en sorte qu'on n'en voit généralement qu'un à la fois dans l'ovaïre, et cela dans toutes les espèces et dans tous les genres. Bourguignon est le seul auteur qui dise en avoir trouvé, exceptionnellement, plus d'un, chez le Sarcoptes scabiei, et nous avons constaté que cette exception est la règle chez les Sarcoptes des grands animaux ; dans certaines femelles ovigères de la variété du cheval, nous en avons compté jusqu'à six, accompagnés de plusieurs ovules en voie de développement, seulement il n'y en a jamais qu'un dont l'enveloppe soit parfaite et qui résiste à la dissolution qui atteint tous les autres lorsque la susdite femelle morte fait l'objet d'une préparation microscopique et est comprimée entre deux lames de verre, dans un bain de glycérine ou de toute autre substance.

La ponte, comme nous l'avons dit, a toujours lieu par la vulve sous-thoracique qui est un véritable oviducte ; nous avons assisté maintes fois à l'accomplissement de cette fonction chez des femelles des grands Sarcoptes scabiei et du grand Sarcopte notoèdre du rat, et nous ne comprenons pas que Fürstenberg ait pu nier le fait avec autant d'aplomb qu'il le fait. (Il représente même une femelle de Sarcoptique pondant par l'anus.)

Les femelles ovigères des Psoroptes et des Chorioptes déposent leurs œufs partout où elles se trouvent ; on les recueille généralement adhérents aux croûtes sous lesquelles rampe la femelle, ou aux pellicules épidermiques soulevées par l'irritation ou les exsudations de la peau. Ils adhèrent aux corps qu'ils touchent, ce qui prouve qu'ils sont enduits d'une couche glutineuse en sortant de l'oviducte.

Les femelles ogivères des Sarcoptes usent de plus de précautions pour préserver leur progéniture des premiers accidents de la vie. La femelle du Sarcoptes scabiei creuse entre deux lames d'épiderme une véritable galerie qu'on a appelée improprement *sillon*. Bien des observateurs, entre autres Bourguignon, ont examiné la femelle de ce Sarcopte creusant son sillon et ont décrit son manège : après avoir élevé son abdomen au moyen des longues soies de ses pattes postérieures et donné à son corps une inclinaison d'environ 45°, de manière à mettre l'extrémité de son rostre en contact direct avec la surface de la peau, on voit le petit animal déchirer l'épiderme, creuser une logette qu'il agrandit par des mouvements alternatifs à droite et à gauche et bientôt disparaître entièrement dans le trou qu'il vient de faire. C'est identiquement le même procédé qu'emploient les autres Acariens psoriques lorsqu'ils veulent arriver à la couche muqueuse et faire sourdre la sérosité dont ils se nourrissent. Nous avons vu souvent agir ainsi les Psoroptes et les Chorioptes. Bourguignon attribue un grand rôle aux palpes et à ce qu'il appelle les faux palpes (joues), dans ce travail de mineur, et même il prête au *fer à cheval* (mâchoires immobiles et adhérentes) une élasticité et une puissance d'extension latérale qu'il n'a pas certainement, pas plus que les joues qui sont des pièces membraneuses et flottantes. Les mandibules sont les seuls organes actifs dans ce travail ; par leur jeu alternatif elles détruisent les adhérences des cellules épidermiques, en avant ; les crochets des extrémités des pattes antérieures en font autant par côté et le corps tout entier, poussé comme un coin, achève de soulever le feuillet épidermique sous lequel il se glisse. Une fois dessous, les épines et tubercules de son dos aident puissamment l'animal à progresser en avant et même l'empêchent tout à fait de reculer, aussi la femelle ovigère ne sort-elle plus de son sillon une fois qu'elle y est entrée, à moins qu'elle ne soit mise en liberté par des grattages qui auront détruit son gîte, auquel cas elle s'empresse de s'en creuser un autre.

Le sillon qui est ainsi creusé a une longueur variable qui dépend du temps que la femelle a mis à le faire, et comme elle ne s'arrête pas, qu'elle pousse toujours en avant jusqu'à sa mort qui arrive quand sa mission de pondeuse est accomplie, on peut juger ainsi du temps relatif qu'elle a déjà vécu. On voit des sillons ayant depuis *un millimètre* jusqu'à *deux centimètres* (Worms) et ayant toutes sortes de directions : rectilignes, curvilignes, en S, etc. ; ils ressemblent tout à fait à l'effet produit par une aiguille fine introduite sous l'épiderme. Dans sa longueur, le sillon est percé de petits trous comme pour donner accès à l'air ; on a même dit à ce sujet que chaque cheminée correspondait au nombre de jours qu'avait mis l'animalcule à construire sa tanière, mais ce n'est qu'une pure hypothèse ; ces ouvertures sont simplement les points de sortie des jeunes larves récemment écloses.

On trouve dans l'intérieur de ce sillon des coques d'œufs vides en nombre variable avec un ou deux œufs en état d'incubation et récemment pondus, des fèces sous forme de points noirs opaques et quelquefois une dépouille de jeune femelle, ce qui prouve que la dernière mue s'est opérée alors que la femelle, déjà ovigère, avait commencé son sillon. M. Worms a aussi trouvé, *une fois,* un mâle dans un sillon près d'une femelle ovigère, et il en avait conclu que l'accouplement se faisait dans les sillons, si cela était, au lieu d'être une exception unique, ce serait la règle de trouver les mâles avec les femelles dans le fond des sillons ; et nous savons que cela n'est pas ; c'était évidemment un mâle qui s'était fourvoyé. Dans les plus vieux sillons, où l'on trouve la femelle morte et desséchée on peut compter de 25 à 30 coques d'œufs vides ; ce chiffre indique ce qu'une femelle fécondée peut pondre d'œufs pendant sa vie.

Les sillons de gale ne se rencontrent pas indifféremment sur tous les points du corps, il y a en quelque sorte des lieux d'élection choisis instinctivement par les femelles, soit pour mieux cacher leur progéniture, soit pour en faciliter la propagation. Worms, qui s'est livré à de longues recherches sur ce sujet ne les a jamais trouvés qu'aux mains, aux pieds et à la verge chez l'homme ; les seins de la femme sont aussi un de ces lieux d'élection. D'autres observateurs, aux endroits ci-dessus indiqués, ajoutent les aisselles, et d'autres parties du corps. Tous, en tous cas, sont d'accord pour reconnaître, que la tête et le cuir chevelu sont toujours indemnes de toute manifestation de gale causée par le *Sarcoptes scabiei* de l'homme.

Les grandes variétés du *Sarcoptes scabiei* qui vivent sur les grands animaux, sont armées encore plus fortement que le précédent pour creuser des galeries profondes, et elles en creusent certainement ; mais chez les animaux qui sont couverts d'une fourrure ou d'un pelage plus ou moins épais, il est impossible de voir ce sillon : nous avons inutilement tondu et *rasé* des chevaux galeux, le plus près possible, il nous a été impossible de les voir, soit que l'épiderme fût trop épais, soit que les sillons fussent creusés trop profondément; et cependant, nous le répétons, ils existaient, puisque ce n'est qu'en enlevant des couches épaisses d'épiderme qu'on met à découvert les Acariens, et qu'on peut en récolter.

Dans une description de gale épizootique du cheval de troupe, — assez mal faite puisque, quand la même maladie s'est représentée plus tard, l'immense majorité des vétérinaires militaires ne l'a pas reconnue, — les auteurs Gillet et Goux, vétérinaires principaux de l'armée, qui l'attribuaient à un Sarcopte dont ils ne donnent pas même les caractères (1), ont décrit de prétendus sillons qui ne sont autres que des crevasses de la peau; on voit que l'emploi du mot *sillon*, détourné de sa signification grammaticale par les dermatologistes, a induit ces auteurs en erreur, et à leur suite beaucoup d'autres.

La femelle ovigère du *Sarcoptes notoedres* ne creuse pas de terrier linéaire, mais bien un terrier circulaire sous-épidermique qui est un véritable nid. Ce nid, à peu près rond, a environ *un* millimètre de diamètre (la fig. 8, pl. XI, n'en représente qu'une partie, il manque la place occupée par la femelle); c'est un petit boursouflement jaune, facile à enlever d'un coup de scalpel avec tout son contenu, et lorsqu'on le porte sur le porte-objet du microscope, on voit qu'il est composé d'une pellicule épidermique recouvrant invariablement une femelle ovigère, plus un certain nombre d'œufs groupés en tas et mélangés à une grande quantité de petits corpuscules cylindroïdes, courts, brun-foncé, opaques, qui ne sont autres que des fèces. Le nombre d'œufs est variable suivant l'âge du nid : dans quelques-uns on en compte jusqu'à 15 ou 20, montrant tous les degrés de l'incubation, depuis le moment où l'œuf est entièrement rempli par le vitellus, jusqu'à celui où l'embryon, complètement formé, est prêt à sortir; beaucoup d'œufs sont vides, fendus, réduits à l'état de coque par suite de l'abandon des larves qu'ils contenaient et qui quittent le nid aussitôt écloses. Plus le nid est âgé, plus aussi il contient de corpuscules stercoraux qui forment quelquefois d'énormes amas bruns et opaques.

La femelle du *Sarcoptes mutans*, d'après les observations de M. Ch. Robin et les nôtres, est vivipare (2), c'est-à-dire que l'incubation

(1) C'était en 1857, peu de temps après la découverte que Delafond avait faite d'un Sarcopte chez le cheval, découverte qui les avait mis en éveil bien qu'ils n'en parlent pas.

(2) Ce phénomène n'est pas exceptionnel chez les Acariens; nous avons reconnu que c'est la règle dans la famille des Gamasidés, et que même, dans un genre de cette famille, les Ptéroptes, les larves naissent avec huit pattes, comme chez les Hoplophores, d'après Nicolet; seulement, dans ce genre d'Oribatides, ces larves octopodes sortent des œufs et non directement du ventre de la mère.

des œufs se fait entièrement dans l'abdomen, et c'est la larve seule qui en sort après résorption de son enveloppe. Les œufs sont quelquefois au nombre de cinq ou six et distendent énormément l'abdomen de la femelle. Celle-ci dépose ses larves sous les lamelles ou écailles épidermiques des pattes ou de la tête des volailles sur lesquelles elle vit, et où elle est gîtée en nombre considérable ; elle ne sort pas de ce gîte, car elle est à peu près impotente.

II

LOCOMOTION.

Comme *organes de la locomotion*, chez les Sarcoptides psoriques, nous avons à étudier les *pattes* avec leurs *appendices terminaux* et les *muscles* qui font mouvoir leurs diverses *articulations* et qui sont contenus dans leurs *articles creux* comme chez tous les animaux articulés.

C'est avec les pattes des crustacés décapodes que celles des Acariens psoriques ont le plus d'analogie, tant pour le nombre que pour la forme des pièces ; comme chez eux, elles sont composées de *cinq* articles, tandis que chez les Aranéides elles en ont *sept* et chez les insectes un plus grand nombre encore, en comptant comme articles les subdivisions du tarse. Nous avons déjà vu, en faisant l'examen comparatif des différentes parties du squelette tégumentaire, qui servent à la détermination des caractères spécifiques, comment sont faites les pièces de ce squelette dans les pattes, aussi bien que ceux de leurs appendices terminaux qui servent à la progression ; nous n'y reviendrons pas et nous passerons de suite à l'examen des organes internes qui les font mouvoir.

Les *muscles*, contenus dans les articles des pattes sont composés de *fibres* manifestement *striées*, très visibles chez les Sarcoptides psoriques à grosses pattes comme les Psoroptes. Ces fibres forment des *faisceaux musculaires* disposés de manière à constituer exclusivement des *muscles fléchisseurs* et des *extenseurs* directement antagonistes des premiers ; c'est par la manière dont les articulations, toujours constituées en simples charnières, sont plus ou moins obliquement disposées, les unes par rapport aux autres, que les mouvements d'adduction, d'abduction et même de supination peuvent s'effectuer. Ainsi la *hanche*, dans tous les membres, pivote d'avant en arrière et d'arrière en avant, sur son articulation avec l'épimère et c'est sur l'épimère même et de chaque côté de son épidème que s'insèrent les deux ordres de faisceaux musculaires, qui provoquent ces mouvements (1). Le *Trochanter* s'articule avec la *hanche* par une articulation

(1) Le cercle formé par les deux premiers épimères, en forme de clavicule,

oblique qui fait aussi que ce deuxième article se meut sur le premier d'arrière en avant et réciproquement ; et les muscles qui provoquent cette action s'attachent, d'une part à la hanche, et d'autre part au trochanter de manière à passer sur la partie membraneuse de l'articulation recouvrant l'espace compris entre les deux points fixes de la charnière. Le *fémoral* s'articule avec le *trochanter* par une articulation droite dont l'axe est perpendiculaire à l'articulation précédente, ce qui fait que le mouvement des deux articles l'un sur l'autre est de dehors en dedans et réciproquement. Le *tibial* s'articule avec le *fémoral*, et le *tarse* avec le *tibial* par des articulations en tout semblables à la précédente et donnant lieu à des mouvements qui s'opèrent dans le même sens. Il est à remarquer que, dans ces trois dernières articulations la charnière est placée près du bord supérieur dont elle ne constitue qu'une *corde* assez courte tendue sur une petite partie de sa circonférence, au lieu de se confondre avec son diamètre, comme dans les deux premières articulations, et que les muscles fléchisseurs sont bien plus volumineux et bien plus puissants que les extenseurs.

Les *tarses* antérieurs, chez quelques Sarcoptides psoriques, contiennent encore quelques petits muscles spéciaux qui font mouvoir des appendices mobiles ; ainsi, chez les Psoroptes, les aiguillons droits sont mobiles et peuvent se redresser ou se coucher le long de l'article ; les appendices analogues sont fixes chez les autres Sarcoptides. Le crochet terminal du tarse chez les Chorioptes est aussi mobile ; il est fixe et fait partie intégrante de l'article chez tous les autres.

Les *ventouses ambulatoires* peuvent s'étaler ou se contracter au gré de l'animal, ce qui prouve que dans leur pédoncule et dans leur *corolle* se trouvent des fibres musculaires ; mais elles sont si ténues qu'aux plus forts grossissements il nous a été impossible de les apercevoir. C'est par l'application de ces ventouses exactement étalées sur les corps polis que leur adhérence est obtenue, absolument comme l'appendice spatuliforme de la 1re paire de pattes de certain hypope, absolument comme les caroncules lobées des Gamases, comme les poils aplatis des Trombidions, et les pelotes tarsiennes des Diptères, etc. ; pas n'est besoin, par conséquent, d'imaginer un appareil de succion, composé d'une longue ampoule logée dans le tarse, comme l'a fait Fürstenberg ; cette ampoule n'existe que dans l'imagination de l'auteur allemand, comme les quatre mandibules qu'il a *vues* chez les Sarcoptes, et la ponte anale qu'il a constatée chez les Sarcoptides.

Il était tout naturel de penser que des muscles aussi puissants que le sont ceux des Sarcoptides psoriques sont commandés par un

donne insertion à des muscles très puissants qui, d'autre part, vont s'attacher à la base du rostre et qui provoquent l'abaissement et le relèvement de cet organe et un certain mouvement de latéralité.

système nerveux analogue à celui des Insectes et des Arachnides, aussi Fürstenberg s'est-il empressé d'en décrire et d'en dessiner un chez les Psoroptes, lequel système nerveux est composé d'un ganglion annulaire occupant le centre du céphalo-thorax et duquel émergent des rameaux qui se distribuent au rostre, à l'abdomen et à chaque patte. Cependant les observateurs modernes les plus sérieux, les Robin et les Claparède n'ont pas réussi à le voir, et nos efforts ont été aussi impuissants que ceux de ces savants éminents ; jusqu'à présent les grands Trombidions sont les seuls Acariens sur lesquels un système nerveux extrêmement simple ait été constaté. Nous tenons donc pour fortement suspecte la découverte de Fürstenberg, d'autant plus que son esprit inventif, à propos de l'organisation des Acariens, se révèle à chaque page de son ouvrage.

La locomotion, chez les Acariens psoriques, a presque uniquement pour agents les membres antérieurs, tout au moins chez les femelles, les nymphes et les larves. Dans ce sexe et dans les premiers âges chez les Sarcoptes, les membres postérieurs sont à l'état de moignons et prolongés par de longues soies, qui servent, comme nous l'avons déjà dit, à élever le train postérieur de manière à mettre l'extrémité du rostre en rapport intime avec l'épiderme qu'il doit déchirer. Dans la marche ces membres sont inertes et les soies sont traînées derrière l'animal sans qu'on le voie leur imprimer aucun mouvement. Ces pattes par leurs crochets servent certainement à la reptation dans le terrier et aident à pousser le corps en avant.

Chez le mâle des Sarcoptes et chez les femelles ovigères des Psoroptes et des Chorioptes, la 4ᵉ paire de pattes qui est complète, est presque aussi active qu'une paire antérieure ; la 3ᵉ paire avec ses longues soies est inerte dans la marche ; elle joue le même rôle que ses analogues chez la femelle des Sarcoptes.

Chez le mâle des Psoroptes et de certains Chorioptes, la 4ᵉ paire de pattes étant atrophiée est très courte ; la 3ᵉ qui est très longue, complète et munie de longues soies, sert à la fois, au besoin, à soulever le train postérieur, et à la fois à la marche surtout pendant l'accouplement.

Le mâle du *Sarcoptes mutans* présente une exception unique chez les Sarcoptes, il a les huit pattes parfaites, comme chez les grands Chorioptes, les Sarcoptides avicoles, les Tyroglyphes et les Glyciphages (1).

La rapidité de la démarche, chez les Sarcoptides psoriques, est en rapport avec le nombre de membres actifs, c'est pourquoi les mâles des Sarcoptes sont plus agiles que les femelles ovigères, surtout les

(1) Le même fait se constate chez le *Laminosioptes*, parasite habitant les mailles du tissu cellulaire chez les Gallinacés.

mâles du *Sarcoptes mutans*. Dans les autres genres, les mâles et les femelles ont à peu près la même agilité. Dans le jeune âge, les mouvements sont plus vifs que chez les individus âgés.

L'allure des Sarcoptides est une sorte de trot posé, c'est-à-dire que, malgré le nombre de pattes, il n'y a que deux temps dans la marche : un poser et un lever. Dans le premier temps, le membre droit de la 1re paire se meut en même temps que le membre gauche de la seconde paire et dans le second temps ce sont les deux autres. Quand il y a quatre paires de membres ou seulement trois paires, la 4e paire fait le même mouvement que la deuxième et la troisième que la première.

III

DIGESTION, CIRCULATION, RESPIRATION.

Digestion. — Les organes digestifs des Acariens sont peu distincts malgré la transparence du corps de la plupart d'entre eux ; aussi Dujardin, après les avoir cherché inutilement, est-il resté convaincu que « les sucs organiques dont les Acariens font leur nourriture viennent se loger dans des lacunes sans parois propres au milieu de la masse parenchymateuse (*Sarcode*) qui remplit le corps. Ces lacunes doivent nécessairement se prolonger entre les tissus dans tous leurs interstices laissés par les faisceaux musculaires destinés à mouvoir les pattes ou à rapprocher les téguments suivant certains plis ou certaines lignes souvent indiqués au dehors par des sillons ou des dépressions. »

Avec l'instrument excellent que nous possédons, nous sommes pourtant parvenu à distinguer assez nettement le tube digestif chez plusieurs Acariens, entre autres chez les Gamases, les Dermanysses et les Ptéroptes où il est remarquable par ses nombreux cœcums ; chez les premiers il nous était clairement indiqué par la couleur rousse brunâtre de la matière chymeuse qu'il contenait et par les mouvements péristaltiques très évidents et très marqués du tube intestinal chez des sujets vivants. Nous avons clairement vu aussi une cavité stomacale chez des Tyroglyphes et des Glyciphages vivant dans les vieux fourrages moisis où ils paraissent se nourrir du suc des moisissures, lequel arrive dans leur estomac sous forme de globules verts dont l'accumulation limite parfaitement les parois de cet organe. Ici encore nous avons constaté un mouvement de va-et-vient latéral dans cette masse de globules, dû aux contractions alternatives des deux lobes de cet estomac qui est réniforme. — Guidé par ces études préparatoires nous avons cherché à voir les mêmes organes chez les Sarcoptides psoriques et nous y sommes parvenus. Nous représentons, pl. XIX, fig. 7, le système digestif du *Choriopte spathifère*; le pharynx,

PH, en infundibulum, fait suite à la bouche, cavité prismatique ayant pour parois latérales les faces internes des mandibules adossées, et pour plancher inférieur la face supérieure de la lèvre ; le pharynx se continue par un œsophage cylindrique, court, OE, s'ouvrant, par un cardia en entonnoir, dans une grande cavité réniforme, G, qui est l'estomac, du centre de la courbure postérieure de laquelle procède l'intestin IN, qu'on reconnaît surtout aux pelottes stercorales, PS, qu'il contient et qui distendent ses parois sur certains points ; enfin cet intestin se termine par l'anus AN.

Nous avons retrouvé le même système digestif chez les Psoroptes et les Sarcoptes, seulement ici, au moins chez les grandes variétés du *Sarcoptes scabiei*, nous avons vu l'estomac avec une forme plus carrée comme s'il avait quatre lobes analogues aux deux lobes de celui des Chorioptes.

On a décrit des glandes salivaires chez les grands Acariens, les Trombidions (Tréviranus et Dujardin) ; malgré nos efforts, nous n'avons pu rien voir de semblable chez les Sarcoptides psoriques et cependant un fluide irritant est certainement sécrété par ces animalcules puisque leur morsure est venimeuse : ce liquide irritant est nécessaire pour faire sourdre la sérosité, qu'une simple déchirure de l'épiderme par leurs mandibules microscopiques ne suffirait pas à produire pas plus que la piqûre des cousins et des puces n'en produiraient, si ces insectes ne possédaient pas, eux aussi, une salive venimeuse inoculable. Du reste des expériences que nous rapporterons plus loin ont prouvé que tous les liquides des Acariens psoriques sont irritants à la façon de ceux de la cantharide.

On a aussi parlé d'un *foie* chez les Acariens et on a pris pour cet organe la substance brune granuleuse qui s'accumule parfois dans les cœcums ou lobes de l'estomac et des intestins de certaines espèces, comme les Dermanysses, les Ptéroptes et même les Psoroptes ; mais ce n'est autre que de la matière stercorale, la preuve c'est qu'elle disparaît chez les individus à jeûn, que l'on peut garder longtemps sans manger, comme les Dermanysses qui, dans ces circonstances, deviennent tout blancs. D'ailleurs, avec un peu d'attention et de persévérance, on voit cette matière brune, granuleuse, se réunir en pelote, et être expulsée par l'anus ; les Tyroglyphes mycophages sont excellents pour faire cette observation. Des sortes de cellules granuleuses qui tapissent l'intestin tiennent probablement lieu de foie, en sorte qu'ici, comme chez les Planaires si bien étudiées par M. de Quatrefages, le foie et l'intestin sont confondus et forment un appareil bien nommé gastro-hépatique. Aucun autre organe annexe du tube intestinal n'étant perceptible, cet organe et le système qu'il constitue est, comme on voit, très simple.

Tous les Acariens vivent de sucs animaux ou végétaux, vivants ou en décomposition. C'est de sérosité que vivent les Sarcoptides psoriques, tous, sans exception, bien que Fürstenberg ait dit que les Chorioptes et les Sarcoptes vivaient de cellules ou pellicules épidermiques qu'ils déchiraient et trituraient au moyen de leurs mandibules, hypothèse sur laquelle il s'est basé pour nommer les premiers *Dermatophages.* On voit parfaitement que l'estomac de tous ces animalcules, quel qu'en soit le genre et l'espèce, contient *exclusivement* des globules de sérosité de toutes grandeurs depuis le globule ponctiforme jusqu'à celui qui a 0,005 mm. de diamètre. Cette sérosité subit une véritable digestion dans l'estomac, puis elle en sort pour entrer dans l'appareil circulatoire qui enveloppe de toutes parts l'appareil hépato-digestif par un simple phénomène d'exosmose, — par suite sans doute d'un échange de sucs que l'estomac recevrait du système circulatoire par endosmose, sucs analogues, tout au moins comme action, aux sucs gastriques et intestinaux des grands animaux et qui transformeraient en un liquide vivant nutritif, la sérosité absorbée et accumulée dans l'estomac.

Circulation. — La circulation est encore plus simple que la digestion chez les Acariens psoriques : le liquide nutritif est contenu dans un sac à parois excessivement minces qui enveloppe de toutes parts le tube digestif et qui envoie des diverticulums dans chaque membre, dans chaque organe creux du rostre et dans chaque prolongement cutané (pl. XIX, fig. 7, L. C.). — Cette disposition se voit encore plus distinctement chez les Gamasidés buveurs de sang, comme les Dermanysses et les Ptéroptes, que chez les Acariens psoriques.

Le liquide nutritif ainsi mis en contact direct avec les organes paraît composé d'une substance amorphe, albuminoïde, finement granuleuse, véritable chair coulante que Dujardin a nommée *Sarcode* ; nous n'avons pu y voir les corpuscules amiboïdes que Claparède a vus dans le liquide circulatoire des Atax et qui sont pour lui les analogues des globules sanguins des grands animaux.

Les contractions des muscles contenus dans les membres ou dans le rostre impriment une certaine fluctuation, très irrégulière, au liquide circulatoire ; ce sont les seuls mouvements que nous ayons pu constater dans ce liquide, car les Acariens ne possèdent aucune trace du vaisseau dorsal ou cœur des véritables Insectes.

Respiration. — Chez les grands Acariens aquatiques ou terrestres, les Hydrachnides, les Trombidions, les Ixodes, les Gamases et chez les petits Acariens cuirassés commé les Oribates, existe un véritable appareil respiratoire ou plutôt expiratoire, comme le remarque très judicieusement Dujardin ; en effet, il est impossible de constater chez eux, comme chez les Insectes, des mouvements alternatifs de contractions de dilatation de l'abdomen correspondant à l'inspiration et à l'expiration respiratoire ; ces mouvements, matériellement impossibles chez les Acariens dont les téguments sont entièrement coriaces, n'existent pas davantage chez les Acariens à téguments mous et cependant chez plusieurs, nous le répétons, existe un système de trachées ramifiées, très élégantes, aboutissant à des stigmates ; ces stigmates sont placés près de la bouche chez les Hydrachnides, les Trombidions et les Cheylètes, et au nombre d'une à deux paires ; entre les hanches des deux dernières paires de pattes, et au nombre d'une paire seulement chez les Gamasidés ; une paire seulement aussi, et en arrière des hanches de la 4e paire chez les Ixodes, et enfin une paire chez les Oribates située sur le vertex, dans ou près du sillon supérieur qui sépare le céphalo-thorax de l'abdomen. Outre ce système de trachées avec stigmates chargés de porter au dehors des gaz résultant des opérations vitales du dedans, il existe encore chez quelques Acariens, un appareil d'absorption des gaz extérieurs qui consiste, chez les Trombidions, en un réseau à mailles rondes sous-cutané correspondant avec les poils rameux de la surface du corps, qui seraient, d'après Dujardin, les agents de l'absorption ; et chez les Atax et les Limnochares, des séries régulières d'ampoules sous-cutanées qui serviraient au même usage d'après Claparède. Chez les Acariens psoriques comme chez tous les autres Acariens de la famille des Sarcoptidés, rien de semblable n'existe, et nos recherches à cet égard ont été aussi infructueuses que celles de tous les auteurs qui nous ont précédé. Un Acarien psorique, le *Chorioptes ecaudatus* nous a cependant présenté un rudiment d'appareil expiratoire, et ce qui nous le fait regarder comme tel, c'est qu'il est situé au même endroit que celui des Oribates, avec lesquels, malgré la différence de consistance des téguments, les Sarcoptides ont certainement beaucoup d'analogie. Les deux sortes d'épimères dorsaux qui partent symétriquement de la base du rostre et qui se dirigent en arrière sous forme d'arcs près de la base des pattes antérieures (pl. XXI, fig. 2), mettent à découvert, lorsque la compression les a couchés, une ouverture allongée en arc, bordée de chitine rousse (pl. XXI, fig. 7), à coté de laquelle se trouve un petit poil.

Cette ouverture, qui paraît être un véritable stigmate, communique avec une petite cavité en ampoule sphérique très visible sur les individus bien écrasés, mais à laquelle nous n'avons vu aboutir aucune trace de trachées ; nous croyons néanmoins que c'est un rudiment d'appareil respiratoire, d'atuant plus que nous l'avons retrouvé chez les Tyroglyphes et plusieurs autres Sarcoptides.

Chez le *Sarcoptes scabiei*, dans toutes ses variétés, à tous les âges et dans les deux sexes, existent au bord antérieur du plastron céphalothoracique, deux petits organes ronds comme deux petites papilles sans poils, ouvertes à leur centre, et réduites à l'état de deux petits anneaux contigus (pl. IX, fig. 1 et 3). Ne serait-ce pas aussi deux rudiments de stigmates, analogues à ceux placés au même endroit du Trombidion faucheur? Il est vrai que d'autres Arachnides trachéennes, les *Phalangiums* par exemple, ont, à la même place, une paire d'yeux adossés et portés sur un seul et court pédicule avec lesquels on pourrait aussi trouver de l'analogie.

Nous ne parlerons que pour mémoire de l'appareil respiratoire que Fürstenberg aurait vu chez les Psoroptes. et qui se composerait d'une paire de stigmates s'ouvrant à l'extrémité de chaque épimère de la 2e paire de pattes sur la face abdominale, et se continuant par un chapelet de poches pulmonaires; évidemment Fürstenberg a pris pour des poches pulmonaires de gros globules de l'estomac placés accidentellement en chapelet et pour des stigmates de petites taches rouges punctiformes, tégumentaires, qui ne sont pas constantes et qui ne sont jamais percées; ce sont les mêmes que les taches en feuille de trèfle des commissures de l'oviducte du *Sarcoptes scabiei*, variété *equi*.

Les échanges des gaz avec l'atmosphère se font chez les petits Acariens mous évidemment et surtout par la surface cutanée ; la membrane tégumentaire est le véritable appareil respiratoire, et nous regardons comme une hypothèse sans fondement et sans vraisemblance, l'opinion émise par Bourguignon, à savoir que les Sarcoptides psoriques respirent par la bouche.

IV

SENS.

Nous avons déjà dit que les grands Acariens sont les seuls sur lesquels les observateurs sérieux ont trouvé un rudiment de système nerveux et qu'il nous a été impossible d'en voir la moindre trace chez les Sarcoptides psoriques ; cependant ces Acariens, aussi bien que tous leurs congénères qui paraissent aussi imparfaits qu'eux, ont des sens, entre autres le sens du *tact*, particulièrement développé et les agents de ce sens sont surtout les longs poils ou soies dont leur corps et leurs pattes sont parsemés ; pour s'en assurer, il suffit, lorsqu'un Acarien est en marche, de toucher légèrement un de ces poils : il se détourne immédiatement de son chemin ou s'arrête. C'est par ces poils qu'il a le sentiment de l'existence des objets qui l'avoisinent car il est totalement privé d'yeux : les grands Trombidiés, les grands Ixodes, et quelques Hydrachnides étant les seuls Acariens pourvus de ces organes.

Bien que les Sarcoptides, psoriques ou autres, n'aient pas d'*yeux*, ils ont cependant le sentiment de la présence ou de l'absence de la lumière : ainsi, lorsqu'on étale au jour des croûtes ou de la poussière qui contiennent des Acariens, ceux-ci cherchent toujours à fuir du côté de l'obscurité, du côté opposé au jour. Les Dermanysses, qui sont tout aussi privés d'yeux que les Sarcoptides psoriques, sont parfaitement noctambules et ne causent leurs déprédations que la nuit.

La manière sûre dont les Acariens psoriques savent atteindre le corps des animaux sur lesquels ils vivent de préférence, et savent les distinguer d'autres animaux qui sont tout autant à leur portée que ceux-ci, prouve qu'un sens analogue au sens de l'*odorat* est très développé chez eux. Quels sont les organes de ce sens ; leurs palpes joueraient-ils le même rôle que les antennes chez les Insectes ? Nous ne pouvons répondre à ces questions.

Le sens du *goût* est intimement lié au précédent et est tout ainsi prononcé ; car nous voyons le Psoropte refuser de vivre des humeurs de l'homme, par exemple, et préférer celles du cheval, du mouton ou du lapin, non toutefois sans y avoir goûté.

Quant au sens de l'*ouïe*, rien ne prouve qu'il existe, car nous n'avons pas vu les Acariens être influencés par le bruit de quelque nature qu'il soit et quelle qu'en soit l'intensité. Les araignées, leurs voisines, sont cependant, dit-on, sensibles à la musique, et n'ont pas d'organe plus apparent que les Acariens.

V

MŒURS ET INSTINCTS.

Sarcoptes scabiei. — Nous avons déjà signalé quelques particularités des mœurs du Sarcopte de l'homme, nous avons déjà dit que la femelle ovigère avait en quelque sorte des lieux d'élection pour creuser ses sillons ; mais les mâles, les nymphes et les larves ne sont pas cantonnés exclusivement dans le voisinage des sillons, ils se promènent au large, et, les dernières surtout, étant obligées pour vivre, de ponctionner la peau et de provoquer ainsi la formation de boutons, ce sont elles qui causent ces éruptions concomitantes de la gale se montrant dans des endroits très éloignés quelquefois de ceux où existent les sillons. Ces boutons n'en sont pas moins parfaitement galeux, et l'on a tort de croire que cette maladie peut être localisée à quelques régions et que les sillons en sont les seuls indices caractéristiques : à l'exception de la tête et du cuir chevelu, toutes les régions du corps peuvent être parcourues par les jeunes *Sarcoptes scabiei*, variété *hominis*, et ils sont même, dans l'immense majorité des cas, les seuls agents de la transmission de la gale, attendu que la femelle ovigère ne sort jamais de son trou, à moins qu'elle n'en soit arrachée par les grattages. Ce n'est guère qu'expérimentalement que la femelle ovigère est l'agent de la transmission de la gale.

Tout ce que nous venons de dire du *Sarcoptes scabiei* de l'homme, s'applique à ses congénères les *Sarcoptes scabiei* des animaux, c'est-à-dire que, quand un cheval ou un autre quadrupède est envahi par une colonie de ces Acariens psoriques, bien que quelques parties du corps semblent seules atteintes, aucune autre ne peut être regardée comme indemne ; les jeunes Sarcoptes et les mâles se promènent partout et ils ne respectent même pas la tête comme celui de l'homme. Nous ne connaissons que les parties plantées de crins longs et gros, comme la queue et le bord supérieur de l'encolure, que ces Acariens n'habitent pas volontiers, mais ils se complaisent surtout sur les parties où la peau est fine et souple.

C'est presque toujours sur les côtés du garrot qu'une colonie de Sarcoptes du cheval commence son installation, puis elle s'étend en s'irradiant sur toutes les parties du tronc ; les membres ne sont envahis que les derniers, et le plus souvent à leur partie supérieure seulement ; dans les parties inférieures, la peau étant très épaisse elle n'est pas habitée volontiers par les Sarcoptes de cette variété (1).

Bien que ces Sarcoptes vivent en toute saison, c'est particulière-

(1) Ce Sarcopte étant beaucoup plus difficile à trouver que celui de l'homme, voici les procédés que nous employons, tels que l'expérience nous les a suggérés :

Par un temps froid ou venteux, il est à peu près impossible de trouver les Sarcoptes sur le cheval ; pour réussir à cette chasse il faut profiter d'un moment de temps calme et de beau soleil, y exposer le cheval galeux, et au bout d'une heure commencer la récolte. Cette récolte consiste à recueillir les croûtes et les poussières des parties malades ; mais il ne faut pas se contenter de prendre les croûtes qui se détachent le plus facilement, à peine trouvera-t-on ainsi quelques larves hexapodes qui ont un habitat plus superficiel que les adultes ; pour obtenir ceux-ci, il faut avec un instrument tranchant un peu mousse, racler jusqu'au sang, enlever littéralement toute l'épaisseur de l'épiderme ; c'est une condition *sine qua non*.

Une remarque en passant : Tous les chevaux aussi galeux en apparence les uns que les autres ne nourrissent pas la même quantité de Sarcoptes, et c'est même l'inverse qui a lieu, c'est-à-dire que ce sont les chevaux lymphatiques qui ont les croûtes les plus épaisses, les plus abondantes, qui ont le moins de parasites, et les chevaux à tempérament sec et nerveux qui ont la gale la plus furfuracée, la plus sèche, qui en ont le moins. Le même fait s'observe en médecine humaine et nous avons été à même de le constater à l'hôpital Saint-Louis : les personnes lymphatiques à peau blanche ont de gros et nombreux boutons de gale mais très peu de sillons, tandis que les personnes à peau brune à tempérament nerveux ont beaucoup de sillons et très peu de boutons. Il est bien entendu qu'il ne faut chercher des Sarcoptes que sur des chevaux galeux qui n'ont encore subi aucune espèce de traitement, car il arrive souvent que chez les chevaux déjà traités, la gale a disparu pour faire place à un eczéma ou à un lichen chronique ou artificiel, par suite d'un traitement incendiaire, et qui n'est plus du tout parasitaire.

Lorsque l'on a récolté une bonne provision de croûtes, tout n'est pas fini ; il faut alors s'installer dans un cabinet bien chauffé et, s'il est possible, devant une fenêtre en plein soleil, car sans cette précaution les Sarcoptes restent

ment en hiver qu'ils pullulent sur les animaux ; il semble que la présence de la fourrure d'hiver soit une condition très favorable à leur développement ; elle leur fournit en effet un abri protecteur beaucoup plus impénétrable et plus chaud que la fourrure d'été.

C'est donc bien à tort que Verheyen, d'après Gerlach, avance que le Sarcopte du cheval disparaît pendant l'hiver ; c'est surtout à cette saison qu'était violente l'épizootie de gale sarcoptique de 1871-72, dans toutes les garnisons de troupes à cheval de l'armée française.

Sur le mouton, cependant, il répugne au Sarcopte de la variété *ovis* d'habiter les endroits couverts de laine, peut-être à cause de l'abondance du suint; il localise son action presque exclusivement à la tête et surtout au chanfrain et au pourtour du nez et de la bouche ; sur la gazelle, c'est la tête et le chanfrein, puis le cou, qui sont affectés ; sur le mouflon, au contraire, il s'étend sur tout le corps.

Chez le lama, le dromadaire et la girafe, leur Sarcopte envahit aussi toutes les parties du corps indistinctement. Il en est de même de celui du loup.

Sarcoptes notoedres. — Le Sarcopte notoedre affectionne la tête,

inertes et immobiles et on ne les distingue que difficilement des parcelles de poussière au milieu desquels ils se trouvent. Cela fait on étale *à sec* sur une lame de verre une prise de poussière que l'on porte sur le porte-objet du microscope. Le grossissement convenable pour faire les premières recherches est celui de 40 à 50 diamètres seulement, on embrasse ainsi un champ plus vaste tout en voyant les animalcules suffisamment grossis pour les bien reconnaître, puis il faut tirer l'écran du microscope qui masque la lumière réfléchie, et ne se servir que de la lumière directe qui est très suffisante à ce grossissement; elle est même préférable, car sur le fond noir ainsi obtenu se détachent vigoureusement tous les objets déposés sur la lame de verre : les pellicules épidermiques se montrent sous l'apparence de fins tissus d'argent froissés et les globules de sérosité concrétés comme un amas de morceaux de gomme arabique en sortent teintés de tous les tons de la gamme chromatique du jaune, depuis la couleur d'ambre la plus claire, jusqu'à l'orange foncé et même l'opale rutilant. Lorsque la chaleur du soleil vient agir sur la préparation, on voit les Sarcoptes se dégager peu à peu des *blocs* qui les recouvrent et gagner les clairières ; c'est à ce moment qu'il faut, avec une aiguille emmanchée, les isoler avec précaution des corps étrangers qui les environnent, puis leur faire saisir la pointe de l'aiguille et les transporter sur une lame de verre propre où l'on a déposé d'avance une goutte de glycérine ou de vernis dans laquelle on les plonge ; après les avoir ensuite recouverts d'une lamelle mince de verre, *sans compression*, on peut les étudier en vie, sous leur vraie forme et à tous les grossissements ; celui de 150 à 300 diamètres pour voir l'ensemble de la conformation, et celui de 4 à 500 pour voir les détails intimes de l'organisation.

Tous les détails de cette opération sont certainement bien minutieux, ils sont cependant indispensables si on veut qu'elle soit couronnée de succès.

On trouve plus facilement les autres variétés du *Sarcoptes scabiei* sur le mouton, le lama, le mouflon et surtout sur le loup, où elles pullulent d'une manière prodigieuse et sous l'épiderme desquels elles ne paraissent pas se loger aussi profondément que sur le cheval ; on les trouve au milieu des croûtes à tous les âges presque aussi facilement que les Psoroptes.

le cou et surtout les oreilles de ses victimes ; on ne le voit pas s'étendre sur les autres parties du corps. Nous avons vu que la femelle ovigère se fait un véritable nid sous l'épiderme et n'en sort pas. Les mâles, les nymphes et les larves se promènent au milieu des croûtes dont ils provoquent la formation par leurs morsures ; comme dans les espèces précédentes ce sont eux et surtout les jeunes femelles fécondées qui sont les agents de la propagation de la gale à d'autres animaux.

Sarcoptes mutans. — Le Sarcopte changeant vit sur les pattes, et quelquefois, mais bien rarement, sur le pourtour du bec et la crête des gallinacés ; il n'aime pas les parties couvertes de plumes ; il vit en colonies nombreuses au milieu des croûtes dont il provoque la formation et sous lesquelles les femelles impotentes sont comme enchatonnées.

Psoroptes. — Le Psoropte du cheval vit en troupes nombreuses, en véritables sociétés, toujours groupées, et affectionne particulièrement le fond de la crinière chez les gros chevaux à encolure épaisse et plissée. Il y provoque la formation de croûtes épaisses, humides au milieu desquelles grouillent des Psoroptes des deux sexes et de tous les âges. La partie qu'ils habitent est toujours parfaitement limitée et ils ne s'en écartent que progressivement ; ils sont surtout abondants sur la zone limitrophe, où ils forment une véritable ligne de travailleurs qui étend insensiblement le domaine de la colonie en empiétant chaque jour un peu sur les parties saines ; sur le dos et la croupe ils provoquent parfois l'apparition de véritables plaques d'herpès parfaitement arrondies.

Le Psoropte du mouton agit de la même façon que le précédent : il part généralement du garrot ou de la crête du dos et la colonie étend son action en s'irradiant sur les côtes, sur les flancs, sur le cou et sur la croupe, et toujours la société reste compacte et unie.

Le Psoropte du lapin habite la conque de l'oreille de cet animal et n'a pas de tendance à quitter l'intérieur de cet appendice ; les colonies qu'il y forme sont quelquefois considérables et ce qui prouve qu'il est bien de la même espèce que celui du cheval, c'est que, d'après des expériences inédites de M. Mathieu, de Sèvres, auxquelles nous avons assisté, il s'acclimate parfaitement sur le cheval, en produisant les mêmes lésions que celui qui lui est propre.

Chorioptes. — Les Chorioptes, comme les Psoroptes, vivent en colonies très unies, mais au lieu de procéder comme les premiers de haut en bas, ceux du cheval, tout au moins, suivent une marche inverse ; en effet c'est toujours par les extrémités en contact avec le sol qu'ils envahissent cet animal et ils remontent ainsi les membres insensiblement et très lentement ; ce n'est qu'au bout de plusieurs années qu'ils gagnent le tronc. On a même dit qu'ils restent toujours confinés aux extrémités (1), mais nous avons pu constater *de visu* qu'il n'en est pas ainsi : sur un jeune cheval de 5 ans, affecté de gale chorioptique depuis trois ans, nous avons vu les quatre membres envahis par l'éruption symptomatique accusant la présence des parasites, éruption qui s'était propagée à la face inférieure du ventre ; sur d'autres, nous l'avons vu gagner jusqu'à la croupe.

Si la marche des Chorioptes est très lente, ce qui indique peu de tendance de leur part aux déplacements, ce peu de tendance est encore prouvé par la faible propriété contagieuse de l'affection qu'ils déterminent ; ce n'est guère que par suite de l'augmentation de la colonie que la surface qu'ils occupent s'étend sur un même malade ou sur un animal voisin de la même espèce.

Le Choriopte du bœuf, d'après Fürstenberg, procède d'une manière un peu différente de celui du cheval : son point de départ ordinaire est le pourtour de la queue, puis il progresse de la même façon et sa marche est toujours aussi lente.

Une particularité extrêmement curieuse des mœurs et instincts des Chorioptes du cheval et du bœuf, c'est la cessation de leur action nocive pendant l'été et la reprise de cette action à l'entrée de l'hiver, ce qui donne à la gale qu'ils déterminent un caractère d'intermittence qu'on ne se serait pas attendu à rencontrer dans une maladie parasitaire. Les Chorioptes ne disparaissent pas pendant l'été, ils restent tapis au fond des grands poils du fanon, chez le cheval et de la queue, du cou ou du chignon, chez le bœuf, où ils vivent des humeurs naturellement exhalées et en abondance par la peau pendant l'été : ils sont alors simplement parasites, absolument comme les *Sarcoptides avicoles* ou *Gliricoles* auxquels ils ressemblent tant au point de vue de l'organisation. Lorsque revient la saison des froids, moment où la peau, tout en étant couverte d'une plus épaisse fourrure, fonctionne moins et ne fournit plus autant d'humeurs par ses pores superficiels, les Chorioptes redeviennent psoriques, et déchirent de nouveau l'épiderme pour faire sourdre les humeurs nécessaires à leur existence ; c'est un fait que nous avons été le premier à constater (2).

Nous ne savons si le Choriopte de la chèvre présente la même particularité dans ses mœurs et habitudes que ceux du cheval et du bœuf ; l'affection dans laquelle il a été rencontré, étant en pleine période d'activité et l'observateur, à qui on en doit la connaissance, ne soupçonnant pas le caractère intermittent possible de cette affection, il ne s'est pas attaché à le constater.

(1) C'est pourquoi Gerlach a appelé la gale qu'ils déterminent, *gale des pieds* (*Fussraude*).

(2) Voyez *Comptes rendus Acad. Sc.*, 6 juillet 1874.

Chez le mouton, au contraire, il a identiquement les mêmes mœurs, les mêmes habitudes que chez le cheval, d'après Zürn.

Nous avons déjà dit plus haut que le *Chorioptes ecaudatus* qui vit dans l'intérieur de la conque de l'oreille du chat, du chien et du furet, n'y détermine pas en général d'affection psorique : il vit du cérumen naturellement excrété et ce sont ses mouvements seuls qui causent les chatouillements si désagréables auxquels sont en proie les animaux qui nourrissent ce parasite. C'est par les violentes secousses imprimées à la tête par le chat ou le chien qu'il est quelquefois expulsé de son gîte qu'il ne quitte jamais volontairement ; si alors il gagne le corps d'un autre animal, c'est toujours dans ses oreilles qu'un instinct secret le pousse à aller établir une nouvelle colonie.

5. — Famille des TROMBIDIÉS.

La famille des Trombidiés est une des plus nombreuses en espèces de l'ordre des Acariens et une des plus intéressantes au point de vue de la zoologie pure ; elle l'est moins au point de vue exclusif de la pathologie comparée, car la grande majorité des Trombidiés sont des parasites des végétaux ou des Acariens vagabonds, quelques-uns seulement sont parasites des animaux et même de l'homme.

La famille des Trombidiés a pour caractères :

Acariens avec ou sans yeux ayant un rostre en suçoir conique contenant une paire de mandibules styliformes ou cutellaires à doigt crochu mobile, ou chéliformes, accompagné de palpes plus ou moins volumineux à pénultième article seulement, ou à dernier article, ou aux deux derniers articles, onguiculés. Pattes à cinq ou six articles terminés par des ongles crochus accompagnés ou non d'un cirre ou d'une caroncule étroite, velue. Appareil respiratoire trachéen, s'ouvrant dans une ou plusieurs paires de stigmates ; corps mou plus ou moins velu à squelette composé seulement d'épimères.

La famille des Trombidiés est subdivisible en plusieurs tribus dont on obtient la détermination au moyen du tableau dichotomique suivant :

1.	Mandibules styliformes...	2.
	Mandibules onguiculiformes	4.
	Mandibules chéliformes	7.
2.	Avant-dernier article des palpes seulement allongé en un fort crochet	*Cheylétides.*
	Avant-dernier et dernier articles des palpes portant crochets.	3.
3.	Stylet des mandibules à base longuement repliée	*Tétranicides.*
	Stylet des mandibules entièrement droit	*Rhyncholophides.*

4.	Téguments cuirassés divisés en trois segments distincts......		*Raphygnatides*
	Téguments mous sans anneaux distincts....................		5.
5.	Sans yeux....................	Corps ovale...............	*Tydides.*
		Corps plus large que long..	*Geckobides.*
	Avec des yeux....................................		6.
6.	Dernier article des palpes articulé à la base du pénultième....		*Trombidides.*
	Dernier article des palpes articulé à l'extrémité du pénultième.		*Erythréides.*
7.	Avant-dernier article des palpes portant un crochet; dernier article articulé sur le côté du pénultième................		*Megamerides.*
	Avant-dernier article des palpes ne portant pas de crochet, dernier article articulé à l'extrémité de l'avant-dernier.....		8.
8.	Mandibules courtes, rostre non allongé en bec...............		*Pachygnatides.*
	Mandibules longues, plates, rostre allongé en bec...........		*Bdellides.*

De ces dix tribus, deux seulement intéressent : celle des Cheylétides et celle des Trombidides :

A. — Tribu des Cheylétides (1).

La tribu des Cheylétides est constituée par l'ancien genre Cheyletus de Latreille qui lui-même a été créé par le savant fondateur de l'Entomologie française pour l'espèce nommée *Acarus eruditus* par Schranck (*Enum.*, *Insect. Austrice indigen.*, p. 515, nº 1058), qui est devenue par suite le *Cheyletus eruditus* de Latreille.

Ce *Cheyletus eruditus* est encore, même à présent, très mal connu : la meilleure étude qui en a été faite se trouve dans le *Journal d'Anatomie et de Physiologie*, année 1867, et est due à MM. Fimouze et Robin; l'anatomie complète et une excellente figure gravée en sont données par ces auteurs qui avouent ne pas connaître encore l'état sexué et n'avoir vu que la nymphe octopode et la larve hexapode. Depuis nous avons vu, outre ces deux états, la femelle ovigère, les mâles étant sans doute très rares. Cette espèce abonde dans les vieux livres — d'où son non spécifique, — dans les vieux linges, la vieille charpie (2), les vieilles étoupes, les fourrages altérés et moisis, les poussières des

(1) Voyez Mégnin, *Les Cheylétides parasites* in *Journal de l'Anat.* de M. Ch. Robin, 1878, avec planches.

(2) M. le Dr Laboullène a décrit et figuré sous le nom de *Tyvoglyphus Mericourti* (*Ann. Soc. ent. de France*, 1851, 2e série, p. 301, pl. IX, fig. 4), un Acarien trouvé par M. Leroy de Méricourt dans le pus qui s'écoulait de l'oreille d'un marin. Cet Acarien, nommé aussi par Moquin Tandon *Acaropse*, a été reconnu plus tard par M. Laboullène, pour être un véritable Cheylète, et d'après la figure qu'il en a donnée on voit qu'il a toute l'apparence du *Cheyletus eruditus* et nous pensons qu'il avait pour origine la charpie et les linges à pansement. Nous l'avons souvent rencontré sur des chevaux avec d'autres Acariens des fourrages tombés du ratelier comme lui.

fenils et des greniers, où nous l'avons trouvé fréquemment avec une deuxième espèce le *Cheyletus venustissimus* de Koch. Au genre Cheylétus nous en avons ajouté deux autres et la tribu a par suite pour diagnose :

Acariens sans yeux à rostre plus ou moins volumineux, maxilles soudées avec la lèvre inférieure et formant un suçoir conique dans lequel se meuvent une paire de très petites mandibules styliformes; palpes maxillaires quelquefois énormes de trois articles, le basilaire très grand, le terminal petit portant des cirres pectinés et falciformes, ou simplement bidentés, accompagnés ou non de poils, l'intermédiaire armé d'un fort crochet mousse ou aigu, courbé ou coudé en dedans, paraissant terminal, ou bien de trois crochets dirigés en haut. Pattes en deux groupes, un antérieur et l'autre postérieur (les pattes postérieures incomplètes dans un genre) à cinq articles, terminés par deux crochets et un cirre intermédiaire fourchu ou pectiné (les crochets manquant dans deux espèces). Organe sexuel femelle post sous-abdominal, organe mâle retro-dorsal ou complètement dorsal; appareil respiratoire trachéen à deux stigmates hélicoïdaux ou en vis d'Archimède, s'ouvrant à la base du rostre ou à la base des palpes. Corps à téguments mous, finement striés, portant de rares soies ou poils simples ou patelliformes disposés par paires symétriques.

Nous comprenons dans la tribu des Cheylétides, — au moins jusqu'à présent, — les quatre genres *Cheyletus*, *Harpirhynchus*, *Picobia* et *Myobia* ; et si nous disons jusqu'à présent, c'est qu'il est probable que nos Cheyletus parasites auxiliaires des rongeurs et des oiseaux donneront certainement lieu plus tard à un genre nouveau ; pour le moment, nous les laissons provisoirement dans le genre Cheyletus.

I. — Genre **CHEYLETUS** (Latreille).

Acariens à *corps* ovale aplati de dessus en dessous, à *téguments* mous, finement striés, portant des poils ou soies rares disposés par paires comme chez les Sarcoptides. *Rostre* volumineux ; *palpes* énormes, à un seul crochet au deuxième article, mais grand, courbé en faux ou coudé en faucille, à pointe tournée en dedans et dépassant le troisième article; celui-ci court, portant plusieurs cirres, les uns pectinés, les autres simples, ou un seul cirre à deux dents, ou encore de simples poils.

Pattes toutes complètes, à articles allongés et grêles, surtout les terminaux, à *tarse* terminé par deux crochets simples, portés sur un court pédoncule, et un cirre intermédiaire fourchu ou bipectiné, — dans ce dernier cas, les crochets manquent, comme dans la première espèce parasite ; par contre, les crochets sont énormes dans la troisième.

Organe génital femelle sous forme d'une longue fente longitudinale s'ouvrant immédiatement en avant de l'*anus*, qui est marginal.

Organe génital mâle sous forme d'un long pénis interne à crosse, venant émerger immédiatement en arrière de l'*anus*, qui est rétro-dorsal.

Stigmates de l'appareil respiratoire s'ouvrant à la base des palpes et en dedans.

De ce genre nous négligerons les espèces vagabondes, qui sont, jusqu'à présent, pour nous, au nombre de trois : le *Cheyletus eruditus* (fig. 55) Latr., le *Cheyletus venustissimus* Koch et le *Cheyletus flabelliger* Michael (*Journal of the royal microscopical Society*, 1er mai 1878), pour ne nous occuper ici que des espèces parasites.

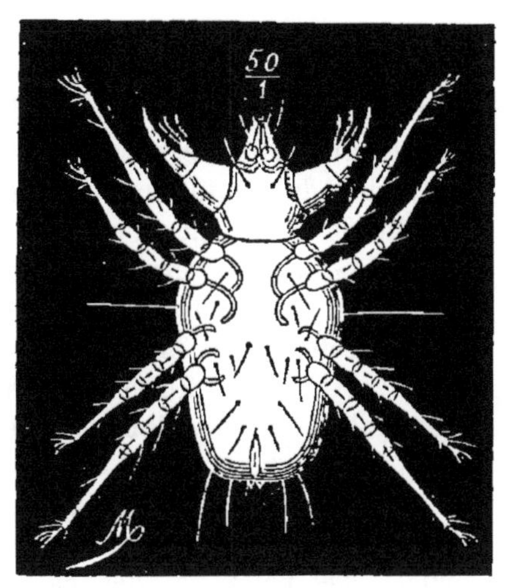

Fig. 55. — *Cheyletus eruditus* Latr.

1. **Cheyletus parasitivorax** (nobis) (pl. XXII).

Cheylète à corps hexagonal allongé, de couleur jaunâtre pâle. Rostre large, pentagonal, équivalent au quart du volume du corps chez la femelle, et au tiers chez le mâle ; à palpes formant la moitié du volume du rostre, ne portant au 3e article qu'un cirre bifide et trois petits poils, et ayant le crochet du pénultième article en apparence terminal, robuste, coudé à angle droit et arrondi, et à pointe dirigée en dedans et très aiguë. Épimères des pattes antérieures du même côté conjugués, et ceux des pattes postérieures libres. Pattes antérieures plus courtes que les postérieures, surtout que la quatrième paire, et surtout chez le mâle ; poils des tarses plus longs que ceux des autres articles ; tarses sans crochets, se terminant par un cirre bipectiné (fig. 7). Poils, les uns barbelés, les autres lisses.

Femelle ovigère (fig. 3). Long. $0^{mm},45$, lat. $0^{mm},30$, à corps plus lourd que chez le mâle, et à soies du dos et des côtés plus courtes.

Mâle (fig. 1 et 2). Long. $0^{mm},32$, lat. $0^{mm},16$, à corps moins large et moins long que la femelle, tout en ayant les pattes de même grandeur, et même les postérieures plus longues, palpes un peu plus allongés que chez la femelle, et dépassant la pointe du rostre.

Nymphe octopode. D'une taille variant entre celle de la plus grande larve hexapode et celle du mâle ; semblable à la femelle, dont elle ne diffère que par l'absence de vulve.

Larve hexapode. Long. $0^{mm},15$ à $0^{mm},20$, lat. $0^{mm},08$ à $0^{mm},12$, semblable à la nymphe, mais ne présente qu'une paire de pattes postérieures.

Œuf. Long. $0^{mm},12$, lat. $0^{mm},08$, ovoïde, à enveloppe lisse et diaphane.

Habitat. Vit dans le fond des poils des lapins, où il attaque les parasites mous, particulièrement les Listrophores.

2. **Cheyletus heteropalpus** (nobis).

Cheylète à corps rhomboïdal, allongé d'avant en arrière, coloré en jaune par une matière grasse qu'il contient, — comme tous les autres Cheylétides, du reste. — Rostre conique, étroit, allongé en avant, bordé de chaque côté par les palpes, qui sont bien moins volumineux que dans l'espèce précédente, ne dépassant pas le rostre, et à crochet du pénultième article, petit et fortement coudé chez la femelle, le dépassant au contraire d'un tiers, et à crochet arqué chez le mâle. — (Cette remarquable différence des palpes, dans les deux sexes, nous a servi de base pour la dénomination de l'espèce.) — Épimères des pattes antérieures du même côté conjugués ; ceux des pattes postérieures libres ; pattes antérieures et postérieures à peu près égales, à tarses gibbeux à l'extrémité, et terminés par deux crochets fortement coudés, et par un cirre fourchu barbulé. Soies simples, au nombre de deux paires, sur la face dorsale, une paire latérale, et deux ou une paire postérieure, suivant le sexe. Chaque article des pattes et des palpes porte des poils simples. Pénis émergeant au milieu du notogastre.

Femelle ovigère. Long. $0^{mm},35$, lat. $0^{mm},22$, corps plus massif, à pattes en apparence moins longues que chez le mâle ; deux paires de soies au bord postérieur du corps ; vulve bordée de 4 paires de courts poils et hypomarginale.

Mâle. Long. $0^{mm},35$, lat. $0^{mm}, 16$. Le rostre occupe le tiers de la longueur du corps, tandis que chez la femelle il n'occupe que le quart. Pattes postérieures, surtout la quatrième paire, un peu plus longues que chez celle-ci, et corps plus mince ; une seule paire de soies au bord postérieur du corps.

Nymphe octopode. Taille variant entre celle des plus grandes larves et celle du mâle ; semblable à la femelle, moins la vulve, et à corps plus mince.

Larve hexapode. Long. $0^{mm},10$ à $0^{mm},15$, lat. $0^{mm},07$ à $0^{mm},10$, semblable à la nymphe, dont elle se distingue par son unique paire de pattes postérieures, et par son unique paire de soies au bord postérieur du corps.

Œuf. Long. $0^{mm},10$, lat. $0^{mm}, 07$, ovoïde, à enveloppe lisse et transparente, laissant voir le contenu, qui est jaune.

Habitat. Vit au fond des plumes de plusieurs oiseaux de la famille des Colombidés et de petits passereaux.

3. **Cheyletus macronycus** (nobis).

Cette troisième espèce est très voisine de la précédente à laquelle elle ressemble par la taille et par la couleur ; mais elle en diffère par un corps plus carré, un rostre plus petit, semblable dans les deux sexes, rappelant, par sa forme générale, celui des sarcoptes, ayant le crochet des palpes plus petit et moins courbé ; les épimères des pattes antérieures sont libres ; la quatrième paire de pattes insérée plus postérieurement et plus longue que les autres, la première étant la plus courte ; enfin par les tarses, gibbeux aussi à l'extrémité, qui sont terminés par des crochets plus robustes, plus fortement courbés, et rappelant ceux des hippobosques, entre lesquels émerge un cirre fourchu à extrémités refoulées. La vulve de la femelle ovigère est notogastrique et entourée de trois paires de longs poils dépassant le corps. Le pénis du mâle émerge du milieu de la face dorsale. Poils dorsaux, latéraux et postérieurs, longs et simples, ainsi que ceux des articles des pattes, et surtout du tarse.

Femelle ovigère. Long. $0^{mm},35$, lat. $0^{mm},20$, corps quadrangulaire jaune rutilant.

Mâle. Long. $0^{mm},30$, lat. $0^{mm},18$, ne se distingue de la femelle que parce que son corps est plus étroit postérieurement, par l'absence des poils vulvaires et par la présence du pénis conique, à large base circulaire, qui émerge au milieu de la face dorsale.

Nymphe octopode. Long. $0^{mm},28$, lat. $0^{mm}, 18$, ressemble au mâle, mais s'en distingue par l'absence de pénis, et par la présence de poils vulvaires, et d'une trace de vulve.

Larve hexapode. Long. $0^{mm},18$ à $0^{mm},25$, lat.$0^{mm},11$ à $0^{mm},15$, ressemble à un petit mâle sans pénis et, de plus, présente, au bord postérieur du corps, un petit prolongement anal conique.

Œuf. Long. $0^{mm},15$, lat. $0^{mm}, 10$, ovoïde, lisse et diaphane.

Habitat. Nous avons rencontré cet acarien, en colonies nombreuses et complètes, au fond des poils de plusieurs passereaux exotiques du groupe des Bengalis.

II. — Genre **HARPIRHYNCHUS** (nobis) (pl. XXIII).

Acariens à *téguments* mous finement et symétriquement striés, transparents, laissant voir une matière grasse, jaune rutilante, qui remplit presque tout le corps, portant quelques rares soies disposées par paires symétriques, comme chez les Sarcoptides. *Rostre* conique-obtus, tronqué, contenant une paire de mandibules styliformes, bordé de gros *palpes maxillaires* à trois articles, le pénultième dépassant le terminal, qui est petit, et formant supérieurement un écusson de la partie antérieure duquel émergent trois crochets rétrogrades à pointes dirigées en haut et en arrière (fig. 4 et 5).

Pattes grosses, courtes, coniques, complètes seulement antérieurement, les postérieures réduites à l'état de moignons, à trois articles, dont le terminal se prolonge par un pinceau de quatre longues soies. Les *tarses* des pattes antérieures, terminés par une paire de crochets simples, entre lesquels émerge un cirre fourchu à branches refoulées à leur extrémité (fig. 7).

Organe génital femelle, sous forme de longue fente post-sous-abdominale. *Organe mâle*, constitué par un pénis conique qui émerge un peu en avant du milieu de la face dorsale.

Anus absent à tous les âges.

Appareil respiratoire trachéen à stigmates, sous forme de cornets (fig. 6), situés de chaque côté, à la base et à la face dorsale du rostre.

Nous avons créé ce genre pour l'espèce suivante :

Harpirhynchus nidulans (nobis) (pl. XXIII).

Synonymie : Sarcoptes nidulans (*Nitsch ?*). — Harpirynchus à corps aplati de dessus en dessous, carré chez les femelles ovigères, ovoïde chez les mâles, et orbiculaire chez les larves et les jeunes nymphes. Rostre rappelant par le volume et la forme celui des Sarcoptes, portant des poils à chaque article des palpes, un inférieur pour le basilaire, un supérieur pour le pénultième, et deux inférieurs pour le terminal, accompagnant un petit crochet bifide. Épimères des pattes courts, gros et libres ; pattes toutes marginales rappelant, par la forme courte et conique des antérieures et la forme avortée des postérieures, celles des femelles du *Sarcoptes scabiei*, et portant un poil à chaque article. Deux ou trois paires de soies dorso-céphalo-thoraciques, deux paires latérales, une paire postérieure et une ou deux paires de petits poils sous-céphalo-thoraciques.

Femelle ovigère (fig. 1). Long. $0^{mm},40$, lat. $0^{mm},25$, corps carré à angles arrondis ; échancrure postérieure formant la commissure postérieure de la vulve, l'antérieure étant garnie d'une pièce chitineuse fourchue. La première et la quatrième paire de pattes appartiennent au plan dorsal, et les deux autres au plan ventral. Trois paires de soies dorsales céphalo-thoraciques, deux paires de poils sous-céphalo-thoraciques, et une paire de soies post-abdominales.

Mâle (fig. 2). Long. $0^{mm},30$, lat. $0^{mm},20$, corps de forme ovoïde, rétréci et arrondi postérieurement, sans aucune soie. Pénis conique au tiers antérieur et médian de la face dorsale, accompagné de trois paires de petits poils. Deux paires de soies seulement sus-céphalo-thoraciques et une paire de poils sous-céphalo-thoraciques.

Nymphe octopode. Long. $0^{mm},25$ à $0^{mm},30$, lat. $0^{mm},15$ à $0^{mm},20$, semblable au mâle, sans pénis, avec trace de vulve en avant du bord postérieur du corps, qui est muni d'une paire de petits poils.

Larve (fig. 3). Deux formes : une hexapode, à laquelle succède rapidement une forme octopode. Long. $0^{mm},20$ à $0^{mm},25$, lat. $0^{mm},15$

à $0^{mm},13$. Corps orbiculaire n'ayant, au sortir de l'œuf, qu'une paire de pattes postérieures, mais en acquérant bientôt une deuxième par une mue qui suit de près l'éclosion. Deuxième paire antérieure plus longue que la première. Deux paires de soies post-abdominales.

Œuf (fig. 1). Long. $0^{mm},19$, lat. $0^{mm},15$, ovoïdo-sphérique, un peu aplati sur une face, à enveloppe lisse et diaphane, à contenu granuleux incolore après la ponte, devenant d'un jaune rutilant d'autant plus intense que l'incubation est plus avancée.

Habitat. Nous avons rencontré ce parasite en colonies innombrables dans des follicules plumeux, dilatés à l'extrême de manière à former de véritables tumeurs, sur les ailes d'une alouette. Le même Acarien a été signalé dans des tumeurs d'un gros-bec, par M. Lorenzo Corvini, de Milan; et c'est probablement le même qui a été trouvé dans des tumeurs cutanées d'un verdier, par Nitsch, et a été nommé par lui *Sarcoptes nidulans*. Nous avons rencontré la nymphe pubère vagabonde, et sans doute en quête d'un nouveau centre de colonisation, dans les plumes de divers oiseaux, entre autres de vanneaux, de pigeons et de perruches.

III. — Genre **MYOBIA** (Heyden) (1), pl. XXIV, fig. 1).

Acariens en apparence hexapodes, à *corps* allongé, aplati de dessus en dessous, à *téguments* mous profondément striés en travers et portant de fortes soies coniques disposées par paires.

Rostre petit, à palpes grêles couchés le long de la lèvre, à trois articles, le pénultième terminé par un petit crochet dépassant le dernier article (fig. 2). Mandibules styliformes, longues, renfermées dans une gaine spéciale.

Pattes toutes marginales, les trois paires postérieures cylindriques, minces, allongées, égales, espacées également sur les côtés du corps et terminées, les deux postérieures par un crochet simple peu courbé, la seconde paire par deux petits crochets. La première paire ne ressemble en rien aux trois autres : adossée de chaque côté au rostre, elle semble en faire partie et simule une paire de gros palpes à crampons ; elle forme une paire de fortes tenailles destinées à saisir les poils et à y adhérer fortement : aussi ces pattes méritent-elles le nom de *pattes-crampons* que leur a donné Claparède (2). Chacune des pattes de cette paire ne paraît composée que de trois articles distincts (fig. 2), un basilaire, large, court et cylindrique ; un deuxième aussi large, mais encore plus court, muni d'une forte dent en dehors ; un troisième, aplati, contourné en S, résultant de la soudure des trois derniers, et formant une forte pince

(1) *Versuch einer systematischen Eintheilung der Acariden*, von C. von Heyden. Isis, 1826, p. 613.

(2) Claparède : *Studien an Acariden* in *Zeitschrift f. wiss. Zool.*, XVIII Bd.

par l'opposition de son extrémité avec la dent du deuxième article, pince destinée à étreindre solidement le poil.

Organe génital femelle rétro-dorsal et notogastrique, comme chez le *Cheyletus marconycus*, en arrière de l'anus, qui est marginal.

Organe génital mâle complètement dorsal, comme chez l'*Harpirhynchus* (1).

Stigmates de l'appareil respiratoire en hélices s'ouvrant à la base et de chaque côté du rostre, comme dans le genre précédent ; les trachées qui y aboutissent semblent se réunir en un tronc unique et médian, mais elles se séparent bientôt en trois troncs multiramifiés.

Myobia musculi (Claparède) (pl. XXIV, fig. 1).

Synonymie : Pediculus musculi (Schranck), *Myobia coarcta* (Heyden). (Schranck avait classé cet Acarien dans les Insectes épizooïques, parce qu'il croyait qu'il n'avait que trois paires de pattes (2).)

Myobie à corps ovale allongé, festonné latéralement par des renflements qui se montrent entre chaque paire de pattes, présentant, en dessus, de nombreuses paires de fortes soies coniques, la première paire plus épaisse que les autres, la plus postérieure aussi longue que le corps ; en dessous, des paires de petits poils, et à chaque article des pattes, des poils en verticille et une longue soie à l'article basilaire en dessus. Couleur générale jaunâtre, plus intense au centre du corps, et due à l'accumulation de globules gras de cette couleur à l'intérieur du corps entourant le canal digestif, dont le renflement gastrique émet quatre cæcums symétriques.

Femelle ovigère (fig. 1). Long. $0^{mm},45$, lat. $0^{mm},18$, plus grande que le mâle d'un sixième. Corps à extrémité abdominale large et arrondie présentant supérieurement neuf paires de soies, dont la première est particulièrement épaisse à la base. Vulve notogastrique, à commissure postérieure presque marginale, entourée de trois paires de poils fins et courts ; de plus, elle est accompagnée en avant, près de sa commissure antérieure, d'une paire de petits crochets, que Claparède pense être destinés à la fixation des œufs sur les poils. Ovaire en deux parties symétriques situé à la hauteur de la troisième paire de pattes, et composé d'une accumulation d'ovules présentant chacun une vésicule germinative (Claparède).

Mâle. Long. $0^{mm},38$, lat. $0^{mm},16$, semblable à la femelle ovigère, ne

(1) Claparède, dans son excellente étude de la Myobie des Souris, est très frappé de cette disposition dorsale extraordinaire du pénis chez le mâle, et regarde ce fait comme unique dans la science. Notre étude montre que cette disposition est la règle dans tout le groupe des Cheylétides parasites.

(2) F. de P. Schrank : *Enumeratio insectorum Austriæ indigenorum*. Augusta Vindelicorum, 1781, p. 301, tab. 1. fig, 5-8.

s'en distinguant que par la forme plus rétrécie de l'extrémité abdominale, par le rapprochement de la paire de soies postérieures qui s'insère à la base d'une petite éminence conique représentant l'anus ; enfin, par la présence du pénis, qui émerge du milieu de la face dorsale, entre la deuxième et la troisième paire de pattes; ce pénis vient des profondeurs de la région postérieure du corps.

Nymphe octopode. D'un quart plus petite que le mâle, auquel elle ressemble dans son ensemble, mais dont elle diffère par l'absence totale d'organes sexuels.

Larve hexapode. Long. $0^{mm},20$ à $0^{mm},30$, lat. $0^{mm},10$, ne se distingue de la nymphe que par l'absence de la quatrième paire de pattes et par sa petitesse.

Œuf. Long. $0^{mm},20$, lat. $0^{mm},08$, cylindrique, à extrémités, l'une arrondie et libre, l'autre conique par laquelle il adhère aux poils de souris à la façon des lentes ; à trois enveloppes de formation successive correspondant à trois phases embryonnaires distinctes très bien étudiées par Claparède.

Habitat. La *Myobia musculi* vit sur la souris d'appartement (*Mus musculus* L.), et exclusivement dans les régions de la tête et du museau. On l'a rencontrée exceptionnellement sur un *Hypudæus.*

V. — Genre **PICOBIA** (G. Haller) (pl. XXIV, fig. 3).

Acariens allongés, cylindroïdes, aplatis de dessus en dessous, à téguments mous, presque lisses, portant de longues soies disposées par paires.

Rostre moyen, cylindro-conique, à palpes assez gros couchés le long de la lèvre, à trois articles, le pénultième, qui paraît terminal, portant un petit crochet. Mandibules longues, styliformes.

Pattes formant deux groupes écartés, les deux paires antérieures rapprochées du rostre, marginales, courtes, épaisses, robustes, terminées par un crochet fourchu, finement pectiné, presque droit, qui paraît être une modification du cirre médian, les crochets normaux seraient donc absents ; pattes postérieures sous-abdominales, grêles et cylindriques, terminées par une paire de petits crochets entre lesquels émerge un cirre gibbeux longuement pectiné. Les épimères des pattes antérieures longs, en crosses, et ceux du même côté conjugués ; les épimères des pattes postérieures très petits et libres.

Stigmates en forme de vis d'Archimède de chaque côté et à la base du rostre. (Pour M. G. Haller, ces organes, en forme de vis, sont une énigme ; l'étude comparative des autres espèces du même groupe lui eût montré leur signification, car on les rencontre chez toutes avec une disposition analogue ; s'il n'a pas vu les trachées qui y aboutissent, c'est parce qu'il a sans doute préparé ses Picobia avec un liquide trop rapidement pénétrant, comme l'essence de térébenthine.)

Picobia Heeri (G. Haller) (1) (pl. XXIV, fig. 3).

L'auteur l'a dédiée au docteur Heer, professeur à l'Université de Zurich, et n'a vu que la femelle, que nous décrivons d'après lui et dont nous copions la figure avec tous ses défauts, car il ne distingue pas ce qui appartient à la face dorsale et à la face ventrale : ainsi, bien qu'il soit de toute probabilité que les longues soies soient à la face dorsale, elles sont sur le même plan que les poils, qui sont très probablement exclusivement ventraux : aussi ne savons-nous à quelle face appartient la vulve, ce qu'il serait très important de connaître, puisque certaines espèces du même groupe l'ont à la face ventrale, et les autres à la face dorsale.

Femelle. Long. $1^{mm},44$, lat. $0^{mm},37$, présente douze paires de soies, dont deux pour l'extrémité postérieure, et plusieurs paires de petits poils. Vulve à l'extrémité postérieure de l'abdomen.

Mâle, *Nymphes*, *Larves* et *Œuf* inconnus.

Habitat. A été rencontré par M. G. Haller dans le tissu cellulaire sous-cutané d'un pic cendré (*Picus canus*).

Remarques sur l'anatomie et la physiologie des Cheylétides parasites. — Ce qui frappe tout d'abord, quand on compare entre eux les Acariens que nous venons de décrire, c'est la grande diversité que présentent la forme du corps, la forme des pattes et de leurs appendices terminaux, et la forme de leurs palpes ; c'est au point qu'à la suite d'un examen superficiel, on serait tenté de les considérer comme appartenant à des groupes et même à des familles très diverses. Un examen plus approfondi, surtout des appareils les plus essentiels à la vie, comme l'appareil digestif et surtout la bouche, l'appareil respiratoire et l'appareil de la génération, montre la plus grande analogie dans la structure et la disposition de ces appareils, et prouve que ces parasites appartiennent bien au même groupe. C'est un fait qui avait déjà frappé van Beneden (2) : que la vie parasitaire imprime de profondes modifications dans les organes de relation, en commençant par les plus postérieurs, et dans la forme du corps, mais qu'on retrouve toujours les caractères spécifiques et génériques dans les formes embryonnaires et dans les organes buccaux et génitaux qui ne se modifient qu'après les organes de relation. L'étude que nous venons de faire du groupe des Cheylétides parasites vient à l'appui de l'observation de van Beneden, dont les éléments lui ont été fournis par ses belles recherches sur les crustacés parasites.

Nous allons passer rapidement en revue chaque appareil fonctionnel chez nos Cheylétides.

(1) *Freyana und Picobia, zwei neue Milbengattungen*, von Dr *phil.* G. Haller, broch. in-8°, avec pl. (Ext. de *Zeitschrift f. wissench. Zool.*, 1877, XXX Bd.).

(2) Van Beneden, *Les commensaux et les parasites*. Paris, 1875, p. 133 et suiv.

Appareil de la digestion. — La *bouche* est essentiellement composée d'un suçoir conique, formé par la soudure de la lèvre et des maxilles, qui s'incurvent bilatéralement, et viennent s'affronter ensuite en dessus ; dans l'intérieur de ce tube glisse une paire de mandibules styliformes très aiguës, qui sont une modification des mandibules chéliformes propres à l'ordre des Acariens, et dont on retrouve la traces des deux doigts dans les mandibules du *Cheyletus parasitivorax*. Cette structure de la bouche est essentiellement la même dans les quatre genres de la tribu. A la bouche succède un *tube digestif* rectiligne qui se dirige vers l'anus, tube qui est simple et fusiforme dans toutes les premières espèces, mais qui présente, comme Claparède l'a fort bien vu, quatre cæcums globuleux et symétriques émergeant du renflement gastrique chez la myobie des Souris. L'anus est très petit, percé au sommet d'un renflement conique post-marginal ou rétro-dorsal. Chez notre Harpirhynchus, nous avons constaté l'absence complète d'anus, et nous nous sommes expliqué cette particularité, — prouvée encore par l'absence complète de fèces dans les réduits habités par des colonies nombreuses de ce parasite, où cependant les débris de mues abondent, — par le régime de cet Acarien : il vit exclusivement de *sebum*, produit naturel, mais alors exagéré, des follicules dilatés qu'il habite, et cet aliment ne donne que des déchets gazeux qui sont portés au dehors du corps par l'appareil trachéen très complet, dont ce petit animal est doté. Du reste, nous avons lieu de croire que les autres Cheylétides vivent aussi principalement de corps gras ou de substances très animalisées, car le liquide nutritif qui remplit le corps est, sous forme d'amas de globules ou de granules gras de divers volumes, d'une couleur jaune safrané, qui remplissent tous les interstices du corps non occupés par les organes, et qui lui donnent cette couleur jaune caractéristique qui est encore une particularité commune à toutes les espèces de la tribu. La digestion des principes gras ou leur comburation donnant lieu à beaucoup de produits gazeux, il était nécessaire que ces animalcules fussent pourvus d'un appareil trachéen, qui est alors et surtout expiratoire, appareil dont beaucoup d'Acariens, beaucoup plus volumineux que ceux-ci, mais astreints à un autre régime, ne possèdent aucune trace.

Appareil de la respiration (pl. XXII, fig. 6, et pl. XXXIII, fig. 6). — Tous les Cheylétides sont munis d'un appareil respiratoire trachéen très complet, et semblable chez tous. Il est composé de deux troncs principaux envoyant des ramifications très déliées dans tous les organes placés de chaque côté de la ligne médiane, s'adossant en avant, mais sans se confondre, chez quelques espèces, et aboutissant chacun à un stigmate situé sur le côté et à la base du rostre chez les trois derniers genres, et à l'angle formé par l'insertion des palpes avec le rostre dans le genre Cheyletus. La forme des stigmates, particulière à cette tribu, est très curieuse : c'est une petite vis d'Archimède renfermée dans un étui, soit de forme ovoïde (dans le genre Cheyletus), soit en forme de cornet (dans le genre Harpirynchus), soit en forme de petit cylindre (Picobia et Myobia). Cette disposition en vis a sans doute pour but d'empêcher les petits corps étrangers de s'introduire dans le délicat appareil respiratoire des Cheylétides. La fonction de cet appareil est surtout et peut être exclusivement expiratoire, pour les raisons que nous donnons plus haut. Ce qui vient encore à l'appui de cette opinion, c'est qu'il est impossible de constater, chez ces Acariens, non plus que chez aucun de ceux des autres familles, Gamasidés, Ixodidés, Trombididés, qui sont munis d'un appareil semblable, un mouvement quelconque d'inspiration et d'expiration, comme on le voit si manifestement chez les insectes hexapodes.

Appareil de la génération. Un fait constant et remarquable chez les Cheylétides parasites, c'est que l'organe de la génération du mâle est toujours situé en arrière de l'anus, quand ce dernier existe, et qu'il en est de même pour l'organe femelle chez deux espèces : en effet, le pénis émerge toujours d'un point de la face dorsale situé, soit dans le voisinage du bord postérieur de l'abdomen (*Cheyletus parasitivorax*), soit au milieu du notogastre (*Cheyletus heteropalpus*), soit au milieu même du dos (*Cheyletus macronycus*, *Myobia musculi*), soit même sur le céphalo-thorax (*Harpirynchus nidulans*). Ce fait, constaté chez le mâle de la *Myobia musculi* par Claparède, le frappa tellement, qu'il le regarda comme une exception unique dans la science ; nos études montrent qu'il n'est pas particulier à une seule espèce, mais à tout un groupe parfaitement naturel. D'ailleurs la science a enregistré d'autres faits analogues, car nous lisons dans l'analyse d'un travail du professeur Semper, de Wurtzbourg, intitulé : *Les Articulés et les Annélides, leurs affinités naturelles avec les Vertébrés* (1), les lignes suivantes : « D'après M. Semper, la position des divers organes, par rapport au sol, n'a point l'importance que lui accorde Baer, puisque, chez les Hirudinés, l'anus est tantôt situé sur le ventre, tantôt rejeté sur le dos, et que chez un grand nombre d'Annélides, l'ouverture des organes génitaux occupe soit les côtés du corps, soit la face supérieure, et que la bouche elle-même n'a pas une situation rigoureusement fixe. »

Le pénis forme une saillie conique au-dessus des téguments, dont un prolongement l'entoure en forme de fourreau ; il se continue à l'intérieur par une verge cylindrique que l'on peut suivre jusque dans les régions postérieures, quand le pénis est tout à fait dorsal. Cette verge forme une crosse chez les espèces dont le pénis est au milieu ou en arrière du milieu du dos.

(1) *Revue scientifique de la France et de l'étranger*. Paris, 1878, n° 37, 16 mars.

La vulve de la femelle ovigère, la seule qui en présente une complète, est, sauf chez deux espèces où elle est dorsale, immédiatement en avant de l'anus, elle a la forme d'une fente longitudinale à lèvres épaisses, bordées de chitine dans une espèce (l'*Harpirhynchus nidulans*). Les ovaires sont pairs, situés au milieu du corps, de chaque côté de la ligne médiane, ou mieux du tube intestinal, au milieu de la masse graisseuse jaune, dont les globules colorés se distinguent assez facilement des globules ovulaires, qui sont incolores. Les œufs sont pondus au fur et à mesure de leur maturité, de sorte qu'il n'y en a jamais qu'un complètement développé avec enveloppe distincte dans l'abdomen. Les œufs pondus récemment sont incolores ; leur contenu vitellin devient ensuite d'un jaune plus ou moins rutilant, puis on voit successivement se former le blastoderme et apparaître les bourgeons, qui sont les rudiments des maxilles, des palpes et des deux premières paires de pattes. L'embryogénie des Cheylétides est très facile à suivre sur les œufs de l'*Harpirhynchus nidulans*, très abondants dans les tumeurs dont ce parasite provoque le développement. Claparède a décrit toutes les phases de celle des Myobies (*loc. cit.*).

Organes de relation. — Il est peu de groupes d'Acariens où les organes de relation, c'est-à-dire les pattes, soient aussi variés et aussi bien appropriés au genre de vie de chacun d'eux que dans les Cheylétides parasites. En effet, chaque genre, et même chaque espèce, ayant un genre de vie ou un habitat différent, présente des pattes différentes.

Si les pattes, dans les trois espèces du genre *Cheyletus*, ne diffèrent pas beaucoup au point de vue de la conformation générale, — elles sont cependant plus coniques dans la première, et plus cylindriques chez les deux autres, — les appendices terminaux, c'est-à-dire les ongles, différant dans chacune d'elles : Chez le *Cheyletus parasitivorax*, qui vit au fond des poils du Lapin, où il se livre à la chasse des Listrophores, les ongles ont disparu, et il ne reste plus que le cirre intermédiaire, qui s'est élargi de chaque côté d'une expansion membraneuse à bords pectinés, ce qui en fait un appareil d'adhérence parfait pour marcher sur ou entre les poils. Les deux autres espèces de Cheyletus, qui vivent au fond des plumes des oiseaux, où elles chassent aux Sarcoptides plumicoles, ont une paire d'ongles aigus accompagnés d'un cirre intermédiaire fourchu et finement barbelé ; la troisième espèce a même ces ongles extraordinairement développés, rappelant ceux de certains Diptères parasites : les Pupipares.

Dans le genre Harpirhynchus, dont les individus rampent sous les téguments d'enveloppe de la tumeur qu'ils habitent, comme la femelle du *Sarcoptes scabiei* rampe dans son terrier, les pattes postérieures sont devenues inutiles comme à celle-ci ; aussi sont-elles réduites à l'état de moignons terminés par un pinceau de soies. Les membres antérieurs sont devenus courts et robustes, — toujours comme chez les Sarcoptes, qui ont un genre de vie analogue, — et, pour remplacer les épines et les aiguillons dorsaux de ces derniers, indispensables pour pouvoir progresser dans les réduits souterrains étroits et bas, la nature y a pourvu en triplant le nombre des appendices crochus des palpes et en les retournant la pointe en haut, afin qu'ils puissent agir efficacement sur le plafond surbaissé de leur habitat et aider ainsi à la progression à la façon des harpons. Les palpes, instruments terribles de chasse et de préhension dans le premier genre, sont devenus, chez les Harpirhynchus qui ne chassent plus, des organes de translation supplémentaire, et même plus puissants que les organes principaux de cette fonction, c'est-à-dire les pattes.

Chez les Myobies, qui vivent au fond de la forêt de poils qui couvre la tête et le museau des Souris, la première paire de pattes est devenue un court et solide crampon, dont la forme et les dimensions sont exactement calculées sur la forme et les dimensions du poil qu'il doit embrasser, et la force de ces crampons est telle, qu'aucune secousse, aucun grattage de l'animal qui porte le parasite, ne peut lui faire lâcher prise. Les autres pattes, grêles, allongées et ornées de petits ongles, doubles dans la deuxième paire et simples dans les deux autres, suffisent à leur rôle, qui est de porter le corps et de le faire progresser sur la peau nue. Ce parasite est certainement un simple mutualiste à la façon des Sarcoptides plumicoles ; ce qui le prouve, c'est la petitesse de son rostre et l'exiguité de ses palpes, qui ne lui permettent certainement plus de chasser à la façon des Cheylètes ; il vit simplement des matières grasses sécrétées par la peau.

Chez le Picobia, qui vit dans le tissu cellulaire de certain Pic, les deux paires de pattes antérieures sont robustes et courtes comme chez les Sarcoptes et les Harpirhynchus ; de plus, elles sont terminées par une forte fourche finement barbelée, qui n'est autre que le cirre modifié et tenant lieu des ongles absents ; ces organes sont nécessaires au parasite pour progresser dans le fouillis de fibres et de lames entre-croisées qu'il habite. Les pattes postérieures, quoique grêles et faibles, sont cependant complètes et terminées par deux ongles et un cirre pectiné : cela nous donne à penser que la vie de ce parasite n'est pas exclusivement sous-cutanée et qu'il est aussi quelquefois épizooïque. — Des observations ultérieures nous permettront seules d'éclairer ce point ainsi que beaucoup d'autres restés obscurs dans le mémoire de M. G. Haller, le seul auteur, jusqu'à présent, qui ait observé ce parasite.

b. Tribu des TROMBIDIDES.

Acariens munis d'yeux. Palpes à cinq articles, le cinquième en forme de massue articulé à la base du quatrième qui se prolonge en un crochet aigu dépassant le dernier article. Mandibules terminées par un crochet mobile de bas en haut. Toutes les pattes munies d'un cirre très velu entre les deux ongles.

Cette tribu renferme deux genres :

Genre **TROMBIDIUM** Latr. qui a pour diagnose : yeux pédonculés, tégument recouvert par des soies courtes à pointe épaisse et barbelées.

Genre **OTTONIA** Kramer, qui a pour diagnose : yeux sessiles situés sur la partie antérieure du thorax entre deux longues soies, corps distinctement ceinturé entre les deux paires de pattes intermédiaires, soies lisses.

Le premier seul de ces deux genres nous intéresse parce que les trois espèces indigènes qui le composent, bien que phytophages, ont des larves hexapodes carnassières qui s'attachent aux Arachnides, aux Insectes et même aux quadrupèdes et à l'homme, plantent leur rostre dans la peau et causent de très vives démangeaisons en déterminant le développement d'un érythème particulier. Ces larves ont été longtemps regardées comme des Trombidions d'espèces particulières décrites et figurées sous les noms de *Trombidion du faucheur*, *Trombidion du puceron*, *Trombidion parasite*, *Trombidion de la libellule*, *Trombidion du cousin*, *Ocypète rubra*, *Trombidion rouget*, *Lepte automnal*, etc. Dans les *Annales des sciences naturelles*, 6e série, 1877, nous avons publié un mémoire démontrant que tous ces Trombidions à six pattes ne sont que des larves d'une des trois espèces qui constituent en France le genre Trombidion, que le Tr. du faucheur, par exemple, est la larve du Trombidion fuligineux (*Trombidium fuliginosum* Herm.), que le Rouget, ou Lepte automnal est la larve hexapode du Trombidion soyeux (*Trombidium holosericeum* Herm.) (Voy. pl. XXV). Comme c'est cette dernière seule qui s'attache aux Mammifères et particulièrement aux chiens et à l'homme, nous la décrirons seule.

Le **Rouget** (fig. 3 et 4), ou larve hexapode du Trombidion soyeux, est, comme son nom l'indique, de couleur rouge orangé. Il a, avant d'être repu, le corps orbiculaire, bombé en dessus, un peu aplati en dessous, long de $0^{mm},23$, large de $0^{mm},19$, présentant, immédiatement en arrière de la dernière paire de pattes, un sillon circulaire peu profond qui partage le corps en deux parties presque égales, une antérieure représentant le céphalothorax, une postérieure représentant l'abdomen. La face supérieure du céphalothorax est munie dans son milieu d'un plastron ou écusson en demi-cercle bordant cette région antérieure et formant un épistome rigide. Cet écusson porte dans son milieu deux stigmates circulaires symétriques à bords saillants munis chacun d'un poil protecteur, plus cinq autres petits poils formant un demicercle en avant des stigmates ; de chaque côté de cet écusson, et près du bord latéral du corps, se trouve un œil simple qui tranche par sa couleur noire. La face inférieure du céphalothorax présente les épimères des pattes sous forme de larges plaques triangulaires à pointe large et arrondie dans les quatre postérieures, celles de la première paire étant adhérentes à celles de la seconde ; ces épimères de la première paire présentent près de leur bord externe une paire de grands stigmates circulaires à rebord saillant, ce qui porte à quatre les stigmates respiratoires du Rouget. Les faces supérieure et inférieure de l'abdomen ainsi que les parties du céphalo-thorax non recouvertes par l'écusson, et les épimères, sont constituées par un tégument souple, extensible, assez résistant, finement strié transversalement et planté de rares poils courts et symétriques ; l'anus est indiqué par une courte fente médiane tracée au milieu de la face inférieure abdominale.

Le rostre (fig. 6) est attaché par une large base à l'extrémité antérieure du céphalo-thorax que surplombe le plastron céphalo-thoracique ; il est court, cylindro-conique et a pour base une plaque creusée en gouttière qui forme son plan inférieur et qui n'est autre que le résultat de la soudure des deux *maxilles* ; cette plaque se relève latéralement et ses bords viennent s'affronter en laissant entre eux un sillon de manière à former un tube presque complet, taillé en avant en forme de bec de plume renversé ; de chaque côté de cette gouttière maxillaire s'articulent deux volumineux *palpes* à cinq articles, du modèle de tous ceux des Trombidions, à deuxième article énorme et renflé, le pénultième onguiculé et le dernier orné de soies et d'un cirre arqué ; dans le repos ces palpes sont fermés, ce qui donne au rostre une physionomie élargie et tronquée caractéristique. A la face supérieure de la gouttière maxillaire existe une *languette* mobile, triangulaire, dont les muscles moteurs s'attachent à deux séries parallèles de saillies transversales qui servent, aussi d'attache aux muscles protracteurs des mandibules. Ces *mandibules* (fig. 8), qui glissent dans le tube rostral indépendamment l'une de l'autre, sont constituées par une tige terminée en lame de serpette à fort talon et à pointe dirigée en avant et en haut.

Les pattes sont cylindriques, effilées, à six articles comme chez les adultes, les quatre premiers plus courts, presque égaux, les deux derniers plus longs et le torse simplement conique dans les deux dernières paires, cylindro-conique dans la première, avec un fort arrêt épineux près de son extrémité, se termine par trois crochets, le médian le plus long, sans adjonction de caroncule ni de cirre, d'aucune sorte.

A partir du moment où le Rouget est fixé à sa victime par l'implantation des mandibules dans ses téguments, particulièrement à la base des poils, son abdomen se dilate insensiblement et il arrive à avoir les dimensions quintuples de ce qu'elles étaient à sa sortie de l'œuf, sans que les dimensions du céphalo-thorax et les rapports des organes qu'il porte aient sensiblement changé; les épimères des pattes postérieures se sont cependant un peu écartées des autres (fig. 4).

Nous verrons plus loin, en parlant de l'action nocive des Acariens, à décrire celle du Rouget.

6. — Famille des DÉMODICIDÉS.

Cette famille a été créée par P. Gervais pour un parasite très curieux qui habite les follicules sébacés et pileux de la peau de certains animaux et de l'homme. Quelques mots d'histoire à l'occasion de ce parasite ne seront pas déplacés ici.

C'est en cherchant à se rendre compte de la nature de la maladie de la peau de l'homme, connue sous le nom d'*acne sebacea* et en examinant le contenu des pustules qui la constituent, que Simon, de Berlin, en 1842 (1), fit la découverte du parasite dont nous allons reprendre l'histoire. Après avoir reconnu que les pustules d'acné étaient le résultat de l'inflammation d'un ou de plusieurs bulbes pileux renfermés dans le même follicule et que la matière grasse qui les remplit et qui forme des boudins de matière « *suifeuse* » noircis par la saleté à leur extrémité externe (*tanne*, *comedon*, *acne punctata*), provient de glandes sébacées qui s'ouvrent toujours dans les follicules des poils follets, il fit cette remarque importante : « Outre les substances que je viens d'indiquer, j'en rencontrai une autre dont je ne pus d'abord me rendre compte. Je remarquai plusieurs fois un corps mince d'environ un dixième de ligne de long, arrondi à l'une de ses extrémités, un peu plus étroit à l'autre, celle-ci paraissant bordée de petites dentelures. Je crus d'abord que les glandes des follicules pileux du nez étaient peut-être d'une structure différente de celles des autres parties du corps, et qu'en exprimant la tanne, j'avais pu arracher en même temps le canal excréteur d'une de ces glandes avec un fragment du tissu glanduleux qui y serait resté adhérent. Mais ceci était contredit par cette circonstance que l'extrémité mince de ce corps et celle qui est arrondie paraissaient parfaitement closes, et que celle qui était dentelée était toujours conformée de la même manière, ce

(1) *Archiv für Anat. und Physiol. und Wiss. Medicin*, herausgegeben von Müller, 1842, Heft 2, n° 3, S. 218.

qui n'aurait pu arriver s'il se fût agi d'un fragment arraché d'une glande. Je continuai donc mon examen et tâchai, lorsque je rencontrai ce corps dans la matière des tannes, de l'isoler convenablement par des mouvements de va-et-vient de la plaque de verre supérieure, et j'en vins enfin à supposer que ce devait être un animal et qu'avec un plus fort grossissement je pourrais distinguer nettement la tête, les membres, le thorax et l'abdomen. Cette supposition fut changée en certitude lorsque, dans un cas où j'avais comprimé doucement entre les deux plaques de verre la matière à examiner, je pus y reconnaître des mouvements évidents. Depuis lors, j'ai fait si souvent la même observation, que je suis parfaitement convaincu de son exactitude. J'ai montré ce corps à beaucoup de naturalistes et de médecins à Berlin, qui tous ont reconnu que c'était bien là un animal. »

Ces parasites existaient exclusivement dans la matière des tannes, car, après avoir raclé avec un scalpel la surface de la peau de personnes affectées d'acné, et examiné au microscope la substance ainsi obtenue, Simon ne put jamais y rencontrer d'animaux, tandis qu'on les apercevait dès qu'on exprimait les tannes et qu'on en examinait le contenu.

Au total Simon trouva des animalcules dans la matière des tannes du nez sur trois sujets vivants : un homme de quarante ans, un de trente, et un de vingt-deux, tous trois en bonne santé et fort propres; chez sept autres personnes, la matière des tannes ne lui fournit aucun animalcule ; les cadavres d'enfants nouveau-nés ne lui en fournirent pas.

Les animalcules des follicules pileux trouvés par Simon n'avaient pas tous le même aspect, mais présentaient des différences dépendant de la forme plus ou moins allongée ou obtuse de l'abdomen, différences qu'il regarde comme dépendant de l'âge. La forme qu'il rencontra le plus souvent avait 0,085 à 0,125 de ligne (0^{mm},19 à 0^{mm},28) de long, sur environ 0,002 de ligne (0^{mm},043) de large. Voici comment il décrit ces parasites en commençant par le rostre, qu'il appelle tête.

« La tête, qui se rétrécit en avant, est formée de deux corps placés latéralement (palpes) et d'un suçoir situé entre ces deux palpes. Les palpes sont composés de deux articles, un postérieur plus long et un antérieur plus court. Ce dernier paraît avoir à son extrémité de petites dentelures. Le suçoir, qui quelquefois dépasse les palpes, et qui d'autres fois est moins long qu'eux, ressemble à un tuyau allongé. Au-dessus du suçoir existe un organe triangulaire dont la base, très courte, appuie sur les parties postérieures du suçoir, mais dont le sommet ne va pas jusqu'à l'extrémité de celui-ci. Au moyen d'un fort grossissement, on voit que ce corps triangulaire est formé de deux lames pointues qui sont placées l'une à côté de l'autre.

« La tête se continue immédiatement avec le thorax, lequel forme environ le quart de la longueur des corps et est un peu plus large que la partie supérieure de l'abdomen. Des deux côtés du thorax existent quatre paires de pieds très courts ayant la forme d'un cône dont la base appuierait sur la partie latérale du thorax. En général, on remarque sur chaque membre trois lignes transversales obscures qui semblent indiquer l'existence de trois articulations. A l'extrémité de chaque pied on aperçoit avec un fort grossissement trois crochets déliés, un long et deux plus courts. Ces crochets se terminent généralement par une pointe aiguë, quelquefois cependant ils m'ont paru arrondis. De la partie antérieure de la base de chaque pied part une raie formée d'une double ligne, laquelle s'avance jusqu'à la ligne médiane du thorax; il en existe quatre en tout. Sur la ligne médiane chacune de ces raies est unie à celle qui est placée immédiatement en arrière d'elle au moyen d'une raie longitudinale, ordinairement peu marquée. Les raies transversales font probablement le tour du thorax, du moins je les ai trouvées aussi marquées, soit que j'examinasse l'animal par le dos ou par le ventre. Quant à la forme générale du thorax, il avait une largeur presque égale partout, seulement à la partie moyenne, au niveau de la deuxième paire de pattes il était plus large qu'ailleurs.

« Au thorax succède sans interruption l'abdomen qui à sa partie antérieure est seulement un peu plus étroit que le thorax, mais qui s'amincit insensiblement et se termine par une extrémité arrondie ; sa longueur est environ trois fois celle du thorax. Sur tout l'abdomen on remarque des lignes transversales très fines, très rapprochées et très régulières qui paraissent formées par des enfoncements ou des saillies, car, quand on examine les parties latérales de l'abdomen avec un grossissement un peu fort, le bord paraît taillé comme une lime. Le contenu granuleux ou globuleux de l'abdomen empêche souvent de voir ces stries. L'abdomen renferme une matière granuleuse semblable à du pigment irrégulièrement distribué, mais souvent rassemblé en une masse globuleuse brune à l'extrémité antérieure de l'abdomen. Outre cette matière granuleuse on remarque souvent, dans l'abdomen, des globules clairs comme graisseux en nombre et en dimensions variables; quelquefois deux suffisent pour remplir l'abdomen, d'autres fois elles forment deux rangées régulières (fig. 56. A).

« La *deuxième forme* sous laquelle j'ai observé ces animalcules se rapproche beaucoup de la précédente dont elle ne diffère que par la moindre longueur de l'abdomen ; il n'est qu'une fois ou une fois et demie aussi long que le thorax. En général il n'existe pas de ligne de démarcation bien tranchée entre cette forme et la précédente; elles paraissent se confondre par une gradation insensible (fig. 56. B).

« Une *troisième forme* est surtout caractérisée par un abdomen très court et terminé en pointe; le thorax paraît aussi renflé de façon que tout le corps de l'animal a de la ressemblance avec un petit navet.

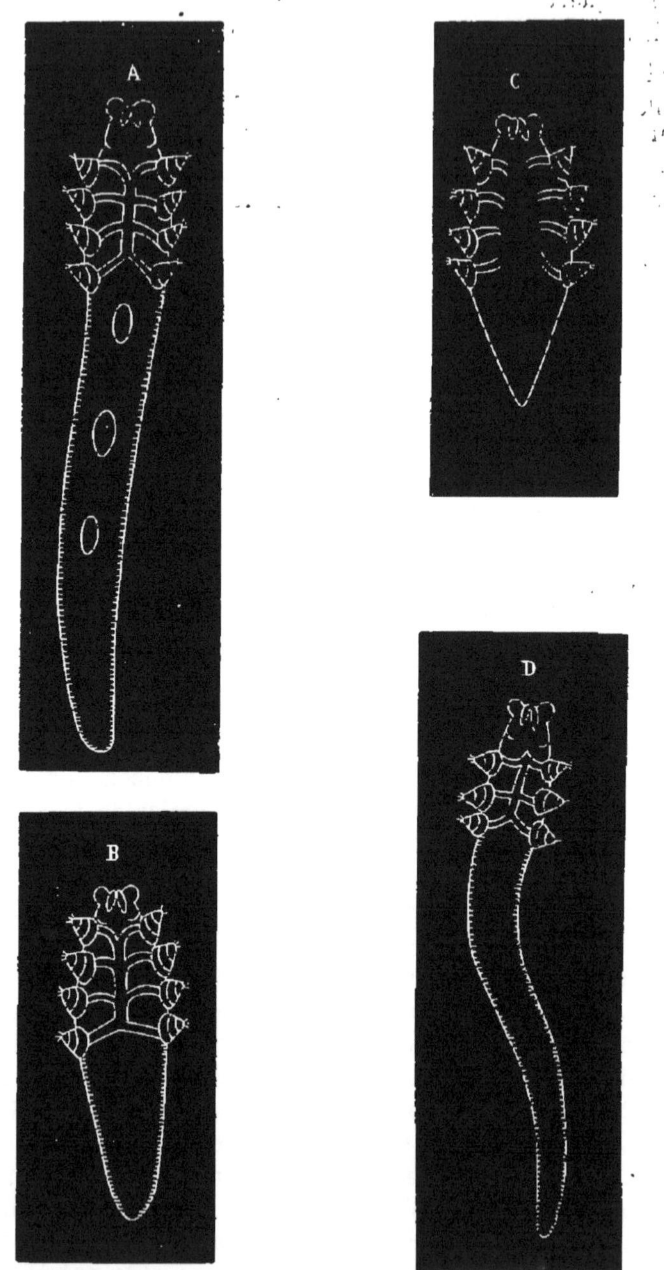

Fig, 56.

Dans cette forme les lignes transversales de l'abdomen manquent complètement (fig. 56. C).

« Enfin une *quatrième forme* ressemble beaucoup à la première par la longueur de son abdomen, mais elle en diffère en ce qu'elle n'a que trois paires de pieds, qu'elle est plus grêle, plus délicate et plus courte dans son ensemble (fig. 56. D).

« La première forme est plus fréquente, puis vient la seconde ; quant aux deux autres, elles sont à la première comme 10 est à 100 pour la troisième, et seulement comme 6 est à 100 pour la quatrième. » — Quant aux nombres de parasites contenus dans chaque tanne, Simon en trouvait généralement de deux à six, exceptionnellement de onze à treize, tous dirigés parallèlement au poil et la tête en bas.

Simon, s'appuyant sur l'opinion du docteur Erichsen, naturaliste dont il avait réclamé les conseils, rangea son animalcule dans la classe des *Arachnides* et dans l'ordre des *Acares*, à cause du nombre des pieds et de la composition de la tête ; le suçoir qui se trouve à l'extrémité de la tête n'est autre chose que la lèvre inférieure ; les deux soies qui la recouvrent, les mandibules, et les corps placés sur les côtés du suçoir, des palpes maxillaires. « Très probablement, ajoute-t-il, les différentes formes décrites plus haut ne sont que différents degrés du développement du même insecte, et ce qui est décrit comme la quatrième forme est la première période, car beaucoup d'acares n'ont dans les premiers temps que trois paires de pieds. La première forme indiquée est la deuxième période, et les formes avec abdomen peu allongé sont des périodes encore plus avancées. Il est probable que chez l'animal entièrement développé l'abdomen se rétracte complètement, aussi y a-t-il lieu de croire que la dernière période d'accroissement de l'animal est encore inconnue ; par conséquent on ne peut dès à présent fixer à quelle famille et à quel genre il appartient. »

Cette idée du docteur Erichsen de voir dans l'acare des follicules un état incomplet d'un acare encore inconnu lui est suggérée par les travaux de Hartig (1), qui a observé et décrit chez une mite, dont la larve vit dans les gales du sapin, — mite prise à tort pour l'*Oribata geniculata* de Latreille et qui n'est autre qu'un Tétranique gallicole, — une métamorphose qui a une certaine analogie avec celle qu'il attribue à ces parasites cutanés. En effet ces larves gallicoles de Tétraniques sont vermiformes à abdomen allongé et strié en travers, comme les acares des follicules, seulement elles n'ont que quatre pattes (deux paires) et le rostre diffère entièrement de celui de ces derniers.

C'est sans doute cette idée de développement incomplet qui a empêché Simon de rechercher s'il y avait des différences de sexes dans les nombreux parasites qu'il a examinés et de voir des œufs en voie de développement dans les cellules apparaissant dans l'abdomen de

(1) *Forstl. und-forstnaturvissenschaft. Conversations-Lexicon* von G. L. und Th. Hartig. Berlin, 1834, S. 737.

sa première forme ; c'est ce qui l'a aussi empêché de comprendre la signification de l'observation qu'il a encore faite et qu'il raconte en ces termes :

« Environ six fois, tant dans les tannes des sujets vivants que dans les follicules des cadavres, j'ai observé un petit corps cordiforme garni à son extrémité obtuse d'un appendice. La longueur en était à peu près égale à la largeur du corps d'un acare ; il était ordinairement coloré en brun et paraissait rempli d'une matière granuleuse. Dans les follicules pileux ce corps était toujours placé tout près d'un animal, mais sans connexion avec lui. Cette circonstance, aussi bien que le défaut de ressemblance de ces corps avec aucune partie du corps humain, m'a fait penser qu'ils avaient peut-être quelques rapports avec les acares. Ce pourrait être, par exemple, la coque d'un œuf d'où un animal se serait échappé. »

Ici se termine notre analyse du travail de Simon, et, si nous l'avons faite si complète, c'est pour prouver que tous les auteurs qui l'ont suivi, ou bien se sont contentés de le copier, ou bien lui ont été très inférieurs tant dans les descriptions anatomo-zoologiques que dans les vues physiologiques. Certainement, comme nous le montrerons plus loin, Simon a commis des erreurs graves et nombreuses et bien des détails importants lui ont échappé, soit à cause de l'imperfection des microscopes de son temps, soit par suite de son manque d'habitude et d'expérience dans l'étude des parasites microscopiques de l'ordre des Acariens ; mais les erreurs des observateurs qui, après lui, ont voulu étudier le *Demodex*, et nous n'exceptons pas les plus modernes, sont autrement sérieuses.

Simon venait de communiquer la découverte de son *Acarus folliculorum* à la Société des naturalistes de Berlin, lorsque le professeur Henle, de Zurich, lui apprit, par une lettre datée du 3 mars 1842, que dans le courant de l'automne précédent, il avait observé un petit animal semblable au sien dans les follicules pileux du conduit auditif externe, et qu'il avait annoncé ce fait provisoirement dans l'*Observateur* de Zurich du mois de décembre.

Aussitôt après la découverte de Simon, une foule d'observateurs se mirent à étudier le nouveau parasite.

Owen, le premier, comprenant la nécessité de le séparer nettement des autres Acariens parasites dont il diffère tant, proposa de le nommer *Demodex folliculorum* (1), nom que MM. Littré et Robin, dans leur *Nouveau Dictionnaire de médecine*, font dériver de δέμας, *corps*, et δῆξ, *le ver du bois*, et qui pourrait tout aussi bien venir de δημος, *peuple*, δηκω *mordre, piquer*. Un autre auteur, Miescher, appelle ce parasite *Macrogasterplatypus*. Erasmus Wilson le nomme *Entozoon folliculorum*,

(1) Owen, *Ann. and magaz. of naturale hist.* London, 1843.

en refusant de le regarder comme un Acarien (1), et M. Paul Gervais, *Simonea folliculorum* (2).

C'est le nom d'Owen qui a prévalu, suivant la loi de propriété observée en histoire naturelle.

Outre les auteurs précédents, nous citerons encore, comme s'étant livrés à l'étude du *Demodex folliculorum* de l'homme, Erdt (3) et Wadl Carl (4).

L'année qui suivit la découverte du *Demodex folliculorum*, Topping signala la présence d'un parasite analogue chez le chien et Tulk le décrivit (5). Gruby (6) s'attacha à démontrer l'identité des deux espèces dans des expériences plus ou moins concluantes qu'il soumit au jugement de l'Académie des sciences, ce qui ne fut pas contredit par MM. Neiss et Haubner, Lafosse et Baillet (7), Cornevin (8), G. Pennetier (9), Zürn (10) et Saint-Cyr (11) qui plus tard reprirent l'étude du *Demodex* du chien.

Enfin, Simon de Berlin lui-même rencontra encore un *Demodex* dans les glandes de Meibomius du mouton, et ce fait est unique jusqu'à présent dans les annales de la science.

Nous avons dit que la plupart de ces auteurs n'avaient fait que paraphraser le travail de Simon de Berlin ou même lui étaient restés inférieurs. Nous devons faire cependant une exception en faveur de celui d'Erasmus Wilson qui a fait une excellente étude du parasite des follicules, qu'il nomme *Entozoon*, surtout dans ses états imparfaits en voie de développement ; où il commet une grave erreur, c'est dans la manière dont il explique la croissance, car il n'a aucune idée des véritables métamorphoses qui s'accomplissent ; il ne distingue

(1) Erasmus Wilson, *Researches into structure and development of a new cutaneous parasite, the Entozoon folliculorum*, in *Philosophical transactions of the Royal Society of London for the year* MDCCCXLIV, part. 1, p. 303-320. London, 1844.

(2) Walkenaer et P. Gervais, *Histoire naturelle des aptères*, 4e volume, supplément, in *Suites à Buffon*, chez Roret. Paris, 1847.

(3) Erdt, *Ueber Acarus folliculorum*, in *Bull. acad. München*, 1843.

(4) Wadl Carl, *Ueber die Haarsakmilbe (Acarus folliculorum)*, in *Haidin gr Berichte*, Bd 2, p. 262-267, Jahr 1847.

(5) Tulk, *Demodex folliculorum caninus*, in *Ann. of nat. hist.*, vol 13, 1844.

(6) Gruby, *Sur les animalcules parasites des follicules sébacés* (*Comptes rendus Acad. sc.* Paris, t. XX, 1845).

(7) Lafosse, *Pathologie vétérinaire*, 2e vol. Toulouse, 1861.

(8) Cornevin, *Du Demodex caninus et de la maladie qu'il occasionne*. Lyon, 1868 (*Thèses vétérinaires*).

(9) Georges Pennetier, *Note sur le Demodex caninus et la gale folliculaire*, in *Bulletin de la Société des amis des sciences naturelles* de Rouen, 1872, 1er semestre.

(10) Zürn, *Die Schmarotzer*. Weimar, 1872.

(11) Saint-Cyr, *La gale folliculaire*, in *Journal de Médecine vétérinaire et de Zootechnie* de l'école de Lyon, juillet 1876.

non plus ni les mâles ni les femelles et fait une description des organes de *la tête* qui comporte une paire d'yeux (!), trois paires de palpes labiaux (!), etc., etc., description par trop fantaisiste et qui semble avoir pour but de faciliter le classement de l'*Entozoon* dans le voisinage des Crustacés et des Annélides. La fonction et les organes de la ponte sont aussi pour lui un mystère aussi bien que ceux de la digestion, car il place l'anus sous forme d'un petit pertuis ponctiforme à l'extrémité caudale de l'abdomen, ce qui n'est pas. Il n'est pas non plus fixé sur l'organisation des pattes, puisque dans ses figures on compte tantôt deux, tantôt trois, tantôt quatre ongles à leur extrémité. Il admet aussi plusieurs variétés dans l'espèce parasite de l'homme, tout en constatant que les contractions de l'abdomen peuvent en modifier beaucoup la longueur qui est la base unique sur laquelle Simon s'est fondé pour créer ses variétés. En somme, et malgré nos critiques, nous reconnaissons que le travail d'Erasmus Wilson sur le parasite des follicules est un progrès sur celui de Simon.

Nous n'en dirons pas autant sur ceux des auteurs qui ont suivi, pas même sur celui de notre jeune confrère, M. Cornevin, pourtant un des plus considérables et des plus récents, mais qui est aussi faible dans la partie où il traite de l'anatomie entomologique du *Demodex* du chien qu'il est remarquable dans la nosographie de l'affection qu'il cause. En jetant les yeux sur notre planche XXVI, il y reconnaîtra facilement, nous en sommes sûrs, dans notre figure 7, lettre C, qui représente une nymphe en voie de se métamorphoser en adulte, la prétendue variété qui l'intrigue si fort, et dans laquelle il est tenté de voir un mâle. C'est l'objet de sa figure 2. Nous bornons là nos critiques, persuadé que les imperfections du travail de M. Cornevin tiennent exclusivement à son inexpérience en acariologie, défaut qu'il est en bonne position pour combattre et pour corriger.

La note de M. G. Pennetier n'est qu'un résumé de la thèse de M. Cornevin à laquelle il emprunte même ses défectueuses figures.

Nous bornons là la partie historique de notre travail. Nous aurons du reste à revenir souvent sur les opinions des auteurs que nous avons cités, soit dans la description entomologique que nous allons donner du *Demodex folliculorum*, soit dans l'histoire de ses mœurs et de son acclimatation sur l'homme.

Nous allons passer à la discussion de sa position zoologique, puis à sa description.

Position zoologique *du Demodex folliculorum* (Owen). — Nous avons vu que Simon de Berlin, après avoir pris conseil d'un naturaliste, le docteur Erichson, rangea le parasite qu'il avait découvert dans la classe des Arachnides et l'ordre des Acares, à raison du nombre de ses pattes et de la composition de son rostre dans lequel il retrouvait une lèvre, des mandibules et des palpes maxillaires. Erasmus Wilson, se basant sur la séparation nette de la tête d'avec le thorax, tête caractérisée par la présence d'*une paire d'yeux* (!) — qu'il a été jusqu'à présent le seul à voir sur la face supérieure de cette prétendue tête (1), — sur la séparation, bien qu'incomplète, du thorax de l'abdomen, sur la structure annelée de ce dernier qui présente, de plus, des mouvements indépendants et des phénomènes de contraction, enfin sur sa forme allongée, refuse de le considérer comme faisant partie de l'ordre des Acariens et de la classe des Arachnides, et voit en lui une *Annélide*. M. Gray, du British Museum, à qui Erasmus Wilson soumit le parasite en question, le rangea dans les *Entomostracés-crustacés*, genre d'animaux compris entre les vers et les insectes. Enfin, à l'appui de son opinion, Wilson rappelle ces paroles de de Blainville extraites du *Dictionnaire d'histoire naturelle*, article LERNÉES : « Genre d'animaux tellement bizarres au premier aspect que les zoologistes sont encore fort peu d'accord sur la place qu'ils doivent assigner à ce groupe dans la série animale. »

Malgré cette tentative de Wilson de ranger le parasite des follicules parmi les vers, les auteurs qui l'ont décrit après lui ne l'ont pas suivi et ont continué à regarder ce parasite comme un Acarien ; en cela ils ont eu raison. En effet, voyons la caractéristique de cet ordre d'après M. Ch. Robin ; il la donne comme suit dans le *Dictionnaire* déjà cité : « Arachnides à corps plus ou moins aplati en dessous, convexe en dessus ; appareil buccal ou rostre disposé en organe propre à diviser ou à sucer, enveloppé par une lèvre inférieure ou sternale en cuiller ou en étui (thécastome de Walknaer) rapproché en forme de tête saillante ou cachée sous l'épistome (nuque labre ou bandeau) inséré dans une dépression spéciale du céphalo-thorax ; thorax le plus souvent non segmenté, largement uni à un abdomen non annelé dont rien ne le sépare (*thoraco-gaster*, Dugès). Demi-métamorphose ou métamorphose partielle caractérisée par la naissance à l'état dit de *larve* portant six pattes seulement ; puis après une ou deux mues passant à l'état de *nymphe* octopode, mais non sexuée, pour subir encore une mue qui les amène à l'état sexué mâle ou femelle. »

En modifiant légèrement cette caractéristique dans la partie concernant le nombre des pattes des larves, qui n'est quelquefois que de quatre, ou même qui sont absentes, et la configuration de l'abdomen qui, ainsi qu'on le voit dans les larves tétrapodes des tétraniques, est quelquefois vermiculaire et finement strié plutôt qu'annelé,

(1) Ce que cet auteur a pris pour des yeux, ce sont probablement deux petits tubercules ponctiformes qui se voient à la face supérieure du premier article des palpes (voyez pl. XXVI, fig. 4).

elle s'applique alors parfaitement au *Demodex folliculorum*. Donc ce parasite est un Acarien.

L'ordre des Acariens comprenant une dizaine de familles, dans laquelle doit-il prendre place ? M. Robin, dans le *Dictionnaire* déjà cité, l'a mis dans la famille des *Sarcoptidés*, en compagnie des autres sarcoptides psoriques qui composent les genres *Sarcoptes*, *Psoroptes* et *Chorioptes*. Mais un des caractères constants des Acariens de cette famille est d'avoir les pattes à cinq articles, et les pattes des *Demodex* n'en présentent que trois ; il n'appartient donc pas à la famille des Sarcoptidés.

Nicolet, dans les généralités de sa monographie de la famille des Oribatides (1), avait déjà compris que le *Demodex* diffère assez de tous les Acariens déjà connus pour former une famille à part et il avait créé la famille des *Demodides* pour lui et pour les Tardigrades, autres petits Acariens aquatiques qui ressemblent au *Demodex* pour la forme du thorax et la disposition des pattes, mais qui n'ont pas l'abdomen prolongé en forme de queue du *Demodex*, ni le rostre à organes distincts comme eux. Aussi M. le professeur Gervais (2) a-t-il été bien inspiré en laissant les *Demodex* constituer seuls une famille qu'il nomme les DEMODICIDÉS, et les Tardigrades celles des ARCTISCONIDÉS, ces deux familles formant le dernier échelon de la série acarienne.

Ainsi donc les *Demodex* forment un genre unique dans la famille des Demodicidés.

Mais y a-t-il plusieurs espèces de *Demodex*, ou tout au moins plusieurs variétés ? Nous n'admettons pas, bien entendu, les diverses variétés signalées chez l'homme par Simon et Wilson, parce qu'elles n'ont pour base que des différences de longueur dues aux contractions cadavériques de l'abdomen ou à des différences d'âge ; mais il est évident pour nous que le *Demodex* du chien diffère de celui de l'homme ; l'action nocive du premier, si différente de celle du second qui est presque inoffensif, jointe à la forme si dissemblable de leurs larves apodes, en est une preuve, bien qu'à l'état adulte les deux Acariens aient la plus grande analogie d'aspect et de forme, tout au moins du céphalo-thorax, car l'abdomen de celui de l'homme est beaucoup plus long que chez celui du chien. Ces différences constituent tout au moins deux variétés que nous nommerons *Demodex folliculorum*, variété *caninus*, et *Demodex folliculorum*, variété *hominis* ; il y a probablement d'autres variétés, celle par exemple que Simon a rencontrée dans les glandes de Meibomius du mouton et qu'aucun observateur n'a revue depuis. — Nous-même nous en avons rencontré une autre petite variété dans l'oreille du chat, qui paraît aussi inoffensive que celle de l'homme.

(1) *Archives du Muséum*, t. VII.
(2) *Loco citato*.

Nous allons donner la diagnose de la famille, du genre et des espèces ou variétés, en prenant pour type celle du chien, la plus importante à connaître, comme la plus dangereuse.

FAMILLE DES DEMODICIDÉS, P. Gervais.

Acariens à rostre proéminent, saillant à l'extrémité antérieure du céphalo-thorax (pl. XXVI, fig. 3 et 4), composé : 1° d'une paire de mâchoires ou *maxilles* (*mx*) soudées à leur base et dans une partie de leur longueur, à extrémités aiguës et divergentes adhérant par leur bord externe au premier article des palpes ; 2° d'une *languette* reposant sur la face supérieure des mâchoires (*l*) triangulaire, mobile et rétractile ; 3° d'une paire de *palpes maxillaires* (*pm*) à quatre articles dont le premier, le plus grand, de forme cylindroïde, à base conique, arrondie et recourbée en dedans, est immobile et adhérent aux mâchoires ; le deuxième et le troisième cylindriques et semblables, le quatrième sphérique portant deux papilles aiguës de chaque côté et un fort crochet terminal recourbé en bas ; — ces trois articles terminaux des palpes sont mobiles et se fléchissent en tous sens d'une manière indépendante dans chaque palpe ; — 4° d'une paire de *mandibules* (*m d*) terminées en stylets à pointes un peu divergentes, tronquées et comme refoulées, à base large et triangulaire soudée avec celle de sa congénère (B) ; ces mandibules sont fixes, sans mouvements indépendants de ceux du rostre tout entier, et remplissent le rôle d'une bêche.

Pattes à trois articles (fig. 5) : une hanche (*a*), une jambe (*j*) et un tarse (*t*). Les pattes s'articulent par la hanche à un squelette composé d'*épimères* en nombre égal à celui des pattes, tous reliés par un *sternite* médian occupant toute la longueur de la face inférieure du céphalo-thorax.

Génération vivipare : les femelles donnant naissance à des larves apodes, contractiles, sans organes buccaux apparents (fig. 2. B) qui, quelque temps après leur naissance, acquièrent, en guise de pattes, trois paires de tubercules coniques, papilliformes, servant à la reptation. A cette première larve succède, à la suite d'une mue, une nymphe semblable à la larve, mais plus longue, à quatre paires de membres papilliformes et à rostre encore imparfait (fig. 6, A B C). A cette nymphe succède, à la suite d'une deuxième mue, un Demodex parfait en apparence, mais non encore sexué. Les organes sexuels apparaissent sur les individus à forme définitive sans qu'on puisse dire que ce soit à la suite d'une dernière métamorphose car on n'en trouve pas les débris.

La famille des Demodicidés ne comprend qu'un genre.

Genre **DEMODEX**, Owen. — Acariens vermiformes, à thorax distinct de l'abdomen, sans poils ni spinules d'aucune sorte ; thorax cylindroïde, rigide, à face supérieure demi-cylindrique, cuirassée, aplatie antérieurement ; abdomen mou, conoïde, allongé, finement strié transversalement, à extrémité arrondie, fortement contractile après la mort ; chez les larves et les nymphes l'abdomen est conique, à extrémité aiguë, non strié transversalement et non séparé distinctement du thorax qui est mou et ne présente aucune trace de squelette. — Rostre recouvert supérieurement par un prolongement membraneux de l'épistome (fig. 3 *ep*), analogue aux joues de quelques sarcoptides. Mâles (fig. 1) à organe sexuel placé immédiatement en avant de l'anus qui se présente sous forme d'une courte fente, peu visible hors du moment de la défécation, situé à l'extrémité antérieure et inférieure de l'abdomen. Femelle (fig. 2) à vulve se confondant avec l'anus, sous forme d'une fente longitudinale (*a c*) s'ouvrant au même point que l'anus du mâle.

Le genre *Demodex* comprend quatre espèces ou variétés dont nous ne connaissons, comme nous l'avons dit, que les trois premières, celle qui vit sur le chien, celle de l'homme et celle du chat.

1. **Demodex folliculorum**, Owen, *var.* **caninus**.

Femelle ovigère : longueur totale 0mm,25 à 0mm,30.
longueur du rostre 0mm,03, largeur à la base 0mm,03.
longueur du thorax 0mm,10, largeur 0mm,045.
Mâle : longueur totale 0mm,22 à 0,25.
dimensions du rostre comme chez la femelle.
longueur du thorax 0mm,095, largeur 0,045.
Première larve (apode) long. totale 0mm,06 à 0mm,09, larg. 0mm,015 à 0mm,025.
Deuxième larve (hexapode), longueur totale 0mm,11, largeur 0mm,032.
Nymphe (octopode), longueur totale 0mm,19, largeur 0mm,04.

Nota. — Dans les individus adultes le rostre et le thorax ont seuls des dimensions constantes et fixes, les dimensions et même la forme de l'abdomen, qui changent très peu pendant la vie, sont très variables lorsqu'ils sont morts, car l'abdomen se rétracte souvent, de manière à n'avoir pas la moitié de la longueur qu'il présentait pendant la vie, et même beaucoup moins, tout en devenant plus anguleux ; c'est sur ces différentes formes que présente l'abdomen après la mort que sont basées les prétendues variétés admises par Simon et plusieurs autres auteurs. Quant à sa quatrième forme qui ressemblerait à la première mais qui n'aurait que six pattes, c'est évidemment par erreur qu'il n'a pas vu la quatrième paire qui, chez les nymphes, est plus près de la ligne médiane, ne dépasse pas le bord du corps, et est, par suite de cette disposition, souvent presque invisible.

Sur la face supérieure du rostre se voit une paire de tubercules punctiformes qui appartiennent à chaque article basilaire des palpes ;

ce sont sans doute les prétendus yeux d'E. Wilson (fig. 4). Sur le plastron dorsal se voient des tubercules semblables, au nombre de trois paires symétriques.

2. **Demodex folliculorum**, Owen, *var.* **hominis**.

Femelle ovigère ou nymphe : longueur totale $0^{mm},36$ à $0^{mm},40$.
longueur du rostre $0^{mm},02$, largeur base $0^{mm},03$.
longueur du thorax $0^{mm},09$, largeur $0^{mm},04$.
Mâle : longueur totale $0^{mm},30$.
dimensions du rostre comme chez la femelle.
longueur du thorax $0^{mm},085$, largeur $0^{mm},04$.
Première larve (apode), ovale-cordiforme, longueur $0^{mm},06$, largeur $0^{mm},04$.
Deuxième larve (apode), franchement cordiforme, long. $0^{mm},08$, larg. $0^{mm},06$.
Larve hexapode oblongue, longueur $0^{mm},12$, largeur $0^{mm},05$.

La figure A (fig. 56), que nous avons donnée plus haut (page 258) d'après Simon, représente exactement la forme générale d'un adulte de cette variété, aussi bien que les proportions relatives des différentes régions du corps, au grossissement de 250 diamètres, bien que les détails des pattes et du rostre soient faux ou incomplets.

Comme on le voit, en comparant les dimensions de cette variété avec celles de la précédente, dimensions prises sur les individus vivants, le rostre est plus petit, le céphalo-thorax plus court, mais l'abdomen bien plus long, car il a plus de trois fois la longueur du céphalo-thorax. Les tubercules punctiformes de la face supérieure du rostre et du plastron dorsal sont ici plus apparents. Le céphalo-thorax est aussi plus ovale, les épimères de la première et quatrième paire de pattes plus obliques vers le centre de la région et les pattes aussi plus courtes.

3. **Demodex folliculorum**, Owen, *var.* **cati**. — C'est un diminutif de la variété *caninus* dont on aura exactement la figure en diminuant toutes ses dimensions d'un quart.

ANATOMIE ET PHYSIOLOGIE.

Les fonctions de la vie et leurs organes que nous allons étudier chez les *Demodex* seront considérés, dans les premiers paragraphes qui vont suivre, exclusivement chez les adultes ; nous verrons les différences qu'ils présentent chez les larves des divers âges au paragraphe consacré aux métamorphoses.

§ 1. — Organes et fonctions de translation.

Les organes de translation à considérer ici sont les membres et le squelette.

Le *squelette*, chez les *Demodex* comme chez tous les autres acariens, et, en général, chez les articulés, est constitué par le tégument durci en certaines de ses parties de manière à former des épimères, des plastrons, des épidèmes et les articles des membres. Les parties dures, chez les acariens qui nous occupent, ne se rencontrent qu'au céphalo-thorax et dans le rostre; elles sont blanches et aussi diaphanes que les parties molles, et elles ne sont bien distinctes que grâce aux lignes très nettes qui les délimitent. — L'abdomen, comme nous l'avons déjà vu, est allongé en forme de queue cylindrique, un peu comprimé latéralement dans sa partie terminale, et recouvert d'un tégument mou et transparent finement strié en travers.

Après la mort, cette queue abdominale se raccourcit considérablement, se déforme, et c'est là le fait qui a servi de base à Simon pour l'établissement de ses diverses variétés.

Le *céphalo-thorax* a la forme d'un tronc de cône à base postérieure, à sections obliques, l'antérieure étant la plus étroite et, de plus, aplatie de dessus en dessous (fig. 1, B). Les téguments de cette région sont entièrement rigides et constituent supérieurement un *plastron dorsal* lisse, rectiligne d'avant en arrière, mais incurvé en voûte plus haute postérieurement comme nous l'avons dit plus haut, il porte trois paires de tubercules punctiformes symétriques.

La face inférieure du céphalo-thorax est plane, parcourue dans toute sa longueur par un épidème sternal, envoyant de chaque côté quatre paires d'*épimères* opposés, à l'extrémité desquels s'articulent les pattes.

Les *pattes* (fig. 5) sont à trois articles seulement (1) et très courtes. Ces articles sont : 1° la *hanche* (*a*), qui est le plus volumineux, est assez semblable à la hanche des Sarcoptides, représentant un segment de cylindre qui se meut de droite à gauche et *vice versa* ; 2° la *jambe* (*j*), tronc de cône renversé, à sections obliques, articulé à la hanche par son extrémité la plus étroite, se mouvant de haut en bas; 3° le *tarse* (*t*), pièce aplatie, arrondie, à mouvement de charnière très borné, portant deux ongles mousses dont l'interne ou l'antérieur est le plus grand et qui sont comme enchatonnés à la face inférieure du tarse, qu'ils dépassent de leur pointe seulement, peu mobiles, mais pouvant néanmoins écarter leurs extrémités. C'est certainement par suite d'une erreur d'optique ou par une analogie forcée, que beaucoup d'auteurs décrivent *trois* ongles aux tarses des *Demodex* et que d'autres, comme M. G. Pennetier, y ont *vu un onglet, plus deux espèces de ventouses.*

(1) C'est par suite d'insuffisance de connaissances en anatomie comparée des Acariens que MM. Cornevin et Pennetier comptent quatre articles aux pattes des Demodicidés : ils comptent à tort comme un premier article l'espace compris entre deux épimères qui se suivent.

Les muscles intérieurs de la jambe, chargés de faire jouer les articles les uns sur les autres et ceux-ci sur le céphalo-thorax, et dont les plus grands s'attachent à la face interne des épimères et de l'épidème médian, sont si diaphanes qu'ils sont à peu près invisibles ; cependant, lorsqu'on examine l'animal vivant et marchant, leurs contractions les mettent quelque peu en évidence.

Comme organes de translation, il faut encore, chez les *Demodex*, compter les palpes maxillaires (fig. 3 et 4, *p m*) ; en effet, ces organes, presque inertes chez les Sarcoptides, sont ici très actifs et aident puissamment à la reptation par leur jeu alternatif de haut en bas et d'avant en arrière et par les crochets dont leur extrémité est armée, ce qui les rapproche des Trombidiés et des Hydrachnidés.

Les mouvements des pattes sont alternatifs, comme ceux des palpes, non seulement dans la même paire, mais encore dans les deux paires qui se suivent, en sorte que la troisième et la quatrième paire de pattes répètent exactement les mouvements de la première et de la deuxième.

§ 2. — **Organes et fonctions de nutrition.**

Parmi les organes principaux ou accessoires des fonctions digestives, on ne peut guère analyser que *le rostre* parce que seul il est composé de parties dures; on ne voit ni œsophage, ni estomac distinctement; dans l'abdomen on constate souvent la présence de granulations colorées, formant des groupes plus ou moins nets, dont les plus gros sont toujours dans le voisinage du cloaque et qui sont certainement des résidus de digestion, mais elles paraissent être contenues dans une matière sarcodique très transparente chez laquelle aucune trace d'organisation n'est perceptible.

Le *rostre* (fig. 3 et 4) forme un ensemble conique tronqué, aplati de dessus en dessous, nettement distinct et séparé du céphalo-thorax avec lequel il s'articule par sa base. Il est constitué : 1° par une paire de *maxilles* ou mâchoires étroites (*m x*), soudées sur la ligne médiane dans leur moitié postérieure, à extrémités antérieures pointues et divergentes entre lesquelles est logée la *languette* (*l*); 2° à toute l'étendue du bord externe de chaque mâchoire adhère, par son premier article, un gros *palpe maxillaire* (*p m*) quadri-articulé, à article basilaire énorme, trois fois plus gros et plus grand que les trois derniers ensemble; ceux-ci sont courts et cylindriques, le dernier arrondi à son extrémité libre porte trois crochets recourbés dont le terminal est le plus grand; les trois articles terminaux sont seuls mobiles, mais ils le sont largement, agissant surtout de haut en bas, en arrière et en dehors et à jeu alternatif; ils aident puissamment, comme nous l'avons déjà dit, à la progression ; 3° au-dessus des mâchoires et de leurs palpes et fermant par en haut le tube rostral, se voit une paire de *mandibules* à base large, épaisse, triangulaire-arrondie, à extrémité antérieure allongée, cylindrique, brusquement tronquée, sans division en pince terminale (*m d*); les deux mandibules, soudées par leur bord interne sur la ligne médiane et unies par leur base au bord antérieur du céphalo-thorax, sont fixes et immobiles, mais leurs deux pointes antérieures, placées côte à côte et divergeant légèrement à leur extrémité, constituent un boutoir ou organe de fouille très puissant; 4° enfin un *épistome* membraneux (*e p*) recouvre supérieurement et dépasse latéralement les palpes maxillaires et les mandibules, tout en laissant l'extrémité de ces dernières à découvert.

L'*anus* ou *cloaque* est une fente longitudinale de 10 à 15 millièmes de millimètre de long, située sur la ligne médiane, à la partie antérieure et inférieure de l'abdomen, et qui n'est visible qu'au moment de la défécation ; c'est sans doute à cette circonstance qu'est due l'ignorance dans laquelle se sont trouvés tous les auteurs qui ont écrit jusqu'à présent sur le Demodex, relativement à la situation de cette ouverture, que les uns placent au milieu de l'abdomen et les autres à l'extrémité postérieure.

Aucun organe de circulation, de respiration ou d'innervation ne s'est manifesté à nous pendant nos nombreuses recherches sur le Demodex ; mais nous avons pu voir, au moment même de leurs fonctions, les organes de reproduction qui, avant nous, étaient complètement inconnus.

§ 3. — **Organes et fonctions de reproduction.**

Les Demodex sont monoïques, comme tous les acariens. La différence des sexes est très peu marquée et très difficile à apprécier, les individus sexués étant relativement rares et perdus dans la foule des individus asexués, véritables nymphes qui sont de même taille et en apparence aussi parfaits que les précédents, et qui fournissent la grande majorité, quelquefois la totalité, de la population qui remplit les follicules pileux dilatés chez les chiens atteints de *gale folliculaire*, ou chez l'homme atteint d'*acne sebacea;* on ne trouve même d'individus sexués accompagnés des larves que les femelles viennent de mettre au monde, que dans certains boutons acnéiques particuliers, et c'est la présence des jeunes larves apodes qui doit servir d'indice pour rechercher dans leur voisinage les individus réellement adultes.

Les mâles (fig. 1, A, B) sont un peu plus petits que les femelles, ou plutôt c'est leur abdomen qui est plus court, plus étroit, et qui a à peu près la même longueur que le thorax; le pénis se montre en avant de l'anus et en arrière de la dernière paire d'épimères ; il a la forme d'un tubercule conique à arêtes et tronqué, qui se montre en quelque sorte seulement au moment d'entrer en fonction.

La *femelle* (fig. 2) a le thorax un peu plus fort que le mâle ; son abdomen, plus arrondi, dépasse le céphalo-thorax d'un quart en longueur; la fente anale sert en même temps de vulve d'accouchement, et probablement aussi de vulve de copulation, — ce qui serait une exception chez les acariens, — mais, si nous n'avons pas vu de Demodex accouplés, par contre nous avons assisté à la sortie, par cette ouverture, de ce que l'on a appelé jusqu'à présent un œuf et qui n'est autre qu'une véritable larve apode. En effet, cette larve, qui ressemble à une petite sole à queue pointue, s'est montrée à nous de différentes tailles, ce qui prouve qu'elle grandit, et s'est manifestement contractée sous nos yeux, ce qui prouve qu'elle est douée de mouvement, qualités qui n'appartiennent nullement aux œufs.

§ 4. — Métamorphoses et mues.

Nous venons de voir que les Demodex sont vivipares et qu'ils donnent naissance directement à de petites larves plates, rhomboïdales, à extrémité antérieure arrondie et sans trace de bouche ni d'ouverture en tenant lieu, à extrémité postérieure allongée et pointue, ressemblant en un mot à de petites soles aveugles et astomes (fig. 2, B). Les larves de la variété *hominis* sont cordiformes (fig. 8). Ces larves, qui en naissant n'ont guère que $0^{mm},060$ de long sur $0^{mm},015$ de large, acquièrent vite $0^{mm},090$ sur $0^{mm},025$, et c'est à cette dernière dimension qu'on les distingue le plus facilement, la première ayant quelque analogie avec une grosse cellule embryo-plastique fusiforme sans noyau. Ces larves vivent certainement par imbibition ou absorption cutanée puisque, nous le répétons, elles sont astomes (fig. 6, A).

La larve apode, continuant à croître, arrive bientôt à avoir $0^{mm},150$ de long avec une largeur proportionnée ; à cette taille, elle acquiert, sous la partie qu'on peut appeler céphalo-thoracique, trois paires de petits tubercules papilliformes qui tiennent lieu de pattes, mais dans lesquelles on ne distingue ni articulation ni crochets terminaux (fig. 6, B).

Après ce deuxième âge, la larve continue à croître et acquiert encore une paire de tubercules papilliformes qui se montre en arrière des premières. Bientôt après elle se prépare à muer, car sous les téguments de ce troisième âge commencent à apparaître les linéaments d'une forme à pattes articulées et à rostre distinct (fig. 6, C). C'est cette larve au troisième âge, prête à muer et montrant la forme de nymphe à rostre et à pattes encore indécises dans son intérieur, que MM. Cornevin et G. Pennetier ont prise pour une variété de Demodex, « peut-être un mâle ». Des notions plus étendues sur l'organisation et les métamorphoses des acariens leur auraient permis d'éviter cette erreur d'interprétation.

Lorsque la nymphe est sortie de son enveloppe constituée par les téguments de la larve au troisième âge, les parties dures des pattes, du céphalo-thorax et du rostre se solidifient; les articles des pattes et des palpes, le plastron dorsal et les épimères, les mandibules et les maxilles, se montrent nettement; l'abdomen s'allonge, et les stries de son tégument se dessinent; enfin, cette nymphe apparaît avec toutes les formes et la taille de l'âge adulte, dont elle ne se distingue que par l'absence d'organes sexuels.

Y a-t-il eu d'autres mues, d'autres métamorphoses que celle qui marque la transformation de la larve au troisième âge en nymphe? Chaque âge de la larve par exemple ne donne-t-il pas lieu à une mue? Nous ne le croyons pas, car nous n'avons jamais pu voir de larve à tégument double, c'est-à-dire se préparant à muer, comme cela se voit si facilement chez d'autres acariens, les sarcoptidés par exemple. Ce fait de croissance sans changement de peau, que présentent les larves de Demodex, est exceptionnel dans l'ordre des acariens et les rapproche des larves d'insectes, de celles des Diptères par exemple.

§ 5. — **Mœurs et habitudes.**

Les Demodex vivent et pullulent dans les follicules pileux ou sébacés du chien, du chat, du mouton et de l'homme, seulement la la variété *caninus* habite indifféremment les follicules pileux de toute la surface du corps; la variété *cati*, particulièrement les glandes sébacées de l'oreille; la variété *ovis*, seulement les glandes de Meibomius ou du bord palpébral des paupières; et la variété *hominis*, exclusivement les follicules pileux des poils follets du visage et les glandes sébacées de la même région, particulièrement du nez et du front.

Quelle que soit la variété que l'on observe, on voit toujours les Demodex disposés, dans les follicules, le rostre dirigé vers le fond et en plus ou moins grand nombre; quand ils ne sont pas plus de deux ou trois, rien au dehors ne trahit leur présence; mais quand ils sont au nombre d'une douzaine environ, le follicule dilaté donne lieu à une élevure conique de la peau, à une saillie qui a un poil follet à son sommet, à un *comédon* en un mot; enfin, lorsque les parasites sont au nombre de deux ou trois douzaines (fig. 7), les parois du follicule, dilatées et irritées par la présence de ces nombreux hôtes, s'injectent aussi bien que le bulbe sécréteur du poil, celui-ci se détache, et une véritable pustule d'acné se développe (1). C'est dans les pustules

(1) M. Gruby prétend, dans son mémoire cité, qu'après avoir examiné *soixante* personnes il a trouvé des demodex sur *quarante;* nous, dans un régiment

d'acné, dont le centre contient quelquefois de quarante à cinquante Demodex (1), que l'on rencontre particulièrement les individus adultes et leurs larves, et c'est la population de ces pustules qui, en essaimant littéralement, va peupler les follicules voisins du trop-plein de leur contenu. C'est pourquoi l'extension de la gale folliculaire chez le chien se fait ordinairement en rayonnant et produit souvent de véritables cercles simulant parfaitement des plaques d'herpès circiné; nous disons « ordinairement », car il y a un autre moyen de propagation, le grattage, par lequel le chien porte sur les différentes parties de son corps où il peut atteindre les animalcules qu'il a arrachés avec ses ongles en déchirant des pustules d'acné.

La rapidité de propagation des Demodex est bien moins grande que celle de certains autres acariens psoriques ; les différentes variétés du *Sarcoptes scabiei* par exemple, dont quelques-unes peuvent, en quinze jours, couvrir le corps d'un cheval de leurs colonies. La pullulation des Demodex de la variété *caninus* est comparable à celle des psoroptes, car nous avons vu la gale folliculaire chez le chien, débutant par le tour des yeux et l'extrémité des pattes, mettre environ deux mois à envahir le reste du corps. Elle s'accompagne aussi de démangeaisons d'autant plus vives qu'elle est plus générale.

La variété *hominis* est bien plus lente encore que la précédente dans sa multiplication ; elle reste même souvent stationnaire après qu'elle a produit quelques comédons ou quelques pustules d'acné ; on trouve même chez certains hommes des Demodex vivants, en petit nombre il est vrai, dans les follicules du visage, sans déterminer aucune lésion apparente ; cette variété ne cause non plus aucune démangeaison, ce qui la distingue encore d'une manière capitale de la première.

La variété *cati*, que nous avons rencontrée dans les oreilles de deux chats, paraît aussi très peu prolifère et bien peu dangereuse : rien ne décelait la présence des quelques rares représentants de cette variété que nous avons trouvés mélangés à du cérumen où nous récoltions en abondance des *Chorioptes ecaudatus*, qui ne sont non plus nullement psoriques.

Quant à celle qui habite les glandes de Meibomius du mouton, personne ne l'a revue depuis Simon de Berlin ; nous ne pouvons par suite rien en dire.

d'artillerie composé de soldats de diverses régions de la France, nous n'avons trouvé de demodex que sur un dixième environ de ces hommes.

(1) Le même M. Gruby parle de follicule chez le chien affecté de gale folliculaire, contenant jusqu'à 200 parasites, ce qui porterait la population de la peau de cet animal à 80,000 habitants par centimètre carré. Nous croyons ces chiffres très exagérés, car, bien que nous ayons examiné beaucoup de chiens atteints de la même affection, nous n'avons jamais pu compter plus de cinquante parasites environ par follicule.

M. Gruby, imbu de l'idée que le Demodex du chien et celui de l'homme sont identiques, recommandait de grandes précautions pour éviter la contagion de la gale folliculaire du chien à l'homme. Cette crainte est illusoire : nous avons manipulé bien des chiens atteints de gale folliculaire et nous n'avons jamais rien contracté, non plus que nombre de nos collègues et d'élèves vétérinaires qui se sont trouvés aussi exposés que nous. Nous avons cependant vu dernièrement le propriétaire d'un chien affecté de cette gale bien constatée, être atteint, sur la face dorsale de chaque main, d'un prurigo regardé par son médecin comme dû au contact de son chien, prurigo qui a cédé facilement à quelques soins appropriés. Si l'acclimatement des Demodex avait été complet sur la peau de cet homme ce n'est pas quelques jours de soins seulement qui auraient été nécessaires pour les détruire, mais des mois, car il n'y a pas d'affection psorique plus grave et plus tenace que la gale folliculaire du chien. Nous savons cependant, par notre expérience personnelle et par celle de notre distingué confrère M. C. Leblanc, que par des bains de Baréges administrés avec persistance, soigneusement et quotidiennement, pendant un mois au moins, puis de huit jours en huit jours pendant deux ou trois autres mois, on vient sûrement à bout de cette affection. Nous nous expliquons l'action de ce traitement de cette façon : les Demodex migrateurs trouvant constamment la mort hors du follicule, les nouvelles colonies deviennent impossibles à constituer; les anciennes disparaissant forcément par la mort naturelle de leurs fondateurs, la population parasitaire disparaît ainsi, car nous ne croyons pas qu'un médicament inoffensif pour la peau et en même temps parasiticide puisse pénétrer dans la profondeur des follicules pileux ou sébacés ; nous avons par devers nous des expériences qui nous le prouvent et qui nous donnent la raison des insuccès des nombreuses préparations proposées contre la gale folliculaire du chien et des dangers de la plupart d'entre elles.

ACTION NOCIVE DES ACARIENS.

Quand nous parlons de l'action nocive des Acariens il est bien entendu qu'il ne peut être question que de l'effet produit, sur les êtres qui les nourrissent, par les Acariens réellement parasites, la connaissance des autres étant néanmoins indispensable, surtout pour éviter de commettre des erreurs.

L'effet produit par les Acariens parasites est très variable suivant les espèces. En effet, nous avons vu que certains Acariens, bien que vivant en permanence sur les téguments des animaux, au fond des poils et des plumes, se contentent pour vivre, des produits naturellement excrétés par la peau; à peine peuvent-ils causer un peu de démangeaison par leurs allées et venues. D'autres Acariens, parasites temporaires, enfoncent leur rostre dans les parties vivantes de la peau pour en aspirer le sang en nature, et abandonnent leur victime quand ils sont repus; s'ils sont peu nombreux ou même rares, comme c'est le cas pour les Ixodes dans nos pays, leurs piqûres ont peu d'importance, bien qu'ils soient fortement armés, parce que leur salive n'est pas venimeuse; si au contraire ils sont nombreux, comme c'est quelquefois le cas pour les Dermanysses et les Rougets, qui ont en outre une salive irritante, leurs piqûres donnent lieu à un véritable *prurigo*, qui a une grande analogie avec celui que causent les puces et les cousins, c'est-à-dire qu'il s'accompagne d'une petite irritation cutanée locale, jamais confluente avec les voisines, d'une démangeaison assez vive, mais temporaire comme la cause. Enfin, il est des Acariens qui habitent en permanence les téguments au nombre de plusieurs milliers ou même de plusieurs millions d'individus, et qui, pour vivre et pulluler, déchirent l'épiderme et irritent les parties superficielles du derme au moyen de leurs mandibules et de leur salive venimeuse, et se sustentent avec les produits séreux de l'inflammation dont ils provoquent ainsi le développement; l'action répétée de ces milliers d'êtres microscopiques qui cherchent continuellement des terrains nouveaux à déchirer et envahissent ainsi de larges surfaces, amène le développement d'affections eczémateuses spéciales souvent très graves, connues sous le nom de *gales* dont la connaissance parfaite est des plus importantes au point de vue de la dermatologie comparée.

Pour la description des parasites acariens nous avons tenu, comme on l'a vu, à suivre l'ordre de leur classification naturelle; pour la description des maladies qu'ils causent nous suivrons au contraire l'ordre de leur importance comme agents dermatosiques, et cela dans la série de nos divers animaux domestiques ou d'agrément en partant des plus importants pour arriver aux plus infimes. Mais, pour justifier le titre de notre ouvrage et en raison surtout de ce qu'un certain nombre de ces dermatoses acariennes sont communes à l'homme et à quelques animaux, et qu'elles sont transmissibles des uns aux autres, nous commencerons la série des dermatoses acariennes par celles qui peuvent affecter l'homme.

§ 1. — Homme.

DERMATOSES ACARIENNES DE L'HOMME.

GALE VULGAIRE (1). — SYNONYMIE. — Latin *scabies;* grec ψῶρα ; allemand *Krätze*, *Räude;* anglais *itch;* italien *rogna;* espagnol *sarna;* vieux français *rogne*, *gratelle.*

Définition. — La *gale* est une maladie particulière de la peau, essentiellement contagieuse, déterminée par la présence d'un parasite, le *Sarcoptes scabiei*, Latr., caractérisée par un prurit plus ou moins vif, par des vésicules discrètes disséminées sur certains sièges d'élection, acuminées et transparentes à leur sommet, plus larges et rosées à leur base, accompagnées de petits sillons linéaires blanchâtres, d'étendue variable, terminés par un petit renflement d'une teinte plus claire, où se trouve habituellement une femelle de sarcopte. La gale peut être compliquée accidentellement de papules, de pustules, etc.

Historique. — La *gale* a été signalée chez les animaux bien avant de l'être chez l'homme ; la plus ancienne mention qui soit faite de cette maladie se trouve dans la Bible (*Levit.*, ch. XXII, p. 22) : le législateur des Hébreux exclut des sacrifices, les *bêtes galeuses*.

Polybe parle de la galle épidémique (*limopsoron*) qui envahit dans la Gaule cisalpine les chevaux et les hommes d'Annibal (HISTOIRE, liv. III, § 86).

Les Romains appliquant le mot *scabies* à des affections variées de l'enveloppe cutanée, on a voulu en inférer que la gale de l'homme était inconnue dans l'antiquité. Celse, recommandant pour l'homme le traitement qu'il avait trouvé efficace chez les animaux, réfute cette erreur (lib. V, XXXIII, 16) ; il va plus loin et critique la confusion que faisaient les vétérinaires de son temps entre des maladies distinctes ; nous reproduirons ce passage qui à l'époque moderne n'a rien perdu de sa valeur : Celse dit : *Nam et hiqui pecoribus ac jumentis medentur, quum propria cujus ex mutis animalibus nosce non possint communibus tantum modo insistent* (lib. I, *præf.*).

Le traitement employé par les anciens contre la gale était externe et à base de soufre, c'est-à-dire rationnel ; mais ce qui

(1) *Gale* vient de *Galla*, production anormale qui se développe sur certains végétaux et qui résulte de la piqûre d'un insecte.

montre l'idée qu'ils avaient de la nature de cette maladie, c'est que l'un d'eux, Absyrte, recommande expressément d'attendre, pour appliquer le traitement, *qu'elle fût complètement sortie.*

Cette idée de la nature humorale de la gale, analogue à celle de la variole, a persisté en médecine pendant tout le moyen âge et la période moderne, et il faut arriver à la fin du premier tiers de notre siècle pour voir la vérité se faire jour sur la nature de cette maladie.

Dans certains pays, cependant, le vulgaire possédait des notions très justes sur la gale, et de temps en temps des savants, puisant à cette source, dénonçaient le parasite qui la cause et donnaient le moyen de l'extraire ou de le détruire. Ainsi, la Bibliothèque nationale possède, sous le n° 1028, un manuscrit du célèbre médecin arabe *Ben Shor* plus connu sous le nom d'Avenzoar, qui vivait du onzième et au douzième siècle, et dans lequel on lit, folio 169, recto :

« Cela se tient à la surface du corps dans la peau, et le vulgaire « le nomme *soab*. Si on soulève l'épiderme sur quelques points « on trouve un petit animal très difficile à voir. Les graines de « carthame et d'ortie détruisent ces animaux; on en fait un « onguent avec de l'huile d'amandes amères ou de l'huile de « ricin et on en oint les parties malades. On peut aussi employer le « jus des feuilles de ricin mêlé à du henné. Le malade doit bien « se nourrir avec perdrix et pain fermenté un peu aigre, éviter « tous les fruits verts, particulièrement les figues, les raisins, « tous les fruits à noyaux et laver son corps avec jus de melon, « si c'est la saison, ou autrement avec jus de feuille de pêcher. » (Traduit par nous de l'allemand de Rosegarten).

A peu près à la même époque (1099-1179) dans la *Physique* de sainte Hildegarde, abbesse d'un couvent sur la Rupertsberg près de Bingen, l'auteur, dans deux passages différents, donne des remèdes contre l'animalcule de la gale. Il prescrit la *myntza* et la *bilsa* (menthe et jusquiame); quant au dernier remède il dit : *Sed ubi SUREN in homine sunt, ita quod carnem ejus exulcerunt, eodem loco eam cum succotere, et SUREN morientur.* Le mot *suren* intercalé dans le texte latin, emprunté au langage du peuple, indique que dans le Nord la connaissance de l'animalcule de la gale s'était vulgarisée aussi bien que dans le Midi. Cette dénomination s'est conservée jusqu'au dix-septième siècle.

Les basses classes, dans le Midi, guérissaient la gale par l'extraction de l'animalcule, à l'aide d'une aiguille à pointe très fine ; il paraît que ce privilège était réservé aux vieilles femmes qui, dans cette opération, se montraient fort adroites. Le même procédé était en vogue dans le Nord ; l'expression de *déterrer les animalcules* (sürengraben) reproduite par plusieurs auteurs avec la parenthèse *Germani vocant* est assez explicite pour admettre que, sous ce rapport, les traditions du Nord étaient aussi vivaces que celles du Midi, avec cette différence que, perdues dans le Nord, elles se sont conservées dans le Midi. (S. Verheyen).

Au seizième siècle, presque tous les auteurs parlent du *ciron* de la gale : Scaliger (1557) donne les diverses dénominations par lesquelles on désignait l'*Acare* d'Aristote : les Pisans l'appelaient *pedicello ;* les Piémontais, *sciro ;* les Gascons, *brigand ;* il savait qu'il habite sous la peau et occasionne des démangeaisons en traçant des galeries (*ita sub cute habitat ut actis cuniculis ura*), qu'extrait et écrasé il rend un virus aqueux (*aquœumque virus reddit*).

Rabelais parle deux fois du ciron de la gale : Il rapporte qu'un des ancêtres de Pantagruel, Enay, *feut très expert en masnière d'oster les cirons des mains*. Ailleurs il fait dire à Panurge, *mais d'ond me vient ce ciron, icy, entre ces deux doigts ?*

Charles Estienne et Jean Liébault, docteurs en médecine, auteurs de la *Maison rustique*, parue en 1570, premier ouvrage où les notions que l'on possédait alors sur la médecine, l'art vétérinaire, la chasse, l'agriculture, etc., se trouvent réunies et transcrites en langue vulgaire, indiquent aussi des remèdes pour détruire les cyrons des doigts.

Laurent Joubert (1577) place les *syrons* sous l'épiderme où ils rampent en corrodant et excitant un désagréable prurit.

Dans les œuvres complètes d'Ambroise Paré, édition Malgaigne (Paris, 1841) lib. XX, cap. v (ce chapitre date de 1585), on lit page 739 :

« *Des cirons.* Les cirons sont petits animaux toujours cachés « sous le cuir, sous lequel ils se traînent, rampent et le « rongent petit à petit, excitent une fâcheuse démangeai- « son et grattelle. Ils sont faits d'une matière sèche, laquelle, « par défaut de viscosité est divisée et séparée en petits atomes « vivants. Les cirons se doivent tirer avec épingles ou aiguilles.

« Toutefois il vaut mieux les tuer avec onguents et décoctions « faites de choses amères et salées. Le remède prompt est le « vinaigre dans lequel on fait bouillir staphysaigre et sel marin. »

La théorie de la génération spontanée des *Acares*, déjà en germe comme on voit dans Ambroise Paré, est tout à fait développée par Vidus Vidius (1596); il les fait naître du sang ou de la pituite à laquelle s'ajoute un peu de bile jaune ou noire, douée de la propriété de corroder légèrement. Voilà l'origine de la doctrine humorale de la gale qui, au bout de trois siècles fleurit encore, non seulement dans le système hahnemannien, mais encore dans les ouvrages d'un éminent dermatologiste, Devergie.

Après Vidius, la doctrine s'enracine et ne trouve pas de contradicteurs. Aldrovandus (1638) répète ce qu'ont dit ses prédécesseurs et n'oublie ni la génération spontanée de Vidius ni les humeurs génératrices. Moufet (1634) fait faire un pas à l'histoire naturelle de l'animalcule ; il apprend que les Anglais l'appellent *soheale-wormes*, et ajoute la remarque importante que les Cirons ne séjournent pas *dans* mais *près* des pustules (*syrones istos non in ipsis pustulis, sed prope habitare*).

Harptman, le fondateur de la pathologie animée, et le précurseur par conséquent de Raspail, examina l'animalcule au microscope ; dans sa *Lettre au P. Kircher* (1657) il en trace une mauvaise figure et le compare à la mite du fromage.

Redi, l'adversaire déclaré de la génération spontanée, imprima à l'observation directe une nouvelle impulsion. Deux naturalistes de Livourne, le docteur Cosimo Bonomo et le pharmacien Diacinto Cestoni, par leurs recherches sur l'Acare, ses mœurs et ses rapports avec la gale, arrivèrent à des résultats qui, de nos jours, n'ont rien perdu de leur exactitude. La lettre où ils sont consignés fut publiée par Redi en 1687 ; Bonomo seul l'a signé. L'animalcule de la gale était si bien connu en Italie que le dictionnaire *della Crusca* (édition de 1623) en donne cette définition : *Pellicello è un piccolissimo bacolino, il quale si genera à ragnosi in pelle, e rodendo cagiona un accutissimo pizzicore*, définition qui fut le point de départ des études de Bonomo, ainsi qu'il le dit dans sa lettre. Il avait été témoin de l'extraction des Acares, pratiquée sur des enfants, par des femmes, à l'aide d'une aiguille ; il avait également vu les forçats et les esclaves du port de Livourne se rendre mutuellement ce service. Après bien des recherches sur des galeux, il trouva un animalcule, l'examina à la loupe, en donna la description et une figure. Ne se contentant pas de ce premier individu, il continua ses investigations sur des sujets de constitutions variées et à diverses époques de l'année ; constamment il retrouva le même animalcule. Bonomo eut aussi la bonne fortune de saisir un Acare dans la ponte pendant que le dessinateur Isaac Colonello en prenait la figure sous le microscope simple, et il put faire en même temps repésenter le dessin de l'œuf. Il en conclut que les animalcules se reproduisent comme tous les animaux, par mâles et femelles, qu'ils ne s'engendrent point dans l'humeur mélancolique des galeux, qu'ils ont leur domicile dans une partie du corps, que la gale est la conséquence de la morsure de ces animalcules. S'il n'en était pas ainsi la contagiosité de la gale serait incompréhensible ; les animalcules, en effet, passent avec la plus grande facilité et par le simple contact d'un corps sur un autre, pénètrent sous la peau, et s'y multiplient par des œufs ; la transmission s'opère par l'intermédiaire du linge, des gants et d'autres objets qui ont servi à l'usage des galeux et auxquels les animalcules peuvent rester attachés, car séparés du corps ils vivent encore deux ou trois jours ; Bonomo s'en est expérimentalement assuré. Il préconise un traitement purement local, auquel on est enfin forcé de revenir après avoir fait avaler des quantités de médicaments aux malades. Les récidives, il les attribue à la non-destruction des œufs. Ces principes si nets, si logiques, découlant entièrement de l'observation, étaient trop simples, trop saisissables, pour prévaloir à une époque où les idées spéculatives dominaient en médecine.

La lettre de Bonomo, traduite en latin par Lanzoni, et insérée dans les *Ephémérides des curieux de la nature*, généralement connues du monde savant, ne propagea guère la doctrine acarienne de la gale. Celle de Cestoni à Valisneri (1710) où, entre parenthèse, il réclame, à tort, la propriété exclusive des études faites en commun avec Bonomo, *treize ans après la mort de Redi et la disparition de son collaborateur*, cette lettre de Cestoni, disons-nous, ne fut pas plus heureuse, malgré sa conclusion positive : *Da tutto ciò si raccoglie, che la rogna è un male, che non dipende da vizio alcuno interno degli umori, ne del sangue ; ma che l'unica cagione di essa sono i pellicelli.* En Italie, le principe était admis, mais hors de ce pays il ne comptait que de rares partisans ; il fallut toute l'autorité de Linnée pour porter un grand coup à la théorie humorale de la gale et tirer le public médical de son indifférence. Les *Exantemata viva*, dissertation de Nyander, élève de Linnée, qui parurent en 1757, devinrent le signal d'une ardente polémique. Nyander établit clairement qu'il faut chercher l'Acare dans les sillons et non dans les pustules. Avelin, autre élève de Linnée, attribue la gale du mouton comme celle de l'homme, à la présence d'un Acare. Des médecins admettaient la doctrine, d'autres la repoussaient, d'autres encore croyaient à l'existence d'une gale acarienne et d'une gale humorale, il y en avait qui considéraient l'animalcule comme produit, non comme cause de l'affection. Les naturalistes Geoffroy, de Geer, Gœze, Fabricius, décrivaient l'animalcule sans prendre part à la discussion ; ce dernier trouva généralement établi, parmi les indigènes du Groënland, l'usage d'extraire les Acares de la peau à l'aide d'une aiguille. Voici comment Geoffroy, dans son *Histoire abrégée des insectes* (Paris, 1762), décrit le ciron de la gale, *Acarus humanus, subcutaneus*, Linn. Faune succ., n. 1194 : « Cet insecte, presque imperceptible, est de forme ovale. La tête et les pattes sont un peu brunes. Son ventre est blanchâtre avec deux lignes grisâtres peu marquées et courbées, dont les pointes regardent les parties postérieures du corps de l'animal. Ce ciron s'enfonce sous la peau et produit de petites vésicules qui se trouvent sur les galeux. Il suit les rides de la peau et, en marchant, il forme différentes vésicules proches les unes des autres. Sa marche et ses piqûres causent les démangeaisons que l'on sent dans cette maladie. On peut l'enlever avec une pointe d'aiguille. Tiré ainsi hors de la peau, il reste souvent immobile ; mais si on le réchauffe avec l'haleine, il court fort vite. C'est par le moyen de ces insectes que la gale se communique si aisément, les vêtements des galeux en étant souvent remplis. Les amers et les préparations mercurielles font périr les cirons...

« Le ciron de la gale ressemble beaucoup à celui du fromage, mais celui-ci est plus grand ; son ventre qui est ovale et blanchâtre n'a point de bandes grises comme le précédent ; sa tête et ses pattes sont un peu brunes. Si on regarde cet insecte au microscope on voit qu'il a sur le corps quelques poils que l'on n'aperçoit pas dans celui qui précède. »

En Hanovre, un observateur très sagace, le docteur Wichmann, renouvelle les études de Bonomo et les confirme dans toutes leurs conclusions, ainsi que le montre son mémoire *Ætiologie der Krätze*, 1786. Dans une dernière édition de ce travail, l'auteur aborde toutes les objections que la première avait soulevées : il combat victorieusement les métastases, les répercussions, les metaschematismes, les dyscrasies psoriques ; en un mot, il expose la doctrine de la gale telle à peu près qu'elle existe aujourd'hui. Voulant s'assurer de la justesse de cette théorie, le professeur Hecker s'inocula la gale et confirma ainsi l'exactitude des faits avancés par Wichmann. Celui-ci avance encore que la gale du mouton, de même que celle de l'homme est due à un Acare et que la laine est un de ses agents de propagation. Le professeur Abildgard, de l'école de Copenhague, lui écrivit (1787) que sa théorie se justifiait dans le traitement, que, sans breuvages et par des applications locales, il avait guéri un grand nombre d'animaux galeux.

Malgré tous ces travaux et toutes ces recherches suivies de déductions si concluantes, la notion exacte de la nature de la gale ne se répandait pas et de nombreuses victimes de cette ignorance continuèrent à s'accumuler tant parmi les hommes que parmi les animaux, surtout en France.

Cependant la découverte positive de l'Acare du mouton en Allemagne, par Walz en 1809, et celle de l'Acare du cheval, par Gohier en 1812, ramenaient l'attention sur l'Acare de la gale de l'homme. Un interne en pharmacie de l'hôpital Saint-Louis, Galès, proclame l'avoir trouvé *dans les vésicules* des galeux ; il en fit le sujet de sa thèse inaugurale dans laquelle il reproduit la figure de son fameux Acare, et de plus le fit voir à tous ses examinateurs en l'extrayant *des vésicules* sous leurs yeux. Or, quand on voit, dans l'*Histoire naturelle des Crustacés et des Insectes*, de Latreille, publiée en l'an XII, des figures et une description si exacte de l'*Acarus exulcerans*, de Linnée, de la *Mite domestique* et de la *Mite de la farine* avec leurs caractères différentiels, on est confondu de surprise en voyant la confiance avec laquelle était acceptée la *découverte* de Galès par les plus grands savants ; Latreille lui-même en vient à douter des descriptions de Linnée et de de Geer. On lit en effet, sous sa signature, dans le dictionnaire d'histoire naturelle de Déterville (Paris, 1816-1830), ces lignes sur l'*Acarus exulcerans*, L. : « Soit que cette Mite ne soit pas celle de la gale ordinaire de l'homme, soit que de Geer ait fait ses observations sur des individus de forme différente, soit qu'il ne l'ait pas étudié avec assez de soin, la figure qu'il en a donnée ne convient pas à celle qu'a publiée sur la mite de la gale, le docteur Galès, dans une dissertation sur ce sujet remplie d'excellentes recherches qui ont été confirmées par les observations de plusieurs naturalistes célèbres qu'il avait invités à cet examen (!). Il eut le courage de s'inoculer la gale au moyen de cet Acaride » !....

Dans le *Dictionnaire des sciences naturelles*, publié par F. G. Levrault (1820-1830), Duméril ne trouve rien de mieux pour représenter l'Acarus de la gale que d'emprunter les figures de Galès dans lesquelles il est facile de reconnaître la mite de la farine ou du fromage (*Tiroglyphus siro*, Latr.), déjà parfaitement figurée par de Geer et par Latreille lui-même. On le voit, l'assurance gasconne de Galès — il était de Belbèze, sur les bords de la Garonne — en avait imposé à tous les savants de son temps, et Cloquet lui-même, un de ses juges, assurait reconnaître parfaitement, dans la mite que montrait Galès, l'Acarus de la gale qu'il avait vu souvent ! Après tout l'opérateur était peut-être de bonne foi : il est probable que les galeux, pour calmer leurs démangeaisons, se poudraient de farine comme on le fait maintenant de poudre de riz et que cette farine vieillie et servant longtemps, grouillait de tyroglyphes qui s'empêtraient dans la sécrétion glutineuse des pustules et y restaient adhérentes, jusqu'à ce que l'aiguille de l'extracteur vînt les en faire sortir. C'est encore une preuve de la nécessité de bien connaître les espèces Acariennes voisines de celles qui sont réellement psoriques.

Ne trouvant pas le Sarcopte dans les vésicules de la gale, — il opérait probablement sur des galeux qui ne se servaient pas de vieille farine, — le professeur Lugol en vint à nier positivement l'existence du parasite (1829), et la démonstration faite à la même époque par Raspail de la supercherie de Galès vint lui donner raison et faire retomber au rang des fables l'existence du Sarcopte.

Il fallut l'arrivée à Paris, en 1834, d'un jeune étudiant corse, Renucci, qui avait appris des matrones de son pays l'art d'extraire les Sarcoptes, et qui en fit l'expérience devant Alibert, pour rendre à ce parasite son certificat de vie. L'attention sur ses agissements fut de nouveau éveillée, le bataillon de ses partisans se réforma et l'on vit les études sur la gale et ses causes reprendre partout.

En 1834 paraît le *Mémoire comparatif sur l'histoire de l'Insecte de la gale*, de Raspail, qui, après avoir été l'ennemi acharné de l'Acarus, finit par en voir, ou en supposer dans toutes les maladies, théorie dont il n'a pas eu, du reste, la primeur, attendu qu'elle avait déjà été émise par Harptman, médecin anglais, en 1721, dans une brochure intiulée : *Système d'un médecin anglais sur les causes de toutes les espèces de maladies, avec les surprenantes configurations des différentes espèces de petits insectes qu'on voit par le moyen d'un bon microscope dans le sang et dans les urines des différents malades et même de tous ceux qui doivent le devenir* (!), Recueilli par M. A. C. D.

En octobre de la même année 1834, paraissent les *Recherches sur l'Acarus ou Sarcopte de la gale*, por Albin Gras, élève de l'hôpital Saint-Louis, travail où l'auteur fait une description déjà très complète du Sarcopte femelle, le seul alors connu, et parle pour la première fois de l'importance au point de vue seméiologique, du *sillon*, qu'il appelle plus rationnellement *cuniculus*, particulier à la gale de l'homme.

En 1835, Leroy et Vendenherque, Emery, Dugès, Rayer; en 1836, Aubé, et pendant plusieurs années, de nombreux auteurs continuent les études sur l'Acarien de la gale de l'homme et la maladie qu'il produit.

En 1851, M. Lanquetin découvre le mâle du *Sarcoptes scabiei*, qui, d'après Fürstenberg, avait été vu en Allemagne par Eichstedt quatre ans auparavant.

En 1852 paraît le *Traité entomologique et pathologique de la gale de l'homme*, par M. Bourguignon, où on trouve la description très minutieuse de tous les organes et appendices des Sarcoptes mâle et femelle à leurs différents âges, mais cette description est faite tellement en dehors des règles adoptées en zoologie et des principes de cette science que la lecture en est des plus pénibles, pour un naturaliste surtout, c'est ce qui fait qu'on y trouve indiqués des organes qui n'existent pas ou qui sont tout autre chose que ce que l'auteur croit; ainsi il décrit et dessine *quatre* mandibules, tandis qu'il n'y en a que deux parce qu'il prend pour une deuxième paire de mandibules les divisions terminales de la lèvre, ou bien il a eu sous les yeux un sujet en voie de muer chez lequel les mandibules du nouvel individu sont déjà visibles en arrière de celles de l'ancien; il prend les *joues* pour des palpes secondaires qu'il appelle *faux-palpes*, etc., etc. Une connaissance un peu plus approfondie de l'anatomie comparée des Insectes et des Arachnides et surtout des types des différentes familles de l'ordre des Acariens aurait permis à l'auteur d'éviter les erreurs dont fourmille son livre, et surtout les longueurs. Ce traité est accompagné de figures qui ont la prétention d'être d'autant plus exactes qu'elles sont faites plus servilement à la chambre claire au hasard des préparations, en sorte qu'on a une idée très fausse de la forme générale des Sarcoptes et de la disposition de certains organes; elles prouvent que l'inexpérience en dessin de l'auteur était aussi grande que son ignorance en Entomologie.

En 1855, plusieurs animaux féroces venant de Marseille à destination de la ménagerie Borelli qui était à Paris, arrivèrent galeux; cinq lions, deux hyènes et un ours étaient affectés de la maladie; deux lions moururent, plus une hyène; l'ours guérit spontanément, les autres animaux furent aussi sauvés mais avec des soins appropriés. Un garçon de ménagerie, nommé Cyprien, contracta la gale aussi bien que M. Borelli et sa fille. Les lions morts ayant été transportés à Alfort, M. Delafond découvrit que leur gale était causée par un Sarcopte semblable à celui de l'homme. En 1843, M. P. Gervais avait déjà constaté la transmission de la gale du dromadaire à l'homme, gale causée par un Sarcopte très voisin du Sarcopte scabiei. Ce sont les premiers cas bien authentiques de transmission de la gale des animaux à l'homme. Dans le Midi, on avait bien constaté, en 1838, la transmission d'affections prurigineuses du cheval à l'homme, surtout des vieux chevaux sacrifiés pour nourrir les sangsues dans les marais des environs de Bordeaux, mais la détermination positive de la nature de l'affection n'avait pas été faite ; ce n'est qu'en 1856 que Delafond et Bourguignon constatèrent positivement la présence chez le cheval d'un Sarcopte analogue à celui de l'homme et sa transmission de cet animal à l'homme.

Enfin, en 1859, paraît dans la *Gazette médicale* de Paris, n° 30, une importante note de M. Ch. Robin intitulée : *Recherches sur le Sarcopte de la gale humaine*. Cette note est la première émanant d'une série de recherches et d'études sur un grand nombre d'espèces de l'ordre des Acariens d'après une méthode qui montre tous les défauts et tous les inconvénients de celles des auteurs qui l'ont précédé. M. Ch. Robin les énumère lui-même dans un de ses mémoires publié à Moscou en 1860 : (*Mémoire zoologique et anatomique sur différentes espèces d'Acariens*). Ce mémoire renferme la description la plus complète et la plus exacte qui ait jamais été faite du Sarcopte de la gale humaine avec d'excellentes figures à l'appui.

Nous terminons ici ce que nous avions à dire sur l'historique de la gale vulgaire de l'homme et du parasite qui la produit.

Nosographie. — On peut distinguer trois périodes dans la marche de la gale : une période d'incubation, une période d'état et une période de déclin.

1re *Période.* — INCUBATION. — La durée de cette période est très variable : tantôt c'est au bout de deux ou trois jours que le parasite manifeste sa présence par des phénomènes dont nous parlerons tout à l'heure, tantôt ce n'est qu'au bout d'un mois à six semaines (Bazin). Albin Gras fixait la durée de l'incubation à quinze jours. Biet avait remarqué que cette période était plus longue sous l'influence du froid que sous celle du chaud, plus longue aussi chez les vieillards que chez les adultes. On dit généralement que tout est silencieux pendant cette période, c'est une erreur : presque toujours des démangeaisons plus ou moins vives se font sentir sur les parties du corps qu'occupent les parasites et il n'est pas rare d'observer en même temps quelques éruptions fugaces mal déterminées, telles que des traînées érythémateuses, etc. (Bazin). (Il est évident que, pendant cette période, les Sarcoptes encore jeunes et pour la plupart encore à l'état de larves et de nymphes, intéressent la peau juste ce qu'il faut pour vivre et ne produisent que de légères lésions; rappelons que ce sont les larves, les nymphes et les mâles dont la vie est toute superficielle et jamais sous-épidermique qui sont les principaux agents de la contagion.)

2e *Période.* — ÉTAT. — Cette période est essentiellement caractérisée par l'apparition des parasites adultes, surtout de la femelle ovigère et de ses manifestations cutanées caractéristiques. Le Sarcopte mâle est assez difficile à trouver chez l'homme, parce qu'il est sans cesse en mouvement; il se blottit quelquefois sous une pellicule épidermique, sous une croûte de bouton isolé, c'est là qu'il faut le chercher ; du reste sa recherche est de peu d'importance au point de vue du diagnostic. Il n'en est point ainsi de la femelle ovigère, sa découverte donne la certitude désirable au diagnostic ; elle est, comme nous savons, logée dans l'épaisseur de l'épiderme où elle occupe un siège précis : elle se trouve toujours à l'extrémité d'un sillon où on la distingue sous la forme d'un petit point blanc brillant ; on peut la mettre à découvert et la prendre à la pointe d'une épingle ou d'une aiguille et souvent on peut apercevoir les mouvements qu'elle exécute. Les larves et les nymphes, vagabondant comme les mâles, sont aussi difficiles à trouver ; ce sont elles qui, par leurs morsures, provoquent l'apparition de ces petites éruptions souvent très éloignées du lieu d'élection des *sillons* et dont, jusqu'à aujourd'hui,on n'expliquait la présence qu'en invoquant la sympathie.

Le *sillon* est un des symptômes les plus importants de la gale et, quant il estbien tranché, il peut suffire à lui seul pour poser un diagnostic (Bazin). Nous savons déjà ce qu'est le sillon ; les apparences de ces terriers épidermiques sont bien différents suivant l'âge, la finesse de la peau et les habitudes de propreté des malades, ce sont quelquefois des lignes blanches peu apparentes (Bazin). Le nombre des sillons est extrêmement variable ; chez tel sujet on en voit beaucoup, tandis que chez tel autre il faut chercher longtemps pour en voir un seul ; ces variations ne sont nullement en rapport avec l'abondance des phénomènes éruptifs, mais bien plutôt avec certaines conditions de terrain qui favorisent le développement des Sarcoptes : nous avons vu à l'hôpital Saint-Louis, dans le service de M. Bazin, certain malade couvert de sillons, tandis qu'en aucun point on ne trouvait d'éruption inflammatoire : « ce sujet, nous disait notre maître, avait la gale sans avoir la psore. » Il réservait, comme on le voit, le nom de *psore* à l'éruption symptomatique de la gale, éruption dont la multiplicité serait sous l'influence d'une prédisposition spéciale : les peaux blanches sont plus sujettes à d'abondantes éruptions que les peau brunes. Mais s'il n'y a pas de relation entre le sillon et l'abondance des éruptions symptomatiques, il est cependant impossible de nier toute connexion entre les formes éruptives et le nombre des sillons, car il est d'observation que ces derniers sont rares dans la gale pustuleuse et abondante, au contraire, dans la forme papuleuse.

On lit dans quelques auteurs que, des deux extrémités du sillon, l'une correspond toujours à une vésicule et l'autre à l'éminence acarienne; cependant, si cette disposition est la règle générale, cette dernière souffre un certain nombre d'exceptions : assez souvent la vésicule avoisine l'acarus à tel point qu'il est impossible d'extraire celui-ci sans rompre celle-là; ou bien la vésicule est située sur le trajet du sillon qui paraît la traverser; quelquefois enfin, ce dernier en forme de cercle plus ou moins complet circonscrit la vésicule (Bazin). Avec ce que nous savons maintenant des mœurs des Sarcoptes il est évident que les vésicules qui n'ont aucun rapport avec les sillons ne sont pas le fait de la femelle du Sarcopte, mais sont le résultat de la morsure d'un mâle ou d'une grande nymphe non fécondée encore et qui n'avait pas encore besoin de creuser un terrier pour loger sa progéniture et l'y faire éclore à l'abri, car c'est là le but exclusif que poursuit la femelle en creusant son sillon.

Les *Éruptions symptomatiques* sont aussi caractéristiques de la période d'état. On a l'habitude de dire que le Sarcopte agit sur la peau comme un corps étranger, comme une épine, et que c'est ainsi qu'il provoque l'apparition de phénomènes inflammatoires; mais on ne réfléchit pas qu'il n'habite pas les parties vives, qu'il ne les touche que de temps à autre, quand il a faim, avec ses mandibules bien plus déliées, bien plus ténues qu'une pointe d'aiguille, et que par conséquent la lésion mécanique est impuissante à expliquer l'apparition de l'éruption. Nous savons, du reste, maintenant, que cette éruption a une autre cause et qu'elle est provoquée par une véritable inoculation d'un liquide venimeux analogue à la teinture de cantharide ainsi que l'a démontré expérimentalement Gerlach.

L'éruption caractéristique de la gale est constituée par de petits boutons discrets à base rosée et à sommet transparent qui se montrent aux sièges d'élection, c'est-à-dire, dans l'intervale des doigts, aux poignets, etc. On a prétendu que ces *boutons* étaient toujours des papules, que l'éclat dont elles brillaient les avait fait prendre pour des vésicules : c'est une erreur. Sans doute, comme nous le verrons, la gale peut être caractérisée par des éruptions de formes différentes, par des *papules* surtout, mais le symptôme initial est toujours une *vésicule* (Cazenave). Celle-ci peut consister dans une très petite collection séreuse siégeant au sommet d'une élévation papuleuse, elle peut passer très rapidement et se convertir en un symptôme nouveau. En effet, soit qu'on la presse, soit qu'on la déchire en se grattant, elle se vide en donnant lieu à un petit épanchement de sérosité, puis elle s'affaisse laissant à sa place une petite croûte sèche, inégale, rugueuse, peu adhérente, occupant parfois la partie centrale d'un soulèvement papuleux. Il peut arriver, si le prurit est très vif, que l'écoulement soit accompagné ou suivi d'un léger épanchement de sang, et alors il en résulte des croûtes noirâtres, plus sèches, plus dures.

Quand les vésicules sont abandonnées à elles-mêmes, que rien ne trouble leur marche ordinaire, le liquide séreux qu'elles renferment se trouble, se dessèche sur place. Sur les individus à peau fine, irritable, elles se multiplient et s'agglomèrent sur divers points; alors les vésicules deviennent bientôt lactescentes, puis séro-purulentes et, en se desséchant, donnent lieu à la formation de croûtes plus épaisses; elles peuvent même se convertir en pustules. Çà et là surviennent spontanément des papules acuminées, rouges, disséminées comme dans le prurigo, plus ou moins larges, aussi bien développées dans le sens de l'extension que dans celui de la flexion.

L'éruption peut se traduire par d'autres symptômes encore. Ainsi M. Cazenave a vu se développer sur le dos, au thorax, au cou, des élévations tuberculeuses irrégulières d'un rouge jaunâtre ou brunâtre siégeant sur les sillons mêmes que l'on pouvait reconnaître comme soulevés, à la crête même des tubercules (*sillons tuberculiformes*), et d'où l'on a pu tirer des Sarcoptes vivants. Ces indurations, situées aux bourses par exemple, à la partie supérieure des cuisses, pourraient, avec le suintement qui les accompagne, en imposer et être prises pour des plaques muqueuses.

Les vésicules et les sillons siègent surtout aux mains, dans les espaces interdigités, aux poignets, aux membres dans le sens de la flexion, aux aisselles, autour des malléoles, à la verge et au scrotum chez l'homme, et aux seins chez la femme. Quant aux autres lésions cutanées, on peut les rencontrer sur toutes les parties du corps surtout aux cuisses, au bas-ventre, aux lombes, à la poitrine; mais ils n'existent que très rarement, sinon jamais, au visage.

Comme *phénomènes sympathiques* nous compterons le *prurit*

qui déjà existait à la première période et qui, à la seconde, devient intense ; c'est alors un des symptômes les plus pénibles pour les malades auxquels il ne laisse pas un instant de repos. Pendant la nuit surtout, les démangeaisons se font vivement sentir et le sommeil est impossible ; peut-être cette exacerbation si marquée du prurit pendant la nuit est-elle en rapport avec les habitudes des Sarcoptes qui seraient à ce moment en pleine activité, tandis que pendant le jour ils garderaient le repos. N'oublions pas cependant que d'autres circonstances, notamment la chaleur du lit, doivent exercer quelqu'influence dans la production de ce phénomène qui est observé dans presque toutes les affections cutanées accompagnées de prurit.

La durée de la période d'état de la gale ne peut être fixée, car la maladie peut durer ainsi des mois ; l'intervention médicale vient ordinairement la faire cesser et la faire entrer dans la troisième période.

Troisième période. — DÉCLIN ET TERMINAISON. — La troisième période est toujours, de notre temps, un retour à la santé dû au traitement dont nous parlerons plus loin, bien qu'on ait constaté des cas de guérison spontanée, dus à une disparition naturelle des parasites, à une extinction spontanée de leurs colonies. Dans l'un et l'autre cas les éruptions s'éteignent graduellement et finissent par disparaître ; l'épiderme se détache au niveau des sillons et il ne reste bientôt plus la plus légère trace de ces derniers. Quant aux démangeaisons, elles persistent quelquefois très longtemps après la disparition complète des autres symptômes ; mais elles sont beaucoup moins vives qu'à la période d'état et elles s'éteignent graduellement.

Si la gale n'était pas combattue, nous pensons qu'elle se terminerait le plus souvent comme elle se termine dans ce cas chez les animaux, ainsi que nous le verrons plus loin, c'est-à-dire par sa généralisation sur toute la surface du corps, l'induration chronique de la peau qui deviendrait le siège d'un vaste lichen, et enfin l'épuisement et la mort par suite de l'arrêt des fonctions de la peau et l'absence absolue de repos. Si la gale, maintenant si facile à guérir, est encore un objet de terreur dans les campagnes, c'est que très probablement, autrefois, c'était sa terminaison habituelle.

Complications. — Les complications de la gale sont, comme pour les teignes, tantôt des affections parasitaires de nature végétale, tantôt des éruptions artificielles (presque toujours produites par des traitements intempestifs), tantôt enfin et plus souvent, des éruptions constitutionnelles (dartreuses, scrofuleuses) parce que la diathèse a été éveillée par le coup de fouet donné par le Sarcopte.

Variétés de forme. — Bateman distinguait quatre variétés : la *gale papuliforme*, la *gale lymphatique*, la *gale pustuleuse* et la *gale cachectique*. La plupart des auteurs modernes ont adopté cette division en supprimant toutefois la *variété lymphatique*.

On admet généralement que dans la gale papuliforme il y a beaucoup d'animaux parasites et par suite un grand nombre de sillons ; dans la gale vésiculeuse ou pustuleuse il y aurait au contraire très peu d'Acariens et par suite de sillons. Ces variétés tiennent exclusivement à des différences de terrains. La forme cachectique de Bateman répond sans doute à ces cas dans lesquels, par suite de grattages ou de traitements irrationnels, il existe des éruptions confluentes et tenaces (gales invétérées); souvent aussi ces éruptions dépendent d'une complication dartreuse ou scrofuleuse éveillée par la présence du parasite (gales compliquées) ; il y a alors un mélange obscur de plusieurs éléments éruptifs.

Variétés de siège. — L'affection est tantôt générale, tantôt partielle, dit M. Bazin. La gale générale est la plus commune ; elle débute presque toujours par les mains et les poignets, et, de là, s'étend aux autres parties du corps. Le malade éprouve des démangeaisons, et, bientôt, aux commissures des doigts, à leurs faces latérales en contact apparaissent des vésicules de forme conique, papuleuses à la base, transparentes au sommet, des papules pseudo-vésiculeuses, des vésicules perlées en nombre variable ; ordinairement elles ne s'ouvrent pas et la sérosité qu'elles renferment se résorbe. En même temps les sillons se forment et deviennent distincts. Mais l'Acarien psorique ne reste pas longtemps localisé aux mains qui peuvent les transporter sur tous les points de la surface du corps, mais plus particulièrement aux parties sexuelles chez l'homme, à cause du contact immédiat si souvent répété, occasionné par l'émission de l'urine; aussi la gale de la verge est-elle extrêmement commune, et M. Piogey, dans un excellent mémoire publié en 1850, avance que huit fois sur dix chez les hommes galeux on trouve des Acares en cette région. Les caractères y sont un peu différents de ceux qui appartiennent à la gale des mains et des poignets : les vésicules perlées sont remplacées par de grosses papules qui deviennent quelquefois purulentes au sommet et sur lesquelles on voit ordinairement une traînée obscure ; à l'extrémité de ce sillon existe le point blanc caractéristique de l'éminence acarienne.

Dans certaines circonstances la gale n'existe qu'à la verge ; c'est une gale partielle qui, à beaucoup d'égards, peut être rapprochée de la gale localisée aux seins de la femme. La théorie de Piogey est-elle en défaut en pareil cas ? Non assurément. — Les animaux parasites ont été portés sur ces diverses parties non plus par le malade lui-même, mais par une main étrangère. — Comment M. Devergie n'a-t-il pas pensé à ce mode de contagion si facile à comprendre avant d'admettre la génération spontanée des parasites ? (Bazin.)

Le début de la gale par les fesses, le ventre, se conçoit tout aussi aisément ; sur les fesses, l'Acare produit des éruptions pustuleuses plus ou moins confluentes, souvent même des furoncles.

Étiologie. — Les causes sont prédisposantes ou efficientes.

Les premières n'ont qu'une très médiocre importance. Le sexe, le tempérament, la constitution..... n'ont aucune influence sur le développement du parasite mais seulement sur les éruptions que le parasite produit (Bazin). Ainsi les enfants ont en général la gale pustuleuse de même que les sujets lymphatiques ; les galeux robustes, sanguins, ont plutôt des éruptions papuleuses ou furonculaires. Les professions, les conditions sociales méritent également d'être mentionnées ; cette affection parasitaire est plus rare dans la classe aisée que dans la classe pauvre où les soins de propreté sont si souvent négligés.

Le *Sarcoptes scabiei*, variété *hominis*, est la cause déterminante de la gale. Si les parasites mâles sont seuls ils peuvent produire quelque irritation sur les parties qu'ils occupent ; mais, leur nombre ne pouvant augmenter, il n'y a point de véritable psore, et c'est pourquoi nous avançons, après M. Bazin, que l'Acarus mâle ne joue qu'un rôle secondaire. Et ce que nous disons là peut s'appliquer aux larves, aux nymphes et aux jeunes femelles qui ne seraient pas fécondées et qui ne seraient pas accompagnées de mâles. Mais une seule femelle fécondée suffit parfaitement pour produire la maladie, de même qu'un certain nombre de larves et de nymphes accompagnées de mâles, car les premières deviendront adultes, produiront des mâles et des femelles, des femelles surtout qui seront fécondées par les mâles et qui immédiatement après commenceront à tracer leurs sillons pour loger leur progéniture. Les parasites se multiplient ainsi et peuvent être portés sur les différentes parties de l'enveloppe cutanée.

La contagion s'opère par le contact médiat ou immédiat, beaucoup plus souvent par le contact médiat. Presque toujours on prend la gale en couchant dans un lit qu'a occupé un galeux. Des rapports directs ou indirects le soir ou pendant la nuit avec des personnes affectées de gale méritent aussi une mention spéciale, car il ne faut jamais oublier les habitudes nocturnes de l'Acarien : les parasites voyageurs, nymphes, jeunes femelles et mâles sont beaucoup plus agiles sous l'influence de la chaleur du lit; lorsque le corps est à l'air et qu'il fait froid ils restent tapis, immobiles dans quelque pli de peau.

L'étiologie de la gale ayant pour cause unique le *Sarcoptes scabiei* est généralement admise aujourd'hui, bien qu'il y eût encore, en M. Devergie, un éminent mais unique représentant de l'antique idée de la spontanéité de la gale (1), idée qui ne peut même plus être discutée après les résultats acquis à la suite des longues discussions qui ont eu lieu à l'Académie des sciences sur la question de l'Étérogénie.

Mais le *Sarcoptes scabiei* est-il un parasite exclusivement d'origine humaine, comme le professent M. Hardy et ses élèves (2), ou est-il d'origine exclusivement animale et carnassière, comme le proclame M. Bourguignon (3) ?

D'après M. Bourguignon, le favus, le trichophyton, les entozoaires, les pediculi, appartiennent en propre à l'homme, mais la gale lui est étrangère et lui est toujours communiquée directement ou indirectement par les animaux. Pourquoi s'arrêter en si beau chemin et ne pas regarder toutes les maladies para-

(1) M. Devergie est mort tout récemment.

(2) Mailhetard, *Contribution à l'étude de la gale*. Thèse, chez Delahaye et Cie, Paris, 1875.

(2) Bourguignon, *Traitement de la psore*, in *Union médicale*, n° 44, avril, Paris, 1876.

sitaires de l'homme comme lui étant toutes communiquées? Il serait conséquent avec lui-même quand il dit que les êtres sont d'autant plus sujets aux parasites qu'ils sont placés à un degré plus inférieur de l'échelle au sommet de laquelle siège l'homme, « maître suprême de la terre chargé d'y faire régner l'ordre et l'harmonie !.... »

D'abord cette assertion que le favus, le trichophyton et les entozoaires appartiennent en propre à l'homme est parfaitement fausse, comme nous l'avons démontré pour ces champignons et pour beaucoup d'entozoaires, et puis M. Bourguignon dit que la gale n'appartient pas à l'homme « parce qu'il n'existe aucune observation d'une psore née spontanément chez l'homme; toujours elle lui est communiquée par l'homme lui-même ou par les animaux. » La belle raison! M. Bourguignon pourrait-il nous montrer une gale d'animal née dans d'autres conditions que celle qu'il vient de citer? Admettrait-il la spontanéité de la gale chez les animaux et par suite celle de leurs Acariens? Si c'est là le *progrès acquis* qu'il se plaint de ne pas voir accepter parfaitement et sans conteste, nous craignons qu'il n'attende encore longtemps.

De ce qu'il a vu chez les carnassiers une gale causée par des Sarcoptes qu'il a confondus avec celui de l'homme, et des herbivores affectés d'une gale causée par des Acariens de genres différents, les Psoroptes et les Chorioptes, qu'il affuble de noms germains ou irrationnels, il en déduit que le *Sarcoptes scabiei* est particulier aux premiers et les Psoroptes et les Chorioptes aux seconds, oubliant, pour les besoins de sa cause, que son collaborateur Delafond a trouvé aussi des Sarcoptes sur les chevaux et les moutons et que des Chorioptes vivent aussi sur des carnassiers; il oublie aussi qu'il a essayé lui-même à maintes reprises de faire vivre le *Sarcoptes scabiei* de l'homme sur des chiens et des chats et qu'il n'a pas pu réussir (*loco citato*).

Donc, des expériences mêmes de Bourguignon, confirmatives d'expériences antérieures de Gerlach, il résulte que l'homme possède un Sarcopte qui lui est propre, celui que nous avons nommé *Sarcoptes scabiei*, variété *hominis*, qui lui appartient depuis des siècles et qu'il n'emprunte par conséquent pas aux animaux. Donc l'étiologie de la gale de l'homme présentée par M. Bourguignon ne repose sur aucune base solide.

Est-ce à dire qu'aucune des nombreuses variétés de gale que

présentent les animaux, ne puisse se transmettre à l'homme, comme le professent M. Hardy et ses élèves ? C'est ce que nous allons examiner.

Nous avons vu plus haut que l'espèce *Sarcoptes scabiei* a été rencontrée sur dix espèces animales différentes, carnassières ou herbivores, seulement elle n'est pas partout identique à elle-même : chez certains animaux, sans perdre ses caractères spécifiques, elle présente une taille plus grande, des détails anatomiques plus accentués et même une salive venimeuse plus active, caractères qui indiquent tout au plus des variétés. Les auteurs allemands, Gerlach (1) et Fürstenberg (2), regardent la plupart de ces variétés comme des espèces qu'ils distinguent seulement par leur habitat. Outre les six variétés de l'espèce *Sarcoptes scabiei*, il y a encore, dans la tribu des Sarcoptides psoriques, trois variétés de l'espèce *Sarcoptes notœdres*, le *Sarcoptes mutans*, quatre variétés du *Psoroptes longirostris*, trois espèces de Chorioptes dont une présentant quatre variétés, en tout *vingt* espèces ou variétés acariennes, qui causent des affections psoriques chez les animaux que nous décrirons plus loin.

Les faits, et des expériences répétées tant en Allemagne qu'en France, prouvent que aucune des espèces et variétés des genres Chorioptes et Psoroptes n'est transmissible à l'homme, mais que certaines espèces ou variétés du genre Sarcoptes seules seraient susceptibles de s'établir, de pulluler sur le tégument de l'homme et d'y déterminer la gale. Ces espèces et variétés sont : le *Sarcoptes scabiei*, variétés *equi*, *lupi*, *suis*, *cameli* et *caprée* et le *Sarcoptes notœdres*, variété *cati*.

Les faits en faveur de la transmission de la gale du cheval causée par le *Sarcoptes scabiei*, variété *equi*, à l'homme, sont les suivants :

1° Robert Fauvet, vétérinaire à Rome, rapporte qu'un fermier italien ayant acheté au marché de Bergame un cheval galeux qu'il monta pour rentrer chez lui, éprouva le lendemain de son arrivée une forte démangeaison sur tout le corps ainsi que son fils et un ami qui l'avaient accompagné au marché. Le garçon d'écurie à qui l'on confia le soin du cheval se gratta beaucoup le second jour du pansage ; un berger en fit autant le lendemain

(1) *Loco citato.*
(2) *Ibid.*

du jour qu'il avait gardé l'animal aux champs; enfin plus de trente personnes de la ferme prirent la gale directement ou indirectement en peu de jours, ainsi que les garçons et la vache d'un meunier à qui le cheval avait été revendu (1).

2° Un fait analogue se trouve reproduit dans le *Compte-rendu de l'Ecole vétérinaire de Lyon* pour 1815, et Grognier, professeur de cette École, en cite un autre tout à fait semblable dans le rapport annuel de 1827 : le cheval galeux qui en fait le sujet avant d'être amené à l'École avait communiqué la gale à deux vaches placées à côté de lui et à plusieurs personnes qui l'avaient pansé.

3° Hurtrel d'Arboval a été témoin du fait suivant : un habitant de Montreuil-sur-Mer ayant acheté, en 1815, d'un officier prussien, deux fort beaux chevaux de carrosse qui étaient galeux, le domestique qui était chargé de les panser gagna la gale au menton où il avait l'habitude de porter la main (2).

4° L'auteur anglais Sick rapporte qu'une gale épizootique ayant envahi un régiment de hussards, deux cents cavaliers en furent infectés (3).

5° Lavergne, chef de service à l'École vétérinaire de Toulouse, a observé plusieurs cas de gale communiquée à des élèves par des chevaux atteints de cette maladie sur lesquels ils s'étaient exercés à la pratique des opérations, gale qui disparut avec rapidité par l'emploi de quelques bains simples (4).

6° En 1854, M. Dupont, vétérinaire à Bordeaux, constata des cas de contagion, à l'homme, de la gale qui affecte presque tous les vieux chevaux employés à nourrir les sangsues des marais de la Gironde (5).

7° En 1856, plusieurs élèves de l'École vétérinaire d'Alfort contractèrent la gale sur un cheval du cours d'opération; ce fut une occasion, pour Delafond, de reconnaître que cette gale du cheval, transmise à ses élèves, était causée par un Sarcopte qu'il regarda comme étant en tout semblable à celui de l'homme. Ce qui portait à trois le nombre des Acariens psoriques susceptibles de pulluler sur le cheval et de causer des variétés de

(1) Hurtrel d'Arboval, *Dict. vét.* Paris, 1824, art. GALE.
(2) ID., *loco citato*.
(3) ID., *ibid.*
(4) *Journal des Vétérinaires du Midi*. Toulouse, 1838.
(5) *Ibid.*, 1854.

gale. — Bien que cette gale des élèves vétérinaires fût caractérisée par la présence de sillons dans lesquels on retrouva les Sarcoptes, elle guérit facilement par quelques frictions antipsoriques locales (1).

8° Enfin, Gerlach, dans des expériences pratiquées sur lui-même et sur plusieurs de ses élèves de l'École vétérinaire de Berlin, a vu le Sarcopte du cheval conserver chez l'homme ses habitudes qui ne diffèrent pas de celles du Sarcopte humain, et qu'aucune particularité, si ce n'est la marche, ne distingue l'éruption provoquée par l'un de celle de l'autre; mais les éruptions causées par le premier s'affaiblissent en se multipliant et tous les phénomènes de l'affection finissent par disparaître spontanément au bout de trois à huit semaines. Un élève a fait exception : l'éruption persistait encore le soixantième jour, et l'on a été obligé d'avoir recours à un traitement anti-psorique pour l'en débarrasser. Les individus de l'espèce humaine à peau fine et très velue paraissaient offrir au Sarcopte du cheval le séjour le plus confortable.

Nous avons été à même en 1871, pendant l'épizootie de gale qui a sévi sur la grande majorité des chevaux de l'armée à la suite de la guerre, de faire des observations qui confirment les expériences de Gerlach (2). Pendant cette épizootie il s'est passé sous nos yeux des faits qui prouvent que la gale du cheval, causée par le *Sarcoptes scabiei*, variété *equi*, est contagieuse à l'homme, mais en même temps que cette contagion est infiniment moins active entre le cheval et l'homme qu'entre le cheval et les animaux de son espèce. En effet pendant les cinq mois de 1871 que dura l'épizootie de gale sur les chevaux du 15e régiment de dragons, auquel nous étions alors attaché, nous avons eu en moyenne, par jour, cinquante chevaux galeux en traitement, pansés par vingt hommes exclusivement occupés à ce service, de plus, six maréchaux leur étaient adjoints pour tondre et faire les frictions. Eh bien, une seule fois, vers la fin du quatrième mois, une quinzaine d'hommes de la même chambrée, dont six étaient attachés à l'infirmerie des chevaux galeux, furent affectés de vives démangeaisons et d'une éruption psorique bien caractérisée occupant surtout la face externe des bras, les poignets et la face interne des doigts; nous avons

(1) Bourg. et Delafond, *Traité de la Psore*, 1852.
(2) Gerlach, *loco citato*.

bien vu sur quelques-uns de ces hommes, des sillons caractéristiques occupant surtout les poignets, mais il nous a été impossible de retrouver des Sarcoptes ; il est vrai qu'avant notre examen tous avaient subi une friction locale de pommade d'Helmerich qui suffit pour les guérir. Mais aucun des autres hommes employés au service des chevaux galeux non plus que les maréchaux n'ont contracté la gale et cependant ils ont été en contact continuel, pendant les cinq mois qu'a duré l'épizootie, avec les chevaux galeux, sans prendre de précautions spéciales, ce qui prouve que le Sarcopte du cheval préfère son habitat naturel, la peau de ce pachyderme, à celui que pourrait lui offrir la peau de l'homme. Est-ce parce que celle-ci est nue et l'autre couverte de poils ? c'est probable; il y a là des conditions de température particulière qu'il doit rechercher.

En somme le *Sarcoptes scabiei*, variété *equi*, ne s'acclimate que difficilement sur la peau de l'homme ; il y détermine le développement d'une gale qui a tous les caractères objectifs de sa gale ordinaire mais qui est peu tenace, guérit le plus souvent spontanément et dans tous les cas cède facilement à un léger traitement local anti-psorique.

Les autres variétés du *Sarcoptes scabiei*, à l'exception de la variété *Lupi* et peut-être de la variété *cameli*, déterminent des éruptions psoriques sur la peau de l'homme, sur la forme et les caractères desquelles on n'a encore que peu de renseignements, mais qui paraissent tout aussi fugaces que celles que cause le *Sarcoptes scabiei*, variété *equi*. Voilà les renseignements que l'on possède à leur égard:

Gerlach, dans un ouvrage sur la gale (1), cite plusieurs auteurs entre autres, von Gemmeren, Bontekœ et Heckmeyer qui ont vu la gale du porc et du sanglier se transmettre à l'homme, mais l'éruption disparaissait spontanément au bout de quelques jours.

En 1857, Delafond rencontra un cas de gale chez un porc du cours d'opérations à l'École d'Alfort, causé par un Sarcopte qu'il regarda comme le même que celui de l'homme, mais que nous avons reconnu être la variété *suis* à l'examen même des préparations microscopiques que nous tenons de ce maître; Delafond contracta, dit-il, la gale au contact du porc en ques-

(1) Gerlach, *Krätze und Räude*. Berlin, 1857.

tion mais il s'en guérit facilement par quelques frictions locales anti-psoriques.

En 1863, le même auteur communiquait à la Société de Biologie, en collaboration avec M. Bourguignon, une note sur la découverte chez le chien d'un Sarcopte en tout semblable à celui de l'homme, lequel donna à Delafond une gale semblable à la gale humaine ordinaire dont il guérit avec quelques soins (1).

En Angleterre, une chèvre d'origine persane, galeuse au point d'être complètement dépouillée et d'avoir la couronne des sabots détachée, communiqua la gale à quinze chevaux avec lesquels elle cohabitait ainsi qu'à deux hommes qui les soignaient (2).

Un vétérinaire suisse, Walbraff, a été témoin d'une gale épizootique qui sévit sur les chèvres, en 1852, dans la vallée de Prattigau, dans le canton des Grisons. Elle affectait d'abord la tête, les oreilles, le nez et les lèvres, puis s'étendait au cou, au tronc, ensuite aux extrémités ; elle se communiqua à toutes les autres espèces domestiques et même à l'homme (3).

A peu près à la même époque, M. le professeur Müller, de Vienne, découvrit sur des chèvres d'Afrique galeuses un Sarcopte que le professeur Hebra certifia être complètement identique à celui de l'homme (4). C'est ce que prouvent en effet les figures et les mesures qu'en a données Fürstenberg (5), et ce qui donne la raison de sa facile transmission à l'homme.

L'arrivée d'un dromadaire galeux au Jardin des plantes de Paris, en 1843, donna à P. Gervais l'occasion d'étudier le Sarcopte cause de la maladie et qu'il regarda comme d'une espèce différente de celui de l'homme ; mais nous avons pu nous assurer depuis qu'il n'en est qu'une variété : l'affection du dromadaire se transmit à des gardiens de la ménagerie, et la gale ainsi contractée présenta, outre l'éruption caractéristique, un prurit d'une violence extrême, plus insupportable que la gale ordinaire, prétendaient-ils. Cette affection fut jugée assez grave pour qu'on abattît immédiatement le dromadaire afin d'éviter

(1) Delafond-Bourguignon, *Traité de la Psore*. Paris, 1862.
(2) *The veterinarian*. Londres, 1851.
(3) *Repertorium der Thierheilkunde*. Stuttgard, 1853.
(4) *Zeitschrift der K. K. Geselschaft der ärtze*, Zu Wien, 1853.
(5) Fürstenberg, *Die krætzmilben*. Leipzig, 1861.

la contagion (1). Les relations des vétérinaires et des médecins de notre armée d'Afrique, où la gale est assez fréquente chez les dromadaires, sont d'accord pour constater cependant que cette gale se transmet rarement aux hommes.

Nous avons déjà parlé ailleurs de la gale qui fut communiquée, en 1855, à un directeur de ménagerie, M. Borelli, à sa fille et au gardien Cyprien, par des lions, des hyènes et un ours qui leur étaient arrivés galeux et qui causa la mort des cinq lions et des deux hyènes malades; l'ours guérit spontanément. L'affection fut très grave chez les personnes affectées et il fallut un traitement énergique pour la faire disparaître. Ce fait concorde avec des expériences qui nous sont propres et qui prouvent que le *Sarcoptes scabiei*, variété *lupi*, s'acclimate avec une très grande facilité sur des espèces animales d'ordre très différent et amène le développement d'une gale très grave débutant comme la gale ordinaire, mais revêtant bientôt un caractère d'intensité et de gravité telle qu'elle constitue une variété particulière dont nous parlerons au paragraphe prochain à l'occasion de la gale norvégienne.

Pour terminer ce que nous avons à dire des affections psoriques transmises des animaux à l'homme, citons encore les faits suivants qui se rapportent à la gale du chat, qui est causée, comme nous le verrons plus loin, par une espèce particulière de Sarcopte, le *Sarcoptes notœdres*:

Hertwig rapporte le fait d'une gale générale communiquée à une servante qui faisait coucher un chat galeux dans son lit pour se chauffer les pieds (2).

Dans la même année, un autre auteur allemand racontait le fait d'une jeune fille qui avait contracté une éruption à la poitrine pour y avoir fait reposer un chat galeux (3).

Redemacher a vu la gale du chat se transmettre à une vache sur laquelle un chat galeux avait l'habitude de se coucher, puis à une servante qui soignait la vache et enfin à toute la famille du propriétaire de l'animal (4).

Gerlach, dans une série d'expériences, a inoculé à quelques-uns de ses élèves des Sarcoptes du chat. Cette inoculation a

(1) *Annales des Sciences naturelles*. Paris, 1843.
(2) *Magazin für Thierheilkunde*. Berlin, 1838, p. 125.
(3) *Gaz. méd. de Berlin*, 1834.
(4) *Magaz. für Thierheilkunde*. Berlin, 1842.

été suivie de démangeaisons et d'une éruption qui s'est éteinte spontanément chez un élève au bout de quinze jours, chez un autre au bout de dix jours et chez un troisième au bout de trois semaines.

En résumé, les gales des animaux, — causées par des variétés du *Sarcoptes scabiei* — peuvent se transmettre à l'homme avec plus ou moins de facilité, en provoquant le développement d'une gale qui a tous les caractères de la gale ordinaire humaine, mais qui est beaucoup plus fugace et qui disparaît ordinairement spontanément ou avec de légers soins, — sauf celle des grands carnassiers sauvages causée par le *Sarcoptes scabiei*, variété *lupi*. — Mais la cause, infiniment la plus fréquente de la gale ordinaire de l'homme, est le *Sarcoptes scabiei* de la variété qui lui est propre.

Diagnostic. — Pour établir le diagnostic de la gale il suffit de constater la présence de l'Acarien spécial qui la cause, ou une de ces altérations spéciales (*sillons*) qu'il imprime à la peau.

Dans la plupart des cas, on ne s'occupe pas du parasite lui-même, et l'on se borne à la recherche des sillons qui se trouvent habituellement à la face interne des doigts, dans les commissures, à la partie intérieure du poignet près de la paume de la main. Mais quelquefois les éruptions symptomatiques sont elles-mêmes très suffisantes et il est presqu'inutile de chercher des sillons. D'autres fois ces derniers sont difficiles à découvrir et cependant les formes éruptives que l'on observe rendent très probable l'existence des animaux parasites. Il faut donc porter un jugement en l'absence des signes pathognomoniques (*Acarien et sillon*), et voici les caractères qui méritent de fixer le plus l'attention :

La diversité des éruptions qui couvrent les mains, les poignets, les bras, les pieds, ou la partie inférieure des jambes ;

L'existence à la face interne des doigts de papulo-vésicules coniques peu nombreuses, ou sur la verge de grosses papules rouges ;

L'abondance des phénomènes éruptifs dans certaines régions telles que l'aisselle, où le parasite établit si volontiers son siège ;

Les démangeaisons très vives surtout la nuit, etc.

Quand donc, chez un malade, on ne peut trouver ni sillon, ni Sarcopte, on ne doit pas pour cela laisser le diagnostic en suspens, si des papules, des vésicules, des pustules d'ecthyma, quelquefois même des furoncles ou des bulles de pemphigus se montrent à la fois répandues sur les mains ou sur les avant-bras, et si l'on trouve sur la verge les papules dont nous avons parlé, toutes éruptions accompagnées d'un prurit plus ou moins intense.

Nous n'établirons pas, comme l'ont fait presque tous les auteurs, le diagnostic différentiel entre l'eczéma, le prurigo, le lichen d'une part, et la gale de l'autre, car les éruptions lichénoïdes, eczémateuses, peuvent être symptomatiques de la psore, comme elles le sont souvent de la scrofule, de la dartre, etc.; quelquefois aussi ce sont des éruptions artificielles différentes des affections parasitaires ou constitutionnelles dont nous venons de parler.

Ainsi la difficulté du diagnostic ne consiste pas à distinguer une papule d'une vésicule ou d'une papulo-vésicule, mais à reconnaître si les papules, les vésicules, les pustules dépendent de la présence d'un Acarien dans la peau, ou si elles ne doivent pas plutôt être rattachées à quelque cause externe ou plus souvent à l'une des grandes causes générales : scrofule, dartre, arthritis, etc.

La gale partielle est plus difficile à distinguer que la gale générale ou commune ; on croit souvent (principalement quand l'éruption règne aux fesses) à l'existence de simples furoncles et d'autres fois à une syphilide papuleuse.

Mais, qu'on ne l'oublie pas, dans le doute il faut toujours prescrire la friction acaricide, car les inconvénients de cette dernière ne sont rien en comparaison du bien qu'elle peut produire.

On donne le nom de *pseudo-gales* à un certain nombre d'affections qui n'ont d'autre caractère commun que de ressembler plus ou moins à la véritable psore; assez souvent ces affections sont produites par des parasites de certains animaux tels que les dermanysses, les rougets, etc. ; nous y reviendrons plus loin et nous signalerons les caractères qui les distinguent de la vraie gale. Elles disparaissent toujours spontanément et rapidement.

Pronostic. — Il est sans gravité ; la maladie ne résistant jamais à l'emploi des acaricides, et disparaissant graduellement.

Traitement. — Trois indications principales dominent la

thérapeutique de la gale : 1° Il faut d'abord détruire les parasites qui produisent la maladie ; 2° en second lieu combattre les éruptions symptomatiques ; 3° enfin modifier, s'il est nécessaire, la constitution des galeux.

Il suffit d'avoir signalé les deux dernières indications, nous voulons seulement insister sur la première qui est la plus importante et qu'on doit par conséquent faire passer avant les autres. Il est rare qu'il y ait contre-indication à la friction acaricide immédiate, il faudrait que la peau fût bien enflammée pour qu'on fût obligé de mettre d'abord en usage les émollients et les antiphlogistiques.

Aujourd'hui on ne rencontre plus de médecins, à part quelques rêveurs, qui aient la prétention de guérir la gale par l'emploi de moyens internes. Les parasites qu'il faut détruire ne sont plus le produit d'une viciation d'humeurs, ils occupent la surface de la peau, par conséquent les moyens externes peuvent seuls les atteindre et suffisent à les atteindre.

Walz et Hertwig ont guéri des animaux galeux par le seul procédé de l'extraction ; à l'hôpital de Berlin, le docteur Köhler, pratiquant la chasse journalière des Sarcoptes, du deuxième au vingt-septième jour guérit vingt-sept galeux. On sait que les matrones de Corse et d'Italie arrivent au même résultat par le même procédé et on a vu les galériens du port de Livourne s'extraire réciproquement leurs Acariens. Mais le procédé d'extraction est beaucoup trop long et trop pénible; l'emploi des frictions avec des pommades acaricides est préférable, mais il faut que les frictions soient bien générales et embrassent tout le corps afin d'être bien certain que l'agent parasiticide est partout en contact avec les Acariens, aussi bien avec les jeunes qui se promènent partout qu'avec les femelles ovigères tapies au fond de leur terrier.

Les frictions générales sont une condition indispensable d'un succès rapide et M. Bazin est le premier qui l'ait nettement établi dès 1850, époque à laquelle il était chargé du traitement de la gale à l'hôpital Saint-Louis. On lui a objecté que longtemps avant lui les frictions générales avaient été préconisées par Helmerich et Burdin son élève; mais dans quel but? Etait-ce pour remplir l'indication formulée par M. Bazin? Nullement, car Burdin dit lui-même que la friction générale est préférable parce qu'elle permet l'absorption plus complète et plus rapide de cette pommade (il fallait en employer 4 onces) qui devait corriger les humeurs. Donc si la friction générale avait été conseillée, elle n'avait pas été assise sur des bases solides; aussi Casenave, chargé avant M. Bazin du traitement des galeux, se bornait-il, imitant en cela la pratique de Hébra, de Vienne, à la friction partielle des mains et des pieds. D'autres, comme M. Rayer, étendaient les frictions à toutes les parties malades et quelquefois ils obtenaient une complète guérison, mais le plus souvent les Acariens respectés sur les parties saines reproduisaient la maladie au bout de quelques jours, ou plutôt celle-ci n'avait pas disparu.

Il faut donc frictionner toute la surface du corps pour détruire tous les parasites qui l'occupent; la tête seule est épargnée, car les Acariens ne s'y montrent jamais (Bazin). On prend 100 à 125 grammes de pommade d'Helmerich, et pendant 20 à 25 minutes on frotte rudement toutes les parties, celles surtout qui sont le siège de prédilection des animaux parasites, comme les mains, les pieds, les aisselles, le périné et les environs de l'anus, le creux poplité. On fait ainsi deux frictions à six heures de distance; le lendemain on prend un bain, ou le surlendemain, et tout est fini (Bazin).

M. Bazin avait ainsi réduit à deux ou trois jours la durée du séjour des galeux dans les salles, et en cela rendu un véritable service à l'administration de l'assistance publique. M. Hardy, qui est venu après M. Bazin, a fait mieux encore, et aujourd'hui le traitement de la gale est réduit à quelques heures et les malades ne sont plus admis à l'hôpital. Au lieu de deux frictions avec la pommade d'Helmerich, M. Hardy n'en fait qu'une ou plutôt, dans la première, la pommade est remplacée par le savon noir (c'est une préparation que M. Bazin croit inutile); entre les deux frictions qui ne sont séparées que par un intervalle de trois-quarts d'heure, les malades prennent un bain; après le bain, application de la pommade que les malades doivent garder jusqu'au soir; à ce moment nouveau bain, puis le malade, qui est maintenant guéri, se r'habille et s'en va. Pendant toutes ces opérations les linges et les vêtements du malade sont mis à l'étuve ou soumis à des fumigations sulfureuses; les animaux parasites qui les habitaient sont ainsi détruits. M. Hardy a cru devoir renoncer à cette dernière précaution par la raison que le malade, devant conserver, le reste de la journée, la pommade de la dernière friction, elle forme une sorte de fumigation suffisante pour asphyxier les insectes ; il dit n'avoir point eu à se repentir de cette omission.

GALE NORVÉGIENNE. — Historique. — Une forme extraordinaire de gale a été signalée pour la première fois en 1848 (1) par le professeur Boek, médecin de l'hôpital de Christiania, et étudiée depuis par les dermatologistes les plus éminents de l'Europe, Hebra (2) Casenave, Fuchs, etc. Les uns y ont vu l'action d'un Sarcopte d'une espèce particulière différente du *Sarcoptes scabiei* ordinaire de l'homme, les autres n'y ont vu qu'une anomalie apparente expliquée par une sorte de retentissement sympathique un peu plus prononcé que ceux que l'on a pu constater d'ailleurs dans d'autres circonstances dans la gale ordinaire ; parmi les premiers, on compte les naturalistes suédois et Fürstenberg (3) qui nomme le parasite *Sarcoptes crustosæ;* parmi les seconds, Hebra, Casenave, etc. Nous avons des raisons de regarder l'opinion des premiers comme parfaitement fondée, seulement, pour nous, l'Acarien qui cause la gale norvégienne n'est pas une espèce différente du *Sarcoptes scabiei*, mais une variété, différente de celle de l'homme, qui vit sur les grands carnassiers, le loup en particulier, et dont les mœurs particulières expliquent la forme extraordinaire que revêt la gale norvégienne. C'est ce que nous ont montré des expériences d'inoculations pratiquées avec ce Sarcopte particulier sur le cheval, expériences que nous rapporterons plus loin après avoir fait la description nosographique de cette affection.

Nosographie. — Comme description nosographique de la gale norvégienne, ainsi nommée parce que les premiers sujets sur lesquels on l'a observée étaient de Christiania ou de la même province, nous ne pouvons mieux faire que de rapporter les plus remarquables exemples cités par les auteurs qui les ont eux-mêmes observés. Le premier est celui que le professeur Bœck a communiqué à M. Casenave et qui se trouve consigné dans les *Annales des Maladies de la peau* de ce dernier auteur, t. IV, p. 122.

(1) W. Boeck et Danielsen, *Traité de la Spedalikhed.* Paris, 1848.
(2) Hebra, *Beiträge zur Geschichte der sogenanten norwegischen Krätze*, in *Zeitschrift der K. K. Gesellschaft der Aertze.* Band 9. Wien, 1853.
(3) Fürstenberg, *Die Krätzmilben.* Leipzig, 1862.

« Chez une jeune fille, âgée de quinze ans, très maigre, très pâle, non encore réglée, on a constaté à la paume des mains et dans l'intervalle des doigts la présence de croûtes de 2 à 3 lignes d'épaisseur d'une couleur blanche ou plutôt grise, adhérentes à la peau, et formées d'une masse si compacte qu'on peut y couper comme dans l'écorce des arbres. Les doigts sont fléchis et les tentatives qu'on fait pour les redresser lui causent des douleurs. Les ongles sont dégénérés, très épais et noueux. On trouve des croûtes analogues à la face dorsale des pieds dont les ongles sont aussi altérés, aux coudes, aux fesses, à la partie postérieure des cuisses, sur le dos. Il y en a jusque dans le cuir chevelu qui est très dégarni. Si l'on détache ces croûtes, la peau qu'elles recouvrent apparaît rouge, humide, un peu inégale. Toute la surface cutanée présente une rougeur érythémateuse ; aux jambes on voit des taches non saillantes d'un brun rougeâtre ; à la face postérieure des bras on rencontre plusieurs vésicules ; enfin des pustules se montrent çà et là aux extrémités. La santé générale de la malade était très altérée.

« Incertain de la nature du mal, M. Bœck a examiné les croûtes au microscope et il a reconnu qu'elles étaient constituées par une masse compacte d'Acariens, ou entiers ou brisés, d'œufs et d'excréments. Des expériences ont été faites sur des croûtes prises de tous les points du corps, et elles ont donné des résultats identiques, c'est-à-dire qu'on n'y a trouvé exclusivement que des Acariens ou que des débris d'Acariens. Malgré les recherches les plus assidues, M. Bœck n'a jamais pu trouver un seul Sarcopte vivant ni un seul sillon. Cependant il n'hésite pas à formuler une nouvelle forme de gale. Si le diagnostic avait pu être douteux il aurait été singulièrement facilité par les résultats rapides et multipliés de la propriété contagieuse de cette affection. En effet, pendant son séjour à l'hôpital la petite malade communiqua la gale à un grand nombre de personnes, même parmi celles qui ne la touchaient pas habituellement.

« La chute des croûtes fut suivie d'une amélioration sensible qui dura trois semaines environ, puis une éruption de vésicules se manifesta sur tout le corps et même au visage : elle était aussi accompagnée d'un prurit violent. Il fut impossible de trouver des sillons distincts, mais on vit bientôt se former de nouvelles croûtes. En les examinant au microscope M. Bœck distingua deux lamelles : l'une supérieure de couleur claire et consistant seulement en cellules d'épithélium, l'autre inférieure de couleur grisâtre contenant des Sarcoptes, d'où M. Bœck conclut que les croûtes ont été formées sous l'épiderme.

« Pendant cette journée la santé de la malade s'altéra de nouveau ; elle eut de la fièvre. Traitée par les frictions partielles et successives avec l'onguent de Vienne, elle guérit enfin. Les cheveux ont repoussé, les ongles sont revenus à l'état normal, mais l'air d'hébétude surtout, remarquable chez cette jeune fille, a complètement disparu. »

M. Bœck, en communiquant cette observation à M. Casenave, lui a envoyé des croûtes recueillies chez la malade. La coupure de ces croûtes était lisse, dense, comme celle d'une substance cornée ; si l'on en examinait une parcelle, délayée, au microscope, on la trouvait formée d'une multitude d'Acariens entiers ou de débris d'Acariens et d'œufs sans mélange appréciable d'une matière résultant de l'inflammation. M. Lanquetin, en répétant ces observations, obtint le même résultat et constata que ces Sarcoptes étaient les mêmes que celui de la gale ordinaire.

D'autres cas de cette gale particulière ont encore été observés sur des indigènes de la Norvège. M. Bœck en a encore signalé trois cas en 1852, mais un cas observé en France, à Paris même, prouve qu'elle n'est pas particulière à ce pays du Nord. La relation de ce fait a été communiquée à la Société de Biologie par M. Second Féréol, interne des hôpitaux, et cette relation a été reproduite dans la *Gazette médicale* de Paris en 1856 (page 621) ; c'est bien, comme on peut le voir par la reproduction de cette observation que nous donnons ci-dessous, un cas type de *gale norvégienne.*

« Le 4 mars 1855 entre à Saint-Louis, pavillon Gabrielle, n° 3, un homme de cinquante ans, A. L. atteint d'une affection cutanée d'aspect fort insolite.

« État actuel. La maladie siège principalement aux mains et aux avant-bras dans le sens de l'extension; elle y est caractérisée par des croûtes d'un jaune sale un peu brun, d'une épaisseur considérable, surtout aux mains où elles forment une couche qui atteint et dépasse même, en certains points, 2 centimètres. Ces croûtes sont fendues par de larges et profondes crevasses qui correspondent plus ou moins exactement aux plis articulaires. Le fond de ces crevasses est humide mais blanchâtre et nullement sanguinolent. Les doigts et le dos de la main, recouverts de cette sorte de cuirasse, ressemblent à une écorce d'arbre rugueuse, inégale, fendillée, mais d'une teinte jaune.

« La maladie commence autour des ongles qui sont très longs, jaunâtres, un peu secs, mais lisses, légèrement soulevés sur leur matrice, et comme prêts à se déchausser. A la face palmaire des doigts et des mains, on trouve seulement dans les plis de ces régions, une sécrétion concrétée sous forme de croûte verdâtre assez dure, mais peu épaisse et limitée à la largeur de ces plis. Les deux régions thénar seules sont couvertes d'une croûte étendue en largeur qui se continue avec la croûte du dos de la main mais moins inégale et plus mince que celle-ci. Aux avant-bras, la croûte devient moins épaisse à mesure qu'on s'éloigne du poignet, elle est moins crevassée, mais toujours très inégale et raboteuse. La région palmaire de l'avant-bras en est seule exempte. Après avoir recouvert le coude, la maladie s'étend sur le bras, mais en perdant son caractère d'enveloppe continue; ce ne sont plus que des croûtes isolées, petites, irrégulières, formant un sablé grenu à grains aplatis tenant le milieu entre la squamme et la croûte. Sous ce dernier aspect la maladie s'étend à presque toute la superficie du tégument, aux épaules, au dos, à la poitrine; les lombes et les fesses en sont à peu près exemptes; au ventre, l'affection reparaît sous forme de lamelles jaunâtres, aplaties, peu épaisses et de petites dimensions, mais assez confluentes; de même au scrotum; la verge est un peu œdématiée et des parties suinte un liquide incolore, un peu gras et d'une fétidité repoussante. Sur le membre abdominal, les croûtes se présentent aux pieds avec des caractères tout à fait analogues à ceux des croûtes qui enveloppent les mains; elles sont seulement moins épaisses et se limitent à la région dorsale des orteils. L'espèce de sablé croûteux que nous avons décrit sur les bras, se retrouve sur les cuisses dans le sens de l'extension avec un peu plus de confluence aux genoux et absence complète de croûtes dans le sens de la flexion. Enfin, au visage, on retrouve des lamelles croûteuses qui se lèvent sous forme de desquammation, peu abondantes dans la barbe, sur le front, ou qui forment de petits îlots croûteux dans les sourcils. Le nez est gros, violacé, veineux, mais complètement exempt de sécrétions et de croûtes. Le cuir chevelu, frappé de calvitie dans les trois quarts de son étendue, est complètement sain. Le malade éprouve des démangeaisons incessantes et très vives.

« Toute l'étendue du tégument est inspectée avec le plus grand soin sans qu'on y puisse découvrir aucune pustule d'impétigo ; mais il existe d'assez nombreuses pustules ulcérées d'ecthymas furonculeux aux épaules, à la face interne des genoux, aux fesses, aux bras. Il y a, en outre, sur les bras, les avant-bras, les jambes et même sur le visage, au sourcil gauche, un assez grand nombre de tumeurs indolentes, mollasses et évidemment fluctuantes et dont la grosseur varie du volume d'un noyau de cerise à celui d'une noix. Les plus grosses sont incisées et donnent issue à un ichor épais et sanieux. Partout où il y a des croûtes, il est impossible de constater si la peau présente un épaississement papuleux, mais cet épaississement papuleux est manifeste en certains points où il n'y a pas de croûtes, notamment aux jarrets où la peau ressemble à un chagrin grossier ; en même temps, la peau est humectée en ce point par une sécrétion toute pareille à celle que nous avons déjà notée au scrotum. Cet état humide et comme huileux de la peau n'est point général ; ainsi, aux avant-bras les croûtes sont sèches, dures, raboteuses ; de même aux bras, au dos, aux jambes et aux cuisses. Aux mains, la superficie des croûtes exposées à l'air, forme de petites écailles superposées, très rudes et très sèches ; mais les crevasses qui sillonnent profondément ces croûtes, ont des marges blanchâtres, humides ; et si on soulève un bandeau de ces croûtes, on trouve au-dessous une surface blanchâtre, inégale, comme spongieuse et humide. Sur le ventre et la poitrine, dans la barbe et les sourcils, les croûtes lamelleuses, aplaties, sont assez grasses à l'œil et au toucher. »

Le malade étant mort quatre jours après sa réception à l'hôpital, voici ce que dit M. S. Féréol sur l'état de la peau à l'autopsie :

« Les croûtes n'ont que très peu changé d'aspect, et n'ont subi aux mains qu'un très léger retrait. Si on cherche à les détacher, on ne soulève du premier coup que de larges lambeaux de demi-épaisseur et on découvre ainsi une surface mollasse, blanchâtre, humide, comme spongieuse ; celle-ci, soulevée par le grattage, on trouve le derme à nu, humide, mais non sanguinolent; dans quelques petites places seulement il est boursouflé, et forme comme un très superficiel ulcère un peu fongueux. Des lambeaux de peau recouverts de croûtes furent pris sur les mains, mais ne purent être examinés au microscope que plusieurs jours après. Sur un de ces lambeaux qui était resté exposé à l'air, je fis une coupe verticale, et, à un grossissement de 200 diamètres, je vis un Acarus qui paraissait un peu petit, sans doute parce qu'il était mort et desséché » — (c'était probablement une nymphe) — « mais en tout semblable à l'Acarus femelle de la gale. De nouvelles coupes m'en firent voir d'autres, ainsi que des œufs et des larves à des degrés divers d'évolution. Ces Acarus étaient en si grand nombre que dans chaque préparation qui ne comptait pas plus d'un millimètre carré on en comptait de trois à six. »

M. Ch. Robin chargé d'examiner les croûtes du même malade dit :

« Au-dessous de la croûte on trouve le derme épaissi, plus dur et plus résistant qu'à l'état sain, mais n'offrant rien que ses éléments normaux. Les papilles sont plus longues du double au moins que les papilles ordinaires. La couche épidermique n'offrait que fort peu d'Acarus en certains points, mais elle présentait entre les cellules épithéliales des traces d'épanchements sanguins. On voyait, en effet, de petits grains formés de matière colorante du sang, ou même des globules sanguins cohérents, encore reconnaissables. Ces corps étaient faciles à reconnaître par leur teinte rougeâtre ; leur diamètre était de $0^{mm},002$ à $0^{mm},005$. Ils étaient assez abondants pour concourir à donner aux croûtes leur couleur brune. A partir du niveau du sommet des papilles, les croûtes étaient constituées aux deux tiers environ, quant à la masse, par des Sarcoptes, puis par des œufs et des larves de cet animal. Ce n'était que dans les croûtes et nullement dans la substance du derme que se rencontraient ces parasites dont le nombre était réellement très remarquable. Il était du reste facile d'y reconnaître tous les caractères de l'*Acarus scabiei* et point de quelqu'autre espèce d'Acare. »

Le Sarcopte qui cause la variété de gale humaine que l'on a nommée gale norvégienne, appartient donc à l'espèce *Sarcoptes scabiei*, mais à quelle variété? Il présente des différences de mœurs telles avec ce que nous savons des *Sarcoptes scabiei*, variété *humani*, qu'il ne doit pas appartenir à cette variété; en effet, il paraît avoir une vie sous-épidermique à tous les âges, il pullule sur place d'une façon extraordinaire, et ne craint pas d'habiter certaines régions du corps, la tête par exemple, ainsi qu'on l'a vu par l'observation de M. Bœck, ce que ne fait pas le Sarcopte ordinaire de l'homme; de plus, il provoque le développement d'une éruption qui ne ressemble en rien à celle de la gale ordinaire et remarquable par le volume et l'épaisseur des croûtes qui restent gluantes par endroits; enfin l'étude anatomique qu'a faite Fürstenberg d'exemplaires du Sarcopte de la gale norvégienne qu'il tenait de M. Bœck, lui a présenté des caractères de taille et d'accentuation des appendices cutanés tels qu'il a cru devoir en faire une espèce particulière; mais, comme nous l'avons montré plus haut, ces différences avec le Sarcopte ordinaire de l'homme, ne constituent pas des différences spécifiques mais simplement des différences de variété. Or, des variétés de Sarcoptes scabiei que nous avons étudiées, il en est une qui non seulement se rapporte exactement au *Sarcoptes crustosæ* de Fürstenberg, mais encore provoque chez les animaux le développement d'une gale qui a tous les caractères de la gale norvégienne de l'homme, c'est notre *Sarcoptes scabiei*, variété *lupi* et nous sommes tout porté à le regarder comme l'auteur de cette gale, après les études et les expériences d'inoculation au cheval que nous avons faites de ce parasite et que nous allons rapporter :

Pendant l'été de 1875 plusieurs cas de gale se présentèrent sur des animaux d'espèces très différentes appartenant au Muséum de Paris, savoir : une girafe et deux gazelles d'Afrique achetées à Anvers et arrivées à Paris avec le principe de leur maladie, et quatre jeunes loups d'un an qui avaient été donnés à la Ménagerie. La gale des jeunes loups durait depuis le printemps et les avait complètement dépouillés de leur fourrure en les couvrant de croûtes épaisses, molles, jaunâtres, poisseuses : c'était une gale eczémato-impétigineuse ; les Sarcoptes qui abondaient dans les croûtes étaient une variété du *Sarcoptes scabiei* que nous avons nommée *lupi* et qui, tout en n'étant guère plus grande que la variété *camelli*, était armée bien plus puissamment.

L'abondance de la récolte de Sarcoptes à tous les âges que nous avons faite sur les loups en question nous suggéra l'idée de faire des essais d'acclimatation de ces Acariens sur des animaux d'espèces différentes. Le 5 octobre, nous déposions au fond des poils d'un cheval infirme et réformé, mais dont la peau était parfaitement saine, une pincée de croûtes dans laquelle nous avions constaté la présence d'une dizaine de Sarcoptes des deux sexes et de différents âges parfaitement vivants. Jusqu'au 9 octobre, rien de particulier, mais ce jour-là on remarque que le cheval a cherché à se gratter au point de l'inoculation, et, en passant la main à cet endroit, on sent comme quelques grains de sable adhérents au fond des poils.

Le 10, ces granulations ont grossi, ont augmenté en nombre, et se sentent sur une plus large surface qu'on peut comparer à celle de la main ; le prurit est plus manifeste.

Le 12. De grosses croûtes jaunâtres, épaisses, poisseuses agglutinent les poils au point du dépôt des Sarcoptes, et plusieurs autres, de même nature, mais moins volumineuses que les premières, se remarquent au pourtour de celles-ci.

Le 15. On sent des boutons de gale sur presque toute l'étendue du côté droit de l'animal ; il y en a jusqu'au flanc, en arrière, jusqu'à la base de l'encolure, en avant. Au point d'inoculation existe un véritable herpès d'une étendue de 16 à 18 centimètres carrés, couverte de croûtes épaisses d'un centimètre au moins, jaunâtres, poisseuses, fendillées, qui, enlevées, laissent à nu une surface ulcéreuse, d'un rose vif, qui est de niveau avec les parties saines : *ces croûtes ont une odeur rappelant celle des croûtes de la gale du loup, odeur sui generis bien caractéristique*, dont celle de la suppuration du chien peut donner une idée.

Le 16. Des boutons de gale se remarquent du côté gauche du cheval, ce qui indique que les Sarcoptes ont dépassé la ligne médiane. Leurs colonies ont en même temps augmenté du côté droit, car on commence à sentir des boutons de gale sur la cuisse, sur le ventre et sur la face droite de l'encolure. A mesure qu'on s'éloigne du point d'inoculation, les boutons sont de plus en plus petits, mais la croûte qui les recouvre est toujours très adhérente aux poils et semblable à de la résine desséchée.

Le 18. Les extrémités, à partir des jarrets et des genoux, et la tête, sont les seuls points où l'on ne sente pas les boutons de gale, ce qui prouve, *qu'en douze jours*, les Sarcoptes se sont tellement multipliés, qu'ils ont couvert tout le tronc de leurs bandes. Les boutons, presque confluents du côté droit, surtout au voisinage du point de départ de l'affection, sont plus clairsemés et plus petits, à gauche, où la gale, par son aspect, semble se rapprocher de la gale ordinaire du cheval, qui est sèche et pulvérulente, tandis qu'à droite, elle conserve bien plus les caractères de la gale du loup qui est impétigineuse, c'est-à-dire humide et gluante.

Le 20. La gale est généralisée et a envahi complètement le corps du cheval. A ce moment, nous récoltons des Sarcoptes et nous constatons que la culture, sur le cheval, a quelque peu modifié leurs caractères : ils ont grandi en taille, et sous ce rapport, aussi bien que sous celui de la forme de leur corps, ils se sont rapprochés de la variété *equi*; leur liquide buccal paraît aussi moins venimeux, si l'on en juge par le volume des boutons beaucoup plus petits à ce moment de l'affection qu'au début.

Jusqu'au 30, nous constatons que les croûtes de la gale du cheval prennent de plus en plus le caractère sec et pulvérulent, et perdent leur premier aspect glutineux et humide. A ce moment, par pitié surtout pour les tourments du malheureux sujet d'expérience, qui n'a plus de repos, ni la nuit ni le jour, et qui a sensiblement maigri, nous nous décidons à le débarrasser de ses hôtes cutanés ce à quoi nous arrivons en une dizaine de jours, au moyen de frictions bien générales et bien faites de pommade d'Helmerich, sur le sujet préalablement tondu.

Les conclusions à tirer de cette expérience, c'est que le *Sarcoptes scabiei*, variété *lupi*, s'acclimate parfaitement et rapidement sur le cheval, qu'il y détermine une gale très grave, ayant d'abord les caractères de celle du loup, puis se rapprochant par la suite de la gale ordinaire du cheval; que le Sarcopte lui-même se modifie au point de vue de la taille qui augmente et de la forme qui s'allonge.

L'expérience aurait été complète, si nous avions pu cultiver ces Sarcoptes, ainsi transformés, sur une série de chevaux, et nous ne doutons pas que les modifications de leurs caractères se fussent accentués, et qu'ils auraient fini par prendre tout à fait ceux de la variété *equi*; malheureusement les moyens nous ont manqué pour arriver à la démonstration expérimentale complète de ce fait; nous avons déjà vu qu'une autre espèce, celle du rat et du chat, nous a aussi donné la preuve que les caractères des variétés, chez les Sarcoptes, tiennent au terrain sur lequel ils vivent.

Cette facilité de transplantation du *Sarcoptes scabiei*, variété *lupi*, sur une espèce animale, si différente au point de vue zoologique que l'est le cheval du loup, et les caractères particuliers de la gale qu'il provoque, nous permettent de penser qu'il s'acclimate aussi facilement sur d'autres espèces et nous croyons trouver la clef du phénomène pathologique connu sous le nom de *Gale norvégienne* dont nous venons de nous occuper et qui a pour cause, suivant nous, le Sarcopte des carnassiers. Si, tant pour les malades de Christiania que pour celui de Paris, on avait cherché ou pu remonter à la source on aurait peut-être trouvé que ces malades avaient été en contact soit avec des animaux ou des peaux fraîches de loups ou d'autres carnassiers galeux, ou s'étaient reposés sur des litières ayant été en contact avec ces animaux.

PRURIGO DU ROUGET. — Les habitants des campagnes, surtout du centre et de l'ouest de la France, connaissent parfaitement les effets de la larve du Trombidion connue sous le nom de *Rouget* et qu'ils nomment *Aoûtat*, *Aoûti*, *Vendangeur*, etc., à cause de l'époque de l'année où elle se rencontre. Il attaque surtout les personnes qui ont la peau fine et délicate, et semble préférer les jambes et la partie interne des cuisses bien qu'il se porte aussi sur les bras et la poitrine. Quand on traverse les jachères où ces Acariens abondent, ou bien quand on se dépouille d'une partie de ses vêtements, sans précaution, dans les bois ou dans les parcs, surtout lorsqu'on s'étend négligemment sur l'herbe, on est souvent assailli par eux. Ils cheminent assez vite car ils montent des jambes à la tête en peu de temps ; ils se trouvent souvent arrêtés en route par les jarretières ou par la ceinture et alors ils se fixent à l'endroit de l'obstacle.

C'est à la base des cheveux et des poils follets du corps et des membres que les Rougets plantent leurs rostres et ils se réunissent souvent plusieurs sur le même point : Duméril trouva un jour à la base d'un cheveu chez un jeune enfant plus de douze Rougets agglomérés. Il pensait que les Rougets s'attachaient avec les ongles et qu'ils insinuent leur suçoir sous l'épiderme, mais que ce sont principalement les ongles des pattes qui font naître l'inflammation que l'on éprouve. Gruby a constaté, comme nous l'avons fait ensuite, que les Rougets pénètrent avec le rostre dans les canalicules sudoripares et sébacés ; ils s'y fixent fortement, leur corps restant en dehors sous forme d'un petit point rouge.

Les Rougets occasionnent des démangeaisons vives, brûlantes, insupportables, qui empêchent de dormir. Latreille les comparait à celles de la gale, ce qui prouve que ces animalcules ont aussi une salive irritante. La peau se gonfle, devient rouge et quelquefois même violacée au point piqué par les Rougets et il se forme de petites taches irrégulières assez grandes pour la taille des parasites puisqu'elles ont parfois près d'un centimètre de diamètre, mais ces taches sont toujours discrètes et présentent parfois un point central saillant appréciable. Cette affection est donc bien un *prurigo* et ne peut être appelée *Erythème* ainsi que le voulait Gruby qui nomme cette affection *Erythème automnal.* Quelquefois, mais très exceptionnellement, l'affection en question est cependant plus qu'un *prurigo*, car Moser cite un cas d'inflammation papuleuse et *vésiculeuse* avec des démangeaisons insupportables dues à ce parasite.

Le journal la *Santé publique*, du 1er mai 1872, rapporte l'histoire d'un méfait de cet Acarien digne d'être reproduit :

« Un grand émoi se manifesta, il y a quelque temps, par une bien petite cause, dans une commune du canton de Creon, riveraine de la Garonne. Le boulanger ayant reçu un certain nombre de sacs de blé d'un négociant de Bordeaux, les avait fait décharger par cinq hommes, par un temps très chaud et orageux. Dès les premiers sacs déchargés les ouvriers éprouvèrent une vive démangeaison sur le cou, sur les épaules et les bras, où les sacs avaient porté, puis une éruption de boutons rouges un peu pointus et acuminés et accumulés sur certains points y succéda. Cette éruption se généralisa sur tout le corps pendant la nuit et amena de la fièvre avec insomnie, agitation et soif ardente.

« La peur s'empara des malades et de leurs familles. On crut à un empoisonnement ; le boulanger, ou du moins son grain, était déjà accusé. La justice fut saisie, et M. Perrens, chimiste, assisté de M. le Dr Lafargue, médecin-expert près les tribunaux de Bordeaux, furent chargés de rechercher les causes de ces accidents qui, après quelques jours, étaient disparus sans traitement spécial.

« Un échantillon du froment sain montra un grain pas très gros, d'une couleur dorée sans odeur particulière. Il contenait quelques graines noires, peu de poussière, un petit Charançon et d'autres petits insectes morts ; quelques grains étaient rongés et comme avariés.

« Au microscope l'examen le plus attentif ne découvre rien dans les débris de l'épiderme, mais dans les poussières des criblures on observe, seuls et dégagés, ou bien enchevêtrés dans des débris d'épiderme un certain nombre d'Insectes morts, ayant tous les caractères de l'Insecte décrit en 1850 sous le nom d'*Acarus tritici*. C'est la mite du blé, insecte microscopique analogue à l'*Acarus scabiei* qui, sur la peau de l'homme, donne la gale. C'était là le corps du délit et l'analyse chimique ne découvrit aucune autre substance malfaisante.

« Ce n'est pas d'ailleurs la première fois que de pareils accidents se montrent. Il a parfois suffi à des paysans de se reposer contre des meules de blé ou de s'y abriter pendant des orages pour voir cette éruption apparaître. On l'a même désignée sous le nom de *fièvre de grain*, de même qu'on appelle *fièvre de foin* l'enchiffrènement fébrile spécial qui atteint certains individus pendant la fenaison ; mais la cause restait ignorée. Des accidents semblables s'étant développés à Moissac en juin 1850, dans des circonstances identiques, les savants se mirent à l'œuvre et c'est ainsi que M. Lagrèze-Forsal, naturaliste, et M. Montané, pharmacien, découvrirent cet insecte et en donnèrent une description détaillée dans un mémoire publié par la Société des sciences de Tarn-et-Garonne.

« Ainsi expliquée, cette éruption est sans importance, malgré son acuité, et ne doit inspirer aucune crainte. De grands bains tièdes prolongés font disparaître la démangeaison ainsi que l'éruption. »

La description du mémoire dont il est question ci-dessus, et que nous nous sommes procuré, s'appliquant parfaitement au Rouget, c'est donc au *prurigo du Rouget* que se rattache l'affection nommée *fièvre de foin*, *fièvre de grain* et le prétendu *Acarus tritici* n'est donc autre que cette larve de Trombidion.

Le Rouget ne serait pas particulier à l'Europe, ou plutôt il aurait un analogue exotique qu'ou rencontrerait en Amérique si l'on en juge par la communication faite à l'Académie des sciences le 29 juillet 1867 par M. Chevreul, au nom de M. Lemaire, et que nous transcrivons textuellement.

« Il existe au Mexique un petit insecte appelé par les Indiens *Thalsahuate*. Cet insecte vit dans le gazon. Il attaque l'homme et se fixe presque toujours aux paupières, aux aisselles, au nombril et au bord libre du prépuce. Sa présence est annoncée par la démangeaison, puis surviennent de la rougeur et du gonflement et quelquefois de la suppuration. Ces phénomènes morbides durent ordinairement six jours et restent toujours locaux, ce qui paraît indiquer que l'insecte ne s'y multiplie pas. Il suffit en effet de l'enlever pour que les phénomènes morbides cessent. Les Mexicains se servent le plus souvent pour cela d'une aiguille ou d'une tige de graminée.

« Cette maladie, pour laquelle les Mexicains ne réclament point les soins d'un médecin, est très commune dans les terres tempérées et inconnue dans les terres chaudes. Je tiens tous ces renseignements de M. et Mme L. Biard, qui ont habité le Mexique pendant longtemps. Mme Biard qui a été élevée dans les Terres-Chaudes n'en avait jamais vu avant son arrivée à Orizaba. Je n'ai rien trouvé dans les ouvrages de médecine et d'histoire naturelle que je possède, qui ait pu m'éclairer sur l'histoire de ce petit animal ; il me paraît inconnu des médecins français. J'arrive maintenant au fait que j'ai constaté.

« Samedi dernier (15 juillet), Mme Biard me présenta sa fille âgée de quatre ans qui se plaignait d'une assez vive démangeaison à la paupière de l'œil gauche ; j'y constatai entre les cils un peu de rougeur et de gonflement dans une étendue de 5 à 6 millimètres. Pensant alors, d'après les renseignements qui me furent donnés, que ces effets pourraient bien être ceux de *Thalsahuate*, et, me rappelant que M. Biard avait reçu plusieurs caisses du Mexique, que des nattes et autres objets qu'elles contenaient avaient séjourné assez longtemps à côté de la pelouse de leur jardin où jouent constamment leurs enfants, je cherchai à découvrir le petit insecte. Alors, nous aidant d'une loupe, nous découvrîmes le *Thalsahuate*, fixé entre deux cils et placé au centre de la rougeur dont j'ai parlé. Sa forme est oblongue et d'un jaune orange très vif. M. et Mme Biard le reconnurent très bien. Je désirai le recueillir pour l'étudier et en déterminer l'espèce, je le laissai tomber et il nous fut impossible de le retrouver. Il est probable qu'il en existe d'autres et nous serons assez heureux pour nous en procurer et pour pouvoir l'étudier.

« De tout ce qui précède il résulterait un fait important, qu'un très petit insecte qui, au Mexique, produit une maladie de peau, a pu être importé en France, sans doute à l'état d'œuf, par des collections d'objets inanimés et y reproduire cette maladie inconnue (?) en France. »

Par ce que nous avons dit plus haut on a pu voir que le prurigo de notre Rouget est exactement la même maladie que celle que produit le *Thalsahuate* et que tout ce que l'on dit de celui-ci s'applique à celui-là. Or, comme les Rougets sont très communs en France, surtout aux environs de Paris à l'époque où le fait ci-dessus raconté s'est passé, rien ne prouve que ce n'était pas un Rouget indigène qui s'était attaché à la paupière de la petite fille de M. Biard. Cette hypothèse est même infiniment plus probable que celle de l'importation du Rouget exotique, le *Thalsahuate*.

Traitement. — Le prurigo de Rouget s'éteint toujours spontanément et assez vite. Cependant si l'on veut se débarrasser rapidement de ces parasites, une friction de benzine aux endroits où ils sont fixés les tue rapidement. Il suffit ensuite d'un bain simple ou de lotion d'eau acidulée avec du vinaigre pour calmer l'irritation qui persiste encore. Quand le Rouget est fixé à des parties délicates comme les paupières il faut l'extraire avec la pointe d'une aiguille.

Les chiens, comme nous le verrons plus loin, sont très sujets aux attaques des Rougets.

PRURIGO DERMANYSSIQUE. — Rappelons que les poulaillers et les pigeonniers sont ordinairement habités par une espèce acarienne, de la famille des Gamasidés et du genre Dermanysse (le *Dermanyssus gallinæ* de de Geer), qui y pullule et qui vit du sang sucé sur les oiseaux sur lesquels elle se répand pendant la nuit. La population dermanyssique est quelquefois tellement abondante que les habitants du poulailler ou du colombier ne suffisent plus à ses appétits et qu'elle se répand au dehors sur d'autres mammifères à sa portée et même sur l'homme. Nous parlerons plus loin du prurigo dermanyssique du cheval, que ce pachyderme contracte quand l'écurie où il loge est en communication avec un poulailler. En ce qui regarde les attaques de l'espèce humaine, par les Dermanysses, ce sont les filles de basse-cour, chargées des soins à donner aux volailles, qui y sont exposées.

La démangeaison causée par les piqûres des Dermanysses est assez vive, fugace, et passe spontanément puisque les Dermanysses ne s'acclimatent pas, et par suite ne pullulent pas sur l'homme.

Sous le titre de « *Sorte d'Acaride* » Bory de Saint-Vincent a décrit et figuré dans les *Annales des Sciences naturelles* (1re série, XVIII, p. 125, pl. II, fig. 6), un Acarien que P. Gervais regarde comme un « Dermanysse d'espèce douteuse ayant les deux pattes antérieures les plus longues palpiformes, un corps renflé garni de poils à son pourtour, une tache noire tirant sur le rouge à son centre ; égale en grosseur à la moitié d'un grain de tabac. » Cet Acarien a été observé sur une dame d'une quarantaine d'années qui éprouvait sur toutes les parties du corps de légères démangeaisons devenant de plus en plus fortes et à la fin insupportables ; lorsqu'elle frottait ou grattait les points les plus irrités il en sortait les Acariens en question qui couraient par milliers dans tous les sens. Ces animaux semblaient se plaire dans du coton ; plusieurs individus placés dans une boîte sur un morceau de calicot ont vécu de 48 à 50 heures.

Ces animalcules sortaient-ils réellement de la peau de cette dame ? N'en serait-il pas de ce fait comme de celui, très analogue, rapporté par M. Simon, d'une femme de Berlin chez laquelle la peau semblait aussi produire de petits Acariens ? On découvrit que c'était des Dermanysses vulgaires que cette femme prenait chaque jour sous un poulailler.

Raspail, dans son livre « Sur la santé et la maladie » dit qu'il a été témoin de l'action sur l'homme du Dermanysse des pigeonniers qu'on reconnaît facilement à ses figures bien qu'il l'appelle jeune *tique*, nom qu'il donne à tous les Acariens vagabonds ; voici ce qu'il en dit :

« La jeune *tique*, que représentent sous deux aspects différents les figures 1 et 2 de la planche III était devenue très commune au Petit-Montrouge en 1839, au moins dans toutes les maisons dont les jardins longent la rue neuve d'Orléans. A l'œil nu, elle a l'air d'un petit point noir en mouvement ; elle est si blanche en effet qu'elle n'apparaît que par les arborisations de sa carapace. Le corps a à peine un millimètre de long, il est dur et corné presqu'autant que l'insecte de la gale, les pattes sont transparentes et incolores avec cinq articulations apparentes au moins. Les arborisations noires de la carapace sont disposées comme quatre anneaux se réunissant deux à deux... C'est le jeune âge de l'Acarus du pigeon.

« Cet insecte s'attachait aux jambes et aux bras des enfants et des adultes sur le trajet des veines et veinules superficielles et les couvrait de boutons oblongs ayant la forme ovale des bulles qu'on trouve dans le verre ; ils se terminaient sans suppuration, se desséchaient et offraient, quand on enlevait la croûte, une tache rouge avec un pointillé noir. Il fut un soir où nos voisins ne pouvaient pas mettre le pied dans leurs petits jardinets sans en revenir les pieds et les jambes couverts de ces pustules qui leur donnaient pendant toute la nuit la fièvre de la démangeaison. C'était pour tout le monde un cas d'éruption épidémique dont la cause ne fut bien connue que quand je l'observai à la loupe.

« A l'état adulte cet Acare a près d'un millimètre et demi ; son abdomen ayant grossi fait paraître les jambes plus courtes, sa couleur est d'un bleu noir luisant sur lequel les taches noires des jeunes se dessinent par deux fers à cheval d'un blanc de lait se regardant par leur concavité, car ici, sur ce fond noir opaque, ces organes se voient par réflexion et non par réfraction.

« Or, tous nos voisins élevaient des pigeons ainsi que nous, et on ne fumait les jardins qu'avec de la colombine ; sur les pigeons pullulaient tellement les Acares qu'on ne pouvait les prendre avec les mains sans avoir la peau couverte de ces tiques de tous les âges et de toutes les nuances de couleur ; les oiseaux de nos volières en étaient assaillis et même les plantes des jardins. J'en fus piqué moi-même dans la barbe et j'en eus un véritable furoncle avec bourbillon.

« Toute calamité disparut, une fois qu'on eût fait enlever les pigeons et enfouir la colombine. »

PIQURES D'IXODES ET D'ARGAS. — En France et en Europe, les Ixodes seuls attaquent quelquefois l'homme, la seule espèce d'Argas que nous ayons, et qui encore devient très rare, ne s'en prenant qu'aux pigeons.

Les *Ixodes*, vulgairement *Tiques* ou *Poux de bois*, se rencontrent parfois, ayant le rostre planté dans les téguments, chez les chasseurs ou chez les personnes qui se sont reposées dans des bosquets. Cet Acarien enfonce son rostre dans la peau comme on enfonce un trocart ; les petits crochets récurrents qui garnissent le dard maxillo-labial et l'extrémité des mandibules l'empêchent de sortir du point où il a pénétré, et il est engagé d'une manière tellement solide que, si on cherche à l'en détacher violemment, ce rostre se rompt et reste dans la plaie. Lorsque l'acarien enfonce son rostre, on ne le sent pas et on ne s'aperçoit de sa présence que quand il a pris les dimensions, la forme et jusqu'à la couleur ardoisée d'une graine de Ricin ; il ressemble à une petite tumeur étroitement pédiculée et on éprouve alors de violentes douleurs si on la tiraille et si on cherche à l'enlever de force. L'absence complète de douleur qui caractérise l'introduction du rostre des Ixodes, si formidablement armés, prouve bien que ce rostre est, à lui seul, impuissant à causer les accidents symptomatiques qui accompagent la morsure des Acariens psoriques et qu'il faut l'accompagnement d'une salive irritante.

La piqûre des Ixodes ne produit jamais d'accident sérieux. Si, en voulant détacher le parasite, on provoque la rupture du rostre qui reste dans la plaie, il y a alors un petit travail éliminateur, un très petit point suppurant qui a pour but d'éliminer le rostre en question.

Pour éviter ce petit accident, il faut provoquer le détachement entier et spontané du parasite en le touchant avec une goutte d'essence de térébenthine ou de benzine ; il retire alors son bec tout seul et tombe.

En Amérique les Ixodes portent le nom de *Garapattes*. Leur grand nombre fait que l'homme est peut-être plus sujet à leurs attaques qu'en Europe. Leur action est la même. Des voyageurs ont cependant prétendu que la démangeaison que leur piqûre provoque est plus forte qu'en France ; ainsi M. Dassier raconte avoir vu au Brésil une dame, au retour d'une promenade dans un bois, être obligée de se jeter tout habillée dans l'eau pour échapper au feu qui la dévorait. Un chasseur lui a raconté qu'il avait été forcé plusieurs fois, après une journée de chasse, de se lever au milieu de la nuit pour se plonger dans un ruisseau. M. Dassier lui-même a gardé plus d'un an au bras gauche un bouton produit par un *Garapatte* mal extirpé ; pendant un an il ressentit, à divers intervalles, des démangeaisons aussi fortes que le premier jour.

Deux *Argas* exotiques attaquent l'homme à la façon des Ixodes, ce sont : l'*Argas chinche*, qui habite la Colombie d'où il a été rapporté par M. Justin Goudot, et l'*Argas de Perse* ou *Punaise de Miana*. Ces grands Acariens habitent les vieilles maisons et surtout les masures, à la façon des punaises, et se jettent sur les hommes endormis.

On a raconté une foule d'histoires sur leur compte : Goudot dit que le *Chinche* fait beaucoup de mal en Colombie, et Fischer de Waldheim, qui a consacré à l'*Argas de Perse* un mémoire inséré dans les actes de l'Académie de Moscou (in-4°, 1823), dit que les piqûres de ce dernier produisent une vive douleur et assure, d'après les récits des voyageurs Kotzebue et Dupré, qu'elles peuvent entraîner la consomption et la mort, chez les étrangers seulement. car elles sont inoffensives pour les indigènes (!).

ACTION DU DEMODEX FOLLICULORUM DE L'HOMME. — Ce parasite paraît très commun chez l'homme, chez lequel on le rencontre à tout âge, excepté chez les jeunes enfants : sur dix personnes on en trouve toujours une ou deux chez lesquelles on peut l'observer. Gruby assure que sur soixante personnes quarante lui en ont présenté. Cette proportion nous paraît bien forte.

Nous avons vu que le Demodex se rencontre dans les conduits normaux ou dilatés des glandes sébacées, particulièrement des ailes du nez où ils sont mêlés à la matière sécrétée, et dans les follicules des poils follets sur le nez, les joues et le front.

Ces animalcules ne déterminent chez l'homme aucune action morbide. Quand ils sont nombreux, la peau du point où ils habitent devient rouge et un peu tuméfiée, enfin il se produit une *tanne* qui s'accompagne quelquefois d'un peu de démangeaison, mais c'est tout. Les lavages fréquents au savon les font disparaître.

Nous verrons plus loin qu'une espèce voisine, ou une variété, cause chez le chien une maladie de peau terrible à laquelle cet animal succombe fréquemment et sûrement s'il n'est pas traité avec beaucoup de soins.

AFFECTIONS ATTRIBUÉES A TORT A DES ACARIENS. — Nous avons vu, dans la partie descriptive consacrée aux Acariens, que, dans leur nombre, qui s'élève à un millier et plus d'espèces, s'il y a un grand nombre de parasites, par contre les Acariens réellement dangereux sont relativement peu nombreux. L'ignorance de ce fait et surtout l'absence de généralisation de connaissances exactes sur l'histoire naturelle et la biologie des Acariens font qu'un grand nombre de ces êtres, trouvés sur l'homme ou les animaux où ils étaient tout à fait accidentellement, ont été regardés comme cause d'accidents ou d'affections auxquels ils étaient tout à fait étrangers, parce qu'ils ressemblaient plus ou moins aux Acariens psoriques et qu'on était porté par analogie à leur attribuer la même action.

Nous signalerons en leur lieu et place les erreurs de ce genre commises en ce qui regarde les animaux. Nous allons signaler ici celles qui ont été faites en médecine humaine.

Acarus marginatus, Hermann. — Dans son *Mémoire aptérologique* (Strasb., 1804), pag. 76, pl. VI, fig. 6, Hermann décrit et figure un Acarien qu'il est facile de reconnaître pour la femelle du Gamase des Coléoptères ou du Gamase des foins, qui pullulent dans les ordures de toutes sortes, le fumier, le vieux foin, les vieilles étoupes, la charpie, le linge sale, etc.

Or, voici ce que l'auteur dit de cet Acarien :

« Le 18 thermidor de l'an II, le peintre qui a dessiné l'espèce en question assista à une dissection du cerveau faite par le chirurgien Brasdor à l'Hôpital militaire de Strasbourg. Le sujet avait une forte fracture du crâne ; mais la dure-mère n'avait reçu aucune atteinte. Lorsque les deux hémisphères du cerveau furent écartés et la pie-mère ôtée, le peintre vit courir sur le corps calleux la mite dont je viens de donner la description : il la saisit avec des pincettes, l'enveloppa dans du papier et me l'apporta.

« On dira probablement que cette mite s'est introduite du dehors ; mais les mites ne cherchent pas pareils endroits : le crâne avait été ouvert auparavant : la planche sur laquelle était posé le cadavre ainsi que le local étaient bien propres.

« D'ailleurs d'autres observations prouvent que des mites et des insectes pareils ont été trouvés dans des endroits extraordinaires. On connaît les mites trouvées dans la conjonctive de l'œil, qu'une femme de Paris avait l'habitude de retirer avec une aiguille d'argent aux personnes de son quartier qui en étaient affectées. Le fait est rapporté dans une lettre du chirurgien du roi Lejeune, insérée dans le traité de Guillemeau sur les maladies des yeux, répété par Mouffet (*Théâtr. Ins.*, p. 267) et par Gendron (*Maladies des yeux*, t. II, p. 91), qui raconte aussi à cette occasion que le chirurgien Petit lui a assuré avoir observé le même cas. Les Cirons ou Comedones sont connus, et, quoique plusieurs médecins n'aient pas voulu les admettre comme insectes, mais les aient regardés comme des poils ou des portions de graisse épaissie, il se pourrait fort bien qu'ils eussent le sort des Hydatides et qu'ils fussent reconnus enfin pour être des animaux. Les Crinons, revendiqués par Chabert, différents peut-être des Comédones, me le font croire : du moins les figures de ces derniers, données par les auteurs, ne sont pas des Ascarides. Les mites de la gale, dont l'existence est mise hors de doute depuis les observations de Wickmann (*Étiologie de la gale*, Hanovre, 1786), ont-elles été trouvées jusqu'ici ailleurs que dans les pustules de la gale ? N'est-il pas possible que certains insectes soient *congenita*, et propres à certains animaux et à certaines parties intérieures des animaux, comme les vers ? Est-il déraisonnable de croire que, tout comme certains insectes, tels que les Poux, ne sauraient vivre que sur certains animaux, il en est d'autres qui ne pourraient subsister que dans l'intérieur de certaines parties, ou que, peut-être, leurs œufs ou leurs germes ne peuvent se développer que quand ils ont été portés à ces endroits ? Ne savons-nous pas que les Hydatides ne s'attachent qu'à certaines parties, les unes à l'écorce du cerveau, au plexus choroïde, d'autres au mésentère ? Les anguilles de Roffredi auraient-elles plus de facilité de passer le long des tuyaux de chaume que les germes des insectes par les plus petits vaisseaux? Ne savons-nous pas d'ailleurs que des substances brutes et grossières, des épingles et d'autres corps, se sont montrés et sont sortis du corps humain à un endroit fort éloigné de la place où ils étaient entrés et qu'on a de la peine à concevoir comment ils y sont parvenus ? Comment expliquera-t-on les autres maladies pédiculaires, rares à la vérité, mais toujours bien constatées ? D'où viennent les millions de Poux qui se montrent dès le troisième jour dans la *Plica polonica*, comme le rapporte le très exact descripteur de cette maladie, Lafontaine, dans ses *Traités de chirurgie et de médecine*, imprimés à

Breslau et à Leipzig en 1792 ? Il est à savoir, au reste, si ce sont des Poux ou des Mites, car ordinairement les praticiens, et souvent les meilleurs, ont pu confondre des choses qui ne sont que semblables. C'est ainsi que pendant longtemps les Mites et les Poux avaient été confondus même par des naturalistes de profession.

« Justamont n'avait peut-être pas si tort de supposer que le virus cancéreux pourrait bien venir des Mites, dont les germes, nécessairement beaucoup plus petits qu'elles-mêmes, s'introduisaient par les vaisseaux lymphatiques. Voyez son traité *On cancerous disorder*, Londres, 1780. Depuis Linné personne n'a décrit la Mite rejetée avec la matière dysentérique, et, quoique ce grand auteur dise qu'il n'a trouvé entre la Mite de la farine, de la gale, de la phthisie et de l'hémitritée d'autres différences que celles du lieu, on peut cependant bien admettre que ces espèces ne sont pas les mêmes, comme il est bien avéré aujourd'hui que celle de la gale est bien différente, quoique Linné dise qu'il a à peine trouvé de la différence.

« Ce n'est pas, au reste, la première fois que des insectes ont été trouvés dans le cerveau. Nelius Gemna, dans sa *Cosmocritica*, p. 241, rapporte que, le crâne d'une femme ayant été ouvert, il y a été trouvé quantité de vermicules et de punaises ; c'est ainsi qu'il les appelle, c'était sans doute d'autres Insectes. On en trouvera probablement plusieurs cas si on veut se donner la peine de consulter les observateurs. Il est à présumer que certains Insectes ne se trouvent qu'isolés dans le corps humain et n'y sont pas observés par cette raison, mais qu'ils causent, dans certaines circonstances, de grands ravages et des maladies dont on ne devine pas l'origine ; de la même manière que d'autres Insectes vivent sur les plantes pendant plusieurs années sans causer de dommages apparents, mais deviennent un très grand fléau pour le cultivateur, lorsque certaines causes favorisent leur multiplication.

« En l'an 1787, le 28 mars, mon collègue Lauth, professeur d'anatomie, me fit voir un petit Insecte trouvé sur la glande pinéale d'un maniaque décédé à l'hôpital. Tout le monde le prit pour un Morpion, mais je le reconnus pour une nouvelle espèce de Mite, ressemblant pour la taille et la couleur à une espèce que je retrouve très souvent parmi la terre humide, dans les coins de ma cave, l'*Acarus cellaris.* »

Si nous avons cité tout au long les réflexions d'Hermann sur son Acarus du cerveau, c'est que, dans les efforts qu'il fait pour faire accepter son interprétation sur un prétendu parasite qui était tombé accidentellement sur la pièce anatomique soit des linges, soit d'ailleurs, il invoque tous les exemples analogues, et nous montre comment, de son temps, ou peu de temps auparavant, on admettait un Acarus du cancer, un Acarus de la phthisie, un Acarus de la folie, un Acarus de la dyssenterie, etc., qui n'étaient certainement tous que des Acariens vagabonds trouvés accidentellement sur des pièces ou dans des liquides pathologiques.

Du reste les mêmes erreurs se sont reproduites et se reproduisent encore de temps en temps de nos jours, ainsi que le prouvent les exemples suivants :

M. le Dr Laboulbène a décrit et figuré sous le nom de *Tyroglyphus Mericourti* (*Annales de la Société entomologique de France*, 1851, 2e série, p. 301, pl. IX, fig. 4) un Acarien trouvé par M. Leroy de Méricourt dans le pus qui s'écoulait de l'oreille d'un marin. Cet Acarien, nommé aussi par Moquin-Tandon *Acaropse*, a été reconnu plus tard, par M. Laboulbène lui-même, comme étant un véritable Cheylète ; or, d'après la figure qu'il en a donnée, on voit qu'il ressemble trait pour trait au *Cheyletus eruditus*, espèce vagabonde qui, comme nous l'avons dit, se trouve abondamment dans les poussières végétales, dans les vieux livres et dans le vieux linge, et nous pensons qu'il avait pour origine la charpie et les linges à pansement. Nous l'avons souvent rencontré sur des chevaux avec d'autres Acariens des fourrages qui, comme lui, étaient tombés du râtelier.

Dernièrement nous avons été invité à déterminer l'espèce d'un Acarien trouvé dans le pus qui s'écoulait de l'oreille d'une femme. Or, cet Acarien n'était autre qu'un Cœpophage épineux, Sarcoptide détriticole qui vit sur les tubercules ou sur les racines desséchées ou en décomposition, et qui provenait certainement des racines de guimauve avec la décoction desquelles la malade se faisait des injections.

Hessling a trouvé dans la Plique polonaise (*Münschrer illustrierte Zeitung*, 1852) des Acariens qu'il regarde comme nouveaux et qu'il a nommés, l'un *Eutarsus cancriformis* et l'autre *Cœlognathus morsitans*. Or, d'après les descriptions et les figures qu'il en a données et qui sont reproduites dans le *Ma-*

nuel d'anatomie pathologique de Förster (traduction de Kaula, Paris et Strasbourg, 1853), on voit qu'il s'agit, pour le premier de ces prétendus parasites, d'un Trichodactyle, c'est-à-dire d'une larve hypopiale d'une espèce de Tyroglyphe, et pour le second d'un véritable Tyroglyphe, Acariens qui se rencontrent dans les matières en décomposition et qui avaient probablement été attirés sur la tête du malade par la matière sécrétée et altérée qui s'en écoulait. Ils y avaient peut-être été portés aussi par des mouches auxquelles leurs larves hypopiales adhèrent souvent.

Enfin nous terminerons ce paragraphe en déclarant que nous avons eu à plusieurs reprises à examiner des Acariens que nous soumettaient des médecins, lesquels Acariens avaient été rendus avec l'urine, prétendait-on, ou venant des parties sexuelles, tandis qu'ils n'étaient autre chose que des Acariens détriticoles attirés dans des vases malpropres par des résidus qui y existaient, Acariens appartenant presque constamment aux genres *Tyroglyphus* et *Glyciphagus*.

§ 2. — Animaux domestiques indigènes.

A. Dermatoses acariennes du CHEVAL.

Le cheval est susceptible d'être attaqué par trois Acariens psoriques différents, savoir : le *Sarcoptes scabiei* variété *equi*, le *Psoroptes longirostris* variété *equi* et le *Chorioptes spathiferus*, de là trois variétés ou plutôt trois espèces de *gales* différentes. Il est en outre attaqué quelquefois par des Ixodes et par des Dermanysses qui causent d'autres éruptions.

1. **GALE SARCOPTIQUE.** Synonymie. — *Gale sèche* (La Guérinière) ; *gale symptomatique* (Huzard fils) ; *gale épizootique* (auteurs divers), etc.

Définition. — La gale sarcoptique du cheval est une affection cutanée, caractérisée par une éruption symptomatique vésiculeuse, prurigineuse, prenant promptement la forme eczémateuse sèche, très contagieuse, causée par le *Sarcoptes scabiei*, variété *equi*.

Cette gale n'est bien connue que depuis la grande épizootie qui s'abattit sur les chevaux de l'armée française à la suite de la guerre de 1870-71. Auparavant, on regardait cette maladie comme causée exclusivement par la misère, les privations, les mauvais fourrages, etc., etc.

Nosographie. — *Symptômes.* — Le premier symptôme visible de la gale sarcoptique est la démangeaison : on voit le cheval essayer de porter la dent sur son dos, sur ses côtes, ou se frotter contre les corps environnants ; au pansage, l'action de l'étrille surtout lui cause une telle satisfaction qu'il s'appuie sur l'homme qui le panse, et se penche tellement de son côté, qu'il menace de se laisser choir ; la seule action de l'ongle provoque chez le cheval galeux une jouissance qu'il manifeste par des mouvements caractéristiques du bout du nez.

Le deuxième symptôme de la gale sarcoptique, par ordre de succession, est l'apparition du bouton de gale. Lorsqu'on passe la main sur les parties du corps où l'animal cherche à se gratter, particulièrement de chaque côté du garrot et de l'encolure, on constate, par le toucher, l'existence d'une foule de petites granulations, comme si du sable grossier avait été semé au fond des poils ; en écartant ces poils, on trouve à leur base de très petites croûtelettes étreignant par leur base deux ou trois poils, faciles à détacher avec l'ongle, et laissant à leur place de petites exulcérations humides, larges à peine de 2 ou 3 millimètres et sans profondeur ; on voit que c'est l'épiderme seul qui est absent, et que c'était une *vésicule* dont le contenu desséché forme la croûtelette. Par exception, nous avons vu, sur certains chevaux, ces petites tonsures humides avoir 4 à 5 millimètres de diamètre. Ces petites tonsures, qui sont d'abord clairsemées et qui rendent le cheval comme moucheté, ne tardent pas, en se multipliant, à devenir confluentes et à donner lieu à des surfaces plus ou moins larges, tout à fait dépourvues de poils, sèches, couvertes d'exfoliations épidermiques et de très fines croûtelettes minces, qui sont de véritables *eczémas*.

La gale sarcoptique du cheval est donc essentiellement eczémateuse, et peut être facilement confondue avec des eczémas non parasitaires, entre autres avec l'eczéma dartreux sec, qui a tout à fait la même marche, la même physionomie et qui s'accompagne de la même démangeaison. Cette confusion se fait encore tous les jours, et par des praticiens émérites, mais qui n'ont pas encore la pratique du microscope et de la recherche des Sarcoptes, seul moyen de distinguer l'une de l'autre ces affections.

Après la période *eczémateuse*, qui constitue la deuxième période de la gale sarcoptique, — la première période *vésiculeuse*, n'étant pas perceptible chez le cheval où elle est annoncée seulement par la démangeaison, — vient la période *lichénoïde* ou troisième période.

Cette troisième période arrive assez promptement, et est aidée en cela par les grattages qui viennent ajouter à l'irritation et à l'épaississement de la peau. Celle-ci devient sèche, chagrinée et forme des plis durs et épais, enfin elle a tout à fait la forme rugueuse de certaines écorces d'arbres, de ces productions sèches cryptogamiques qu'on appelle lichen, nom très juste que l'on a pris pour caractériser l'aspect particulier de la peau dans les eczémas anciens, qu'ils soient artificiels, parasitaires ou dartreux.

En résumé, en dehors des trois lésions caractéristiques, qui ne sont en réalité que trois degrés successifs de la même lésion, à savoir ; *eczéma vésiculeux*, *eczéma furfuracé*, *eczéma lichénoïde*, on ne rencontre, dans la gale sarcoptique, que des lésions tout artificielles dues aux grattages, des excoriations, et ceux qui ont décrit comme caractéristique de cette affection des pustules des papules, des sillons, prouvent par là qu'ils ne l'ont jamais distinguée et qu'ils font de la pathologie humaine sur la peau du cheval.

Après le *prurit* et l'*éruption*, le troisième symptôme, dans l'ordre des constatations, mais le premier comme importance et le seul véritablement pathognomonique de la gale sarcoptique, est celui que fournit la découverte du Sarcopte lui-même. Nous avons indiqué plus haut le moyen de le chercher et nous n'y reviendrons pas, mais nous devons signaler une cause d'erreur qui se présente fréquemment dans l'examen des croûtes d'un cheval galeux, Dans tous les détritus épidermiques de la peau du cheval. aussi bien en bonne santé que malade, on trouve des cadavres d'Acariens provenant des fourrages ; ce sont des Glyciphages (fig. 46), des Tyroglyphes (fig. 47), des Cheylètes (fig. 55), des Gamases, etc. ; on pourrait les prendre pour des restes d'Acariens psoriques et conclure à tort, sur cette base, à l'existence de la gale; les trouverait-on vivants, ce qui est très rare, qu'il en serait de même, attendu qu'ils sont parfaitement inoffensifs. Les nymphes hypopiales des Tyroglyphes (fig. 51), que l'on rencontre vivantes et quelquefois en très grand nombre sur les animaux, peuvent être prises, avec plus d'apparence encore, pour des Acariens psoriques, et cela est arrivé même à Gurlt et à Gerlach, car leur *Symbiotes elephantis* n'est pas autre chose qu'une de ces nymphes très innocentes. Il est nécessaire, pour éviter des erreurs de diagnostic, de connaître ces différents animalcules, et nous avouons que cette étude, aussi bien que la pratique du microscope qu'il est nécessaire de posséder, viennent singulièrement compliquer l'étude des maladies de peau de nos animaux domestiques, car le dermatologiste vétérinaire n'est complet que s'il est doublé d'un naturaliste et d'un micrographe dessinateur. Ajoutons cependant que l'observation attentive de la marche envahissante de la maladie, la constatation de ses propriétés contagieuses peuvent jusqu'à un certain point tenir lieu de la découverte du Sarcopte, et constituent des symptômes d'une importance presque aussi grande, et, dans la plupart des cas, suffisants pour conclure à l'existence de la gale sarcoptique.

Marche. — La gale sarcoptique est assez lente à ses débuts, mais elle marche avec une rapidité effrayante à une certaine période de son évolution, on le comprendra facilement, car la rapidité de sa marche est en raison directe de la multiplication des parasites, multiplication qui, elle-même, est régie par la loi des progressions géométriques croissantes. On a calculé qu'une femelle de Sarcopte mettait au monde, dans le courant de son existence, une trentaine d'autres femelles, — sans compter quatre ou cinq mâles, — lesquelles, au bout de huit jours, sont aptes à reproduire ; en faisant le calcul, on obtient comme produit, au bout de deux mois, plusieurs millions d'individus. Cela explique pourquoi, dans un régiment de cavalerie que la gale envahit, après avoir eu pendant plusieurs semaines seulement trois ou quatre galeux à soigner, on finit par en compter quinze ou vingt nouveaux par jour.

La durée de l'incubation, c'est-à-dire la durée de temps qui s'écoule depuis le moment où le cheval a été infecté jusqu'à celui où les premiers symptômes apparaissent d'une manière bien manifeste, est d'une quinzaine de jours. Nous avons été à même d'en faire la constatation bien rigoureuse en 1872.

Une fois développée chez l'individu, la marche de la gale sarcoptique est très rapide, car, en moins de huit jours, elle gagne les extrémités du corps les plus opposées à son point de départ.

Le point de départ le plus ordinaire de la gale sarcoptique du cheval est le garrot; de là elle s'étend, en s'irradiant, le long des faces de l'encolure, sur les épaules et le dos. Le Sarcopte ne paraît pas aimer les régions couvertes de crins de l'encolure et de la queue, — la peau y est probablement trop épaisse pour lui, — car les crins restent adhérents, bien que tous les poils avoisinants soient tombés ; il est, en ce point, l'opposé du *psoropte*, qui paraît affectionner, au contraire, les régions couvertes de crins.

D'autres fois, mais beaucoup plus rarement, la gale sarcoptique débute par la tête, par la croupe, par les flancs, etc.; c'est que la contamination s'est faite par ces points.

Durée, terminaison. — On n'a aucune donnée pour apprécier la durée naturelle de la gale sarcoptique, un traitement étant toujours appliqué dans le cours de son existence ; on ne peut savoir, par conséquent, si elle a une terminaison naturelle, si cette terminaison peut être une guérison spontanée, ni même si les terminaisons fatales qui la suivent quelquefois sont réellement le fait exclusif de cette maladie plutôt que de traitements intempestifs, ce à quoi nous inclinons fort à penser, d'après tout ce que nous avons vu.

Une fois la gale sarcoptique guérie, on peut remarquer que, sur toutes les parties lésées, le poil repousse avec une grande rapidité, de manière à former des mèches tranchant par leur longueur avec celles du poil voisin qui a été tondu, effet que produisent ordinairement les vésicatoires légers ; mais on remarque, en même temps, que ce poil n'a plus sa couleur primitive ; il est, en général, plus foncé, et cette coloration extraordinaire persiste jusqu'à la première mue, époque où elle disparaît.

Contagion des animaux entre eux et à l'homme. — Nous avons déjà dit que les Sarcoptes qui vivent le plus superficiellement sont les larves, les nymphes, les jeunes femelles fécondées et les mâles ; ce sont eux surtout qui sont les agents de la transmission de la maladie, et non les femelles pondeuses qui sont cachées au fond de leur terrier, à moins qu'elles ne soient arrachées violemment de leurs repaires par des grattages énergiques qui amènent le sang.

La contagion s'opère par le contact d'un animal galeux avec un animal sain, mais plus souvent par le contact d'un animal sain avec des instruments de pansage qui auraient servi à des galeux, avec les parois des stalles ou des écuries, contre lesquelles un animal galeux se serait frotté. Les Sarcoptes ne vivent pas longtemps loin de leur habitat naturel, mais leurs œufs conservent leur faculté germinative pendant de longs mois et même des années.

La science a enregistré de nombreux faits de contagion de la gale du cheval à l'homme. Nous devons avouer que, dans un régiment où nous avons eu plus de trois cents galeux à faire soigner, nous n'avons pas vu un seul cas de transmission bien caractérisé, aux trente et quelques hommes occupés exclusivement à ce service ; quelques-uns, entre autres le brigadier-maréchal, ont présenté aux avant-bras une petite éruption prurigineuse, dans laquelle il nous a été impossible de retrouver le moindre Sarcopte, malgré des recherches attentives et soutenues, et quoiqu'il y eût quelques sillons bien courts. Cette éruption a, du reste, disparu avec une seule friction locale de pommade d'Helmeric. Notre opinion sur ce point est que, tant que le Sarcopte a à sa disposition un terrain qu'il affectionne, il n'en change pas volontiers, sans nier toutefois la possibilité d'un acclimatement sur un nouveau terrain.

Diagnostic différentiel. — La gale sarcoptique du cheval peut être confondue avec plusieurs autres dermatoses.

A ses débuts, elle a une grande analogie d'aspect avec la dermatose causée par l'*Hematopinus tenuirostris*, et surtout avec celle causée par le *Dermanyssus gallinæ ;* comme celle-ci, elle est caractérisée par de petites dépilations arrondies semées sur la surface du corps ; seulement, dans cette dermatose, les petites dépilations restent isolées, tandis que dans la gale sarcoptique elles sont promptement confluentes, de sorte qu'à ce moment il n'y a plus d'analogie.

Dans sa période d'état, la gale sarcoptique a tout à fait l'aspect de l'eczéma gourmeux et de l'eczéma dartreux ; le premier s'en distingue par l'absence de prurit et par sa marche rapide vers une guérison spontanée. Quant au second, qui s'accompagne du même prurit, de la même tendance à l'extension — moins rapide cependant dans l'eczéma sarcoptique, — à la chronicité, à la forme lichénoïde ; la difficulté de le distinguer de la gale est réellement extrême, et nous concevons parfaitement que, si les recherches microscopiques n'ont pas été faites ou l'ont été mal, si des faits de contagion ou de rapide propagation ne sont pas venus frapper les yeux, nous concevons, disons-nous, que la distinction ne puisse être faite. Il n'y a plus alors que les résultats du traitement qui puissent donner quelques renseignements sur la nature de la maladie.

La *gale sarcoptique* diffère de la *gale psoroptique*, en ce qu'elle est bien plutôt générale et bien plus contagieuse. La dernière reste ordinairement localisée à l'encolure, à son bord supérieur qu'elle dénude, et dont elle provoque la tuméfaction et le plissement ; ses croûtes sont plus grossières, plus humides, enfin sa surface est mieux délimitée, et sa base plus tuméfiée, rappelant tout à fait celle de l'impétigo granulé ; enfin son parasite, facile à découvrir, est très distinct du *Sarcoptes scabiei* par sa taille et ses caractères génériques et spécifiques.

Quant à la *gale chorioptique*, sa localisation aux extrémités, sa marche très lente de bas en haut, sa faible puissance contagieuse et son parasite facile à trouver, à reconnaître, permettent de la distinguer facilement de la gale sarcoptique.

Pronostic. — La gale sarcoptique est la plus grave des trois variétés de gale du cheval ; c'est la seule qui revête la forme épizootique, et, à ce compte, elle peut causer de grands dommages. Si elle ne compromet pas, par elle-même, la vie des animaux, elle compromet leur utilisation pendant un temps plus ou moins long, et la propriété qu'elle a d'être, jusqu'à un certain point, contagieuse à l'homme, propriété que ne possèdent pas les deux autres gales, vient ajouter à sa gravité. Cette gravité a cependant beaucoup diminué depuis que l'on connaît bien sa nature, et que l'on a des moyens sûrs de la guérir promptement et radicalement.

Traitement. — Le traitement de la gale sarcoptique du cheval doit avoir deux objets : atteindre, d'une part, la cause déterminante ; d'autre part, les causes prédisposantes.

A. — On s'attaque à la cause déterminante, c'est-à-dire au

Sarcopte, par des agents qui ont la propriété de tuer le parasite. Mais si les parasiticides sont nombreux, il y a un grand choix à faire parmi eux ; beaucoup sont dangereux, et il ne faut pas s'exposer, en voulant tuer une mouche, à écraser la tête de celui qui la porte, comme l'ours de la fable. Certainement, on guérira la gale sarcoptique avec le pétrole et la benzine, mais en causant, en même temps, une irritation de la peau qui persistera pendant de longues semaines, en provoquant l'apparition d'une affection artificielle qui a autant d'inconvénients, au point de vue de l'utilisation de l'animal, que la gale elle-même. C'est ce qui résulte d'expériences nombreuses et répétées que nous avons faites. Ces mêmes expériences nous ont démontré qu'on peut guérir la gale au moyen de substances qui tuent l'Acarus en laissant à la peau toute sa souplesse et toute sa netteté, ce qui permet l'utilisation du cheval immédiatement après sa guérison, qui peut être obtenue en huit jours. Il y a deux substances qui sont deux acaricides par excellence : le soufre et la nicotine. Ces substances, mêlées à des excipients doux comme les corps gras liquides ou non, constituent les meilleures préparations contre la gale.

On peut préparer une pommade soufrée économique avec des graisses communes allongées d'huile, qui sera très efficace, dans la proportion de 200 grammes de soufre sublimé pour 1 kilogramme de graisse. Le carbonate de potasse qui entre dans la pommade d'Helmeric, du *Codex*, est parfaitement inutile.

Les déchets liquides des manufactures de tabac, dans la proportion de 100 grammes de ces déchets pour 1 kilogramme d'huile très commune, constituent une autre préparation aussi efficace que la première et encore plus économique.

Une précaution indispensable, lorsque l'on traite un cheval atteint de gale sarcoptique, c'est que la première onction, accompagnée de vigoureuses frictions, soit bien générale, et, après la tonte, tout aussi générale ; il ne faut pas croire qu'il suffise de traiter seulement les parties en apparence seules atteintes ; on se tromperait gravement, car les jeunes Acariens se promènent partout, et il ne faut pas oublier qu'ils sont les principaux agents de la propagation. Trois ou quatre jours après la friction, il faut enlever la graisse par un bon savonnage ; si la première friction a été bien faite, il est rare qu'on soit dans la nécessité de recommencer ; après quelques jours d'observation, l'animal pourra être remis au travail. Si les démangeaisons persistent quelque part, il faut recommencer la friction, toujours bien générale. Mais, nous le répétons, une seule friction, *bien faite*, dans laquelle tous les recoins cachés, comme l'auge, les salières, les ars et les aines auront été bien explorés, doit suffire.

Un complément obligé du traitement de la gale sarcoptique est la désinfection de toutes les pièces du harnachement, des effets de pansage, et des parois de la stalle d'écurie. Le meilleur désinfectant est l'eau bouillante, car elle pénètre mieux dans les anfractuosités, dans les fissures, et si elle atteint des œufs ou des Acariens à une température supérieure à 70°, qui est celle de la coagulation de l'albumine, elle les détruit sûrement en les *cuisant*.

B. — Les causes prédisposantes de la gale, quand elles existent encore en même temps que cette maladie, contribuent à l'entretien et surtout à faciliter les rechutes.

La cause prédisposante par excellence étant la *promiscuité*, il faut, A TOUT PRIX, isoler les chevaux galeux.

Quant aux autres causes prédisposantes, il suffit de les indiquer aux praticiens pour qu'ils sachent ce qu'il y a à faire. On combat l'épuisement, la débilité par l'application rigoureuse des règles de l'hygiène concernant l'aération, la propreté des écuries et le choix des matières alimentaires. L'emploi des agents analeptiques est parfaitement indiqué, et nous signalerons un reconstituant de la nutrition en général qui nous a rendu de grands services dans les cas de gale lichénoïde compliqués d'épuisement et de maigreur, surtout quand nous avions des raisons de supposer une complication de diathèse herpétique : c'est l'arsenic à petite dose, c'est-à-dire ne dépassant jamais 1 gramme par jour.

2. GALE PSOROPTIQUE. Synonymie. — *Roux vieux* des hippiâtres ; *gale humide* (La Guérinière) ; *gale par Acare* (Huzard fils) ; *gale dermatodectique* (Verheyen, Delafond, etc.).

Définition. — La *gale psoroptique* est une maladie de peau prurigineuse, contagieuse, causée par le *Psoroptes longirostris*, variété *Equi*, et caractérisée par une éruption papulo-vésiculeuse, qui, par la rapide confluence des boutons, prend promptement la forme *impétigineuse-granuleuse*.

C'est la plus anciennement connue des trois variétés de gale du cheval, et pendant longtemps, lorsqu'on parlait de la gale de cet animal, c'était de celle-ci qu'il était question.

Étiologie. — La cause déterminante de cette gale, comme des deux autres, est nécessairement unique : ici, c'est le Psoropte; mais la gale psoroptique a aussi, comme la précédente, des causes prédisposantes; en effet, sur certains chevaux, cette gale s'implante plus facilement, devient plus promptement grave que sur d'autres, qui ne sont pas pour cela plus maigres, plus affaiblis par les privations et les misères; de même aussi il est plus facile de guérir la gale sur certains chevaux que sur d'autres, et, dans quelques cas, il a suffi de soins de propreté répétés et consciencieusement faits, de simples lavages au savon vert, pour guérir certains chevaux de la gale. Il y a donc, tous ces faits le prouvent, de la part de certains chevaux, une aptitude particulière à contracter la gale et, chez certains autres, une disposition réfractaire pour cette maladie; cette prédisposition est la conséquence d'une idiosyncrasie particulière, appréciable seulement par ses effets.

Nosographie. — *Symptômes et forme.* — La forme initiale de la lésion produite par la piqûre du Psoropte est une pustule, comme celle du Sarcopte est une vésicule. Cette pustule est un bouton saillant, une petite éminence hémisphérique de la peau, large de 8 à 10 millimètres, haute de 2 à 3, et rosée si la peau est dépourvue de pigment. Cette pustule devient promptement *pustulo-vésicule*, par la formation à son sommet d'une vésicule qui se crève et donne naissance à une croûte résultant du dessèchement de la sérosité épanchée; seulement, la pustule continuant à suinter, la croûte augmente, se mélange à des exfoliations épidermiques, et reste humide et poisseuse, ce qui la distingue de la croûte de la gale sarcoptique, qui est sèche et furfuracée.

Les pustulo-vésicules ne restent pas longtemps isolées; en effet, chaque pustule étant le résultat de la piqûre d'un Psoropte qui la répète chaque fois qu'il est pressé par la faim ou qu'il fait un pas sur les parties saines, la colonie des Psoroptes devenant de plus en plus nombreuse, les pustulo-vésicules se pressent les unes à côté des autres, deviennent bientôt confluentes et donnent naissance à de véritables plaques d'impétigo (1).

Ainsi donc, la forme impétigineuse caractérise la gale psoroptique, comme l'eczéma pityriasique caractérise la gale sarcoptique chez le cheval.

Comme dans la gale sarcoptique, le premier symptôme apparent est la démangeaison, mais elle n'a pas de caractères particuliers et ne diffère pas de celle qui accompagne la première gale du cheval : l'animal cherche à se frotter l'encolure et le garrot contre les corps durs à sa portée ou contre ses voisins, faute de mieux; par exemple, il cherche moins à y porter la dent que dans la première gale; cela tient à ce que, l'affection étant ordinairement localisée à l'encolure ou à la queue, il a conscience de ne pouvoir atteindre ces parties avec ses dents.

Les régions qu'affectionne le Psoropte sont le bord supérieur de l'encolure et la queue, où il se trouve sans doute mieux protégé par les longs crins qui couvrent ces parties ; là, la peau se couvre de boutons, se tuméfie, s'épaissit, se plisse, en un mot l'éruption prend la forme décrite plus haut; les grattages énergiques de l'animal viennent compliquer de lésions tout artificielles les lésions naturelles propres à cette variété de gale, la chute des crins ne tarde pas à être complète et à laisser une place couverte de croûtes humides et poisseuses caractéristiques.

Arrivée à ce degré, la maladie s'étend en élargissant peu à peu sa circonférence, qui est marquée toujours par une ligne parfaitement délimitée entre les parties malades et les parties saines. Elle pourrait ainsi gagner le toupet, les faces et le bord inférieur de l'encolure, le dos, les côtes, les ars, puis le ventre et la face interne des membres, mais il est rare qu'on la voie à ce degré d'extension ; — d'abord il faudrait beaucoup de temps pour qu'elle y arrivât; ensuite, l'affection n'étant pas insidieuse comme la précédente, ses manifestations étant très apparentes, son traitement facile, on trouve rarement des propriétaires assez peu soigneux de leurs animaux pour les laisser ainsi envahir par la maladie.

(1) L'*impétigo*, suivant M. Hardy, n'est qu'une variété d'*eczéma*, différant de l'eczéma type par la nature de la sécrétion qui est mielleuse, poisseuse, au lieu d'être limpide, et par la tuméfaction plus grande des téguments. L'*impétigo artificiel*, causé par les piqûres de Psoropte, a une très grande analogie d'aspect avec l'*impetigo granulata* du cuir chevelu de l'homme ou des enfants.

Marche, durée, terminaison. — La marche de la gale psoroptique est lente, mais toujours envahissante; il lui faudrait cinq ou six mois pour affecter la surface du corps tout entier, ce que ferait en un mois la gale sarcoptique. Quant à la durée, nous n'avons aucun élément pour la déterminer ; nous n'avons aucun exemple de cette affection guérissant spontanément sans aucun soin. La terminaison naturelle, probable, de la gale psoroptique, est certainement la mort, conséquence forcée de l'état cachectique qu'entraîne la gale par suite du manque de repos et de l'oblitération des fonctions de la peau.

Diagnostic différentiel. — Nous avons signalé, à plusieurs reprises, les différences que présentent entre eux les symptômes de la *gale psoroptique* et ceux de la *gale sarcoptique*, nous les rappelons pour mémoire en les mettant en parallèle dans le tableau ci-dessous :

Gale sarcoptique.	*Gale psoroptique.*
Le *bouton*, qui est une *vésicule*, est sans saillie, si ce n'est celle de la croûte qui le remplace promptement. La réunion des vésicules donne lieu à une surface sans saillie, sans délimitation nette, dépilée, couverte de croûtes fines, sèches, furfuracées qui est un véritable *eczéma pityriasique parasitaire;* mais il est impossible de voir les parasites à l'œil nu, ni les sillons ou terriers qu'ils creusent. Si la surface envahie est plantée de crins, ces crins ne tombent pas. Le prurit, variable suivant les sujets, mais toujours assez fort, se manifeste surtout sous l'action des instruments de pansage. Lésions artificielles rares et peu importantes.	Le *bouton*, qui est une *pustule*, est saillant et devient promptement une *pustulo-vésicule*, qui, par confluence, donne lieu à une surface galeuse tuméfiée bien délimitée, qui se dégarnit de poils et de *crins*, et qui se couvre de croûtes grossièrement pulvérulentes, molles, poisseuses, ce qui est un véritable *impétigo granuleux parasitaire*, dans les croûtes duquel on voit grouiller à l'œil nu, comme des atomes animés, des Psoroptes souvent accouplés. Le prurit est souvent violent. Lésions artificielles nombreuses et variées, souvent graves.
Gale promptement générale et très contagieuse, donnant lieu à des épizooties graves.	Gale à progression modérée, ne devenant pas promptement générale et ne donnant lieu qu'à des enzooties.

Enfin, l'examen microscopique des parasites, recueillis comme il a été indiqué, permet de prononcer en dernier ressort et avec la plus grande certitude sur la nature de la maladie.

Il est plus facile de confondre les deux gales *psoroptique* et *chorioptique :* même aspect, même forme, mêmes croûtes grossièrement pulvérulentes, peut-être un peu plus sèches et plus fines dans la gale chorioptique. Ce qui permet de les distinguer facilement, c'est le siège : la gale psoroptique est une gale des régions supérieures et marche toujours de haut en bas, tandis que la gale chorioptique est une gale des régions inférieures et marche toujours de bas en haut; et puis l'examen comparatif des deux espèces de parasites qui les causent ne permet pas de les confondre.

Il est encore des maladies de peau qui peuvent être confondues avec la gale psoroptique : ce sont les pityriasis dartreux, c'est-à-dire dépendant de la diathèse herpétique, qui affectent souvent le bord supérieur de l'encolure et la base de la queue. Ces pityriasis se distinguent de la gale en question par leur chronicité, leur peu de tendance à l'extension, la faiblesse du prurit, et surtout par l'absence de parasites et de croûtes épaisses. Il y a aussi les herpès gourmeux, mais il se montrent surtout sur le tronc, et puis ils se dessèchent et guérissent en général rapidement et spontanément.

Pronostic. — Le pronostic de la gale psoroptique est bien moins grave que celui de la gale sarcoptique, parce qu'elle est moins contagieuse, et qu'elle n'est pas susceptible de prendre la forme épizootique, et enfin parce qu'elle est plus facile à guérir et à diagnostiquer. Il est plus facile d'atteindre le Psoropte que le Sarcopte ; il ne se cache pas, comme lui, au fond de galeries et de terriers quelquefois impénétrables ; il est plus volumineux et, par conséquent, plus facilement touché par les parasiticides. Il est aussi plus facile de préserver les chevaux de cette gale par la simple observation des lois de l'hygiène.

Traitement. — Tout ce que nous avons dit à propos du traitement de la gale sarcoptique, pour le choix des parasiticides, s'applique à la gale psoroptique, seulement il est moins nécessaire de faire des applications générales ; on peut se contenter de traiter seulement les parties malades, et on peut, par suite, employer les préparations économiques très utiles et très actives comme celles à base de goudron, qu'il serait dangereux d'appliquer en frictions générales et d'emblée, car on exposerait les malades au sort des sujets des célèbres expériences de Fourcaud et de M. Bouley.

3. GALE CHORIOPTIQUE. SYNONYMIE. — *Gale des paturons* (Gerlach) ; *Gale symbiotique* (Verheyen).

Définition. — Gale très peu contagieuse, de forme eczémato-granuleuse sèche, à faible prurit, affectant particulièrement les membres, et causée par les *Chorioptes spathiferus* (Mégnin).

Étiologie. — Cette variété de gale a été observée et décrite pour la première fois en France, en 1869, par nous (1) ; en Allemagne, elle avait été distinguée des deux autres par Gerlach, dès 1857. Elle est causée par un Acarien, très mal étudié par les Allemands, dont nous avons donné une description complète dans le *Journal d'anatomie* de M. Robin, de 1872, accompagnée d'excellentes figures chromo-lithographiées. Cet Acarien est la *cause déterminante* unique de cette variété de gale qui est ordinairement individuelle, jamais épizootique, et pas même enzootique.

On ne peut, comme *causes prédisposantes*, encore moins pour celle-ci que pour la gale psoroptique, invoquer les grandes perturbations sociales, les guerres, etc., qui appartiennent exclusivement à la gale sarcoptique. Il est très probable, il est même certain, que les causes débilitantes individuelles, comme la mauvaise nourriture, le manque de soins, la misère, les fatigues, sont des *causes prédisposantes* de la gale chorioptique, comme de toute maladie parasitaire; mais, celles qui paraissent avoir le plus d'influence, c'est le jeune âge uni à un tempérament lymphatique, et la saison froide ; non pas que le froid soit plus favorable au développement de ces parasites que le chaud, mais parce que c'est dans cette saison que se montre, chez les jeunes chevaux lymphatiques, cette toison fourrée et feutrée, qui paraît être un couvert très aimé des Chorioptes et très favorable à leur multiplication. S'ils semblent disparaître pendant l'été, c'est une illusion; car il résulte des observations que nous avons communiquées à l'Académie des sciences, que ces parasites ne disparaissent pas comme la gale dont ils sont la cause, mais qu'ils se contentent, pour vivre, des humeurs exhalées naturellement pendant l'été, quitte à recommencer leurs déprédations pendant l'hiver qui suit, ce qui donne à leur gale un caractère intermittent.

Nosographie. — *Symptômes.* — Le premier symptôme qui frappe les yeux, ce n'est pas la démangeaison; l'animal se

(1) *Journal de l'Anatomie et de la Physiologie*, de Ch. Robin.

gratte très peu ou point du tout, et se contente de frapper de temps en temps des pieds. Alors on est porté à lever le pied pour voir s'il n'y a pas une fourchette *pourrie*, qui est la cause ordinaire de ces mouvements, et on voit alors que le pli du paturon et le fanon sont remplis de ces croûtes granuleuses, fines, mêlées à des poils qui se détachent. Si on examine ces croûtes avec précaution, en les étalant sur une feuille de papier noir, on est frappé de les voir se mouvoir légèrement, ce qui est dû aux parasites qui se dégagent de dessous et qu'on voit se promener sur le papier comme des points blancs presque imperceptibles. La surface malade paraît très peu irritée, car, lorsqu'on a enlevé les croûtes, semblables à du grossier sable, qui la recouvrent et qui se détachent facilement, si on ne la voyait un peu dénudée de ses poils, on ne la croirait pas affectée : elle est grisâtre et un peu pityriasique, et on ne voit pas de boutons à sa surface.

Le *prurit*, comme nous l'avons dit, est très faible et la démangeaison ne se manifeste que par quelques mouvements d'impatience des pieds.

Marche. — La marche de la gale chorioptique du cheval est très lente : il faut des années pour qu'un membre soit envahi dans toute sa longueur, en présentant les intermittences estivales que nous avons signalées. Nous avons cependant vu un jeune cheval de quatre ans, chez lequel cette affection avait gagné les parois inférieures du ventre, lesquelles, pendant le décubitus, étaient, il est vrai, en contact continuel avec les membres postérieurs principalement affectés. Ce cheval présentait depuis trois hivers la gale chorioptique, mais on ne s'en inquiétait pas, la regardant comme une manifestation de la diathèse gourmeuse.

L'année dernière, en 1878, nous avons observé la gale chorioptique sur des chevaux récemment importés de la Plata, chez lesquels elle était certainement ancienne, car elle s'étendait sur les deux cuisses et était en voie de gagner la croupe. Dans le même temps nous avons eu à examiner des croûtes provenant de jeunes chevaux de la région des Ardennes, lesquels étaient affectés d'une dermatose qui occupait non seulement les membres, mais la plus grande partie du tronc, surtout dans les régions postérieures ; cette dermatose n'était autre que de la gale chorioptique, et nous avons appris que cette affection régnait sur une assez grande échelle dans les Ardennes et en même temps dans le Nord et en Normandie, et exclusivement sur des jeunes chevaux.

Durée, terminaison. — La gale chorioptique n'a guère été observée que sur de jeunes chevaux; cela indiquerait que, à cet âge, le terrain est plus favorable à son extension, que l'âge avancé lui est moins favorable, et qu'elle disparaît spontanément une fois cet âge atteint. Cette disparition spontanée s'explique encore par les meilleurs pansages, par les soins de propreté plus suivis qu'on donne aux chevaux en âge de donner des services, car ces seuls soins suffisent pour guérir la gale chorioptique et pour détruire les parasites, ou tout au moins pour en débarrasser l'animal qui les porte.

Diagnostic. — Nous avons vu les différences qui permettent de distinguer la *gale chorioptique* de la gale psoroptique, la seule avec laquelle elle pouvait être confondue. Une confusion plus facile pourrait être faite entre cette gale et le *lichen* des membres, que l'on a encore appelé *porrigo* du carpe et du métacarpe (Verheyen), et que l'on connaît encore sous le nom de *peignes*, *teignes*, *malandres*, *solandres*, etc., mais les nombreux parasites que recèlent les squames furfuracées de la gale chorioptique, et que l'on découvre aisément par le moyen indiqué plus haut, surtout quand l'œil est armé d'une simple loupe, viennent éclaircir promptement toutes les obscurités dont le diagnostic différentiel pouvait être entouré.

Pronostic. — C'est la gale chorioptique qui est la moins grave des trois variétés de la gale du cheval, tant à cause du champ limité de son action que de la facilité avec laquelle on la guérit, ou elle se guérit spontanément. Elle n'a guère plus d'importance que la phthiriase, causée par le *Trichodectes equi*, le moins malfaisant des épizoïques du cheval.

Traitement. — Tout ce que nous avons dit à propos du traitement de la gale psoroptique, s'applique à la gale chorioptique; localisée comme celle-là, celle-ci peut être traitée par les mêmes agents. La pommade sulfo-goudronnée ($\frac{1}{5}$ de soufre, $\frac{1}{5}$ de potasse pour 1 de goudron) est particulièrement applicable à la gale chorioptique; au point de vue de l'efficacité, cette préparation ne le cède à aucune autre, mais ne peut être appliquée que sur des surfaces restreintes. La décoction huileuse de tabac ou des déchets liquides des manufactures, étendus dans la proportion de $\frac{1}{10}$ de feuilles ou de $\frac{1}{100}$ de déchets liquides pour 1, est aussi des meilleures. En ayant soin de laisser ces préparations deux ou trois jours et de les enlever ensuite par un bon savonnage, il est extrêmement rare qu'on soit obligé de répéter l'application; cependant, par précaution, on fera bien de la renouveler au bout de cinq ou six jours pour atteindre les nouvelles générations sorties des œufs, qui auraient résisté à la première application.

Bien que cette gale n'ait que de faibles propriétés contagieuses, il est utile d'isoler les malades en traitement et surtout de désinfecter la place qu'ils ont occupée. Rappelons que le meilleur désinfectant pour une gale quelconque est l'eau bouillante.

PRURIGO DERMANYSSIQUE. — Nous avons vu que les Dermanysses, de la famille des Gamasidés, qui habitent souvent en colonies innombrables les poulaillers et les pigeonniers, se répandent, surtout la nuit, sur les animaux dont ils veulent sucer le sang, et que souvent ils ne se contentent pas des habitants emplumés des poulaillers et vont attaquer les quadrupèdes s'il s'en trouve à leur portée.

En raison de l'habitude que l'on a souvent, dans les campagnes et même quelquefois dans les villes, de disposer les poulaillers dans les écuries, les chevaux, dans ce cas, sont exposés aux atteintes des Dermanysses, atteintes qui ont lieu exclusivement pendant la nuit, car pendant le jour les Acariens ont disparu et il est impossible d'en voir sur les animaux. Une fois cependant, à la clinique de l'École d'Alfort (*Bulletin de la Société centrale vétérinaire*, 1877), on a été à même d'en voir en plein jour toute une colonie établie sur un cheval : c'est qu'on avait laissé sur cet animal, pendant plusieurs jours, et nuit et jour, sans la déranger, une couverture, et c'est sous le tissu de laine et dans ses plis que s'étaient établis les Dermanysses.

La dermatose qui est la conséquence des piqûres des Dermanysses est un simple *prurigo*, caractérisé par de petites dépilations lenticulaires qui ne sont jamais confluentes, mais qui s'accompagnent d'une démangeaison assez vive. Si l'action des parasites se répète toutes les nuits, les tourments qu'éprouvent les chevaux sont assez considérables pour inquiéter leurs propriétaires, d'autant plus que le *prurigo dermanyssique* ressemble tout à fait à une gale sarcoptique au début, mais elle en diffère, nous le répétons, en ce que ces petites dépilations lenticulaires, résultant des piqûres des Dermanysses, ne sont jamais confluentes, tandis qu'elles le sont promptement dans la gale sarcoptique.

Les piqûres de l'*Hématopinus tenuirostris* déterminent aussi un prurigo qui a une grande analogie avec le prurigo qui nous occupe, mais il en diffère en ce qu'il est localisé le long de l'encolure et dans le voisinage de la queue et qu'il n'est jamais général comme peut le devenir le *Prurigo dermanyssique*.

La première constatation de l'action nocive des Dermanysses à l'égard du cheval a été faite par Demilly de Reims en 1846 et confirmée par M. H. Bouley en 1849-50 (*Recueil* 1850) par de nombreuses observations. Dans cette même année 1850 paraissaient dans le *The Veterinarian* des observations du même genre faites en Angleterre par M. Anderson qui nommait l'affection causée par les Dermanysses : POULTRY-LOUSINES (*phthiriase des poules*), nom très impropre, attendu que le Dermanysse n'est pas un pou (φθείρ), mais un Acarien, bien qu'il soit appelé vulgairement *Pou de poules*.

Traitement. — Cette affection cesse spontanément par l'éloignement de la cause, c'est-à-dire par le transport du poulailler hors de l'écurie. Quant à l'affection locale, elle disparaît aussi en quelques jours ; on peut, pour activer la guérison, faire quelques lotions émollientes, ou acidules, ou encore avec une solution aqueuse de chlorhydrate d'ammoniaque dans la proportion de 5 p. 100.

PIQURES D'IXODES. — En Europe les chevaux sont rarement exposés aux piqûres des Ixodes, même les chevaux de chasse, bien que les chiens qui les accompagnent y soient très sujets. Les jeunes chevaux élevés dans les pâturages de l'Auvergne présentent souvent, comme les bœufs qui sont dans les mêmes conditions, des *Ixodes réduves* femelles plantés dans la peau fine des aines; ces piqûres n'ont pas d'importance et on ne s'en occupe pas : lorsque le parasite est repu, il se détache de lui-même et toute trace de sa piqûre disparaît.

Les nymphes de la même espèce d'Ixode s'attaquent quelquefois aux chevaux de chasse qui parcourent les landes couvertes de bruyères ou de genêts et produisent une affection beaucoup plus grave que la piqûre des adultes.

Cette nymphe (1), qui n'a que 1 à 2 millimètres de long, a de singulières habitudes : elle ne se contente pas de planter son bec dans la peau, — ce qui ne lui servirait pas à grand' chose en raison de sa brièveté nullement en rapport avec l'épaisseur de la peau du cheval — elle se loge entièrement sous les téguments, s'y cache, et provoque bientôt, par sa présence, l'apparition de grosses pustules qui sont de vrais petits furoncles et qui s'accompagnent d'une vive démangeaison. Nous avons observé un exemple de cette éruption furonculeuse, provoquée par des nymphes d'Ixodes réduve, à Versailles en 1864, sur un cheval d'un capitaine de dragons qui avait été suivre les chasses de Meudon; l'extrémité de ses quatre membres était comme farcie de pustules sous la croûte de chacune desquelles on trouvait blotti le parasite en question. Le cheval fut guéri par l'extraction successive de tous les parasites.

Nous avons retrouvé les mêmes pustules ixodiques aux oreilles des chiens et des lièvres, et on a vu sur l'homme de petites tumeurs renfermant un petit Ixode, qui étaient certainement de même nature.

Dans l'Amérique centrale les *Garapattes* sont si abondants qu'ils constituent un véritable fléau pour les voyageurs; car leurs chevaux en deviennent couverts. Un naturaliste voyageur, M. J. Salé, nous disait que les habitants de ces pays croient fermement qu'on provoque la chute spontanée de ces Ixodes en donnant à manger du sel à l'animal qui les porte (!).

AFFECTIONS ATTRIBUÉES A TORT A DES ACARIENS. — Le cheval est un des animaux sur lesquels il est le plus facile de rencontrer des Acariens vagabonds, et, dans ce cas, pour peu qu'il présente une affection quelconque de la peau, on serait tenté de l'attribuer aux Acariens en question. C'est ce qui est arrivé même à l'éminent professeur vétérinaire de Stuttgard, Héring, qui, trouvant un jour sur le pied malade d'un cheval abattu pour cause de maladie incurable — il était affecté de

(1) Nous avions pris, dans le principe, cette nymphe pour un Ixode parfait d'une espèce nouvelle et nous l'avons décrite sous le nom d'*Ixode pénétrant* (*Recueil* 1867). Depuis, nous l'avons étudiée plus à fond et nous avons reconnu son véritable état.

cet *eczéma* des pieds connu sous le nom vulgaire de *Crapaud*, — un Acarien du genre Glyciphage, le prit pour une espèce particulière qu'il nomma *Glyciphagus hippopodos*. Or c'était simplement le Glyciphage coureur (*Glyciphagus cursor*, Gervais), qui abonde dans les poussières des fourrages, dans les écuries, dans les salles de dissection, etc., en compagnie de Tyroglyphes, de Cheylètes et de Gamases.

Nous avons aussi rencontré sur le cheval, aussi bien que sur le bœuf et même sur des animaux de classes très différentes, Reptiles, Insectes et Myriapodes, une nymphe hypopiale de Tyroglyphe très abondante, la même que Gerlach avait trouvée sur l'Éléphant et qu'il avait nommée *Symbiotes elephantis*, croyant avoir affaire à une nouvelle espèce d'Acarien psorique. Ce qui trompe, c'est qu'elle reste parfaitement vivante sur les animaux auxquels elle s'attache et qui ne sont pour elle qu'un véhicule, qu'un omnibus, car elle n'a aucun organe propre à déchirer ou à piquer ; elle n'a même pas de bouche, car elle n'absorbe rien pendant cette période de sa vie.

B. **Dermatoses acariennes de l'ANE et du MULET.**

— Les affections cutanées causées par des Acariens sont probablement aussi fréquentes chez l'âne et le mulet que chez le cheval ; il nous est arrivé, en effet, à Béziers, en 1872, de constater l'existence de la gale psoroptique sur des mulets de la clientèle de M. Calot, vétérinaire ; nous avions vu la même gale sur un âne de chiffonnier à Bourges, en 1861, et l'année dernière nous avons constaté la gale sarcoptique sur cinq ânes d'un loueur, de Seaux. Cependant les annales de la science sont muettes à cet égard, probablement parce que les auteurs qui ont traité de ces maladies chez le cheval ont implicitement voulu parler de toutes les espèces domestiques du genre *Equus*. La seule phrase que nous ayons trouvée dans les auteurs vétérinaires faisant allusion à la gale de l'âne ou du mulet est celle où Greeve signale un palefrenier ayant contracté la gale en pansant un âne ; il s'agissait probablement d'une gale sarcoptique, puisque c'est la seule gale des animaux qui se transmette à l'homme avec quelque apparence de gravité.

N'ayant trouvé aucune différence entre les gales sarcoptiques et psoroptiques du mulet et de l'âne et celles du cheval, les parasites étant les mêmes et les symptômes exactement pareils, nous renvoyons nos lecteurs à cette dernière. Quant à la gale chorioptique, nous n'en parlons pas, n'en n'ayant jamais observé, pensant bien néanmoins qu'il n'y a pas de raison pour qu'elle n'existe pas et qu'elle doit présenter exactement les mêmes caractères que chez le cheval.

En Amérique les mulets sont fréquemment attaqués par les Garapattes, plus même que le cheval, puisqu'ils sont plus nombreux.

C. Dermatoses acariennes du BŒUF.

Les Dermatoses acariennes sont extrêmement rares chez nos grands ruminants, surtout en France, bien que cependant la gale du bœuf ait été signalée par Columelle (1), Vegèce (2), Chabert (3), Huzard (4), Rozier (5), Gellé (6), et Cruzel (7) ; mais, en raison de la confusion que l'on a faite jusqu'à ces derniers temps, entre les affections de la peau de cause interne et celles qui sont causées par des parasites eux-mêmes, pédiculaires ou autres, on ne sait si ces auteurs ont voulu parler d'une véritable gale, c'est-à-dire d'une dermatose acarienne.

Depuis les longues années que nous nous occupons des maladies de peau des animaux, après six ou sept ans de recherches dans les abattoirs, après avoir mis en réquisition de nombreux collègues, surtout des collègues exerçant dans les parties de la Normandie où l'on élève et où l'on engraisse le plus de bestiaux, nous sommes encore à voir le premier cas de gale chez les grands ruminants. Souvent nous avons cru rencontrer une véritable gale caractérisée par de la démangeaison, par une éruption croûteuse rappelant celle de la gale sarcoptique du cheval, toujours nos espérances ont été déçues, et le parasite que nous trouvions constamment, qui était réellement la cause de la dermatose, était le petit épizoïque presque invisible à l'œil nu, le *Trichodectes scalaris*. Nous avons cependant trouvé, tout récemment, au milieu de croûtes où foisonnaient des *Hematopinus*

(1) *De re rustica.*
(2) *De muli medicina.*
(3) *Traité de la gale et des dartres*, 1801.
(4) *Nosographie vétérinaire*, 1818, p. 106.
(5) *Cours complet d'agriculture*, 1771-1805, art. *Gale.*
(6) *Pathologie bovine*, 1841, t. III, p. 339.
(7) *Pathologie bovine*, 1865.

eurysternus et des *Trichodectes scalaris*, un *Chorioptes spathiferus* femelle ; ces croûtes provenaient de vaches affectées de dermatose et nous avaient été adressées par un jeune confrère de Beauvais, M. Andrieu.

C'est donc d'après les auteurs qui les ont observées que nous allons parler des gales du bœuf.

Au dire de Gohier (1), Dorfeuille père, vétérinaire à Port-Sainte-Marie (Lot-et-Garonne), serait le premier qui, en 1813, aurait découvert un Acare sur les bêtes à cornes. Le même auteur raconte qu'il en trouva lui-même un très grand nombre sur des bœufs hongrois amenés en France par l'armée d'invasion en 1814. Cet Acare ne différait en rien de celui du cheval découvert récemment (le *Psoroptes tenuirostris*) ; cependant toutes ses tentatives pour développer la gale sur le cheval, l'âne et le chien, avec cet Acare du bœuf, demeurèrent infructueuses.

Héring (2), après de longues recherches tendant à découvrir l'Acare du bœuf, vit enfin sa persévérance couronnée de succès en 1845 : un veau de race hollando-hongroise, cachectique, présentant des plaques galeuses du diamètre d'un écu à celui de la main, qui couvraient la tête, le cou, les épaules et le dos, ayant été sacrifié, il en profita pour détacher des lambeaux de cette peau et les étudier. Il y découvrit quelques Acariens qui se montrèrent beaucoup plus nombreux le lendemain quand les lambeaux de peaux eurent séjourné dans une chambre chaude. Examiné au microscope, cet Acarien, que Héring prit pour un Sarcopte et qu'il nomma *Sarcoptes bovis*, lui présenta les différences suivantes avec celui du cheval :

« 1° Dimensions moindres, les individus les plus grands ont 0,15 de ligne de long sur 0,11 à 0,13 de ligne de large, tandis que celui du cheval a une longueur de 0,22 de ligne sur 0,16 de ligne de large ;

« 2° Les pieds postérieurs du Sarcopte du bœuf partent de dessous le ventre, tandis que dans celui du cheval ils sont attachés au bord du corps ;

« 3° La quatrième paire de pieds est garnies de ventouses qui n'existent pas chez l'insecte de la gale du cheval ;

« 4° La troisième paire se termine chez le mâle par une soie forte et très longue et par une ventouse pédiculée, et chez la

(1) Mémoires et observations.

(2) *Repertorium*..... 1845 et *Traité de pathologie*, 1849, p. 192.

femelle par deux soies dépourvues de ventouses. Le Sarcopte du cheval possède deux longues soies et une ventouse ;

« 5° Le Sarcopte mâle du bœuf porte à la partie postérieure du corps deux très grandes et très grosses protubérances surmontées chacune d'une soie longue et de trois plus courtes. »

Héring ne réussit pas mieux que Gohier à faire vivre son Sarcopte du bœuf, — qu'aux caractères ci-dessus donnés, on reconnaît facilement appartenir au genre *Chorioptes*, — sur le cheval et à lui inoculer la gale de cette manière.

En mai 1853, Fürstenberg (2) rencontrait à Eldena, près de Greifswald, une vache extraordinairement galeuse couverte de milliers de parasites dont l'étude fut le point de départ de son grand travail sur les Acariens psoriques de l'homme et des animaux. Ces parasites étaient des Chorioptes qu'il nomma *Dermatophagus* et qu'il trouva, par comparaison, entièrement semblables à celui qu'Héring avait trouvé sur le veau, et à ceux que Gerlach trouva plus tard dans une affection des jambes du cheval et avec lesquels il créa son genre *Symbiotes*.

Delafond (2), comme Héring, chercha pendant longtemps l'Acare du bœuf sans pouvoir le rencontrer. Ayant adressé un appel aux vétérinaires de province pour lui procurer des croûtes de bêtes bovines galeuses, pendant quatre ans il ne trouva, — comme nous, — que des Poux. Enfin à l'Exposition de 1856, le 25 mai, une vache de Durham lui présenta de la gale avec Acares ; puis un peu plus tard, à l'abattoir Popincourt, il rencontra encore la même affection, sur deux bœufs limousins, causée par le même parasite. Cet Acarien était tout à fait le même que celui du cheval, c'est-à-dire qu'il appartenait au genre déjà nommé *Psoroptes* par P. Gervais et que Gerlach nomma plus tard Dermatodecte.

A peu près à la même époque, c'est-à-dire en 1858, la démonstration de la présence de deux Acariens psoriques différents chez le bœuf était faite en Allemagne. Voici dans quelle circonstance :

« Dans un domaine du cercle d'Inowraclaw (Prusse orientale) avait paru, depuis dix ans déjà, sur des bœufs, une éruption chronique de la peau, qui s'aggravait aussitôt après le retour de la saison d'automne, au moment même où les animaux étaient

(1) Furstenberg, *Die Krätzmilben*, 1860.

(2) Delaf. et Bourg., *Traité de la Psore*, p. 833.

remis en stabulation permanente. Cette éruption augmentait en étendue jusqu'au mois de février, époque où elle atteignait ordinairement son maximum d'intensité chez la plupart des individus affectés ainsi dans tout le troupeau ; enfin elle commençait à décroître aussitôt que les bœufs étaient employés aux travaux des champs et sans qu'on fît usage d'aucune médication, puis, peu à peu elle disparaissait complètement, de telle sorte que dans le courant de l'été on ne remarquait même plus aucune trace de maladie.

« Les bœufs, au nombre de 40 ou 50, la plupart déjà vieux, étaient mal nourris et plus mal soignés encore, leur étable était bien plutôt une fosse à fumier qu'un lieu de repos.

« L'éruption commençait toujours à se montrer à la base de la queue et sur les côtés du cou ; elle s'étendait rapidement à la tête, aux épaules, le long de l'épine dorsale et successivement sur les parties latérales du corps. Quand l'éruption avait atteint sa plus grande étendue, tout le corps était envahi à l'exception de la partie inférieure des membres.

« Au début de l'éruption un vif prurit poussait les animaux à se frotter et à lécher les parties affectées ; dans les régions où cela avait lieu on voyait des parties de peau excoriées et sanguinolentes, enfin, le besoin de se gratter cessant, les parties excoriées se recouvraient de squames épidermiques, qui, très minces tout d'abord, acquéraient bientôt, çà et là, l'épaisseur d'un demi-pouce. A ce moment la peau devenait sèche, presque semblable à du parchemin et, là où les croûtes étaient épaisses d'un demi-pouce, on ne pouvait plus faire plisser la peau en la pinçant. Les croûtes qui adhéraient fortement à la peau étaient de couleur gris argenté ; en les raclant avec un couteau à lame émoussée, elles se détachaient en poussière grossière ; dans celle d'une épaisseur moyenne on voyait des brisures et des gerçures parallèles qui donnaient à la peau l'aspect de plis. Sur les parties où les croûtes existaient les poils tombaient ; si on soulevait les croûtes, la peau apparaissait parfaitement saine.

« Lorsque l'éruption approchait du maximum de son envahissement, les animaux maigrissaient : ils devenaient de véritables squelettes. Chez tous l'état cachectique était évident ; les trois cinquièmes des bœufs les plus vieux et les plus épuisés succombèrent à la fin de janvier et au commencement de février. La nécropsie démontra l'existence de l'hydrohémie.

« Au commencement du printemps l'éruption s'arrêtait et elle diminuait considérablement aussitôt que les bœufs étaient employés aux travaux des champs ; les croûtes désséchées tombaient des épaules, du cou, de la base de la queue ; les poils repoussaient de nouveau jusqu'à la fin de mai, et il ne restait d'autres signes de cette éruption que quelques parties nues au cou et à l'origine de la queue, et une desquamation considérable et continuelle au chignon et autour des cornes. Les bœufs, mieux nourris au moment des travaux, prenaient une belle apparence et acquéraient de la vigueur. Cet état de bien-être durait jusqu'à l'époque de la stabulation, c'est-à-dire jusqu'à la fin des travaux de l'automne ; il cessait alors et l'éruption, se reproduisant de nouveau avec la même marche, occasionnait la mort par hydrohémie de quelques bœufs ; enfin elle rediminuait pour disparaître de nouveau tout à fait en apparence.

« Dans ce domaine, le vétérinaire Muller observa cette maladie chaque année, excepté en 1852 ; il vit que les animaux avaient été atteints pendant plus de vingt années de suite, et qu'avant de reparaître, dans les dix dernières années la maladie avait été beaucoup moins intense. Un incendie qui détruisit l'étable et les bœufs qui y étaient renfermés fut la cause de la cessation de la maladie, mais elle fit de nouveau son apparition après l'introduction d'animaux nouvellement achetés.

« Il était naturel de penser que cette affection était locale, bien que la loupe n'ait pas permis à l'auteur d'y découvrir des Acares, malgré cela elle fut traitée comme telle et, au printemps de 1853, la maladie avait presque entièrement cessé. Dans le courant de l'hiver suivant elle reparut, mais le propriétaire ne voulut pas dépenser son temps et son argent. L'auteur, dans les années suivantes, ayant observé la disparition spontanée de la maladie sans l'emploi d'aucun remède, douta que l'affection qu'il avait eu l'occasion d'observer fût véritablement la gale. Et comme chez les animaux qui succombèrent il rencontra des lésions propres à l'état cachectique, dans le foie, par exemple, une grande quantité de distomes, il crut que la cachexie aqueuse était le caractère essentiel de l'état morbide et l'éruption un des symptômes.

« Cette opinion ne fut pas absolue : il resta toujours un doute entretenu par ce fait que les bœufs achetés depuis peu étaient atteints dans le courant de l'hiver de la même éruption cutanée et que, dans l'hiver de 1857 à 1858, des vaches et des veaux, qui jusque-là avaient été épargnés, en étaient affectés, bien que se trouvant dans une autre division de la même étable.

« Pour éclaircir ces doutes, le vétérinaire Muller attacha au-dessous du coude à plusieurs bœufs sains, une certaine quantité de croûtes et de squames, et huit jours après il observait sur les bœufs en expérience les mêmes altérations que celles présentées à la tête et au cou au commencement de l'éruption sur les bœufs spontanément malades ; de cette manière l'existence de la gale fut démontrée.

« Pendant l'hiver de 1858 l'auteur envoya à Gerlach des croûtes prises sur le cou des bœufs, ce dernier y découvrit des Dermatodectes. Renseigné par Gerlach sur la manière la plus convenable pour parvenir à trouver, sur les malades mêmes, les Acares de la gale, Muller les y chercha et acquit en très peu de temps l'habitude de les trouver sans même le secours de la lentille : en raclant la surface la plus récemment malade, et en disposant la poudre grossière ainsi obtenue sur un carton noir, il voyait les mouvements en différents sens des Acares qui apparaissaient sous forme de petits points blancs presque imperceptibles.

« Le diagnostic assuré, l'auteur voulut efficacement combattre la gale en suivant la voie indiquée par Gerlach. Pour cela il choisit le moment où la maladie était en apparence guérie; mais à cette époque on reconnut l'existence d'une grande quantité d'Acares derrière la tête, au chignon, à la racine des cornes. Il sembla à l'auteur que les Acares pris dans ces régions avaient la vie moins tenace, puisqu'ils moururent du deuxième au troisième jour, tandis que dans les croûtes examinées par Gerlach le neuvième jour ils étaient encore vivants. Notons qu'on était en été et que l'air chaud de la saison pouvait avoir une certaine influence.

« L'auteur nota encore que, dans les croûtes provenant du chignon, Gerlach trouva des Acares de deux genres différents savoir : des *Symbiotes* et des *Dermatodectes*, mais que dans celles provenant de la base de la queue il n'y avait que des *Symbiotes*, ce qui semble indiquer que cette dernière région serait le séjour de prédilection de ces derniers Acariens.

« Le traitement des bœufs galeux consiste, après avoir, au moyen de l'étrille, fait tomber le plus possible de croûtes et bien nettoyé la peau, à faire un bon lavage au savon vert, surtout à la nuque et à la base des cornes, puis une fomentation sur les mêmes parties au moyen d'une décoction chaude de tabac (5 livres dans 60 pintes d'eau pour trente bœufs environ).

« Enfin les animaux furent tenus au soleil jusqu'à ce que la peau fût parfaitement sèche, et toutes les régions qui étaient le siège de prédilection de la gale furent frictionnées avec une mixture composée de 1 partie de créosote, et de 15 parties d'huile de colza; les animaux furent ensuite placés dans une étable nouvellement abandonnée par des moutons.

« L'étable que les bœufs avaient habitée, les harnais qui avaient subi leur contact, furent soigneusement nettoyés et désinfectés. Ce traitement fut répété dix jours après et une troisième fois après quatorze jours, en remplaçant la dernière fois l'huile par de l'esprit, dans les mêmes proportions. Les vaches et les veaux furent traités de la même manière, et la gale ne reparut plus pendant les hivers de 1858 à 1860. Chez un bœuf seulement on observa en janvier une tendance à se frotter, et, comme il portait à la base de la queue des traces d'excoriations, il fut sacrifié (1). »

L'auteur essaya par trois fois de communiquer cette gale au cheval et à l'homme, mais il ne put y parvenir.

M. Muller, dans le traitement de cette gale, attribue la plus grande partie du succès à la créosote, mais nous avons de fortes raisons de croire que c'est le tabac, au contraire, qui a été l'agent le plus actif; l'huile seule à notre avis a été plus active que la créosote. On se rappelle que nos expériences sur l'acide phénique, si voisin de la créosote, ont prouvé que c'est un antipsorique des plus infidèles.

Ainsi donc, un Psoropte et un Choriopte particuliers peuvent vivre soit isolément, soit ensemble, sur les grands ruminants, et déterminer chacun une gale particulière dont les manifestations se mélangent et se confondent.

Les bœufs sont-ils susceptibles aussi, comme le cheval, d'être attaqués par un Sarcopte? Il le semblerait, au dire de Gohier, Fauvet et Walbraff, qui auraient vu soit des chevaux, soit des chèvres, communiquer une gale très maligne à des bœufs en même temps qu'à des hommes. Une observation que nous

(1) *Magazin für die gesammte Thierheilkunde*, n° 1, 1860.

trouvons consignée dans le *Recueil*... de 1836, vient encore augmenter la probabilité de cette hypothèse : c'est l'histoire d'une petite épizootie de gale qui a sévi sur des bœufs ou veaux de la même écurie et observée par M. Daprey, vétérinaire à Bourbonne-les-Bains (Haute-Marne) :

Le phénomène le plus saillant de cette affection ayant été une très vive démangeaison, le vétérinaire en question, qui en ignorait complètement la nature, l'appela *prurigo formicans*. La première bête atteinte fut une génisse chez laquelle la maladie débuta par les lèvres de la vulve et s'étendit entre les cuisses en gagnant successivement le flanc, le dos, le ventre, la poitrine, les épaules et le cou. Le deuxième malade fut un bœuf chez lequel la maladie suivit une marche inverse : commençant par la tête, elle s'étendit en arrière en gagnant successivement tout le tronc. Ainsi de suite des autres, sans suivre une marche uniforme. Les *symptômes* constatés furent : une peau enflammée, épaisse, ridée, épilée en grande partie et couverte de croûtes ; entre les croûtes et sur le périmètre de la partie malade, on voyait de petites papules coniques, roses ou rouges, ayant un peu moins de 1 millimètre de diamètre à leur base et autant d'élévation. En déchirant ces papules, il s'en écoulait un peu de sang qui faisait croûte. En détachant ces croûtes au bout de peu de temps, on trouvait une ou deux petites cavités à loger un grain de millet renfermant du pus semblable à du blanc d'œuf (papulo-vésicules). Prurit extrême, tellement impératif que l'animal n'avait pas un instant de repos, se frottait à tous les corps environnants avec acharnement et beuglait de douleur. La génisse du premier cas avait été continuellement en chaleur pendant toute sa maladie et ne conçut qu'après sa guérison ; de plus, la bête se nourrissait mal, était devenue extrêmement maigre, triste, le poil hérissé, la respiration et la circulation un peu accélérées, la rumination souvent interrompue.

La cause de cette affection n'a pas été recherchée, l'auteur de l'observation ne pensant pas à une affection psorique. S'il l'eût fait, il eût peut-être trouvé que le taureau auquel la génisse avait été conduite avant sa maladie, était lui-même atteint d'une affection analogue. Ce qui porte à le penser, c'est que c'est par la vulve que la maladie a débuté chez la jeune bête.

Le traitement appliqué à ces malades fut d'abord des applications anodines, émollientes, un régime diététique, des boissons laxatives qui n'eurent aucun succès. Une forte solution de potasse d'Amérique (500 grammes dans 8 litres d'eau) en lotions tièdes, deux fois par jour, amena une complète guérison : le prurit cessa au bout de huit jours, les croûtes tombèrent, la peau s'assouplit et il ne resta que quelques pellicules furfuracées à sa surface.

Le résultat d'un traitement exclusivement externe prouve que l'affection était psorique, et sa prompte généralisation aussi bien que sa forme particulière indiquent qu'elle était probablement sarcoptique.

En résumé, toutes les observations que nous venons de rapporter prouvent que les grands ruminants sont susceptibles de contracter trois variétés ou espèces de gales comme le cheval. Une *gale sarcoptique*, une *gale psoroptique*, une *gale chorioptique* ; il paraîtrait même que la *gale du chat*, qui est une variété de gale sarcoptique, se transmettrait aussi à la vache, d'après une observation faite en Allemagne (1).

Nous décrirons seulement la gale psoroptique et la gale chorioptique qui ont été bien vues et bien déterminées dans leur cause et dont la nature parasitaire a été bien établie.

GALE PSOROPTIQUE. — On pourrait appeler cette gale, la gale française des bêtes à cornes, car, dans les quelques cas très rares de *vraie gale* que l'on a constatés en France, chez les bœufs, c'était de la gale psoroptique, et cette constatation est due à Delafond.

Nosographie. — La gale psoroptique du bœuf a une grande analogie avec l'affection de même nom du cheval : elle se montre sous forme de plaques irrégulières, croûteuses, qui occupent le bord supérieur de l'encolure dont elles provoquent l'épaississement et le plissement, le derrière de la tête, le garrot, etc. Ces plaques sont aussi de vraies plaques d'*eczéma impétigineux granulé* avec épaississement du derme, chute de poils et présence de croûtes grossièrement pulvérulentes au milieu desquelles grouillent les psoroptes.

Le prurit est presque continuel et même violent, pendant la nuit surtout; partout où l'animal peut atteindre, il y porte la

(1) Redemacher, *Magaz. f. Thierheilkunde*. Berlin, 1842.

langue ou se frotte contre tous les objets qui sont à sa portée; il se penche contre la personne qui le gratte, au point de se laisser tomber, et manifeste son contentement par une tension de l'encolure et des mouvements de la queue des plus expressifs. La marche de cette gale est envahissante, mais assez lente; elle marche de haut en bas, mais respecte toujours le ventre, les extrémités et la tête.

Quand la maladie est ancienne, on la voit souvent compliquée de plaies ulcéreuses dues à l'action répétée de la langue rude des malades et des frottements contre les corps durs, mais jamais on ne voit de boutons isolés volumineux, tels que furoncles, boutons d'ecthymas, papules, etc., à moins qu'il n'y ait une complication de prurigo phthiriasique.

La gale du bœuf peut durer longtemps et amener un état cachectique très prononcé, le marasme et même la mort par épuisement. Généralement on évite cette fin et on sacrifie l'animal pour la boucherie.

Étiologie. — La cause déterminante de cette gale est toujours et uniquement le *Psoroptes longirostris* variété *Bovis;* aucun autre Acarien, pas même les Psoroptes du cheval et du mouton, qui pourtant ressemblent au premier au point qu'on ne peut les distinguer, ne peuvent la déterminer, ainsi que cela résulte d'expériences positives et répétées de Delafond, Gerlach et d'autres expérimentateurs.

Comme causes prédisposantes, la maigreur, la malpropreté, le manque de soins, la mauvaise nourriture, etc., tiennent le premier rang; cependant leur concours n'est pas indispensable, car la contagion fait développer la gale psoroptique sur des bœufs bien portants et bien soignés.

Diagnostic différentiel. — La gale psoroptique peut être confondue chez le bœuf avec la teigne tonsurante, le prurigo phthiriasique, l'eczéma printanier et l'eczéma dartreux et, en outre avec les gales chorioptiques et sarcoptiques.

Les plaques herpétiques de la *teigne tonsurante* du bœuf (vulgo *dartre tonsurante*) qui sont dues exclusivement au *Trichophyton epilans* et qui sont très contagieuses, pourraient être confondues avec les plaques impétigineuses de la gale psoroptique au début, car elles sont les unes et les autres circulaires et petites, mais les plaques de teigne tout en s'agrandissant jusqu'à acquérir la dimension d'un écu, restent toujours parfaitement régulières, tandis que les plaquès de gale psoroptique s'allongent, et s'agrandissent surtout dans le sens longitudinal, mais toujours irrégulièrement; du reste avec un peu d'attention et avec une simple loupe on ne tarde pas, en examinant la surface croûteuse, à voir grouiller les Psoroptes, ce qui fixe le diagnostic.

Le *Prurigo*, causé par le grand Pou du bœuf (*Hæmatopinus eurysternus*), qui habite de préférence les longs poils du chignon et du bord supérieur de l'encolure, s'accompagne de démangeaisons assez vives, de dépilations et d'une éruption prurigineuse qui pourrait être prise, par des examinateurs superficiels, pour une gale au début; mais les papules du prurigo restent toujours isolées, ne se réunissent jamais en plaques, et il n'est pas possible de confondre ces deux éruptions, surtout lorsque la présence des poux a été constatée. Cependant il peut y avoir mélange des deux affections; il faut, dans ce cas, se garder de ne voir que le prurigo et de s'en tenir à la constatation de la présence des poux, car l'affection qu'on négligerait est la plus grave; cependant le même traitement convient à toutes les deux et elles disparaîtraient ensemble.

L'*eczéma printanier* du bœuf se remarque surtout au printemps à l'époque de la mue, et est l'expression exagérée du phénomène physiologique de la mise bas du poil d'hiver. Cette affection est très bénigne et disparaît spontanément au bout de deux ou trois fois vingt-quatre heures, après avoir montré un léger prurit et une très petite éruption sèche, rapidement furfuracée qu'il n'est pas possible de confondre avec celle de la gale psoroptique.

L'*eczéma dartreux* du bœuf est la dermatose qui peut être le plus facilement confondue avec la gale psoroptique : comme celle-ci, cet eczéma occupe le bord supérieur du corps, mais le dos avant le garrot et le cou, et s'étend de chaque côté sur les flancs et les côtes sans dépasser la partie moyenne du tronc; il forme des plaques très irrégulières comme des cartes géographiques, occupant, dans certains cas, exclusivement les parties blanches et respectant celles qui sont pigmentées et couvertes de poils colorés; dans d'autres cas, chez les robes foncées uniformes, s'étendant uniformément sur toute la partie supérieure du tronc. Dans les parties récemment envahies, et qui sont celles que l'on peut le plus facilement confondre avec la gale psoroptique, les poils sont encore adhérents, mais hérissés, leur fond est occupé par des croûtes grossièrement pulvérulentes, jaunâtres, donnant la sensation d'un grossier sable semé au fond du poil; en coupant les poils le plus près possible, on voit la peau colorée en rose vif, couverte de croûtes pulvérulentes et saignant facilement au raclement. Cette poussière, examinée au microscope, est essentiellement composée de particules épidermiques très ténues, de corps étrangers, de poussières tombées du ratelier, de gouttelettes de sérosité concrétée, sans qu'on puisse constater l'ombre d'un parasite psorique. Dans ce cas on trouve souvent des cadavres d'Acariens des fourrages qui pourraient donner le change à des observateurs non prévenus et ne possédant que des connaissances superficielles et incomplètes en acariologie.

Quand l'eczéma dartreux est ancien et dure depuis deux ou trois ans, comme nous en avons vu un exemple, dans l'intervalle des poussées, qui sont généralement annuelles et printanières, les surfaces cutanées les plus anciennement malades sont complètement nues, de couleur rosée, épaissies et couvertes de larges écailles épidermiques, brillantes, rappelant les grandes écailles de la carpe, et se renouvelant fréquemment. La différence dans ce cas est tellement grande avec l'éruption de la gale psoroptique qu'il n'est pas possible de les confondre.

La démangeaison, dans cette affection, est très modérée, et dans l'intervalle des poussées elle est à peu près nulle; nous n'avons pas vu les bœufs dont nous parlons plus haut se gratter spontanément, mais ils éprouvaient une visible jouissance lorsque nous grattions les parties les plus récemment malades pour recueillir des croûtes.

Enfin, lorsqu'il y a doute avec les gales sarcoptiques et chorioptiques, l'examen microscopique est le moyen le plus sûr de fixer le diagnostic.

Pronostic. — Le pronostic de la gale du bœuf n'est pas grave; il est si facile de guérir cette affection que ce n'est que par suite de l'ignorance et de l'impéritie des propriétaires que la maladie peut prendre un caractère invétéré et amener par épuisement la mort du sujet.

Traitement. — Tous les traitements que nous avons indiqués contre la gale psoroptique du cheval sont applicables à celle du bœuf. Nous rappellerons que les préparations à base de tabac sont les plus efficaces et les plus économiques, surtout les résidus sirupeux des manufactures, étendus de 5 à 6 fois leur poids d'eau, ou la simple décoction de tabac (30 grammes par litre), surtout la décoction huileuse.

Nous recommanderons encore d'éviter l'emploi des pommades à base de mercure, de cantharides, d'arsenic, etc., à cause de la grande propension des grands ruminants à se lécher. Les simples pommades soufrées n'ont pas ces inconvénients et sont plus efficaces.

A moins de gale généralisée, ce qui est très rare dans la gale psoroptique, on peut se borner à traiter exclusivement les parties malades en ayant soin de n'en pas oublier et de dépasser le périmètre des surfaces atteintes, de 2 ou 3 centimètres ; de cette façon aucun parasite n'échappera.

GALE CHORIOPTIQUE. — C'est la gale symbiotique des Allemands. Nous doutons, comme nous l'avons déjà dit, qu'elle ait jamais été observée en France (1), à moins que ce ne soit sur des bœufs récemment importés des pays d'outre-Rhin. Par contre elle paraît assez commune en Allemagne, surtout sur les confins de la Russie, comme le prouveraient les faits que nous avons rapportés. Bien que Gohier se borne à dire que, dans la gale des bœufs hongrois qu'il observa en 1814, l'Acarien qu'il y trouva ressemblait à celui du cheval, nous croyons fort que c'était la gale chorioptique et non la gale psoroptique que portaient les bœufs qui suivaient l'invasion étrangère. Quoi qu'il en soit, nous allons décrire la gale chorioptique du bœuf d'après les auteurs allemands qui l'ont observée.

Nosographie. — La gale chorioptique débute toujours, ou presque toujours, autour de la base de la queue, dans les fossettes latérales et au pourtour de l'anus. Là, ces parties se couvrent d'une poussière jaune épidermique qui s'accumule et forme des croûtes sèches, peu adhérentes et pulvérulentes. La peau que recouvrent ces croûtes est rougeâtre, tuméfiée, un peu irritée et est le siège d'un prurit assez modéré et intermittent qui engage les animaux à essayer d'y porter la langue ou à se

(1) Voyez ce que nous disons plus haut page 347, ligne 32.

frotter contre les corps durs à portée. La maladie se propage en s'irradiant et s'étend surtout en bas autour de la vulve, sur les fesses, sur l'écusson et sur les mamelles (chez la vache) ou le scrotum (chez le mâle) ; ce n'est qu'après de longs mois et même des années qu'elle gagne le milieu du corps et surtout les parties antérieures.

La marche de cette gale est très lente et présente le caractère d'une intermittence que nous avons déjà signalée pour la gale chorioptique du cheval : elle disparaît pendant l'été à l'époque des travaux, des pâturages au grand air et du poil court estival, pour se remontrer au moment de la stabulation permanente et lorsque l'animal est couvert de son poil d'hiver. Il résulte des recherches de Gerlach et de Muller que, bien qu'inactifs pendant l'été, les Chorioptes ne disparaissent pas pour cela ; ils restent tapis au fond des poils du chignon et du bord supérieur du cou, vivant exclusivement des exsudations naturelles de la peau à la façon des Sarcoptides plumicoles leurs voisins, et ce n'est qu'au moment où ces exsudations viennent à manquer par suite du ralentissement des fonctions de la peau pendant l'hiver, que les Chorioptes redeviennent psoriques, et déchirent de nouveau l'épiderme pour vivre des humeurs qui sourdent à la suite de ces lésions.

La durée de cette gale, si on ne vient pas la combattre, peut être aussi longue que la vie de l'animal ; l'observation de Muller, que nous avons rapportée plus haut, nous la montre durant une vingtaine d'années dans une ferme et affectant tous les grands ruminants qu'elle contenait. Elle peut entraîner l'épuisement complet et même la mort par la perturbation qu'elle apporte aux fonctions en général, par la privation de sommeil et de repos.

Étiologie. — La cause déterminante est unique, c'est le *Choriopte du bœuf*, les autres Chorioptes ne peuvent la déterminer, cela résulte des tentatives infructueuses d'inoculation faites par Gerlach au moyen de son Symbiote du cheval (notre *Chorioptes spathiferus*).

Parmi les causes prédisposantes se placent en première ligne la saison des froids pendant laquelle aussi les animaux sont enfermés dans des écuries hermétiquement closes et serrés les uns contre les autres.

Le jeune âge, chez le bœuf aussi bien que chez le cheval, paraît être aussi une des causes prédisposantes des plus actives, aussi bien que la période de la lactation chez les femelles ; tout au moins les cas isolés ont été constatés dans ces deux conditions.

Enfin une cause de propagation et d'extension est la réunion des bovinés en grands troupeaux, et cette cause est assez active pour que, malgré la faible tendance à la progression de cette gale, on la voie prendre la forme enzootique et atteindre avec le temps tous les individus qui composent le troupeau ; elle est aidée en cela par la misère, les privations, les fatigues de toutes sortes, toutes causes débilitantes qui viennent compléter la série des causes prédisposantes.

Diagnostic. — Le diagnostic de la gale chorioptique du bœuf est plus difficile que celui de la précédente, au moins au début, parce qu'elle a alors une grande analogie avec le prurigo causé par le *Trichodectes scalaris*, très petit Pou qui habite surtout les régions postérieures du corps, particulièrement le voisinage de la queue, et qui cause une éruption furfuracée et finement croûteuse s'accompagnant de dépilation et d'une démangeaison assez faible ayant la plus grande ressemblance avec les premières manifestations de la gale en question. Il n'y a guère que le microscope ou la loupe, qui démontrent, dans un cas, la présence du petit Pou du bœuf et dans l'autre celle du Chorioptе, qui puissent fixer le diagnostic. Et lorsque Cruzel prétend qu'il a reconnu, rien qu'à la description de la gale chorioptique de Gerlach traduite par Verheyen, la dermatose qui est si fréquente sur les bœufs garonnais, incapable qu'il était de découvrir et de reconnaître le parasite, nous sommes certain, par ce qui nous est arrivé maintes fois avec les bœufs de France de toutes races que nous avons examinés si souvent dans les abattoirs de Paris, que Cruzel, quoi qu'il en dise, n'a jamais vu de gale symbiotique (ou chorioptique), mais bien le prurigo du *Trichodectes scalaris*.

Lorsque la gale chorioptique est généralisée, ou seulement très étendue, la confusion n'est plus possible parce que le prurigo reste confiné dans la région de la queue et le long de la colonne vertébrale, et qu'il garde toujours son cachet de simplicité initiale, tandis que l'éruption causée par le Chorioptе s'accentue, s'aggrave et se rapproche du caractère de celle que cause le *Psoroptes longirostris*. Encore dans ce cas le microscope est indispensable pour faire distinguer les deux *gales*, bien que la gale chorioptique ne soit jamais aussi nettement délimitée que la gale psoroptique.

Il est impossible de confondre la gale chorioptique avec la teigne du veau, la première constituant une seule surface eczémateuse irrégulière, non nettement délimitée, tandis que la teigne est toujours sous forme de surfaces nummulaires herpétiques nettement délimitées.

L'eczéma printanier se rapproche peut-être plus de notre gale que toute autre éruption, à l'exception de celle du *Trichodectes scalaris*, mais il se montre précisément au moment où la première disparaît, et sa marche rapide ne laisse pas longtemps dans le doute, si l'examen microscopique n'est pas là pour le lever.

Enfin l'eczéma dartreux du bœuf différant bien plus de la gale chorioptique que de la gale psoroptique, la confusion est encore moins possible ; du reste nous renvoyons à la description que nous en faisons plus haut.

Traitement. — Le traitement de cette gale est le même que pour la précédente. Seulement il y a une précaution indispensable sur laquelle nous insistons et qu'il est aussi nécessaire de prendre dans l'une que dans l'autre des ces gales, si on ne veut pas voir ces affections se répandre sur les animaux voisins par l'intermédiaire de la litière, de la mangeoire et du râtelier, et prendre la forme enzootique et même la forme épizootique quand les animaux sont réunis en troupeaux considérables ; nous voulons parler de la désinfection des écuries. L'eau bouillante, nous l'avons déjà dit, est le meilleur désinfectant des écuries pour toute espèce de gale : en échaudant la litière, le sol, les parois, les mangeoires et les râteliers, on est sûr de détruire tous les Acariens ou leurs œufs, logés dans les interstices ; mais il faut, nous ne saurions trop le répéter, que l'eau soit versée littéralement bouillante, afin qu'elle arrive sur les animalcules ou leurs œufs à la température coagulante de l'albumine, c'est-à-dire à 70° ou à 80°. Rien ne saurait remplacer l'eau bouillante, pas même l'eau de chaux, les solutions de chlorure de chaux ou de potasse, même concentrées ; quant aux acides étendus et même aux solutions phéniquées ou créosotées, nous

nous sommes assuré qu'elles sont infidèles et nullement acaricides, à moins de les employer à un degré de concentration qui les rendraient dangereuses pour les animaux tentés de manger leur litière qui en serait mouillée.

PIQURES D'IXODES. — En France, dans certains pâturages, les bœufs sont attaqués par les Ixodes : nous en avons rencontré sur des bœufs venant d'Auvergne et du Midi ; nous n'en avons jamais vu sur les bœufs venant de Normandie, de l'Ouest ou de l'Est. En Auvergne c'est particulièrement l'*Ixodes reduvius* qui s'attache aux bœufs ; sur ceux du Midi nous avons trouvé l'*Ixodes scapulatus* et surtout l'*Ixodes plumbeus.* Ces parasites — nous ne parlons que des femelles fécondées, — s'attachent aux aines, et se laissent choir dès qu'ils sont complètement gonflés de sang. Les bœufs n'y font pas attention, et ces parasites ne sont jamais assez dangereux pour faire du mal.

Dans nos colonies les Ixodes sont beaucoup plus nombreux. Nous avons récolté plusieurs grandes espèces sur des bœufs algériens amenés à l'abattoir militaire de Vincennes : ce sont l'*Ixodes Ægyptius*, l'*Ixodes Algeriensis* et l'*Ixodes Dugesïi* en compagnie de l'*Ixodes reduvius.* Très souvent ces quatre espèces étaient réunies sur le même individu, et de véritables essaims se voyaient fixés aux aines et dans les parties inférieures et postérieures du ventre. Ces parasites ne paraissaient pas faire souffrir les animaux qui ne cherchaient pas à s'en débarrasser, et nous n'avons pas remarqué que leur santé en ait été influencée, car ils arrivaient à Paris gras et parfaitement bien portants.

Il paraît cependant que dans leur pays d'origine les grands Ixodes ne sont pas toujours inoffensifs : M. H. Lucas a vu, dans le cercle de la Calle en Algérie, en 1845, des bœufs tellement couverts de ces grands Ixodes qu'ils en devenaient étiques et finissaient par mourir d'épuisement. De nos jours le fait ne se remarque plus et les vétérinaires de la colonie n'ont jamais signalé d'accidents dus à ces parasites.

A la Guadeloupe les Ixodes sont encore plus nombreux qu'en Afrique et ils constituent dans notre colonie américaine un véritable fléau. M. Blondelle, vétérinaire principal de la colonie, est venu en causer avec nous et avoir notre avis sur le meilleur moyen de détruire ces parasites. Il paraît qu'à la suite de leurs piqûres se développent des plaies qui deviennent promptement ulcéreuses sous l'influence du climat torride de la Guadeloupe, et que la vie des animaux est fréquemment compromise. Nous pensons que, s'il survient des plaies à la suite des piqûres des Ixodes, cela tient à la manière de les détacher violemment; on les arrache avec des couteaux de chaleur, de véritables racloirs, et il est évident qu'avec ce procédé ce n'est que le corps de l'Acarien qu'on fait tomber et son rostre reste toujours dans la peau ; il faut ensuite, comme dans le cas d'une épine, un véritable travail de suppuration éliminatrice pour le faire tomber; de là, des plaies d'autant plus nombreuses que le nombre des parasites est lui-même plus considérable, et les accidents consécutifs à ces plaies.

Un badigeonnage de benzine, en forçant les parasites à se détacher spontanément et à aller mourir par terre, éviterait la conséquence fatale de l'arrachage brutal, et amènerait insensiblement la cessation du fléau.

Une autre cause de la formation de ces plaies, c'est qu'il est probable que les nymphes de l'Ixode de la Guadeloupe (nous attendons des spécimens pour le déterminer spécifiquement), ont les mêmes mœurs que celles de notre Ixode réduve à l'égard du cheval et qu'elles s'introduisent entièrement sous la peau, ce qui amène la formation de pustules furonculeuses que l'animal écorche, ce qui produit des plaies.

Quoi qu'il en soit, la benzine, dans tous les cas, est le meilleur parasiticide à employer.

Nous ne sachons pas que des Acariens parasites, autres que les Psoriques et les Ixodes s'attaquent aux bœufs. Les Dermanysses et les Rougets les respectent, probablement à cause de l'épaisseur de leur peau.

D. **Dermatoses acariennes du MOUTON.**

Les affections psoriques du mouton sont depuis très longtemps connues ; il en est déjà question dans la Bible, car le législateur des Hébreux (Levit., XXII, 22) exclut les *bêtes galeuses* des sacrifices.

Les agronomes latins Varron, Columelle et Caton, n'ignoraient pas les désastres que le *Turpis scabies* occasionne dans les troupeaux de moutons, et le moyen âge conserva les traditions antiques sur ce sujet; mais, comme pour la gale de l'homme et des autres animaux, il faut arriver au dix-neuvième siècle pour voir le jour se faire sur la nature de cette maladie.

Bien que Wichmann et Abildgard eussent déjà émis l'opinion que la gale du mouton comme celle de l'homme est causée par un Acare, c'est le vétérinaire wurtembergeois Walz qui le premier en a donné la preuve, en 1809, en montrant cet Acare et en déterminant son rôle par des expériences parfaitement conduites ; seulement il croyait à sa génération spontanée.

Les expériences de Walz furent répétées par Hertiwg, à Berlin, en 1817 et en 1827-28, avec les mêmes résultats, puis par Héring en 1835, et ce dernier démontra que la prétendue génération spontanée des Acares dans les secrétions de la gale, qu'Herwig croyait avoir démontrée par certaines expériences, était le résultat d'une illusion et que si le liquide sécrété en question, inoculé ne contenait pas d'Acares visibles, il contenait tout au moins des œufs.

Les travaux de Gerlach, de Bourguignon et Delafond ont complété les connaissances que l'on avait sur la gale du mouton la plus ordinaire, sur l'Acarien qui la cause et surtout sur les meilleurs moyens de traitement applicables à cette affection; c'est en cela surtout que les travaux des derniers auteurs sont recommandables, car, comme nous l'avons déjà dit, leur étude entomologique du parasite est bien faible.

Toutes les fois qu'il est question de la gale du mouton dans les différents auteurs qui en ont parlé, c'est toujours de la gale vulgaire, si facilement enzootique et même épizootique, qui se généralise si rapidement dans tout un troupeau, de la gale enfin causée par le *Psoroptes longirostris* variété *Ovis* (le *Sarcoptes ovis* d'Hering, le *Dermatodectes ovis* de Gerlach, le *Dermatokoptes communis* de Fürstenberg). En 1848 Delafond a découvert sur le mouton un nouvel Acarien, qui n'est autre qu'un Sarcopte, et qui détermine une gale localisée sur le chanfrein et au pourtour des naseaux et de la bouche de l'animal. Cette gale est rare, et l'Acarien qui la cause est une variété du *Sarcoptes scabiei* très peu différente de celle de l'homme. Enfin il y a quelques années, en Allemagne, le professeur Zürn, de Leipzig, a observé chez le mouton une gale occupant les pattes et causée par un Choriopte spécial, ce qui porte à trois, comme chez le bœuf et le cheval, le nombre des affections psoriques dont le mouton peut être atteint. Nous aurons ensuite à ajouter, comme Acariens parasites s'attachant aux moutons, les Ixodes et les Rougets.

GALE PSOROPTIQUE. SYNONMYIE. — *Rogne*, *gale épizootique* (auteurs anciens), *gale ordinaire* (auteurs modernes), *gale dermatodectique* (Gerlach, Bourguignon et Delafond).

Nosographie. — L'invasion d'un mouton par la gale psoroptique a pour premier signe une vive démangeaison : on voit l'animal se mordiller, chercher à se gratter avec ses pattes postérieures et salir ainsi sa toison par le contact répété de ses pieds ; il cherche aussi à se frotter contre tous les corps durs à sa portée, tels que poteaux de bergerie, troncs d'arbres des pâturages, claies des parcs et même le corps de ses voisins.

A la suite de ces frottements et de ces grattages répétés la toison se feutre et en même temps des mèches se détachent, pendent et donnent au mouton une physionomie caractéristique qui fait deviner immédiatement à l'observateur exercé, le mal dont est atteint le petit ruminant.

En effet, si on examine l'animal, si on écarte la laine autour des points où elle a été arrachée pour donner lieu à ces flocons pendants, on voit que la peau est épaissie sur une petite surface circulaire, rosée, à sommet jaunâtre humide, en un mot qu'elle est le siège d'un petit point eczémateux et non pas d'une pustule ou papulo-vésicule comme disait Delafond. Cette surface eczémateuse ne tarde pas à se couvrir d'une croûte peu adhérente, facilement divisible en grossières granulations et qui n'est autre que de la sérosité desséchée mêlée à des pellicules épidermiques ; sous ces croûtes ou au milieu de ces croûtes, avec de bons yeux et un peu d'attention, on ne tarde pas à voir un ou plusieurs petits corpuscules blancs punctiformes qui se déplacent lentement et qui ne sont autre que des Psoroptes. On les reconnaîtra facilement si on les soumet à l'examen microscopique et si on les compare aux figures que nous donnons dans les planches qui accompagnent cet ouvrage.

La population acarienne augmentant rapidement, la surface eczémateuse augmente dans la même proportion; par l'apparition de nouvelles vésicules, résultat des piqûres des Psoroptes, qui se développent au pourtour de cette surface et toujours en dehors, car les parasites, tout en ne s'écartant pas de la surface malade et marchant en ligne de bataille réglée, piquent de préférence les parties saines qui l'entourent, ce qui fait que la surface eczémateuse s'élargit toujours par ses bords, qu'elle a l'apparence d'une large plaque assez bien délimitée, ressemblant même à un large herpès à bords irrégulièrement festonnés plutôt qu'à un eczéma type, recouvert de croûtes grossièrement pulvérulentes et jaunâtres.

La gale psoroptique du mouton débute ordinairement par la ligne médiane supérieure, vers le garrot, et s'étend en s'irradiant au cou, au dos, aux côtes, aux flancs. L'extension de cette gale se fait par l'élargissement progressif des plaques psoriques, comme nous l'avons dit. Sa marche est lente, mais sûre, et en deux ou trois mois tout le corps est envahi, mais les Psoroptes ne quittent jamais les parties couvertes de laine et respectent celles qui, comme la tête, les membres et quelques parties de l'abdomen, ne sont couvertes que d'un poil fin.

Comme les Psoroptes passent facilement d'un mouton à un autre et que ce passage est favorisé par la réunion en troupeaux de ces animaux, la gale psoroptique prend promptement la forme épizootique et atteint successivement et rapidement tout le troupeau.

La gale du mouton, abandonnée à son cours naturel, peut avoir une issue funeste : le manque de repos, les tourments continuels, la perturbation apportée aux fonctions de la peau, finissent par rendre l'animal cachectique et par amener le marasme et la mort. Si l'animal est bien nourri, la maladie peut rester stationnaire ou se prolonger des années. Delafond prétendait même qu'une bonne alimentation pouvait, seule, amener la guérison, mais les expériences sur lesquelles il se basait pour avancer cette opinion ont besoin d'être vérifiées.

A l'*autopsie* de moutons morts cachectiques à la suite de la gale, on voit le tissu dermique épaissi et infiltré d'une matière plastique qui a écrasé les glandes sudoripares et les bulbes pileux et qui a rendu les villo-papilles hypertrophiques. L'épiderme est très épaissi aussi, ridé, crevassé, imbibé de matières séro-purulentes et grasses durcies par la dessiccation. Ces croûtes épidermiques se ramollissent et se gonflent par l'humidité de manière à prendre l'aspect d'une pâte demi-liquide, gélatineuse. On trouve quelquefois, dans les gales très anciennes, de petits abcès de la grosseur d'un grain de chènevis et même plus, dans l'épaisseur du derme induré et même dans le tissu cellulaire sous-cutané, qui alors participe à l'infiltration. A cette période les ganglions voisins sont aussi infiltrés, rougeâtres, parsemés de petits dépôts purulo-sanguinolents, doublés et même triplés de volume. On trouve en même temps à l'intérieur tous les caractères de la cachexie, tels que, hydropisie des séreuses, helminthes dans les intestins, douves dans les canaux et la vésicule biliaires, etc., et même le caractère d'affections chroniques des intestins et des poumons.

Les *altérations de la laine* dans la gale psoroptique du mouton sont très graves au point de vue commercial et très importantes à connaître. — Dans la gale ancienne la laine se montre feutrée, salie, jaunâtre, imprégnée d'un suint épais, de croûtes, et détachée par larges plaques ; ses brins ont perdu leur brillant, leur souplesse, leur douceur, leur élasticité et leur ténacité, ils se montrent ternes, durs, secs et cassants ; cette laine ainsi altérée n'a qu'une très faible valeur.

Lorsque, au-dessous de ces lambeaux de toison, l'inflammation cutanée a disparu, la peau se recouvre d'une nouvelle poussée de laine ; les brins, provenant de cette nouvelle poussée, s'engagent dans les brins détachés, s'y accrochent et viennent avec eux constituer une nouvelle mèche composée d'anciens et de nouveaux brins d'inégale longueur qui se désunissent lorsqu'on exerce une traction en sens opposé aux deux extrémités de la mèche. Cette altération, connue sous le nom de *laine à deux bouts*, est très préjudiciable à la fabrication des étoffes et ne donne que des tissus de mauvaise qualité (Delafond).

Étiologie. — La cause déterminante de la gale psoroptique du mouton est unique, c'est le *Psoroptes longirostris* variété *Ovis*, et aucune autre variété de la même espèce ne peut la déterminer ainsi que les expériences de Gerlach l'ont surabondamment démontré.

Comme causes prédisposantes, l'état valétudinaire, la maigreur et le jeune âge, tiennent le premier rang. Les expériences de Delafond ont montré avec quelle rapidité cette gale se développe sur les animaux affaiblis artificiellement, lesquels, remontés par une bonne alimentation, deviennent presque réfractaires à la même maladie. Les antennais sont, de tout le troupeau, les premiers et les plus rapidement envahis. La toison dure et serrée offre aux parasites un couvert très recherché, aussi, après la tonte, les Psoroptes émigrent-ils en masse sur les moutons non tondus.

Les saisons et les milieux dans lesquels vivent les troupeaux ne sont pas sans influence sur le développement et la propagation de la gale. Des automnes et des hivers pluvieux et humides, des bergeries chaudes où s'accumulent des fumiers, impriment une marche rapide à la maladie ; la tonte, les étés secs, le séjour sur les pâturages lui font éprouver au contraire un ralentissement et quelquefois même une rétrogression. On voit quelquefois survenir des guérisons spontanées ; mais, nous le répétons, les faits de ce genre, exceptionnels chez des individus isolés et bien soignés, ne se présentent jamais dans des troupeaux.

Diagnostic. — Le diagnostic de la gale psoroptique du mouton est facile et ne laisse pas longtemps régner l'indécision. Si, au début de cette affection, alors que les lésions sont très peu étendues et qu'elles sont indiquées seulement par le prurit, il est possible de la confondre avec le *prurigo* causé par le *Trichodectes spherocephalus* ou avec celui causé par le *Melophagus ovinus* ou encore par les Ixodes, on ne peut plus se tromper lorsqu'on voit les mèches de laine se détacher et les lésions de la peau apparaître avec leurs caractères pathognomoniques.

La gale sarcoptique même, récemment découverte par Delafond, ne peut pas être confondue un instant avec la gale psoroptique : leurs lieux d'élection totalement différents, et n'empiétant jamais l'un sur l'autre, permettent de les distinguer au premier coup d'œil : la première n'occupe que les parties dépourvues de laine et la seconde exclusivement les parties qui en sont couvertes. Seraient-elles concomitantes sur le même animal qu'on les distinguerait encore très facilement.

Pronostic. — La gale psoroptique, en tant que considérée sur un animal isolé n'est pas grave, les moyens abondent pour l'en débarrasser promptement ; mais elle acquiert une gravité réelle à cause de la vie collective à laquelle les bêtes à laine sont soumises et qui entraîne la généralisation prompte de la maladie dans tout le troupeau. Les pertes considérables qu'elle occasionne en font un fléau pour l'économie rurale.

D'après les évaluations statistiques de Delafond cette gale atteint annuellement en France un million de têtes et il croit pouvoir estimer à 5 fr. par tête le déchet que subit la production de la viande, de la laine et des engrais.

Traitement. — S'il ne s'agissait que d'un seul animal, tous les traitements que nous avons indiqués pour la gale psoroptique du cheval ou du bœuf seraient parfaitement applicables ; aussi arrive-t-il souvent que quand la gale débute dans un troupeau et qu'un seul mouton est légèrement, atteint, le berger parvient généralement, s'il est soigneux, à l'arrêter par de simples grattages du bouton, avec la pointe de son couteau, suivis d'une imbibition avec de la salive chargée de jus de tabac, ou avec de l'huile de cade. Mais quand la gale a envahi tout ou partie d'un troupeau de plusieurs centaines de têtes, un traitement individuel et minutieux devient impraticable, il faut recourir alors à des moyens généraux et plus expéditifs ; il est nécessaire alors de composer des bains acaricides dans lesquels on peut faire passer en peu de temps tous les individus composant le troupeau et préalablement tondus.

Le plus ancien en date de ces bains est celui de Walz (1809) composé de :

Chaux éteinte	4	parties
Carbonate de potasse	5	—

délayés en bouillie dans de l'urine de vache, puis on ajoute :

Huile empyreumatique	6	—
Goudron	3	—

le tout étendu dans :

Urine de bétail	200	—
Eau	800	—

Un cuvier étant rempli de 100 litres de ce liquide on y trempe les moutons, on les y frotte jusqu'à ce que leur peau soit bien imbibée et on répète l'opération pour chaque mouton de deux à quatre fois dans l'espace d'un mois. Ce bain salit, mais n'altère pas la laine et il a été reconnu très efficace par Hertwig, Hering et les agriculteurs allemands qui l'ont chaudement recommandé.

En 1810, Tessier, en France, donnait la formule d'un autre

bain dont la base, l'arsenic, est associée à un composé très astringent, le sulfate de fer ; il est ainsi composé :

Acide arsénieux...............	1k,500gr	pour 100 moutons.
Sulfate de fer.................	10k,000	
Eau ordinaire.................	100 litres	

On faisait prendre ce bain aux moutons de la même manière que le précédent et un seul bain suffisait ordinairement.

Diverses imitations de ce bain ayant été faites dans lesquelles la partie spécialement active, l'arsenic, était seule conservée, elles produisirent souvent des accidents regrettables dus à l'absorption de cette substance et par suite à une véritable intoxication. Gohier, Godine jeune et plusieurs autres observateurs en ont rapporté des exemples, et on finit par apprendre qu'il était indispensable que l'arsenic fût associé à une substance fortement astringente qui, par son action spéciale sur la peau, et peut-être aussi par sa saveur répugnante empêchât l'absorption de la substance toxique sans nuire à son action acaricide. Voilà pourquoi le bain de Tessier est resté jusqu'à ce jour la meilleure préparation pour combattre la gale psoroptique du mouton.

Le bain de Tessier a pourtant des inconvénients : il teint la laine en jaune d'ocre, couleur qui n'est cependant pas indélébile, car elle s'en va par le lavage. Pour parer à cet inconvénient on a essayé de remplacer le sulfate de fer qui produit cette couleur de rouille par des sels astringents incolores : M. Clément a proposé le sulfate de zinc et M. Mathieu l'alun. Le bain arsenical ainsi modifié guérit aussi la gale, ainsi que l'a constaté Delafond, et ne tache pas la laine, mais ces sels sont plus chers que le sulfate de fer.

On a aussi reproché aux poudres qui servent à préparer le bain de Tessier d'être d'une manipulation dangereuse et d'être susceptibles de donner lieu à des méprises fatales dans la ferme où on est obligé de l'employer ; c'est pourquoi on a eu l'idée d'y adjoindre des poudres très amères destinées à frapper le goût et à empêcher toute méprise. Dans ce but la poudre de racine de gentiane a été adoptée. Aujourd'hui la composition du bain antipsorique de Tessier est réglementée et aucune officine ne doit délivrer les substances qui doivent servir à le confectionner que d'après la formule suivante :

Acide arsénieux..........	1.000 grammes valant.....		1fr »
Proto-sulfate de fer.......	10.000 —	—	2 »
Per-oxyde de fer..........	400 —	—	» 50
Poudre de gentiane.......	200 —	—	» 25
Pour 100 litres d'eau..........	11k,600 de poudres	—	3 75

quantité suffisante pour baigner parfaitement 100 moutons.

Le bain de Tessier ainsi modifié est la préparation à la fois la plus économique et la plus efficace. D'après les statistiques recueillies par Delafond en 1836, sur 35,663 bêtes guéries par son moyen 35,137 n'ont été plongées qu'une seule fois et n'ont séjourné que pendant cinq minutes au plus dans le bain, et 526 ont été baignées deux jours de suite pendant deux ou trois minutes.

Voici, toujours d'après l'éminent praticien et professeur que nous venons de citer, la manière de traiter les moutons galeux par le bain de Tessier :

Le bain de Tessier ne doit jamais être employé que lorsque la peau est dégarnie de sa toison, car il rend la laine dure et sèche, tout en la colorant en jaune d'ocre, défauts qui ne s'en vont que difficilement par le lavage à dos. Si la saison ne permet pas de tondre le mouton il faut alors employer le bain zinco ou alumino-arsenical. Mais il ne faut pas oublier que la tonte est nécessaire pour mettre à découvert toute l'étendue du mal et pour mieux atteindre les parasites.

Tessier recommandait aux hommes employés à faire prendre le bain, de se couvrir les mains de gants ; l'expérience a démontré que cette précaution est complètement inutile et qu'on peut se livrer à cet exercice pendant vingt-quatre heures et même pendant plusieurs jours de suite sans avoir à redouter aucun accident. Cependant les personnes qui ont des plaies aux mains devront s'abstenir. L'épiderme des mains devient sec et dur et de couleur rouille, mais cette couleur s'enlève facilement, au besoin avec une solution faible d'acide chlorhydrique, moyen qui est aussi à employer pour enlever les taches ou éclaboussures faites sur les habits par le bain.

A l'exception des brebis laitières dont les mamelles et les mamelons devront être préalablement graissés, les autres moutons ne demandent aucune autre préparation avant d'être plongés dans le bain.

La température du bain devra être portée à 40° environ au-dessus de zéro. L'animal y sera plongé entièrement, excepté la tête, et maintenu au repos pendant deux minutes. Il sera ensuite brossé, frotté, nettoyé, *sans faire saigner*, sur toutes les parties du tronc et notamment sur les surfaces galeuses pendant deux ou trois minutes. On frottera aussi les membres et les parties nues de la tête, où peuvent se trouver des Psoroptes en fuite.

Quatre hommes peuvent ainsi baigner 12 à 14 moutons par heures ou 120 à 130 par jour.

Tessier recommandait expressément d'éviter de laisser pénétrer de la liqueur du bain dans les oreilles parce que cela pouvait occasionner des accidents ; il prescrivait de plus de laisser les animaux pendant vingt-quatre heures dans un lieu dépourvu d'herbe et de litière et surtout de fourrage, d'enfouir le surplus du bain et même de brûler le cuvier, les brosses et tous les ustensiles imprégnés de la liqueur du bain. Ces dernières recommandations sont parfaitement inutiles, et Delafond prétend même que les premières le sont aussi, que des expériences en grand nombre lui ont démontré : 1° qu'en faisant pénétrer dans les yeux, dans les oreilles, dans le vagin, le bain ferro-arsenical, ce liquide ne détermine jamais d'inflammation ; 2° que les moutons nourris pendant trois à huit jours d'aliments aspergés de 1 à 10 centilitres du bain de Tessier n'en éprouvent aucune incommodité ; les moutons refusent du reste de toucher à ces aliments à cause de la saveur astringente et amère qu'ils ont acquise. C'est la même raison qui fait que les moutons en sortant du bain n'ont aucune tendance à se lécher entre eux. Delafond aurait aussi constaté expérimentalement qu'il faut de 3 à 5 décilitres du bain de Tessier pour occasionner la mort d'un mouton et qu'il peut absorber de 2 à 10 centilitres de cette liqueur sans qu'il en résulte aucun trouble à sa santé.

En sortant du bain, la toison et la peau de la bête à laine ont une couleur rouille qui se fonce à l'air. Les parties de la peau dénudées de leur épiderme, gercées ou ulcérées, sont manifestement cautérisées et les parties découvertes de poils sont ridées. Trois à quatre heures après le bain une excitation générale fébrile apparaît et persiste pendant dix à douze heures d'une manière plus ou moins marquée.

Du troisième au cinquième jour la peau se montre dure et difficile à plisser, surtout aux endroits qui étaient couverts de gale et où se voit maintenant une croûte couleur rouille très adhérente aux parties sous-jacentes. Les animaux ne se grattent plus et mangent avec un excellent appétit. Si on examine les croûtes de gale au microscope, on n'y trouve plus que des cadavres de Psoroptes et des œufs flétris et desséchés.

Du huitième au vingtième jour la cicatrisation est complète et les croûtes tombent, la peau redevient souple, la laine repousse blanche, souple et brillante et toute trace de la maladie de peau a disparu. Chez les bêtes qui ont été très galeuses ce dernier résultat n'est atteint qu'après trente et même cinquante jours. La teinte rousse de l'extrémité des mèches disparaît de jour en jour et les animaux reprennent en même temps leur gaieté et leur embonpoint.

Si quelques points galeux réapparaissaient sur quelques sujets, ce qui est extrêmement rare, quelques lotions locales de la solution de Tessier suffiraient pour prévenir le retour de la maladie.

Le travail de cicatrisation des parties malades est souvent accompagné d'un prurit qu'il ne faut pas prendre pour un retour de la gale; cependant il est bon de surveiller les moutons à ce moment.

On a vu plus haut que le prix d'un bain de Tessier pour 100 moutons revient à 3 fr. 75, ce qui ramène la dépense pour un mouton à 3 ou 4 centimes. Il est difficile de guérir un mouton plus économiquement et c'est à prendre en considération quand il s'agit de bêtes de peu de valeur possédées par des cultivateurs peu aisés pour lesquels les sacrifices, quelques minimes qu'ils soient, sont toujours lourds.

Un fait malheureux s'est produit au commencement de cette année (1879), à propos de gale du mouton et de bain de Tessier, qui prouve le danger de modifier une formule connue et longtemps expérimentée ; il est vrai que, dans le fait en question, on invoque une erreur : Une soixantaine de moutons affectés de gale aux environs de La Ferté-sous-Jouarre ayant été présentés à M. Beucler, vétérinaire de cette dernière localité, il conseilla le bain de Tessier modifié par M. Clément, c'est-à-dire à sulfate de fer remplacé par du sulfate de zinc. Quelques heures après le bain tous les moutons moururent successivement. La composition du bain fut examinée et on trouva que le sulfate de zinc avait été remplacé par du *sulfate de soude, par erreur*, a prétendu le pharmacien. Quel a été ici le rôle du nouvel agent ? A-t-il rendu la peau plus perméable au poison, ou bien les moutons non empêchés par le goût styptique d'un astringent, ont-ils absorbé par la bouche le liquide du bain, ou mangé de la litière qui en était imbibée? On ne sait. Des expériences ont été instituées pour éclaircir cette question, et elles semblent démontrer que c'est par absorption buccale qu'a eu lieu l'empoisonnement (*Bulletin de la Société de médecine vétérinaire pratique*, Paris, février 1880.

GALE SARCOTIQUE. — On lit dans le *Compte rendu de l'Académie des sciences* de l'année 1858, tome XLVI, page 1169, les lignes suivantes :

« M. Delafond annonce avoir découvert sur un mouton napolitain, un *acarus* très différent de celui qui est déjà connu pour ce ruminant. Le mouton sur lequel a été observé ce Sarcopte (qu'on a lieu de considérer comme identique avec celui qui vit sur l'homme, le chien, le lion, le cheval) présente à la peau de la face, des lèvres, du pourtour des yeux et de la surface externe des oreilles, une grande quantité de sillons (?) isolés ou réunis et de très nombreuses papules prurigineuses, les unes solitaires, les autres rapprochées, confondues et formant des croûtes épaisses, dures, adhérentes, de couleur jaunâtre ; c'est dans ces sillons et sous ces croûtes que vivent et pullulent les Sarcoptes.

« La maladie connue sous le nom impropre de *noir-museau* et dont on ignorait la nature, est donc une variété de gale du eaux Sarcoptes. »

Ainsi donc le mouton est susceptible de contracter une gale sarcoptique qui affecte les parties de la tête non couvertes de laine et due à un Sarcopte qui est une variété du *Sarcoptes scabiei*, voisine de celle de l'homme.

Les exemples de cette gale sont très rares, car le cas de Delafond est encore unique (1) et rien ne prouve que l'identité qu'il suppose entre cette affection et celle que l'on connaissait vulgairement sous le nom de *noir-museau* soit fondée, car cette maladie passe dans certains lieux pour bénigne et susceptible de passer spontanément plus ou moins rapidement, ce qui établirait une certaine analogie avec un herpès labialis gourmeux.

(1) A moins qu'elle soit la même maladie que la *dartre pustulo-croûteuse* de Morel de Vaureal (Vaucluse) qu'il assimile à la *teigne* ou *lézard* de Chabert, laquelle n'est autre que la *teigne tonsurante du veau* (Comptes rendus de l'École de Lyon, 1819).

Cette question ne peut être vidée que par de nouvelles observations.

Nous faisons aussi des réserves à l'égard des *sillons* que Delafond a constatés dans la gale sarcoptique du mouton. Nous savons que la face de cet animal est couverte de poils fins et que cela suffit, comme chez le cheval, pour empêcher de voir les véritables cuniculus sous-épidermiques dont l'existence, pour nous, ne fait néanmoins l'objet d'aucun doute. Mais ce que Delafond a pris pour des sillons, ce sont des fissures, des crevasses inter-croûteuses qu'il ne faut pas confondre avec les premiers.

Le Sarcopte du mouton lui est-il particulier, ou appartient-il à un autre animal qui le lui aurait transmis et qui se serait acclimaté sur lui ? Ce dernier cas est le plus probable. Chabert avait déjà dit que la gale du chien se communique au mouton ; nous verrons plus loin qu'une gale de la chèvre certainement de nature sarcoptique se communique aussi au mouton, à beaucoup d'autres animaux domestiques et même à l'homme ; des observations nouvelles et surtout des expériences sont encore nécessaires pour élucider complètement cette question.

La gale sarcoptique du mouton étant encore, comme on voit, assez mal étudiée au point de vue de la nosologie, de l'étiologie, du diagnostic et du pronostic, nous bornons ici ce que nous avions à en dire. Quant au traitement on peut dire avec certitude que celui que nous avons indiqué contre la gale sarcoptique du cheval convient parfaitement ici.

GALE CHORIOPTIQUE (Synonyme, *Gale symbiotique*, Zürn). — Cette troisième espèce de gale du mouton n'est connue que depuis très peu de temps et a été découverte en Allemagne par M. le professeur Zürn. Comme elle n'a encore été vue que dans le pays en question, nous ne pouvons en parler que d'après l'auteur allemand et nous donnons ci-dessous la relation de cette découverte, telle que M. Zundel l'a faite dans la *Chronique d'Allemagne* du *Recueil vétérinaire* de M. Bouley, n° d'août 1874, page 624 :

« La gale symbiotique, c'est-à-dire celle due à l'Acarien nommé *Symbiote* par Gerlach, *Dermatophagus* par Fürstenberg, *Sarco-dermatodecte* par Delafond et *Chorioptes* par P. Gervais, n'a encore été signalée jusqu'ici que sur le cheval (Gerlach, Verheyen, Fürstenberg, Mégnin), sur le bœuf (Hering, Gerlach,

Fürstenberg), sur la chèvre de Nubie (Delafond et Bourguignon), sur le chien (Nicolet et Bentz); elle vient d'être observée sur le mouton par M. Zürn, professeur vétérinaire à Leipzig. Ces symbiotes ressemblaient aux symbiotes du cheval, seulement ils étaient plus petits; en moyenne les mâles mesuraient $0^{mm},31$ de long et $0^{mm},25$ de large; les femelles $0^{mm},37$ de long et $0^{mm},26$ de large. Il y avait presqu'autant de mâles que de femelles; on les rencontre au milieu des croûtes grouillant en nombreuses sociétés surtout à l'extrémité des membres, dans le creux du paturon des moutons de race fine, mais négligés, notamment chez les Negretti. Comme les symbiotes du cheval, ceux du mouton émigrent difficilement de la région qu'ils ont envahie et ce n'est que l'augmentation de la société qui les force à étendre leur domaine et à faire ainsi progresser la maladie, progression qui est, par suite, très lente; cela fait aussi que la gale symbiotique est peu contagieuse. Après un laps de temps assez long pendant lequel la maladie reste stationnaire, la peau s'infiltre, exsude, et se couvre de croûtes plus ou moins épaisses, des crevasses plus ou moins profondes se forment dans le pli du paturon. C'est cette éruption que les bergers considèrent comme due à un régime trop riche en sel, surtout parce qu'elle s'observe pendant la stabulation en hiver. »

Comme on voit, cette gale a tous les caractères de celle du même nom du cheval, et, bien que les caractères spécifiques de l'Acarien qui la cause ne soient nullement indiqués, nous ne sommes pas éloignés à le regarder comme étant le même que celui du cheval que nous avons étudié, dont il a les mêmes dimensions, pris, chez le mâle, sans doute jusqu'à l'extrémité des pattes postérieures.

PIQURES D'IXIODES. — En France les moutons sont rarement attaqués par les Ixodes, mais il en est autrement dans l'Afrique française, dans les Flandres belges, en Herzégovine et dans le midi de la Russie. Des moutons de ces différents pays, arrivés à l'abattoir militaire de Vincennes, nous ont montré quelquefois de véritables essaims de ces parasites attachés aux aines et aux aisselles, parties dépourvues de laine. Les espèces que nous avons rencontrées sont principalement l'*Ixodes reduvius*, puis l'*Ixodes Dugesii*, l'*Ixodes Fabricii*, l'*Ixodes scapulatus*, l'*Ixodes marmoratus* et l'*Ixodes ricinus*. Nous devons reconnaître que les moutons qui les portaient s'occupaient peu de ces parasites qui ne paraissaient pas les tourmenter beaucoup. On a dit pourtant que dans certains pays, en Belgique par exemple, ils constituaient quelquefois un véritable fléau pour les bêtes à laine.

Le moyen d'en débarrasser les moutons est le même que celui que nous avons indiqué pour les bœufs.

E. **Dermatoses acariennes de la CHÈVRE.**

Les auteurs anciens sont complètement muets sur les affections acariennes des chèvres ; le fait est qu'elles sont extrêmement rares sur les races indigènes de l'espèce caprine, et que les cas de gale que l'on a observés dans ces derniers temps l'ont été surtout sur des chèvres de races étrangères, d'Angora ou d'Afrique, et une fois sur celles de race suisse.

Comme nous allons le voir, la chèvre est sujette à plusieurs espèces de gale comme les animaux qui précèdent.

GALE SARCOPTIQUE. — Déjà en 1818 et en 1819, on avait constaté que les chèvres du Thibet importées soit par Huzard, soit par Joubert et Ternaux, présentaient de nombreux cas de gale sèche dont plusieurs étaient mortes ; ainsi sur un troupeau de 200 chèvres du Thibet, Ollivier, de Toulon, constata la mort de 25 bêtes qui présentèrent à l'autopsie tous les désordres de la cachexie (1).

Dans le *Veterinarian* de 1851, parut l'histoire suivante d'une chèvre galeuse, d'origine persane, rapportée par Anderson, de Londres :

« Quand on fit attention à la chèvre, qui cohabitait avec une quinzaine de chevaux, elle était dans un état pitoyable : peau entièrement dépouillée et sabots détachés de la couronne. — Elle avait été envoyée de Perse en cadeau. — La maladie communiquée aux chevaux et aux hommes était caractérisée par une multitude de petits boutons rouges qui saignaient au moindre frottement, et par un prurit qui rendait les chevaux frénétiques. Les médecins qui traitèrent les hommes appelèrent la maladie *The persian or russian mange* (*mange*, gale).

C'était, selon toute probabilité, de la gale sarcoptique.

(1) *Comptes rendus de l'École de Lyon*, 1819.

Dans le *Repertorium der Thierheilkunde* de 1853, parut l'histoire d'une gale enzootique assez grave qui avait affecté les chèvres de la vallée de Prättigau, dans le canton des Grisons, en Suisse, et qui s'était propagée aux autres espèces domestiques et même à l'homme. Voici, d'après Walbraff, le vétérinaire qui l'a observée, les caractères de l'affection :

« Éruption superficielle sèche, avec épaississement et gercement de la peau ; quelquefois l'épiderme s'en allait en écailles sèches comme dans certaines dartres furfuracées ; ces écailles étaient tantôt furfuracées, tantôt formées de grandes plaques blanc-bleuâtres, brillantes, complètement semblables aux écailles de poisson. En même temps les poils tombaient en abondance. L'affection commençait par la tête et les oreilles ; ces organes se tuméfiaient et bientôt le nez et les lèvres étaient couvertes de gerçures considérables ; de là la maladie s'étendait sur le tronc jusqu'au ventre et aux mamelles et gagnait enfin les extrémités ; la peau était alors sèche, épaisse, dure et fortement adhérente ; les animaux étaient affectés d'un tel prurit, qu'ils se frottaient tant qu'ils en avaient la force. Les symptômes s'accompagnaient d'un affaiblissement progressif et général et la mort arrivait par inanition complète.

« Chez le cheval, le bœuf et le porc, la maladie se manifestait aussi par une éruption sur toute la surface du corps avec production d'écailles furfuracées de l'épiderme et alopécie..... Chez l'homme on voyait se former une grande quantité de vésicules s'accompagnant d'une démangeaison considérable surtout au lit ;.... les gens atteints maigrissaient d'une manière considérable et devenaient hideux à voir; bien souvent leur maladie résistait à la médication la plus rationnelle..... »

Bien que Walbraff n'ait pu découvrir d'Acares, il n'en conclut pas moins à une affection psorique et son opinion fut confirmée par les résultats du traitement, car il guérit toutes les bêtes malades au moyen de la lessive de Walz, complétée par l'application d'une pommade à base de soufre et de savon vert.

Les caractères de l'affection ci-dessus décrite, aussi bien que de celle rapportée par Anderson, se rapportent si bien à ceux de la gale sarcoptique du cheval que l'on peut dire avec certitude qu'elle était causée par un Sarcopte, surtout après l'avoir vue se communiquer à d'autres animaux et même à l'homme ; aussi ne comprenons-nous pas pourquoi le docteur

Jules Gourdon a essayé de ridiculiser l'opinion de Walbraff dans l'analyse qu'il donne de la relation de cette épizootie (*Recueil* de 1858, p. 255) ; la leçon de dermatologie qu'il essaie de lui donner prouve combien cette partie de la pathologie est encore ignorée, même dans le corps enseignant vétérinaire français.

L'existence de la gale sarcoptique chez la chèvre a enfin été définitivement constatée par le professeur Müller, de Vienne. Dans le premier cahier du volume de 1858 du Journal trimestriel de la science vétérinaire (*Vierteljahrschrift für wissenschaftliche Veterinærekunde*, p. 64), le docteur Müller donne un fragment de nouvelles recherches sur la gale des chèvres naines d'Afrique (*Capra hircus depressus*) qu'il avait déjà étudiée en 1852. Cette affection, qui se communiqua à d'autres animaux et même aux gardiens de ces ruminants (elles appartenaient à la ménagerie impériale de Schœnbrunn à laquelle elles avaient été envoyées d'Afrique par le docteur Reitz), s'était développée pendant leur voyage en Europe, et avait affecté principalement la tête et le cou. A cette époque déjà, le professeur Hébra, comparant l'Acarien qu'on avait trouvé dans cette gale avec celui de l'homme, avait certifié leur identité parfaite (1). Dans ces nouvelles études faites au moyen de croûtes conservées et ramollies qui lui fournirent de nombreux Acares, le docteur Müller constate de nouveau que ce sont de vrais Sarcoptes, mais qu'ils tiennent à la fois de celui de l'homme et de celui du chat. Dans tous les cas ce fait met hors de doute l'existence possible de la gale sarcoptique chez la chèvre.

Fürstenberg ayant reçu de la part de M. Müller des croûtes de gale de ces mêmes chèvres d'Afrique, a fait de son côté l'étude microscopique des Acariens qu'elles contenaient ; d'après cette étude et les figures qu'il en donne dans son grand ouvrage, ce serait un Sarcopte de mêmes dimensions que celui de l'homme et qui s'en distinguerait par ses épines dorsales qui sont arrondies à leur extrémité au lieu d'être en forme de dents triangulaires (*Die brustdorn sind länglich und eichelförmig*). Nous en avons fait notre variété *caprée* du *Sarcoptes scabiei*.

Nous ne reviendrons pas sur la nosographie, l'étiologie et le diagnostic de la gale sarcoptique de la chèvre qui sont donnés dans les observations qui précèdent. Quant au traitement, celui

(1) *Zeitschrift der K. K. Gesellschaft der Aerzte zu Wien* 9, *jahr*, I, Band, 1853, page 368.

que nous avons indiqué à propos de la gale sarcoptique du cheval lui est parfaitement applicable.

GALE CHORIOPTIQUE. — Cette variété ou espèce de gale de la chèvre a été étudiée une seule fois par Delafond sur des chèvres d'Angora appartenant au Jardin des Plantes de Paris. Il avait nommé cette gale : *gale sarco-dermatodectique*, du nom dont il avait affublé l'Acarien qui la cause et qui est un vrai Choriopte et peut-être le même que notre *Chorioptes spathiferus*, que nous croyons fort avoir été mal vu et mal étudié par l'auteur en question, si nous en croyons les figures qu'il en a données et qui ne diffèrent des nôtres que par les poils ronds des lobes abdominaux carrés du mâle, tandis que chez notre *C. spathiferus* il y en a d'élargis comme des spathes, ce qu'il n'a peut-être pas aperçu.

Quoi qu'il en soit, cette gale avait débuté par les parties latérales du corps, du garrot et de l'encolure s'étendant derrière les oreilles, sur le dos, les reins et la base de la queue. Les parties qui en étaient le siège étaient dénudées et conservaient seulement les poils rudes de jarre, puis s'étaient recouvertes de croûtes jaunâtres, dures, épaisses, rudes et très adhérentes ; sous ces croûtes la peau était épaisse, sèche, ridée, crevassée et adhérente. Cette affection, dit Delafond, aurait pu être confondue avec l'icthyose. L'eau tiède réduisait les croûtes en une bouillie blanchâtre, qui, au microscope, se montra composée de fines molécules, de cellules purulentes déformées et de cellules épidermiques surtout. Les Acares résidaient constamment sous les croûtes récentes. Les ganglions lymphatiques voisins étaient engorgés. Le duvet des chèvres galeuses était feutré et s'arrachait par mèches, dont les poils salis avaient perdu leur souplesse, leur moelleux et leur brillant; le peignage de ce duvet, très difficile, devait donner beaucoup de bourre et de déchets. Dans les points les plus anciennement atteints, les poils formaient un duvet court et atrophié à extrémités amincies et entremêlé de beaucoup de jarre.

Cette affection paraissait avoir eu une marche très lente et être restée cantonnée longtemps sur le dos ; elle n'était descendue dans les régions inférieures qu'après de longs mois.

Cette gale aurait été facile à confondre avec la gale sarcoptique et la preuve c'est que Delafond et Verheyen regardent cette gale comme la même que celle décrite par Walbraff, bien qu'il soit bien démontré que les Chorioptes ne s'acclimatent pas sur l'homme. Il n'y a donc que la détermination exacte du parasite qui la cause qui puisse faire distinguer l'une de l'autre ces deux affections.

Cette gale a été guérie au moyen du bain de Tessier précédé de la tonte.

Pour compléter ce que nous avions à dire sur les dermatoses acariennes de la chèvre, nous ajouterons que nous pensons que cet animal, comme le mouton et comme les chevreuils et les cerfs, est susceptible d'être piqué par les Ixodes, bien que le fait n'ait pas encore été constaté authentiquement.

F. **Dermatoses acariennes du PORC et du SANGLIER.**

Les dermatoses acariennes du porc sont très rares, aussi ne trouve-t-on que de très courtes indications sur sa gale dans les auteurs qui, depuis Wiborg, se sont occupés des maladies de ce pachyderme. On ne lui connaît qu'une gale sarcoptique du tronc et une gale sarcoptique des oreilles.

GALE SARCOPTIQUE DU TRONC.— Cette gale, chez le sanglier, paraît plus commune que chez le porc. En 1846, Gurlt et Spinola découvrirent pour la première fois un Sarcopte sur un de ces animaux affecté d'une maladie de peau ; depuis, Gerlach en a retrouvé sur le même animal ; voici dans quelles circonstances les premiers observateurs étudièrent cette gale sarcoptique du sanglier.

M. Spinola, ayant été consulté pour une maladie épizootique qui décimait les sangliers de la chasse royale de Grunewald près de Berlin, trouva une quantité considérable de strongles (*Strongylus paradoxus*) dans les divisions bronchiques ; les animaux présentaient en outre un exanthème qui avait tous les caractères de la gale. M. Spinola, de concert avec M. Gurlt, découvrit dans les croûtes un grand Sarcopte, dont Fürstenberg a fait une espèce sous le nom de *Sarcoptes squammiferus* et qui est notre plus grande variété du *Sarcoptes scabiei* que nous avons nommée *Suis*. Fürstenberg aurait retrouvé le même Sarcopte, plus tard sur le chien. D'après les expériences de Spinola, ce Sarcopte du sanglier s'acclimaterait très bien sur le porc en déterminant une gale dont il a pu suivre les phases.

M. Müller, professeur à l'École vétérinaire de Vienne, a observé un cas de gale du tronc chez des cochons chinois (*sus pliceps*). « Toute la surface du corps de ces animaux était couverte de croûtes sèches d'un blanc grisâtre faciles à détacher. Sous ces croûtes le tissu cutané était excorié, et cela surtout dans les nombreux plis formés par la peau. C'était des croûtes écailleuses peu épaisses, ou bien ces croûtes avaient une épaisseur de plus d'un centimètre et elles formaient ainsi une couenne épaisse recouvrant une grande partie du corps. Dans quelques régions et notamment sur le thorax et l'abdomen, le tissu cutané tuméfié, dur et dense, avait une épaisseur de trois à quatre centimètres ; dans d'autres régions, et notamment à la base des oreilles on constatait des tubercules cutanés du volume d'un pois à celui d'une fève. Quelques animaux semblaient être saupoudrés de guano sec.

« L'état général de ces animaux ne présentait rien à noter ; ils étaient un peu plus maigres qu'à l'ordinaire mais ils étaient gais et mangeaient avec un très bon appétit. La maladie, qui, probablement, avait persisté pendant une grande partie de l'hiver, avait été importée par une bête achetée avant l'hiver et peu à peu elle s'était communiquée aux autres porcs et même à des porcelets âgés de quelques semaines seulement.

« A la première visite de M. Müller les animaux semblaient peu tourmentés par le prurit, probablement à cause de la température peu élevée ; plus tard, cependant, les démangeaisons devinrent très vives et les animaux cherchaient à les calmer en se frottant contre les corps environnants.

« M. Müller détacha plusieurs croûtes et, à l'examen microscopique, il y découvrit des Sarcoptes mâles et femelles (les femelles en nombre bien plus considérable), des larves avec trois paires de pattes, des œufs ovoïdes avec ou sans embryons visibles à l'intérieur et enfin des masses excrémentitielles noirâtres. Les Sarcoptes d'un seul porc pouvaient être évalués à plusieurs milliers.

« Ces Sarcoptes apparaissent à l'œil nu comme de petits points d'un brun clair ; on les voyait surtout très bien dans les croûtes épidermiques à l'aide d'un verre grossissant ; les Sarcoptes se trouvaient dans toutes les croûtes et faisaient encore des mouvements un ou deux jours après la récolte. Au début de la maladie on pouvait constater l'existence de galeries dans les couches épidermiques, sur les jeunes porcs.

« Ces Sarcoptes ressemblent parfaitement au Sarcopte de l'homme et par leurs formes et par leurs autres caractères. Les femelles, beaucoup plus grandes que les mâles, ont le corps ovoïde ; les mâles ont le corps rond et ne se voient pas facilement à l'œil nu.

« M. Müller n'a pas constaté la transmission de cette gale à l'homme et à d'autres espèces animales, mais il faut remarquer qu'il a conseillé dès le principe toutes les précautions prescrites en pareil cas et qu'il a soumis les malades à un traitement énergique sous l'influence duquel ils furent bientôt guéris.

« La gale n'est pas commune chez les porcs et c'est la première fois qu'elle était observée chez les porcs de cette race.

« Les Sarcoptes examinés par M. Müller, se distinguent, dit-il, par quelques points peu importants du *Sarcoptes squammiferus* du sanglier, décrit dans l'excellent ouvrage de Fürstenberg. » (*Oesterreichische Vierteljahreschrift*, III, 1864.)

Il est regrettable que M. Müller n'ait pas donné plus positivement les caractères qui distinguent, à ses yeux, son Sarcopte du *Sarcoptes squammiferus* de Fürstenberg, nous ne serions pas étonné qu'ils soient les mêmes que ceux que nous avons découverts sur les Sarcoptes des grands animaux tels que le crochet du deuxième article des pattes antérieures, les plastrons, etc., qui n'ont pas été distingués par Fürstenberg ; il correspondrait donc parfaitement à notre *Sarcoptes scabiei*, variété *suis* et ce qui vient encore à l'appui de cette hypothèse, extrêmement vraisemblable, c'est la grande taille de la femelle, sa forme ovalaire, la couleur brun clair de ce Sarcopte.

En somme il résulte des observations que nous avons rapportées ci-dessus que les sangliers et les porcs sont susceptibles d'être envahis par une gale qui affecte le tronc et qui est une gale sarcoptique à croûtes épaisses, analogue à celle que nous verrons plus loin affecter les loups et d'autres animaux de ménagerie.

Comme traitement applicable à cette gale les pommades à base de soufre sont parfaitement efficaces, combinées aux bains alcalins. C'est du reste celui qui a réussi à M. Müller.

Les moyens de désinfection des porcheries qui ont contenu des porcs galeux sont les mêmes que ceux que nous avons déjà indiqués pour les écuries, c'est-à-dire l'emploi de l'eau bouillante à grands seaux.

GALE SARCOPTIQUE DES OREILLES. — Aussi rare que la précédente. En 1857 Delafond eut occasion d'étudier une gale du porc domestique qui était encore une gale sarcoptique; il en fit une communication à la Société centrale vétérinaire, dans sa séance du 23 avril, en ces termes : « Il y a quatre jours, je présidais aux opérations que les élèves de l'Ecole pratiquaient sur des porcs lorsque je fus frappé de la maladie de peau dont était affecté un jeune porc métis anglo-français. Après la séance des opérations j'examinai l'intérieur des oreilles de cet animal et je fus frappé de la forme spéciale de l'altération que présentait la peau de cette région, altération que je n'ai pas encore vue. La surface de cette peau avait un aspect mamelonné très remarquable, que dissimulait à première vue l'épaisseur des croûtes qui y étaient adhérentes ; mais, en immergeant l'oreille dans l'eau, je parvins facilement à les détacher et je reconnus qu'elles formaient des espèces d'étui qui engaînaient des mamelons cutanés, lesquels n'étaient autre chose, comme j'ai pu m'en assurer au microscope, que des villo-papilles hypertrophiées. Dans les sillons qui séparaient ces villo-papilles, j'ai découvert un insecte de l'ordre des Arachnides, qui, examiné avec le microscope, m'a paru se rapprocher beaucoup par ses formes de l'Acarus de l'homme, de celui de l'Acare du chien et du chat, lesquels ont tous ce caractère commun qu'ils vivent sous l'épiderme. Rien que dans une croûte, j'ai pu reconnaître douze à quinze de ces insectes formant une génération complète composée de mâles, de femelles, de larves et d'œufs. J'ai conservé ces oreilles et je les mets sous les yeux de la Société. Aujourd'hui, quatre jours après la mort de l'animal auquel elles appartenaient, j'ai pu obtenir encore quelques acares vivants et je les ai placés sous le microscope où on peut les observer; on pourra se convaincre par la forme de leurs extrémités antérieures, par celle de leur corps et de leur tête, qu'ils appartiennent à la classe des acares qui tracent des sillons sous-épidermiques. Ce fait est très intéressant au point de vue de la pathologie comparée; il explique la transmission possible de la gale du porc à l'homme. Rien qu'en maniant les oreilles de cet animal je me suis trouvé dans les conditions voulues pour contracter sa maladie et j'ai actuellement sur les bras quelques papules qui résultent de la présence de quelques acares qui ont pénétré sous mon épiderme. C'est là un événement dont je ne suis nullement inquiet, car j'ai eu déjà deux fois la gale du chien et il n'est pas difficile de s'en débarrasser. »

Un deuxième cas encore inédit de cette gale des oreilles du porc a été observé en Italie, à Milan, il y a deux ans, et nous a été signalé par notre collègue et ami, M. le professeur Melchiore Guzzoni, dans une lettre particulière où il nous transmettait le croquis du Sarcopte récolté dans les oreilles d'un porc, et les dimensions de ce parasite; de ces renseignements il résulte que le Sarcopte en question est une variété du *Sarcoptes scabiei*, très petite, correspondant exactement pour la forme et la grandeur à celle de l'homme que nous avons nommé *hominis*. Ainsi donc le porc est susceptible de nourrir deux variétés du *Sarcoptes scabiei*, la plus grande connue qui vit sur son tronc et la plus petite qui vit dans ses oreilles. Les mêmes moyens peuvent servir à débarrasser l'animal de l'une et de l'autre.

G. **Dermatoses acariennes du chien.**

Il n'est pas d'animal domestique plus sujet aux maladies de peau que le chien; cela tient à ce qu'il est depuis plus longtemps que tous les autres soumis à l'empire de l'homme, et à ce qu'il est le plus éloigné de son état normal; la preuve, c'est que, quelle que soit la maladie de peau dont il sera atteint, on la verra s'améliorer rapidement si le chien est soumis au régime de la viande crue, et, si cette maladie est exclusivement constitutionnelle, elle guérira par la seule persistance de ce régime; nous l'avons surabondamment démontré dans notre ouvrage : *le Chien* (1).

Mais parmi ces dermatoses si variées du chien, combien y en a-t-il qui soient exclusivement acariennes, qui soient de véritables gales? Demandons-le aux différents auteurs qui nous ont précédé.

Les vieux auteurs de vénerie confondaient toutes les maladies de peau du chien sous le nom de *gale* et ils les regardaient

(1) Chez Deyrolle, libraire naturaliste, Paris, 1877.

toutes comme contagieuses. Il est vrai qu'ils avaient constaté que souvent les chiens contractaient la gale en s'enfonçant dans les terriers à renard ou à blaireau et que cette gale, qu'ils n'avaient aucun moyen de distinguer des autres maladies de peau, se répandait rapidement par contagion sur les autres chiens.

« Qu'est-ce que la gale du chien ? disait, en pleine Société vétérinaire, l'éminent professeur M. H. Bouley ; « pour tout le monde, les vétérinaires y compris, un chien qui a une maladie de peau est galeux, et sous le nom de gale on entend ainsi une foule de maladies différentes par leurs causes, leur nature et même par leur siège. »

Ce que M. Bouley disait en 1848, il pourrait encore parfaitement le répéter à l'heure qu'il est. En effet, le vieux veneur, Jacques du Fouilloux, qui vivait sous Charles IX, appelle toutes les maladies de peau du chien *gale;* mais il en distingne quatre espèces : 1° une *gale rouge* qui occupe surtout les pattes et le ventre ; 2° le *roux-vieux* qui occupe le dos et le cou ; la *gale des oreilles* qui occupe le bord de la conque et qui correspond à ce que nous appelons aujourd'hui *chancre ;* et la *gale noire* qui occupe surtout la tête, le tour des yeux et le chanfrein, et qui est, selon toute probabilité, notre terrible *gale folliculaire*. Eh bien, à l'exception de quelques jeunes professeurs de nos écoles qui ont l'habitude des recherches microscopiques, tous les vétérinaires sont encore à la hauteur de Jacques de Fouilloux.

Cependant depuis longtemps on a cherché à distinguer les dermatoses parasitaires du chien des dermatoses constitutionnelles.

Bosc (*Dictionnaire des Sciences médicales*, 1816) dit avoir observé des *insectes* sur des chiens galeux.

Gohier, dans ses *Observations vétérinaires*, dit : « J'ai examiné l'Acare du chien à la loupe, en 1813, il ne m'a pas semblé présenter de différences remarquables avec l'Acarus du cheval. »

Hertwig (*Magazin für die gesammte Thierheilkunde*, 1835) a trouvé sur le chien un acarus qui a sur les côtés du corps des poils plus touffus que celui du cheval, et *frangés*. Ce dernier mot prouve que Hertwig a été évidemment l'objet d'une illusion, car son prétendu acare de la gale du chien n'est autre qu'une espèce de Glyciphages, acariens errants qui se distinguent précisément des autres de la même famille par des poils frangés.

Gohier doit avoir été l'objet d'une illusion semblable, car nous savons, par expérience, combien les Acares du chien sont difficiles à chercher, et qu'il n'y a que celui de l'intérieur des oreilles, — où il n'a pas eu certainement l'idée de chercher, car il l'aurait dit, — qui a une certaine analogie avec le Choriopte du cheval.

Héring (1), après avoir cherché longtemps et infructueusement des Acares sur des chiens galeux, finit par en rencontrer dans les circonstances suivantes : « J'ai trouvé, dit-il, ces Acares en petit nombre sur un ulcère qui avait continué longtemps dans la conque de l'oreille gauche d'un petit chien de chambre à poils lisses. L'odeur très mauvaise qui s'exhalait de cet ulcère obligea le propriétaire de cet animal à réclamer l'aide de la médecine. Voyant ce chien secouer continuellement la tête, se gratter constamment avec ses pattes, j'examinai attentivement l'oreille malade et je vis sur sa paroi supérieure, mais la seule qui soit visible, quelques Acares que j'enlevai avec soin. Ce moyen ne put réussir pour la partie profonde de l'ulcère, à cause du chatouillement que le contact de l'instrument déterminait ; des injections d'eau tiède à laquelle étaient mêlées quelques gouttes d'huile empyreumatique tuèrent les insectes, après quoi l'ulcère guérit en peu de jours. » Nous avons rapporté plus haut les caractères que Héring donne à cet acarien qu'il nomme *Sarcoptes cynotis*, et cette description prouve jusqu'à l'évidence que c'est un Choriopte et de plus que ce n'est autre que notre *Chorioptes ecaudatus* que nous avons retrouvé non seulement sur le chien, mais encore sur le chat et sur le furet, et au même endroit.

Dans son ouvrage intitulé *Gale et rogne* (*Krätze und Räude*. Berlin, 1857) Gerlach a décrit et dessiné (pl. II, fig. 11) un prétendu Sarcopte du chien dans lequel la femelle porte deux tubercules d'accouplement comme les jeunes femelles des genres Psoroptes et Chorioptes et le mâle deux ventouses pour les emboîter qu'il décrit et ne figure pas ; nous avons tout lieu de croire que ce prétendu Sarcopte du chien, admis dans leur nomenclature par Delafond et Bourguignon sous le nom de *Sarcoptes cicygone*, est toujours notre *Chorioptes ecaudatus* que Gerlach ne classe pas parmi ses Symbiotes parce que le mâle n'a pas de lobes abdominaux.

(1) *Repertorium der Thierheilkunde*, 1843.

Fürstenberg, dans son grand ouvrage sur les Acariens psoriques de l'homme et des animaux (*Die Krätzmilben*, Leipzig, 1860). décrit, comme nous l'avons déjà dit, sous le nom de *Sarcoptes squammiferus* un Sarcopte qui serait commun au sanglier et au chien : il l'extrayait d'un chien galeux en même temps qu'il en recevait des spécimens exactement semblables de Gurlt provenant du sanglier. Nous avons toutes raisons de croire, ainsi que nous le montrerons plus loin, que ce Sarcopte avait été transmis au chien par le pachyderme.

Le 4 juin 1863, Delafond et Bourguignon trouvaient sur un chien galeux un Acarien qu'ils regardaient comme la cause de la gale de cet animal et au sujet duquel ils faisaient une communication à la *Société de Biologie*. Ce Sarcopte, d'après les figures qu'ils en ont données, a tous les caractères de l'espèce *Sarcoptes scabiei* et est remarquable par sa petitesse : la femelle a 30 millimètres sur 25 de large et le mâle 20 millimètres de long sur 16 de large ; ce sont exactement les dimensions des plus petits individus de la variété propre à l'espèce humaine, et une preuve que c'est bien la même c'est que Delafond a contracté, au contact du chien galeux qui lui avait fourni ce Sarcopte, une gale tout à fait semblable à la gale ordinaire de l'homme et suivant la même marche.

Une troisième espèce acarienne a été découverte sur le chien par Tulk, en 1844 (1), et était reconnue l'analogue de l'*Acarus folliculorum* que, deux ans auparavant, Henle à Zurich d'un côté, et Simon à Berlin d'un autre, avaient trouvé dans les follicules sébacés du visage de l'homme et que Owen avait nommé *Demodex folliculorum*. Gruby en faisait une nouvelle étude en 1845 (2) et s'attachait à démontrer que le Demodex du chien était identiquement le même que celui de l'homme et pouvait être communiqué de l'un à l'autre et réciproquement.

Bien que Gruby eût avancé que le Demodex était la cause de la *gale rouge* du chien, il n'avait aucune idée de la forme réelle et de la gravité de l'affection cutanée que ce parasite détermine. Delafond lui-même n'envisage l'action du Demodex qu'au point de vue de la gravité que sa présence peut imprimer à la *Gale sarcoptique*, la seule gale qu'il reconnaisse chez

(1) *Demodex folliculorum caninus*, in *Ann. of. nat. hist.*, vol. 13, 1844.
(2) *Comptes rendus*, *Acad. Sc.*, t. XX, 1845.

le chien (*Traité pratique de la Psore*. Paris, 1862, page 212) et il regarde l'affection qu'il cause comme un simple acné qu'il nomme *Simonide*.

C'est Röll qui le premier a compris l'importance et la gravité de l'affection causée par le Demodex du chien, et proposé de séparer cette dermatose des autres exanthèmes cutanés de cet animal, et c'est Verheyen qui a proposé de la nommer *gale folliculaire*, nom sous lequel elle est exclusivement connue aujourd'hui (1). Cette affection a depuis été étudiée par Haubner, Weiss, Saint-Cyr, Cornevin, etc., et nous pensons avoir comblé les *desiderata* de Verheyen qui constatait que « nos connaissances sur les mœurs du Demodex étaient très limitées » et qui désirait qu'elles fussent mieux connues (2).

En résumé, le chien peut être affecté de trois dermatoses acariennes que nous classerons, selon leur gravité, dans l'ordre suivant : gale folliculaire, gale sarcoptique, prurigo auriculaire chorioptique. C'est dans cet ordre que nous allons les décrire.

GALE FOLLICULAIRE. — SYNONIME : *Gale noire* des anciens veneurs.

Nosographie. — Cette affection revêt, suivant son âge, des formes extrêmement variées, au point que si l'on n'était pas prévenu on pourrait les prendre pour des affections très diverses. Nous allons passer en revue ces différentes formes.

Première forme, forme de début. — Le chien présente de simples dépilations aux doigts des pattes, aux coudes et autour des yeux, on le croirait affecté d'un simple pityriasis, car la peau est grise blanchâtre, en apparence, farineuse; seulement, si on l'examine de plus près, on voit qu'elle est finement rugueuse par suite de la présence d'un très grand nombre de très fines papules à la place de chaque poil tombé; prurit peu intense, gaîté et tous les autres signes de la santé.

Deuxième forme, deuxième période. — La dépilation a augmenté aux pattes et occupe la plus grande partie du carpe et du tarse; à la tête elle s'est aussi étendue, non seulement autour des yeux mais sur les joues. Les paupières sont tuméfiées

(1) *Nouv. Dictionnaire vétérinaire*, Bouley-Reynal, art. GALE.

(2) Mégnin, *Étude sur le Demodex folliculorum*, in *Journal d'Anatomie*... de Ch. Robin, 1877.

et leur bord renversé en dedans (*entropion*), et les yeux irrités sécrètent une abondante chassie purulente. La peau des joues est épaissie, sillonnée de rides et couverte de papules acnéiques dont un grand nombre a pris la forme pustuleuse. État général encore très bon.

Troisième forme, qu'on pourrait appeler *forme tonsurante* et que M. Saint-Cyr appelle *forme circinée*. — Elle est caractérisée par des plaques circulaires de la grandeur d'une pièce de 2 francs à celle d'une pièce de 5 francs d'argent, de plus, légèrement proéminentes, dépilées, rugueuses, souvent couvertes de croûtes jaunâtres et présentant sur leur bord quelques petits boutons rouges, pustuleux, acnéiques. Ces plaques peuvent se réunir à deux ou à plusieurs, ce qui forme de grandes plaques festonnées. On pourrait les confondre facilement avec des plaques de teigne tonsurante causées par le *Trichophyton tonsurans* de Malmsten. L'examen microscopique peut seul dissiper les doutes. Cette forme circinée de la gale folliculaire peut exister soit seule, soit en même temps que l'une des deux précédentes, car c'est aussi une forme de début dans laquelle le prurit est encore modéré et intermittent, la gaîté et tous les signes généraux de la santé, normaux.

Quatrième forme, gale folliculaire généralisée. — L'éruption s'est étendue sur tous les points du corps ; la peau est enflammée, chaude, épaisse, rugueuse, dépilée et sillonnée de rides profondes, surtout à la face, ce qui donne aux animaux cette physionomie étrange qu'on a nommée *face léonine ;* en examinant de près on voit la peau couverte d'une multitude de boutons d'acné de toutes dimensions, les uns très petits, papuleux ; les autres plus grands, pustuleux, mais laissant tous sortir, quand on les comprime, un petit boudin gras de matière sébacée par une ouverture de leur sommet visible à l'œil nu ; chez les plus gros boutons cette matière est évidemment purulente, et quand on examine au microscope la matière ainsi extraite, on la voit remplie d'une grande quantité de Demodex.

Malgré la gravité de cette forme, qui est nécessairement ancienne, les chiens conservent encore beaucoup de gaîté et les fonctions générales ne paraissent pas sensiblement altérées, malgré le manque de repos par suite du prurit intense qui les tourmente.

Cinquième forme. — La gale folliculaire peut être générale sans dépilation, sauf en quelques points très circonscrits. Les pustules acnéiques sont rares, mais elles sont disséminées partout, grosses et à sommet blanc et purulent contenant chacun des centaines de Demodex. Dans les intervalles de ces pustules la peau est couverte d'une exsudation épidermique ressemblant à de la farine de maïs dont on aurait poudré l'animal (Saint-Cyr). Cette forme est un véritable *acné* généralisé.

Terminaison. — La terminaison ordinaire de la gale folliculaire est la cachexie accusée par la maigreur extrême et l'engorgement des pattes, et enfin la mort.

Étiologie. — La cause déterminante de la gale folliculaire du chien est le *Demodex folliculorum* variété *caninus*, et non une autre variété, malgré l'expérience unique de Gruby, qui prétend avoir obtenu l'acclimatation du Demodex de l'homme sur le chien ; nous avons répété la même expérience et nous n'avons pas vu survenir la gale folliculaire de l'inoculation du parasite de l'homme. Haubner a étudié l'action du Demodex folliculaire du chien déposé sur un autre chien parfaitement sain : après quarante-huit heures les follicules du point inoculé contenaient déjà un liquide purulent dans lequel on distinguait au microscope « des acares jeunes, des adultes et des œufs (?) ».

Comme causes prédisposantes, le jeune âge est la principale, car cette gale se développe avec infiniment plus de facilité chez les jeunes chiens que chez les adultes.

Diagnostic. — Nous avons déjà vu que la forme circinée ou tonsurante de la gale folliculaire pouvait être confondue avec la teigne tonsurante ; le microscope est le seul moyen de la distinguer.

Les affections dartreuses, si fréquentes chez le chien, peuvent être confondues avec la gale folliculaire, mais, parmi les premières, la vulgaire gale rouge, *Eczema rubrum*, est celle qui s'en écarte le plus ; en effet, jamais les téguments, dans la gale folliculaire, ne sont aussi rouges que dans l'*Eczema rubrum ;* ils sont plutôt d'une coloration générale grisâtre parsemée de petits points rouges et recouverts en partie de croûtes jaunes qui n'existent jamais dans l'eczéma. Le microscope lève facilement les doutes. La gale sarcoptique a beaucoup d'analogie avec la quatrième forme de la gale folliculaire ; le microscope seul peut les faire distinguer.

Pronostic. — Le pronostic de la gale folliculaire est toujours extrêmement grave. Les traitements anti-psoriques ordinaires sont généralement suivis d'insuccès et nous n'avons obtenu de guérisons qu'au moyen du traitement que nous indiquerons plus loin.

Traitement. — Dans une leçon sur la gale folliculaire faite à l'École vétérinaire de Lyon (1) par M. le professeur Saint-Cyr, leçon où la nosographie de l'affection est supérieurement traitée, bien que l'étude du parasite laissât fort à désirer, M. Saint-Cyr disait : « Reste maintenant à trouver un remède capable de triompher du mal, mais ici, Messieurs, vous comprenez, presque sans qu'il soit besoin de le dire, combien doivent être grandes les difficultés. Pour guérir il faut tuer le parasite cause de tous les désordres ; mais le moyen de remplir cette indication ? Voilà ce qui est difficile à trouver. Situés profondément dans l'intérieur du follicule pileux, protégés par le pus et la matière sébacée au milieu desquels ils sont comme empêtrés, les Demodex semblent déjà défier tous les agents thérapeutiques à l'aide desquels on serait tenté de les attaquer. Il faut trouver un insecticide doué d'une force de pénétration assez grande pour arriver jusqu'à eux, assez puissant pour tuer sûrement, assez inoffensif pourtant pour ne pas attaquer profondément la peau du malade et ne pas mettre en danger sa vie s'il vient à être absorbé; vous comprendrez sans peine combien ces conditions sont difficiles à réunir.

« Nous avons essayé un grand nombre de remèdes différents sans arriver à des résultats bien satisfaisants. Le mélange de Schaack (essence de térébenthine et huile de cade vraie, parties égales) a *presque* réussi entre les mains d'un confrère de Nancy, nous le savons, mais nullement entre les nôtres.

« Un seul remède nous a paru avoir une efficacité réelle contre cette affection, mais il est dangereux, c'est le sublimé corrosif. Il tue certainement le Demodex ; mais il faut l'employer avec persistance, et si la maladie est étendue, si, comme cela arrive toujours en pareil cas, la peau présente des excoriations, l'absorption du sel mercuriel est inévitable, et, longtemps avant d'avoir guéri l'affection cutanée, on voit se produire une infection mercurielle presque fatalement mortelle. » (Sans

(1) *Journal de Médecine vétérinaire et de Zootechnie.* Lyon, juillet 1876.

compter l'absorption directe par la bouche du chien en se léchant).

La formule à laquelle s'était arrêté M. Saint-Cyr est la suivante.

Sublimé corrosif	30 à 80 grammes (1).
Glycérine	50 —

(On dissout le sublimé dans un peu d'alcool et on incorpore dans la glycérine.)

M. Saint-Cyr a aussi expérimenté la teinture d'iode qui, à ce qu'il lui a semblé, n'offre pas à beaucoup près autant de danger pour le malade et paraît jouir d'une certaine efficacité.

Voici la formule sous laquelle il l'employait :

Teinture d'iode	10 grammes.
Glycérine	50 —

Il est bien évident, pour nous, que les Demodex du chien sont inexpugnables et que, même en employant, s'il était possible, le moyen conseillé par Delafond et consistant à enfoncer une petite broche rougie au feu dans chaque pustule acnéique, on détruira plutôt la peau que les parasites.

Il y a pourtant un moyen d'en arriver à bout, moyen que nous avons expérimenté avec notre confrère et ami M. Leblanc et qui nous a parfaitement réussi : il consiste à faire prendre tous les jours, pendant un mois au moins, au chien atteint de gale folliculaire, des bains de Barège d'un quart d'heure à une demi-heure chacun, temps pendant lequel on malaxera la peau de manière que la solution sulfureuse pénètre bien dans tout les interstices. Après un mois de traitement on continuera encore un second mois, mais en donnant les bains tous les deux ou trois jours seulement. Par ce moyen nous avons obtenu la guérison de gales folliculaires bien avérées et d'autant plus facilement que l'affection était plus récente.

Voici comment nous nous expliquons l'action de ce traitement.

Il est évident que la solution sulfureuse ne pénètre pas dans le follicule pileux et ne touche pas les Demodex qui sont au fond de ce sac fermé par de la matière grasse, mais les émigrants, les colonisateurs, ceux qui, gênés par le grand nombre

(1) N'y aurait-il pas ici une faute d'impression ?

des habitants dans le logement qu'ils occupent, le quittent pour aller coloniser dans un follicule voisin, se trouvent, aussitôt qu'il en sont dehors, en contact avec l'acaricide et meurent; la répétition et la continuité des bains finira par tuer tous les Demodex émigrants et les anciennes colonies s'éteindront faute d'habitants.

Voilà, selon nous, l'explication du mode d'action de ce traitement et la raison de la nécessité de le continuer longtemps, d'une manière suivie et sans interruption.

Tout à fait au début, nous avons arrêté net le développement de la gale folliculaire, chez des chiens qui venaient de la contracter, par l'emploi de la teinture d'iode pure : nous en imbibions une boulette de coton ou d'étoupes avec laquelle nous tamponnions les parties malades en les dépassant d'un ou deux centimètres.

GALE SARCOPTIQUE. — La gale sarcoptique est extrêmement rare chez le chien et nous connaissons nombre de professeurs vétérinaires qui ne l'ont jamais vue. Fürstenberg en a observé un cas; le seul Sarcopte trouvé par Gerlach et appelé par Delafond et Bourguignon *Sarcoptes cicygone* à cause de ses ventouses copulatrices est un Choriopte; Héring n'a jamais vu sur le chien qu'un Choriopte qu'il avait nommé *Sarcoptes cynotis*; Delafond lui-même, qui n'admet que la gale sarcoptique chez le chien et qui la considère comme assez fréquente et méconnue jusqu'à lui, en a rencontré un exemple le 4 janvier 1853, et c'est ce chien, qu'il a laissé mourir de sa gale, dont la peau lui a servi à cultiver la gale sarcoptique sur plusieurs autres chiens; nous ne sachons pas qu'il en ait vu d'autres. Enfin, nous-même, après avoir examiné pendant de longs mois tous les chiens affectés de dermatose de l'infirmerie de notre confrère et ami M. Leblanc; après avoir examiné pendant des années des centaines de chiens accusés de gale appartenant à des abonnés du journal l'*Acclimatation*, ou à des membres de la Société centrale des chasseurs, — parmi lesquels nous en avons rencontré beaucoup affectés de gale folliculaire, — nous n'en avons trouvé qu'un seul affecté de gale sarcoptique : il était à l'infirmerie de M. Leblanc.

Cette rareté de la gale sarcoptique chez le chien nous porterait à penser que cette gale ne lui est pas particulière et qu'il la contracte au contact d'autres animaux. En effet, le Sarcopte que Fürstenberg a trouvé sur son chien galeux est la grande variété du Sarcopte scabiei qui vit habituellement sur le sanglier et le porc ; c'est très probablement au contact de ces animaux que le chien en question l'a contracté. Le Sarcopte trouvé sur le chien par Delafond et nous est, au contraire, la plus petite variété de l'espèce, semblable à celle de l'homme et à celle du mouton ; tout porte donc à penser que ce sont des moutons affectés de *noir-museau*, ou peut-être même des hommes galeux, qui ont transmis ce Sarcopte au chien de Delafond et à celui que nous avons observé.

Nous savons bien que, dans une de leurs expériences, Bourguignon et Delafond n'ont pas réussi à acclimater le Sarcopte de l'homme sur le chien ; il y avait peut-être une résistance particulière de la part du sujet d'expérience, — comme il s'en rencontre même chez l'homme, — qui n'existerait probablement pas chez tous, et une seule expérience ne suffit pas pour établir un fait de ce genre, surtout quand nous voyons le Sarcopte du chat, espèce toute différente, s'acclimater parfaitement sur le chien, aussi bien que plusieurs grandes variétés des Sarcoptes scabiei, celle du loup par exemple, ainsi que nous l'avons expérimenté.

Nosographie. — Au début, la gale sarcoptique du chien a une grande analogie avec la gale folliculaire ; comme elle, elle commence ordinairement par la tête, le museau, le tour des yeux et des oreilles ; mais si on l'examine de près, on voit que la gale folliculaire présente une surface dénudée, légèrement chagrinée, mais sèche, tandis que, dans la gale sarcoptique, la surface dénudée est franchement eczémateuse et couverte de croûtelettes jaunes.

Delafond prétend qu'au début de la gale sarcoptique on peut constater, chez le chien, la présence de sillons analogues à ceux qu'on voit chez l'homme ; nous ne nions pas leur existence, mais nous nions qu'on puisse les voir sur les animaux quels qu'ils soient.

Plus tard, lorsque la gale sarcoptique est généralisée, l'analogie est plus grande entre les deux gales du chien, seulement la gale sarcoptique ne présente qu'exceptionnellement des pustules acnéiques, tandis qu'elles sont toujours très nombreuses dans la gale folliculaire.

Dans la gale sarcoptique généralisée, la peau est presque entièrement dénudée, épaisse, ridée, couverte de croûtes dont l'épaisseur et le degré de sécheresse varient suivant que cette gale est causée par une grande ou par une petite variété du *Sarcoptes scabiei* ou par le *Sarcoptes notoedres*. En effet, dans la gale causée par la petite variété du *Sarcoptes scabiei*, analogue à celle de l'homme ou du mouton, aussi bien que celle causée par le Sarcopte du chat, les croûtes sont plus fines et plus sèches et la gale est plus *lichénoïde*, si l'on peut dire, tandis que dans la gale causée par la variété *lupi*, par exemple, du *Sarcoptes scabiei*, les croûtes sont épaisses, volumineuses, humides, se rapprochant enfin de celles de l'*eczéma impétigineux ;* c'est ce que nous avons constaté dans une expérience d'inoculation de gale du loup au chien, que nous avons effectuée en même temps qu'une expérience semblable d'inoculation de la même gale au cheval.

Le prurit, dans la gale sarcoptique, est excessif surtout la nuit, ce qui empêche les animaux de prendre tout repos.

La terminaison naturelle de cette dermatose est la mort au bout d'un certain nombre de mois ; et cette terminaison est d'autant plus rapide que l'hygiène et surtout la nourriture laissent plus à désirer, mais elle est inévitable, quelque soin qu'on prenne des animaux, si on n'emploie aucun traitement antipsorique. En cela nous différons complètement d'opinion avec notre ami et maître Delafond qui pensait que toute gale pouvait se guérir spontanément avec une bonne hygiène et une bonne nourriture. S'il a pu enrayer la marche de quelques cas de gale psoroptique, chez le mouton par ces moyens, il n'aurait pu le faire pour un cas quelconque de gale sarcoptique qui est celle qui suit le plus invariablement ses phases, quel que soit l'animal qui en est affecté ; nous l'avons constaté maintes fois soit sur le cheval, soit sur le loup, soit sur la girafe, etc.

Etiologie. — La gale sarcoptique du chien a une cause déterminante unique : la transmission par contagion de différentes variétés du Sarcoptes scabiei, ou de l'espèce *Sarcoptes notoedres* du chat.

L'activité de cette dernière cause a été démontrée expérimentalement, par Delafond ; en effet, cent vingt sarcoptes du chat ayant été déposés sur une petite chienne en parfaite santé, au bout d'un mois elle fut couverte d'une gale générale causée par ces Sarcoptes et leur progéniture. Dans une autre expérience quatre jeunes chats galeux qui avaient été contaminés par leur mère ayant été donnés à une chienne qui alimentait trois petits et qui les accepta, la chienne contracta la gale aussi bien que ses petits qui en moururent au bout d'un mois.

Comme causes prédisposantes, le jeune âge et l'état valétudinaire peuvent entrer en première ligne bien que ces causes ne soient pas indispensables, car les animaux les mieux portants contracteront toujours la gale sarcoptique s'ils sont exposés à la contagion.

Une dermatose persistante, et surtout la gale folliculaire, est aussi une cause prédisposante, parce que le terrain est tout préparé pour l'invasion des Sarcoptes. Delafond disait que la simonide compliquait souvent la gale sarcoptique, ce qui rendait cette dernière très grave. Nous dirons au contraire, en raison de la rareté de la gale sarcoptique, que c'est cette dernière qui, bien rarement, complique la gale folliculaire.

Diagnostic. — Nous avons déjà signalé les différences objectives que présentent entre elles la gale folliculaire et la gale sarcoptique. Elles ne suffiraient pas, surtout dans les gales anciennes, à asseoir le diagnostic ; le microscope seul, en décelant le parasite avec tous ses caractères, peut le faire.

La gale sarcoptique peut être encore confondue avec l'*eczéma rubrum*, ou *gale rouge* des jeunes chiens : la coloration intense de la peau, le siège de cette affection qui débute toujours par les parties inférieures du tronc et la face interne des membres, sont d'excellents caractères différentiels qui suffisent généralement à la faire distinguer de la vraie gale. Elle peut encore être confondue avec le *lichen dorsal*, ou *roux-vieux* des chiens gras et âgés, affection dartreuse et par suite chronique qui reste confinée le long de l'épine dorsale, surtout sur les reins, et qui est caractérisée par le hérissement des poils dont la base est colorée en rouge-brique et par l'induration de la peau qui est crevassée et d'un rouge brun. Enfin, elle peut être encore confondue avec le *pityriasis* et l'*eczéma* dartreux, affections chroniques qui s'accompagnent aussi de démangeaisons plus ou moins vives, de dépilations, d'exsudations épidermiques ou croûteuses. Pour toutes ces affections, qui tiennent à la diathèse dartreuse et qui sont si fréquentes chez les chiens, l'examen microscopique est indispensable pour éviter toute confusion.

Nous ne parlerons qu'en passant du prurigo causé par les poux, les ricins ou les puces, le corps du délit étant facile à saisir. Il n'en est pas de même de celui que cause le *Rouget*, en raison de la petitesse de cet Acarien, qui généralement se fixe autour des yeux et qui cause une démangeaison pouvant être prise pour de la gale au début. De bons yeux, et surtout une loupe, permettront de reconnaître le Rouget et d'être fixé sur la cause du prurigo.

Pronostic. — La gale sarcoptique, bien que pouvant avoir naturellement les mêmes conséquences que la gale folliculaire, est cependant moins grave parce qu'elle est bien plus facile à guérir.

Traitement. — La gale sarcoptique du chien, bien constatée, peut être guérie en quelques jours par les mêmes procédés que ceux employés pour les autres animaux : une heure ou deux après un bon bain savonneux tiède dans lequel on aura employé vigoureusement la brosse dure sur toutes les parties malades, afin de déchirer l'épiderme et de détacher les croûtes qui servent d'abri aux Sarcoptes, on fera une bonne onction, bien générale et bien intime avec la pommade d'Helmerich légèrement modifiée de la manière suivante :

Soufre sublimé	60	grammes.
Sous-carbonate de potasse	30	—
Graisse ou axonge	250	—

La moitié de cette quantité suffit pour frictionner un chien de moyenne taille.

On peut remplacer la pommade ci-dessus par le liniment suivant, qui est tout aussi efficace et que tout chasseur peut préparer instantanément :

Poudre de chasse broyée	260	grammes.
Huile d'olive	500	—

Après avoir appliqué deux fois, à vingt-quatre heures d'intervalle, cette pommade ou ce liniment, et fait prendre un dernier bain savonneux le troisième jour, le chien sera guéri si les frictions ont été bien faites et bien générales.

Par prudence on fera bien, huit jours après, de faire une nouvelle friction à la pommade ou au liniment ci-dessus, afin d'atteindre les Acariens sortis d'œufs qui auraient résisté à l'action du parasiticide.

Le chien étant très sujet à la diathèse dartreuse, il peut arriver que la gale sarcoptique réveille cette prédisposition et se complique, suivant l'âge du sujet, soit de *gale rouge*, soit de *roux-vieux*. Dans ce cas il faudra, après le traitement rationnel de la gale parasitaire indiqué ci-dessus, continuer les bains qui seront alors soit alcalins, soit sulfureux, suivant que le sujet sera sanguin ou lymphatique (1), et insister sur un traitement interne arsenical (liqueur de Fowler ou de Pearson à la dose de dix à vingt gouttes par jour dans de l'eau miellée, ou quatre à cinq granules d'acide arsénieux à 1 milligramme chaque), qui devra être prolongé longtemps, en même temps qu'associé à un régime où la viande crue entrera pour 2 à 300 grammes par jour, et à beaucoup d'exercice au grand air et à la campagne.

On se trouve souvent très bien, chez les chiens lymphatiques, de remplacer le traitement arsenical par un traitement ioduré ; on donne alors de l'iodure de potassium à la dose de 1 à 2 grammes en solution dans de l'eau miellée.

PRURIGO CHORIOPTIQUE AURICULAIRE. — Le premier cas de cette affection a été constaté par Héring, qui avait pris l'Acarien qui la cause pour un Sarcopte qu'il nomme *Sarcoptes cynotis ;* mais à sa description on reconnaît facilement que c'est un Choriopte. Depuis, nous avons retrouvé la même affection chez le chat, en 1876 (2), et un peu plus tard chez le furet et chez le chien, en février 1878 (3), à peu près en même temps que M. Guzzoni la retrouvait aussi chez le chien (4).

Nosographie. — Héring parle d'un ulcère qui existait dans

(1) Les bains alcalins se préparent au moyen de bicarbonate de soude ou de sous-carbonate de potasse à la dose de 2 à 500 grammes de sel par 25 litres d'eau tiède et les bains sulfureux en remplaçant le sel alcalin par le sulfure de potasse ou *foie de soufre*. A la sortie de ces bains les chiens devront être séchés et tenus chaudement. On remplace ou on alterne quelquefois avec avantage les bains par une lotion au moyen d'une solution phéniquée au millième ou par des embrocations d'huile de cade qui est un puissant modificateur des fonctions nutritives de la peau.

(2) *Bulletin de la Société centrale vétérinaire*. Paris, 27 juillet 1876.

(3) *Bulletin de la Société entomologique de France*. Paris, 13 février 1878.

(4) *Achives de Médecine vétérinaire de l'École de Milan*.

l'affection qu'il a observée; depuis près de deux ans nous avons bien vu cinq ou six cas de cette affection; or, pas plus chez le chien que chez le chat et chez le furet, nous n'avons constaté rien qui ressemblât à un ulcère : la sécrétion de cérumen est un peu plus abondante, les téguments du conduit auriculaire sont un peu plus rouges, mais voilà tout; c'est pourquoi nous avons nommé cette affection *prurigo* et non pas *gale*, parce que le symptôme principal est une démangeaison extrême, revenant par accès, pendant lesquels l'animal, surtout quand c'est un petit chien ou un chat, est en proie à une véritable frénésie; dans ces moments l'animal refuse de se laisser toucher, même la tête, de manière à faire croire qu'il a un catarrhe auriculaire. Les deux oreilles sont généralement affectées ensemble.

Lorsqu'à la vue des symptômes on cherche à examiner l'intérieur de l'oreille, on voit que le cérumen, qui est brun-noirâtre, est plus abondant et remplit les anfractuosités de l'oreille. Si on prend de cette matière sur un cure-oreille on voit, si non au premier examen, au moins au second ou au troisième, quelques petits points blancs qui se déplacent lentement sur cette matière noire sur laquelle ils tranchent; ces points blancs, qu'on voit facilement à l'œil nu, ne sont autre que des Acariens dans lesquels l'examen microscopique fait reconnaître notre *Chorioptes ecaudatus*.

Cet Acarien, en titillant si désagréablement l'oreille, a pour action d'augmenter la sécrétion du cérumen dont il vit; il ne paraît pas venimeux à la façon des autres acariens psoriques, car nous n'avons jamais vu, dans l'intérieur des oreilles des animaux qui les nourrissent, de vésicules, de pustules, enfin une lésion quelconque pouvant se rattacher à la gale.

Les oreilles, dans cette affection, présentent souvent des lésions, mais c'est à la surface externe de la conque auriculaire, et elles sont le résultat des grattages auxquels l'animal se livre, avec ses pieds de derrière surtout.

Étiologie. — La cause est unique puisqu'il suffit de tuer le parasite pour guérir l'affection, et ce parasite est toujours transmis, par contact, des animaux malades à des animaux sains. Comme nous n'avons reconnu aucune différence entre les *Chorioptes ecaudatus* du chien, du chat et du furet, nous pensons que ces animaux peuvent se transmettre l'affection en question les uns aux autres.

Diagnostic. — Cette affection peut être facilement confondue avec le catarrhe auriculaire au début, mais jamais avec le catarrhe auriculaire dans sa période d'état caractérisée par une sécrétion purulente et un exanthème du conduit qui en font un véritable *eczéma dartreux*, physionomie qui ne revêt jamais le *prurigo chorioptique auriculaire*. Mais le catarrhe au début, qui ne se manifeste encore que par une irritation du conduit auriculaire et une vive démangeaison, peut être confondu avec l'affection parasitaire en question ; il n'y a que l'examen microscopique du cérumen qui peut faire distinguer ces deux affections.

Pronostic. — Il est peu grave en raison de la facilité que l'on a de guérir ce prurigo.

Traitement. — Héring l'a indiqué : il doit avoir pour base des injections de liquide parasiticide ; Héring employait l'huile empyreumatique en suspension dans de l'eau tiède. Nous avons remplacé avec avantage, surtout chez les petits chiens d'appartement, l'huile empyreumatique par la benzine parfumée Colas, à la dose d'une trentaine de gouttes en émulsion dans un jaune d'œuf, délayée dans 30 grammes d'eau tiède et injectée dans l'oreille. C'est en raison seulement de l'odeur repoussante de l'huile empyreumatique que nous faisons cette substitution.

PRURIGO DU ROUGET. — Nous avons déjà vu que le *Rouget* (larve hexapode du Trombidion soyeux) s'attaque à l'homme ; il s'attaque de même, et surtout, au chien de chasse et à tous les petits quadrupèdes des champs ; nous l'avons trouvé sur le lapin de garenne, le lièvre, les campagnols, les musaraignes, les hérissons et jusque sur des chauves-souris.

Les chiens de chasse, qui parcourent les plaines et les guérets, dans les mois de juillet, août et septembre, en rapportent ordinairement. On le reconnaît à la vive démangeaison qu'ils éprouvent surtout autour du museau et autour des yeux. Si on cherche à se rendre compte de la cause de cette démangeaison et qu'on examine avec attention les régions siège du prurigo, en écartant les poils on voit des groupes de petits points jaunes, quelquefois en nombre de dix ou douze, à la base de certains poils, particulièrement des sourcils : ce ne sont autres que des *Rougets* qui ont planté leur rostre dans l'entrée du canal folliculaire. C'est ce que montre l'examen microscopique de ces petits êtres.

On en débarrasse le chien en frottant les parties occupées par les parasites au moyen d'un petit chiffon imbibé de benzine, ou d'une pommade sulfureuse.

PIQURES DES IXODES. — Les chiens de chasse sont particulièrement exposés aux atteintes des Ixodes, et il est rare qu'un chien, qui a fourragé dans les broussailles ou dans les roseaux pendant l'été et l'automne, n'en rapporte pas quelques-uns attachés à ses téguments, particulièrement aux pattes et sous le ventre.

Toutes les espèces d'Ixodes indigènes s'attachent aux chiens de chasse en France. Nous avons constaté que, dans les roseaux du Berry, aux environs de Bourges, les chiens qui chassaient au marais revenaient fréquemment avec des *Ixodes ricins* femelles fichées dans leur peau, et ces Ixodes femelles étaient fréquemment accouplés avec leurs mâles. Dans le Midi, aux environs de Béziers, nous avons recueilli sur des chiens de chasse, l'Ixode réduve, l'Ixode de Fabricius et l'Ixode plombé de Dugès; dans la forêt de Fontainebleau c'était l'Ixode réduve, l'Ixode à épaulettes et l'Ixode porte-pince.

L'Ixode, qui a son rostre planté dans la peau d'un chien, tourmente très peu ce dernier qui n'y fait pas attention ; aussi y aurait-il avantage, à un certain point de vue, à ne pas s'en occuper, car le parasite se détache spontanément quand il est gorgé de sang en ne laissant qu'une piqûre imperceptible qui se guérit sans soins en quelques heures. Mais il y a indication cependant à détruire le parasite avant que le chien ne mette les pieds au chenil; en effet, les ixodes que les chiens rapportent du bois et qui se détachent dans le chenil, sont fécondés et donnent lieu à une progéniture de plusieurs milliers de larves ; le chenil en est infesté et ce n'est plus au bois que les chiens se couvrent de tiques mais dans leur propre habitation.

On provoque la chute d'un Ixode en le touchant avec une goutte d'essence de térébenthine, de benzine ou de pétrole ou encore avec le bout enflammé ou seulement à l'état de charbon rouge d'une allumette. On peut aussi les arracher, quitte à causer au chien une douleur qui n'est qu'instantanée.

Et il faut avoir soin ensuite d'écraser le parasite avec le pied.

Pour débarrasser un chenil infesté par les Tiques ou Ixodes il faut en échauder tous les coins et recoins, surtout les supérieurs, car les Tiques grimpent toujours très haut, comme les punaises.

Les nymphes de l'Ixode réduve agissent quelquefois chez le chien comme chez le cheval : elles s'enfoncent entièrement sous la peau et donnent lieu à une tumeur furonculeuse, qu'on ne guérit que par l'extraction du parasite qui est logé au centre. C'est aux oreilles que ces tumeurs parasitaires se montrent ; et elles sont heureusement assez rares.

H. **Dermatoses acariennes du CHAT.**

La plus ancienne description d'une dermatose du nom de *gale*, chez le chat, est due à Girtanner dont le mémoire a été analysé par Chabert et Huzard, dans les *Instructions vétérinaires* T. V. ; mais il n'y est pas encore question de parasites acariens.

Gohier prétend avoir vu le *Sarcopte du chat*, en 1813, mais il n'en donne pas les caractères.

Bosc l'a figuré dans l'article *Gale*, du *Dictionnaire des Sciences médicales* de 1816, mais son dessin est si imparfait qu'on n'y retrouve même pas les caractères des Acariens.

Héring est le premier qui, dans son mémoire souvent cité, de 1835, l'ait figuré et décrit de manière à le faire reconnaître, seulement il commet l'erreur de placer sur la face ventrale « une ouverture ronde entourée d'un dessin formé d'agrafes » qui est au contraire sur la face dorsale et qui n'est autre chose que l'anus. Il donne à ce parasite le nom de *Sarcoptes cati* et il reconnaît que c'est la plus petite espèce du genre : il lui donne une longueur de 0,054 à 0,061 de ligne et une largeur de 0,48 à 0,54 de ligne ($0^{mm},24$ à $0^{mm},27$ sur $0^{mm},21$ à $0^{mm},22$).

Depuis Héring, Gerlach, Fürstenberg, Delafond et Bourguignon, ont décrit et figuré le Sarcopte du chat. Les auteurs allemands persistent dans l'erreur de Héring, relativement à la position de l'anus de ce parasite, erreur que Delafond et Bourguignon rectifient, et ils se servent même très heureusement de ce caractère remarquable d'avoir l'anus au milieu du dos pour donner au Sarcopte du chat le nom très rationnel de *Sarcoptes notoedres,* nom d'autant mieux trouvé que ce Sarcopte n'existe pas seulement chez le chat, mais encore sur le *Rat*, sur le *Coati* et sur le *Lapin*, ce qu'ignoraient les auteurs que nous venons de citer.

Delafond et Bourguignon ont commis une autre erreur à l'égard de ce Sarcopte, c'est de croire qu'il creuse des sillons comme le Sarcopte scabiei; nous avons montré plus haut que si la femelle soulève l'épiderme, c'est pour s'y creuser un véritable nid circulaire et non un sillon.

Beaucoup d'auteurs ont encore parlé de la gale du chat, mais pour rapporter des faits de contagion de cette gale, soit à d'autres animaux, soit à l'homme. Nous verrons en effet, plus loin, que le Sarcopte notoèdre s'acclimate facilement, soit sur des animaux de la même espèce, soit sur des animaux d'espèces différentes.

On n'a jamais trouvé sur le chat qu'un seul Acarien réellement psorique, causant une véritable gale sarcoptique ; il en nourrit un autre qui habite le conduit auditif externe et qui cause un prurigo auriculaire identique à celui du chien, attendu que c'est la même espèce, le *Chorioptes ecaudatus*.

Nous allons étudier ces deux affections.

GALE SARCOPTIQUE. — **Nosographie.** — La gale du chat débute toujours par la face supérieure du cou et la face postérieure de la tête, gagne ensuite le derrière des oreilles, le front, toute la tête et s'étend rarement ailleurs. L'élément initial est une vésicule promptement déchirée et remplacée par une petite croûte ; par suite de la multiplication des vésicules la gale du chat prend promptement la forme d'un *eczéma granuleux* dans lequel les poils hérissés et ternes sont remplis de granulations miliaires qui ne sont autres qu'une foule de croûtelettes desséchées. A une période plus avancée les poils tombent en partie et deviennent clairsemés sur la partie malade; la peau est sèche, parcheminée, et se couvre d'excoriations par suite des grattages continuels. Enfin, à une dernière période, toute la tête est nue et couverte d'un vaste lichen, la conque de l'oreille recoquevillé, les lèvres contractées, enfin l'animal est hideux et ne tarde pas à mourir dans le marasme.

M. Lafosse de Toulouse a décrit, dans sa *Pathologie vétérinaire*, un cas de *pellagre* chez le chat que nous croyons fort être un cas de gale sarcoptique à sa dernière période, moment où les Sarcoptes n'existent plus sur les parties où la peau est le plus anciennement malade et totalement modifiée.

Étiologie. — La cause de la *gale sarcoptique* du chat est unique : c'est le *Sarcoptes notoedres ;* mais ce parasite lui-même, d'où vient-il ? Gurlt l'avait déjà trouvé sur le lapin, nous l'avons découvert sur le rat, et quand on pense à la facilité avec laquelle ce sarcopte s'acclimate sur des espèces étrangères, comme nous le montrerons plus loin, on demeure convaincu que le chat le gagne le plus souvent du rat ou d'autres animaux avec lesquels ses instincts carnassiers le mettent fréquemment en rapport.

Ce qui prouve encore que le sarcopte notoedre n'est pas, sur le chat, sur son terrain originel, — bien qu'il s'y acclimate parfaitement, — c'est que sa taille s'y rapetisse, il y dégénère, si l'on peut dire, ainsi que nous l'avons montré en faisant l'histoire naturelle de ce parasite.

Diagnostic. — La gale sarcoptique du chat est facile à reconnaître, car elle est la seule maladie de peau de cette forme que l'on observe sur cet animal. Le chat n'est pas, comme le chien, sujet à un grand nombre de dermatoses dartreuses, parce qu'il a su garder chez nous ses instincts primitifs et les satisfaire, il est beaucoup plus notre hôte que notre esclave, et la nourriture animale qu'il continue à se donner, en chassant exclusivement pour son compte, le préserve des maladies constitutionnelles qu'un régime anormal fait développer chez le chien. Les chats angoras, qui appartiennent à une espèce artificielle qui a perdu l'instinct de la chasse aux souris, commencent à présenter des affections constitutionnelles de la peau et nous avons déjà étudié, dans cette race, une affection herpétiforme du périné développée sur une cicatrice de castration et s'étendant sous le ventre, qui était très probablement scrofuleuse, comme l'indiquaient sa ténacité et son indolence : c'était une surface complètement dénudée, bien délimitée, finement bourgeonneuse et humide qui n'avait rien de commun avec la gale.

Le *prurigo des oreilles*, restant localisé dans le conduit auditif, ne peut non plus, malgré la vive démangeaison dont il s'accompagne, être confondu un seul instant avec la gale sarcoptique.

Enfin, les démangeaisons causées par les puces, quelquefois très abondantes chez les jeunes chats, ou par les poux du chat (*trichodectes rostratus*) peuvent être facilement distinguées d'une gale au début parce qu'elles ne s'accompagnent pas de l'éruption caractéristique de la dermatose acarienne, que l'on reconnaît aux granulations ressemblant à un fin sable existant au fond des poils.

Pronostic. — Le pronostic de la gale du chat est assez sérieux à cause des difficultés que l'on a à traiter ces animaux indociles auxquels on ne peut faire prendre de bains, et à cause de ses propriétés très contagieuses aux autres animaux et même à l'homme.

Propriétés contagieuses. 1° *A l'homme.* — Nous avons déjà rapporté plus haut, à propos des *dermatoses acariennes de l'homme*, les faits de contagion de la gale du chat à notre espèce, signalés par Hertwig, Héring et Gerlach ; nous n'y reviendrons pas.

2° *Au chien.* — Nous avons aussi rapporté les faits de contagion de la gale du chat au chien, observés par Delafond.

3° *Au bœuf.* — La gale du chat se serait transmise au bœuf, d'après Redemacher, dans les circonstances suivantes : une vache, sur le dos de laquelle un chat avait l'habitude de se coucher, devint galeuse et communiqua la gale à une servante et, par celle-ci, à toute une famille (*Magazin für der Thierheilkunde*, 1842).

4° *Au cheval.* — Le 2 janvier 1868, nous avons institué une expérience dans le but de nous assurer si la gale du chat était contagieuse au cheval : un lambeau de peau de 4 centimètres carrés, détaché du cou d'un chat galeux récemment tué, fut appliqué en arrière du garrot d'un cheval, poil contre poil, et maintenu pendant vingt-quatre heures en place au moyen d'un surfaix. Ce n'est que le 14 que le cheval a été vu se grattant et se mordant sur la partie qui avait été choisie pour le lieu de l'inoculation. Trois jours après (le 17 octobre) une éruption eczemato-pityriasique se montrait au même endroit. Les jours suivants, l'éruption s'étendit progressivement en arrière et en bas. Huit jours après, toute la région des côtes était envahie jusqu'aux flancs ; huit jours encore plus tard, elle gagnait les cuisses. C'est alors que, jugeant l'expérience suffisamment complète, craignant de plus la contagion à d'autres chevaux voisins du premier et voulant faire cesser les tourments de la victime, nous traitâmes la gale féline du cheval par la pommade d'Helmerich dont une seule friction suffit pour l'arrêter. Avant ce traitement nous avons recherché et retrouvé avec beaucoup de peine des sarcoptes notoèdres sur le cheval, ils étaient parfaitement vivants et l'affection datait de plus d'un mois. A voir l'étendue de la surface envahie, qui était certainement de 800 à 1,000 fois plus grande que le lambeau de peau du chat d'où la colonie des parasites était partie, cette colonie avait dû augmenter dans la même proportion.

Traitement. — Le traitement que nous avons déjà indiqué pour combattre la gale sarcoptique des autres animaux réussirait certainement contre la gale du chat, mais il est des considérations qui doivent entrer en ligne de compte quand il s'agit de faire des applications médicamenteuses externes à cet animal. Le chat craint l'eau, et par conséquent les bains, les lotions, et même les lavages, exposeraient cet animal à des maladies très graves, telles que des fluxions de poitrine ou des diarrhées incoercibles. La benzine et le pétrole provoquent chez le chat un malaise général avec perte d'appétit, fièvre ardente et souvent la mort. Il n'est pas jusqu'à l'innocente pommade d'Helmerich qui, par suite du besoin impérieux qu'a cet animal de se lécher, ne puisse être absorbée et causer des purgations dangereuses. M. Anaker (*Thierarzt*, 1873) a fait des recherches sur le meilleur antipsorique applicable au chat et a trouvé que le baume du Pérou, tout en étant un excellent acaricide, ne produit pas le moindre malaise chez cet animal si délicat. On dissout le baume dans 4 parties d'alcool, et on emploie environ 32 grammes de cette dissolution pour deux applications qui sont suffisantes. Cette préparation a, outre son effet curatif certain, le grand avantage de pouvoir être employée sur les animaux d'appartement et sur les chiens de salon eux-mêmes, son odeur de vanille étant très agréable.

Dans la gale épizootique qui a régné sur les chats de la contrée d'Offenbourg, M. Bell a indiqué comme remède efficace une lotion composée de chlorure de zinc à la dose de un gros dans un litre d'eau (*Thierarztliche zeitung*, 1846).

PRURIGO CHORIOPTIQUE AURICULAIRE. — Nous avons découvert cette affection, en 1876 (1), sur deux chats appartenant

(1) *Bulletin de la Société centrale de médecine vétérinaire*, 27 juillet 1876.

à la même propriétaire, à Paris, et qui étaient en proie à une démangeaison qui leur ôtait tout repos et qui causait même quelquefois de véritables attaques frénétiques. Ils ne portaient que quelques excoriations superficielles, résultant des grattages, avec les pattes de derrière, sur la face postérieure de la conque auriculaire. En examinant l'intérieur des oreilles nous ne vîmes aucune plaie ni ulcère, mais le cérumen était très abondant et présentait à sa surface de petits points blancs mobiles qui n'étaient autre chose que des Chorioptes d'une espèce particulière qu'après leur étude nous nommâmes *Chorioptes ecaudatus*.

Le traitement eut pour base des injections d'une solution de sulfure de potasse au centième qui réussit parfaitement à débarrasser les deux chats de leurs parasites en moins de deux ou trois jours. Nous pensons que, dans ce cas, on peut aussi employer avec succès des injections avec la solution de *baume de Pérou* indiquée plus haut contre la gale sarcoptique ; nous n'avons pas encore essayé cette préparation.

I. Dermatoses acariennes du LAPIN.

Les lapins nourrissent plusieurs espèces acariennes, les unes réellement psoriques, les autres simplement épizoïques. Les espèces psoriques sont un *Sarcopte* et un *Psoropte* qui déterminent chacun une variété de gale ; les espèces épizoïques sont : 1° un *Listrophore*, qui vit au fond des poils des lapins, en suçant les sécrétions cutanées naturelles et en causant à peine une légère démangeaison, un prurigo des plus bénins ; 2° un *Cheylète*, véritable parasite auxiliaire, qui vit au fond des poils du lapin en faisant la chasse aux Listrophores ; comme ce dernier, il peut aussi causer de légères démangeaisons par ses promenades sur la peau.

Nous avons donc à étudier, chez le lapin, deux espèces de gales, une Sarcoptique et une Psoroptique, et un prurigo.

GALE SARCOPTIQUE. — Cette gale est connue depuis longtemps, et c'est d'elle seule qu'il est question dans les auteurs qui parlent de la gale du lapin.

Historique. — Gohier, dans ses *Mémoires*, dit qu'il trouva les *acares* de la gale du lapin vers la fin de juillet 1813 : examinés à la loupe ils ne lui présentèrent pas de différences remarquables avec ceux du cheval (?) ils étaient beaucoup plus petits.

Huzard, dans sa *Nosographie vétérinaire*, 2e édition, 1820, p. 110, dit de la gale du lapin : « Cette maladie est très contagieuse ; elle arrête l'accroissement des jeunes lapins, les fait maigrir, cause leur marasme et les tue. »

Gerlach, dans son traité sur la gale (*Krätze und Raude*, 1857), décrit la gale du lapin et son parasite qu'il regarde comme une espèce particulière et qu'il nomme *Sarcoptes cuniculi :*

« Les Sarcoptes des lapins, dit-il, sont très petits, plus petits que ceux du chat ; l'enveloppe de leur corps est si fragile que l'animalcule s'écrase lorsqu'on le place sur une lame de verre. La face dorsale porte quelques spinules excessivement fines qui ne se voient qu'à un très fort grossissement et surtout de champ. Appareil buccal, membres et parties génitales semblables à celui du chat. »

Grâce aux figures 20 et 21 de la planche III de son ouvrage, quoiqu'elles soient bien imparfaites, on reconnaît que le *Sarcoptes cuniculi* de Gerlach n'est autre qu'une petite variété du *Sarcoptes notoedres*, semblable à celle qu'on rencontre fréquemment sur le chat.

Fürstenberg, qui reçut en communication de la part de Gurlt des spécimens de cet Acarien, le regarde comme identique à celui qui vit sur le chat (*loc. cit*, p. 217).

Enfin, nos propres observations faites tout récemment sur des lapins argentés galeux, confirment l'assertion de Fürstenberg.

Nosographie. — La gale sarcoptique du lapin débute par le nez, se propage ensuite au chanfrein, aux lèvres et au front, mais reste généralement localisée à la tête; Gerlach ne l'a jamais vue s'étendre au delà.

Le bouton initial est d'abord une vésicule ; au début la forme de l'affection est eczémateuse ; puis, l'accumulation des croûtes d'abord grisâtres, peu épaisses, puis blanchâtres, acquiert jusqu'à un centimètre d'épaisseur, et donne à l'affection la forme impétigineuse.

Le premier symptôme est le prurit ; il est violent et provoque un grattage continuel au moyen des pattes postérieures ; puis vient la chute des poils, l'apparition des croûtes sous lesquelles vivent les Sarcoptes. Lorsqu'on arrache les croûtes on trouve au-dessous la peau dépourvue d'épiderme, rouge, saignante, et les villo-papilles hypertrophiées.

Étiologie. — La cause de la gale sarcoptique du lapin est unique : c'est le *Sarcoptes notoedres*, qui lui est peut-être communiquée par le rat ou le chat.

Diagnostic. — Le diagnostic n'offre de difficultés qu'au début de l'affection lorsque le symptôme démangeaison existe seul ; elle peut être alors confondue avec le *prurigo* causé par le *Listrophorus gibbus*, et son ennemi le *Cheyletus parasitivorax*.

Mais, lorsque l'éruption apparaît, il n'est plus de doute possible, la seule éruption que le lapin puisse présenter à la tête étant la gale sarcoptique, la gale psoroptique restant localisée dans l'intérieur de la conque auriculaire. Le lapin présente bien quelquefois, — et même plus souvent que la gale sarcoptique, en France tout au moins, — de la *teigne faveuse ;* mais il est facile de distinguer ces deux affections, même sans le secours du microscope : la teigne se montre principalement sur le tronc, et quelquefois aussi à la tête ; elle est caractérisée par des croûtes rondes discoïdales ou irrégulières, de volume variable et de couleur jaune de soufre, c'est-à-dire qu'elle diffère généralement, de la gale, à la fois par son siège, par la forme de ces croûtes et par leur couleur. Le microscope, qui montre ces croûtes entièrement composées du champignon *Achorion schœnleinii*, achève d'enlever tous les doutes s'il en était resté.

Pronostic. — Le pronostic n'est pas grave, attendu que cette gale est facilement guérissable et qu'elle ne paraît pas jouir de propriétés contagieuses aussi prononcées que celle du chat ; en effet d'après des expériences de Gerlach, qui auraient besoin, il est vrai, d'être contrôlées, le sarcopte du lapin, déposé sur la peau de l'homme, trace de petits sillons (?), irrite la peau, provoque l'apparition de petits vésicules, puis disparaît, avec les légers accidents qu'il a produits, en deux ou trois jours.

Traitement. — Le traitement que nous avons indiqué pour la gale du chat est parfaitement applicable au lapin. On pourrait aussi, pour l'un comme pour l'autre, employer le jus de tabac de manufacture, ou la décoction de tabac, dilués dans 4 ou 5 parties d'eau.

GALE PSOROPTIQUE. — **Historique.** — Dans la séance du 9 décembre 1858 de la *Société centrale vétérinaire* de Paris, Delafond mit sous les yeux des membres les deux oreilles d'un lapin mort d'une maladie dont il donne une courte description. En examinant au microscope les croûtes adhérentes à la face interne des oreilles, il constata sous ces croûtes l'existence d'un acare identique à celui que l'on rencontre sur le cheval affecté de gale psoroptique. Le dépôt de cet acarien dans les oreilles de plusieurs lapins sains avait donné lieu à une maladie identique à celle dont la Société avait un spécimen sous les yeux. Delafond, en signalant ce fait, le regarde comme tout à fait nouveau. Une fois sur la piste de cette maladie nouvelle, il prit des informations auprès des marchands de lapins pour savoir s'ils l'avaient observée souvent; ils lui répondirent qu'il était commun de rencontrer des lapins qui eussent l'intérieur de l'oreille malade, que ces animaux ne prenaient pas d'état, bien qu'ils mangeassent bien, et qu'ils finissaient par périr dans une extrême maigreur.

Nous avons eu nous-même, en 1867, l'occasion d'étudier la même maladie chez notre collègue et ami M. Mathieu, de Sèvres, et d'assister à des expériences d'inoculation de ce Psoropte du lapin au cheval; le succès complet de ces inoculations prouve bien que ce Psoropte est identiquement le même que celui du cheval, ce que faisait pressentir leur identité complète sous le rapport de la forme, de la taille et des détails anatomiques.

Depuis, nous avons eu fréquemment l'occasion de revoir la même affection surtout sur des lapins à fourrure.

Nosographie. — La *gale psoroptique auriculaire* du lapin a tout à fait la forme impétigineuse; l'élément initial de cette gale est une papulo-vésicule; lorsque les éléments se sont multipliés au point de devenir confluents, l'affection se présente sous forme d'une surface dénudée, rouge, mamelonnée, couverte de croûtes grossièrement pulvérulentes et glutineuses au milieu desquelles grouillent des Psoroptes à tous les âges.

La démangeaison est vive, et le lapin se gratte presque constamment les oreilles, ou secoue la tête à tout instant. Le manque de repos et les tourments amènent l'amaigrissement, le marasme et même la mort.

Étiologie. — La cause unique de cette gale, c'est le *Pso-*

roptes longirostris, variété *equi*, que le lapin contracte probablement en hantant les écuries habitées par des chevaux affectés de gale psoroptique.

Diagnostic. — Le diagnostic est facile, attendu qu'on ne pourrait confondre cette gale qu'avec le catarrhe auriculaire dont il n'a jamais été question dans la pathologie du lapin. On ne peut même pas commettre d'erreur par suite de la présence des acariens épizoïques, les Listrophores et les Cheylètes dévorants, car nous ne pensons pas que ces derniers hantent l'intérieur des oreilles où nous ne les avons jamais rencontrés.

Pronostic. — Le pronostic n'est pas grave en raison de la facilité que l'on a de guérir cette affection.

Traitement. — La décoction ou le jus de tabac doit encore faire la base du traitement de cette maladie. — Au moyen d'un pinceau ou d'un chiffon attaché à une baguette il est très facile à appliquer.

K. Affections acariennes des OISEAUX DOMESTIQUES.

Il n'est pas d'animaux qui nourrissent autant de parasites que les oiseaux ; nous avons déjà vu que le nombre des espèces de Ricins qui vivent au fond de leurs plumes est considérable ; nous verrons que les Helminthes sont tout aussi nombreux ; enfin nous savons que les espèces acariennes sont encore plus nombreuses que les espèces de Ricins.

Le plus grand nombre de ces espèces acariennes est simplement épizoïque et elles vivent au fond des plumes, soit temporairement, soit d'une manière permanente, à la façon des Ricins, en déterminant des prurigos particuliers; d'autres vivent dans le tissu cellulaire inter-musculaire ou sous-cutané, d'autres encore dans les sacs aériens, enfin une espèce seule est réellement psorique.

Nous avons donc à étudier chez les oiseaux domestiques : 1° une vraie gale ; 2° deux prurigos acariens ; 3° une *acariase* du tissu cellulaire ; 4° une *acariase* des sacs aériens.

GALE DES OISEAUX. — Depuis longtemps on connaissait sur les poules une affection caractérisée par une exubérance de la sécrétion écailleuse de l'épiderme des pattes qui rendaient ces organes énormes et difformes. M. Laboulbène l'a étudiée et décrite comme une *Ichthyose* (1), mais la vraie nature de cette affection avait été découverte en 1860. M. Reynal, alors professeur de clinique à l'École d'Alfort, ayant donné des poules atteintes de cette affection à étudier à MM. Lanquetin et Robin, ces savants y découvrirent un Sarcopte d'une espèce particulière que M. Ch. Robin a décrit et figuré d'une manière très complète sous le nom de *Sarcoptes mutans* (2). Depuis, nous avons eu l'occasion d'étudier la même affection, non seulement sur des poules, mais encore sur des dindons, des faisans, des perdrix et des petits oiseaux de volière, tels que des bouvreuils, des chardonnerets, des perruches, etc.

Nosographie. — MM. Reynal et Lanquetin, dans leur mémoire sur cette gale (3), disent que, chez les poules où ils l'ont observée, elle peut débuter soit par la tête, soit par les pattes ; bien que nous ayons fréquemment observé cette affection, non seulement sur les gallinacés domestiques, mais encore sur beaucoup d'autres oiseaux de parquets ou de volières, nous ne l'avons jamais vue affecter que les pattes.

C'est à l'abri des larges écailles qui recouvrent le devant du tarse et le dessus des doigts, que les Sarcoptes changeants commencent leur travail de mineur, et c'est sur les articulations des doigts et surtout sur la grosse articulation tarso-digitale que l'affection débute généralement, sans doute parce que là le gîte que recouvrent les grandes écailles de ces points est plus large et plus spacieux.

Le début de la gale est annoncé par le soulèvement de l'écaille dont le bord libre se redresse, soulèvement dû à l'accumulation d'une matière blanche, farineuse, stratifiée, qui ne se détache pas spontanément, mais qui s'accumule, forme des nodosités qui se joignent à des nodosités voisines, et la patte finit par s'entourer d'un manchon rugueux, inégal, plus épais en avant et à l'endroit des articulations où il se crevasse et laisse sourdre par ces fissures un peu de sang. La démarche de l'oiseau devient gênée, la flexion et l'extension des doigts, difficile, bornée, et l'oiseau finit par boiter d'une manière très douloureuse.

(1) *Comptes rendus de la Société de biologie*, 1862, p. 52.
(2) *Mémoire sur diverses espèces d'Acariens*. Moscou, 1860.
(3) *Recueil vétérinaire*, 1861, p. 117

Dans les premiers temps, l'oiseau affecté de gale ne s'en préoccupe pas : il est gai et a bon appétit comme en plein état de santé, mais, à la longue, il finit par perdre le sommeil, par maigrir et enfin par mourir d'épuisement. Nous avons été à même de constater cette terminaison plusieurs fois.

La marche de l'affection est très lente et il faut cinq à six mois pour qu'elle suive toutes ses phases.

Lorsqu'on examine les tubercules qui se sont formés autour des pattes de l'oiseau affecté de gale et qui, chez les grands gallinacés, ont souvent plus d'un centimètre d'épaisseur, on voit que, si leur surface inégale et raboteuse est noirâtre, cette couleur est due aux matières excrémentitielles qui l'ont salie ; qu'elle est peu épaisse, et que la couleur normale est blanche. Ces tubercules se détachent assez facilement avec les doigts ; alors on voit qu'ils sont composés de couches stratifiées d'une substance blanche, nacrée, pulvérulente, donnant aux doigts la sensation de la poudre de savon. Si la croûte est enlevée tout entière, elle laisse à nu le derme cutané, granuleux, d'un rose saignant ; elle est donc entièrement composée de couches épidermiques accumulées dont la sécrétion exagérée est due à une irritation des villo-papilles dermiques, irritation causée elle-même par l'action des parasites innombrables que l'on voit quand on examine à la loupe, ou plutôt au microscope, la face interne, moulée sur la patte, d'un tubercule arraché entier. Il faut avoir l'habitude de faire cet examen, pour reconnaître les *Sarcoptes mutans* femelles qui sont couchés les uns à côté des autres et immobiles : leur corps est blanc et nacré comme la substance même de la croûte, mais les parties du squelette sont orangées et leur forme caractéristique les décèle ; d'ailleurs, rien n'est plus simple que d'isoler ces parasites et de les examiner à l'aise : il suffit de râcler légèrement avec la pointe d'un petit scalpel la face interne et humide d'une croûte arrachée entière et de délayer le produit de ce grattage dans un peu d'eau sur une plaque de verre ; examiné au microscope, ce produit de grattage ainsi préparé se montre presque entièrement composé des corps globuleux de femelles ovigères du *Sarcoptes mutans* et de leurs œufs, puis des larves qui cherchent à s'échapper et à venir entre les couches superficielles de la croûte se transformer en nymphes, puis en mâles et en jeunes femelles qui s'accouplent. Ce sont ces jeunes femelles fécondées qui s'enfoncent sous les écailles, pour arriver au corps muqueux de l'épiderme où elles restent parfaitement immobiles, occupées exclusivement à pondre et à se repaître. Elles ne tracent donc pas de sillons comme on l'a dit, sans doute poussé par l'analogie de ce que l'on observe chez les Sarcoptes scabiei, le seul acarien psorique qui trace des sillons.

La masse des croûtes, examinée au microscope, est composée, pour les neuf dixièmes, de cellules épidermiques qui lui donnent son aspect nacré, de corpuscules provenant de sérosité desséchée, d'un peu de matière grasse, de dépouilles et de cadavres d'Acariens.

D'après MM. Reynal et Lanquetin, lorsque la gale des oiseaux se montre à la tête, elle débute par des petits points blanchâtres qui se montrent à la base de la crête, sur la peau « qui a une couleur brune contrastant avec le ton rouge vif du reste de la tête » ; puis la base de la crête s'épaissit, se pointille, se couvre d'écailles furfuracées ; cet organe se racornit, se rapetisse ; les plumes du sommet de la tête se redressent, se hérissent, perdent leur brillant, s'atrophient et tombent, ce qui indique une perversion dans le travail de sécrétion de la peau et des bulbes plumeux. La maladie s'étendant, la tête de l'oiseau a un aspect tout particulier : elle est dépouillée de toutes ses plumes ; la crête est brune, rugueuse, contractée, à large base et maculée de taches blanchâtres farineuses, et la tête et le cou sont le siège d'un véritable pityriasis.

Mais, nous le répétons, nous n'avons jamais été à même d'observer cette forme céphalique de la gale des poules, forme qui doit être bien rare, car, sur plus de vingt-cinq cas de gale des oiseaux que nous ont présentés des poules ordinaires, Crève-cœur, Houdan, et de soie, des faisans ordinaires, vénérés, Vieillot, Lady Amerst et de Mongolie, un tragopan, une perdrix, un éperonnier, un tarin, un bouvreuil, un chardonneret et une perruche ondulée, la gale était exclusivement localisée aux pattes, et nombre de faisandiers à qui nous avons parlé de cette affection, qu'ils connaissent sous le nom de *la grappe* ou du *blanc*, ne l'ont jamais vue autrement.

Lorsqu'on fait l'autopsie de volailles mortes des suites de la gale des oiseaux, on ne trouve que celles qui caractérisent la cachexie par épuisement : grande maigreur, muscles décolorés, sang pâle et liquide. MM. Reynal et Lanquetin, dans leur mémoire cité, signalent d'autres lésions: des tubercules gris-jaunâtres dans le foie en grande quantité et de volume variant depuis celui d'une graine de semoule à celui d'un pois ou d'une fève ; et quelquefois de semblables tubercules dans le poumon ; mais ces auteurs ont commis là une erreur: les lésions en question appartiennent à une maladie particulière, la *diphtérie des oiseaux*, beaucoup plus fréquente que la gale, pouvant coexister avec elle, mais se montrant le plus souvent seule ; elle est provoquée par la présence d'un cryptogame particulier extrêmement petit, une espèce de *Psorospermie*, qui pullule sur la muqueuse et dans les tissus des oiseaux ; la maladie que cause ce cryptogame étant aussi une maladie parasitaire, nous y reviendrons quand nous nous occuperons des affections cryptogamiques.

Comme complication ordinaire de la gale, on remarque une pullulation extraordinaire de tous les parasites externes et internes, épizoïques et acariens plumicoles surtout ; pullulation qui, du reste, coïncide avec tous les états cachectiques des oiseaux, quelle qu'en soit la cause.

Étiologie. — Le *Sarcoptes mutans* est la seule cause de cette maladie, qui se transmet par simple contact d'un animal sain avec un animal malade, ainsi que l'observation et les expériences nous l'ont surabondamment démontré.

Comme cause prédisposante, on peut invoquer la vie en troupeaux des volailles, le séjour forcé dans des locaux étroits qui favorisent la contagion.

Nous ne croyons pas qu'on puisse invoquer d'autres causes, comme la race, par exemple, incriminée par M. Reynal, car nous avons pu constater que tout oiseau, quelle que soit sa race, et même son état de santé, contracte la gale s'il est exposé à la contagion.

Contagiosité. — La gale causée par le *Sarcoptes mutans* est contagieuse à tous les oiseaux, quelle que soit la famille et même l'ordre auquel ils appartiennent, à condition toutefois qu'ils ne soient pas aquatiques, car le séjour fréquent dans l'eau préserve leurs pattes des atteintes du parasite. Aussi nous n'avons jamais observé cette affection sur des palmipèdes cohabitant avec des gallinacés galeux.

Mais si cette gale est contagieuse à tous les oiseaux terrestres, nous la regardons comme particulière à la classe des oiseaux et non susceptible de se développer sur des êtres d'autres classes de vertébrés et surtout sur des mammifères.

M. Reynal a pourtant dit, dans son mémoire, qu'elle est contagieuse à l'homme et au cheval ; c'est qu'il a confondu deux choses : le prurigo, déterminé par le *Dermanyssus gallinæ*, vulgairement connu sous le nom de *pou de poule*, et la véritable gale des poules ; ou plutôt, il a essayé d'attribuer au *Sarcoptes mutans* les désordres que cause le Dermanysse qu'il n'avait pu surprendre en action. L'étude approfondie des mœurs du Sarcoptes mutans dont le déplacement est si lent, lui aurait montré qu'il n'est pas possible d'attribuer à cet acarien impotent un prurigo qui se développe en une seule nuit et qui couvre un ou plusieurs chevaux de piqûres ; il fallait un acarien beaucoup plus agile, à habitudes noctambules, puisqu'il quitte sa victime pendant le jour et le Dermanysse répond seul à ce programme ; du reste depuis les tentatives infructueuses de M. Reynal pour voir le Dermanysse à l'œuvre, on a réussi à le prendre sur le fait et il n'est plus possible de nier son action.

Le *Sarcoptes mutans*, déposé sur le cheval, cherche bien à y vivre et provoque quelques démangeaisons qui ont suffi à M. Reynal pour l'accuser de tous les méfaits attribués avant lui, et avec juste raison, par Demilly et M. Bouley, au Dermanysse; mais, s'il avait poussé jusqu'au bout l'expérience, — ce que nous avons fait, — il aurait vu que le *Sarcoptes mutans* meurt sur place sans progéniture et ne s'acclimate pas ; la gale des oiseaux n'est par conséquent pas contagieuse au cheval, comme M. Reynal l'a avancé à tort.

Diagnostic. — Aucune autre maladie des oiseaux ne peut être confondue avec la gale des oiseaux ; même quand on n'aurait pas l'habitude des recherches microscopiques et qu'on n'aurait pas vu, par conséquent, le parasite ; la présence des tubérosités sur les pattes, tubérosités constituées par une matière blanche nacrée, stratifiée, s'écrasant, se désagrégeant assez facilement sous les doigts, est un signe suffisamment pathognomonique pour diagnostiquer l'existence de la gale.

Les démangeaisons appartiennent bien plus aux différents prurigos que nous étudierons plus loin, qu'à la gale où elles sont relativement faibles ; elles ne sont par conséquent d'aucune valeur dans le diagnostic de la gale.

Pronostic. — Le pronostic de la gale des oiseaux est relativement peu grave, parce que cette affection est très facile à guérir.

Traitement. — Le traitement de la gale des oiseaux est très simple : après avoir ramolli, dans un bain tiède de quelques minutes, les croûtes qui entourent les pattes des oiseaux et bornent le mouvement des doigts, on les détache avec précaution sans faire saigner, puis, quand à la suite de cette opération les pattes sont revenues à leur volume normal, on étale sur toutes les surfaces malades et même au delà, une couche de pommade sulfurée d'Helmerich en couche assez mince de 1 à 2 millimètres ; deux jours après on enlève la pommade par un bain savonneux et l'oiseau est guéri.

Un traitement encore plus expéditif, consiste, après avoir détaché les croûtes comme il a été dit plus haut, à badigeonner les pattes avec une dissolution alcoolique, au quart, de beaume du Canada ; on peut remplacer cette liqueur par une émulsion de benzine, de pétrole, ou d'essence de térébenthine à la dose de 10 grammes dans un jaune d'œuf ; enfin on peut employer le jus de tabac, ou une décoction de tabac au lieu et place de ces substances. Le bain savonneux terminal est inutile dans ces derniers traitements.

TUMEURS CUTANÉES ACARIENNES. — Des tumeurs cutanées, provoquées par des colonies d'acariens ont été rencontrées quelquefois chez les oiseaux ; Nitzsch en a signalé chez le Verdier et avait nommé l'acarien qu'il y avait trouvé, *Sarcoptes nidulans ;* M. Lorenzo Corvini, de Milan, en a vu de semblables chez le gros-bec; enfin nous avons eu l'occasion d'en observer deux sur les ailes d'une alouette, qui étaient du volume d'un gros haricot. L'étude que nous avons faite de ces tumeurs qui étaient situées symétriquement sur le bras de chaque aile, nous a montré qu'elle n'étaient autres que des follicules plumeux extraordinairement dilatés dont l'ouverture extérieure s'était fermée ; elles étaient creuses, mais entièrement remplies d'une matière finement granuleuse comme de la très fine semoule, très blanche au centre avec une zone d'un jaune vif d'un millimètre d'épaisseur immédiatement en contact avec la paroi interne de la tumeur. L'examen microscopique de cette matière pulvérulente nous a montré que la partie centrale était entièrement composée de débris d'Acariens provenant de leurs mues ou métamorphoses, et que la partie périphérique jaune était constituée par des myriades d'Acariens très vivants, à tous les âges, de l'espèce que nous avons nommée *Harpirynchus nidulans*, de la tribu des Cheylétides parasites (Pl. XXIII). L'augmentation de la colonie faisait augmenter la tumeur et les parasites vivaient de la sécrétion sébacée exagérée de la paroi interne de cette tumeur continuellement irritée par l'action des crochets du rostre des parasites.

L'alouette qui portait ces tumeurs était très maigre et aurait fini par succomber aux tourments que certainement elle éprouvait.

La guérison de cette affection peut être obtenue par l'amputation de la tumeur, d'un coup de ciseaux. La plaie qui résulte de cette opération guérit ensuite spontanément.

PRURIGO DERMANYSSIQUE. — Les Dermanysses, comme nous l'avons vu plus haut, sont des Acariens de la famille des Gamasidés dont l'habitat normal est le poulailler, ou le colombier, ou la volière. Pendant le jour ils sont tapis dans les fissures des planches et des perchoirs et même dans le fumier desséché dont ils remplissent en colonies nombreuses tous les creux et les enfoncements. Il y a aussi des Dermanysses dans les cages des petits oiseaux; ils habitent alors le creux des perchoirs faits en roseaux. Il y en a aussi une troisième espèce dans les nids d'hirondelles, mais celle-ci nous occupera peu. Pendant la nuit les Dermanysses se répandent sur les oiseaux, et même, si la faim les pousse, sur les mammifères à leur portée, et même l'homme, comme nous l'avons déjà vu aux paragraphes des Dermatoses acariennes de l'homme et du cheval. Ils sucent le sang de leurs victimes en pratiquant des piqûres très douloureuses au moyen de leurs mandibules transformées en stylets. Ces piqûres, qui donnent lieu chez l'homme et le cheval à de petites papules rouges, jamais confluentes, qui disparaissent rapidement et n'ont d'inconvénient qu'au moment même où elles sont pratiquées, ne laissent pas de traces extérieures chez les oiseaux, mais elles ont, quelquefois, beaucoup plus d'inconvénients que chez les mammifères, car elles peuvent amener, surtout chez les jeunes oiseaux encore dans le nid, l'épuisement et la mort.

Les Dermanysses changent quelquefois d'habitude, et, de parasites intermittents qu'ils sont normalement, deviennent quelquefois parasites permanents : nous avons constaté plusieurs fois ce fait, entre autres sur une poule et sur un faisan ; dans ce cas, c'est la mort assez rapide de l'oiseau qui arrive à la suite des tourments continuels que le malheureux volatile éprouve. Sur la poule en question, dont nous avons fait l'autopsie, à Vincennes, le 12 mai 1877, les Dermanysses existaient en quantités innombrables dans les plumes : mâles, femelles, nymphes et larves couraient en tous sens et de nombreux œufs existaient sur la peau; les parasites étaient surtout nombreux sous les ailes et au pli des cuisses; l'autopsie nous a montré tous les organes sains, les muscles pâles et le sang en petite quantité dans le cœur et les vaisseaux, liquide et décoloré.

On reconnaît que les oiseaux sont tourmentés par les Dermanysses en les voyant se poudrer, se *vanner*, fréquemment et même continuellement dans le sable de leur volière, et alors si on les prend et si on soufle dans les plumes pour les écarter, on voit courir les parasites qui sont très visibles à l'œil nu, car ils ont près d'un millimètre de long, qui sont d'une couleur pâle ou rouge brun avec un dessin en fer à cheval noir sur le corps (Pl. I), et enfin qui courent avec une très grande rapidité.

Pour guérir le *prurigo dermanyssique* ou pour en préserver les oiseaux, il suffit de tuer les parasites. Pour détruire ceux qui existent dans les plumes des oiseaux ou dans les nids il suffit d'insuffler de la poudre de pyrèthre du Caucase bien fraîche et bien authentique et d'en mettre dans les nids.

Pour débarrasser un poulailler ou un colombier c'est plus difficile, et la poudre de pyrèthre est souvent insuffisante. On a conseillé les vapeurs de mercure qu'on obtient en mettant sur un petit réchaud, placé dans l'intérieur du poulailler, une soucoupe contenant un peu de mercure métallique; mais il faut en même temps que toutes les ouvertures soient bouchées hermétiquement, ce qui est difficile. Un de nos correspondants nous a écrit que le sulfure de carbone lui a donné un succès complet : il place le sulfure de carbone dans de petites bouteilles disséminées dans le colombier et en deux jours toute la vermine disparaît; 50 grammes de sulfure de carbone par bouteille, dont le goulot ne doit pas être bouché, suffisent; on doit changer tous les dix jours environ la provision de sulfure; une fiole suffit pour un pigeonnier de 20 mètres cubes; on reconnaît à la teinte jaune du liquide son affaiblissement, on le laisse s'épuiser jusqu'au bout, tout en ajoutant de nouvelles bouteilles.

Quand on ne peut pas fermer hermétiquement le local, ce qui arrive pour certains poulaillers, le nettoyage à fond et l'échaudage à l'*eau bien bouillante*, des parois, des bâtons, des perchoirs, suffit pour tuer tous les Dermanysses et leurs œufs.

Pour les volières et les cages, il faut proscrire les perchoirs en roseaux ou les passer de temps en temps à l'eau bouillante.

PRURIGO DES ACARIENS PLUMICOLES. — Nous avons vu, en traitant de l'histoire naturelle des Acariens, que, dans la famille des Sarcoptidés, toute une tribu est constituée par les Acariens qui vivent dans les plumes des oiseaux; chacun de nos oiseaux domestiques en nourrit plusieurs espèces, et, bien qu'ils ne vivent que des excrétions naturelles du corps, ils sont quelquefois si nombreux, et leurs titillations sur la peau si désagréables, qu'ils causent des tourments presque comparables à ceux que font éprouver les Dermanysses, bien qu'ils n'aient pas d'organes aussi vulnérants que ceux-ci (Pl. III, IV et VI). Sous l'influence de cette démangeaison, les oiseaux s'arrachent quelquefois les plumes.

Pour en débarrasser les oiseaux, il faut insuffler au fond de leurs plumes un peu de fleur de soufre mêlée à de la poudre de pyrèthre. Si nous ne conseillons pas la poudre de pyrèthre seule qui réussit si bien pour les dermanysses, c'est que ceux-ci ont des trachées respiratoires et que les Sarcoptides plumicoles n'en ont pas, et que c'est surtout par les organes respiratoires des Insectes qui en sont pourvus qu'agit le pyrèthre en poudre impalpable.

PIQURE DES ARGAS. — L'Argas réfléchi d'Hermann (fig. 45) paraît avoir été commun en France au commencement de ce siècle, car il a été décrit et figuré par Hermann et tous les naturalistes contemporains. Aujourd'hui il doit être bien rare, car depuis plus de dix ans que nous faisons des recherches sur les parasites en général et ceux des oiseaux en particulier, après des autopsies de milliers de ces volatiles parmi lesquels une grande quantité de pigeons, nous n'avons pu rencontrer d'Argas. Pour pouvoir étudier ce parasite, nous avons dû nous adresser à M. le professeur Rivolta de Pise qui, avec une grande obligeance, en a mis à notre disposition des spécimens de tous les âges et des deux sexes.

L'Argas, comme l'indique son organisation, agit exactement à la façon des Ixodes dont il est voisin : il plante son rostre barbelé dans la peau et se gorge de sang, sans se gonfler pourtant autant que les Ixodes. On peut en débarrasser les oiseaux de la même façon qu'on débarrasse les chiens des Tiques; mais ce qui est important, c'est d'en débarrasser le colombier : on y arrive facilement en échaudant à l'eau très bouillante tous les coins et recoins, parois, perchoirs, etc.

ACARIASE DU TISSU CELLULAIRE. — Le tissu cellulaire de certains oiseaux est habité par des Acariens, soit temporairement, soit d'une manière permanente. Les habitants temporaires du tissu cellulaire de certains oiseaux sont des nymphes hypopiales d'acariens plumicoles qui, à l'époque de la mue, ont pénétré sous la peau par les ouvertures béantes des follicules ; ces nymphes hypopiales, qui avaient été prises pour des Acariens adultes et définis, et nommés *Hypodectes* par Philippi, nous en avons décrit deux formes dans notre travail sur les Sarcoptides plumicoles, publié en commun avec M. le professeur Ch. Robin, formes qui habitent dans le tissu cellulaire de diverses espèces de pigeons indigènes ou exotiques et que nous avons recueillies en grande quantité sur des Gouras couronnés du Muséum (Pl. V). Ces parasites ne paraissent pas influer d'une manière sensible sur la santé des oiseaux; nous nous contentons de les signaler.

Une autre espèce acarienne, que l'on trouve fréquemment chez les différents genres de la famille des Gallinacés, diffère des précédents en ce qu'elle est une espèce complète et définie, où tous les âges et les deux sexes sont représentés et qui vit d'une manière permanente dans le tissu cellulaire ou lamineux sous-cutané ou inter-musculaire; nous l'avons nommée *Laminosioptes gallinorum* (Pl. VII) (1). En petit nombre, ce parasite ne paraît pas avoir d'influence sur la santé des oiseaux qui le nourrissent, il donne lieu seulement à de petits tubercules

(1) *Journal de l'Anatomie et de la Physiologie* de M. Ch. Robin, 1878, p. 123 et suivantes.

calcaires presque microscopiques qui sont le résultat de la momification des cadavres d'Acariens morts; mais, quand ils sont très nombreux, ils peuvent être dangereux pour la santé : nous avons fait récemment l'autopsie d'une faisanne morte d'anémie et d'altération du sang, dans le tissu cellulaire de laquelle les Laminostopies étaient si nombreux que ce tissu en était opaque et comme imprégné d'une poudre jaunâtre, dont chaque grain était un parasite. La calcification du cadavre n'avait plus lieu, et tous les produits morbides étaient résorbés. Là était certainement la cause de la maladie et de la mort.

ACARIASE DES SACS AÉRIENS. — Dans notre mémoire *sur les Acariens parasites du tissu cellulaire et des réservoirs aériens chez les oiseaux* (1), nous avons décrit, sous le nom de *Cytoleichus sarcoptoïdes* (Pl. VIII), un Acarien qui vit en permanence dans les sacs aériens de certains oiseaux et particulièrement des gallinacés. Quand il est en petit nombre il n'influe pas d'une manière sensible sur la santé des oiseaux qui les nourrissent, car, son rostre, dans lequel toutes les pièces sont soudées en un tube qui ne lui permet que de humer la sérosité qui lubrifie les parois de la cavité qu'il habite, ne peut ni piquer, ni déchirer. Mais il arrive quelquefois que ces acariens sont très nombreux et se promènent par myriades dans les cavités aériennes et dans les os et les bronches qui communiquent avec ces cavités ; dans ce cas ils finissent par obstruer les divisions bronchiques et par provoquer la mort par suffocation. Nous avons constaté ce fait chez une faisanne, il y a quelques semaines.

C'est là toute l'action nocive dont sont susceptibles les acariens en question, et les affections inflammatoires, les gales internes, dont Gerlach et Zundel ont accusé cet Acarien, qu'ils avaient du reste très mal étudié en le prenant à tort pour un Sarcopte, sont purement imaginaires.

Depuis des années nous étudions ce parasite qui est extrêmement fréquent chez nos gallinacés domestiques, et nous ne l'avons encore trouvé coupable qu'une seule fois, dans le cas de la faisanne en question.

Nous ne connaissons encore aucun moyen de reconnaître, pendant la vie, la présence des parasites dont nous venons de

(1) *Journal de l'Anatomie et de la Physiologie* de M. Ch. Robin, 1878.

parler, dans le tissu cellulaire et dans les sacs aériens des oiseaux; nous ne connaissons non plus aucun moyen de les détruire.

§ 3. — Animaux domestiques exotiques.

Gale du DROMADAIRE.

Le dromadaire, ce précieux auxiliaire de nos possessions africaines, ce navire du désert, est fréquemment affecté de gale. Plusieurs vétérinaires de notre armée d'occupation ont étudié et décrit cette affection, entre autres Flaubert, Gourdon, Naudin et Chevalier, puis Imbert et enfin Wallon (1); mais aucun de ces vétérinaires, tout en constatant sa nature contagieuse et en supposant l'existence d'un parasite n'a découvert ni décrit l'Acare qui la cause et Delafond lui-même en est à supposer que c'est un Sarcopte, le même que celui de l'homme, du lama, du lion, etc.

Cependant ce parasite avait été vu par des anatomistes. En 1827, au rapport de Biett, un aide anatomiste du Jardin du roi avait découvert un Acarien sur un dromadaire galeux et avait pensé que cet animalcule était un Sarcopte. D'après cet aide-naturaliste ce Sarcopte n'était pas semblable à celui de l'homme. En 1841, M. Gervais découvrit un Acarien sur un dromadaire galeux, nouvellement arrivé d'Afrique au Muséum, et qui communiqua à ses gardiens une gale tellement grave que l'abatage de l'animal fut résolu et exécuté de suite afin d'empêcher de plus grands malheurs. L'Acarien découvert par M. Gervais était un Sarcopte plus grand et plus allongé que celui de l'homme ; cette différence, jointe à un accident de préparation qui fit disparaître la pièce sternale des épimères de la première paire, — ce qu'on prit pour une disposition normale, — engagea M. Gervais à la considérer comme une nouvelle espèce de Sarcopte, voisine mais différente de celle de l'homme.

Nous avons pu examiner des Sarcoptes du chameau d'Afrique conservés au laboratoire même de M. Gervais, en 1875, et nous assurer que c'est bien un *Sarcoptes scabiei*, d'une variété particulière que nous avons nommée *cameli* et que nous avons retrouvée sur la girafe en 1877 et même sur des lamas et des

(1) *Mémoires de la Commission d'hygiène hippique près le ministère de la Guerre*. Chez Dumaine. Paris, 1856.

dromadaires de la ménagerie Bidel en 1878. La gale du dromadaire est donc une *gale sarcoptique ;* on ne lui en connaît pas d'autre jusqu'à présent.

Nosographie. — La gale du dromadaire débute généralement par la bosse et s'étend en s'irradiant sur le cou, la tête, les côtes, les reins, les cuisses ; elle s'accompagne d'un violent prurit qui est même le premier symptôme qui frappe : le grattage fait éprouver à l'animal une sensation agréable qu'il manifeste par l'allongement du cou et un mouvement latéral des lèvres que nous avons déjà constaté chez le cheval. Le fond des poils est rempli de petites croûtes miliaires résultant du dessèchement de la sérosité des vésicules initiales ; puis les poils se détachent et tombent en flocons laissant de larges surfaces eczémateuses nues recouvertes de croûtes ; les croûtes augmentent de volume et s'accumulent en se stratifiant ; la peau s'épaissit et se ride ; enfin le tronc, la tête et le cou ne forment plus qu'une vaste et épaisse surface croûteuse, çà et là ulcéreuse, par suite des grattages, laissant échapper une odeur fétide et présentant un aspect repoussant.

Au fur et à mesure que la gale s'étend et devient ancienne, l'animal maigrit, devient cachectique et finit par succomber d'épuisement, ainsi que nous l'avons vu en 1852 sur un sujet de cette espèce que le Muséum avait envoyé à l'École d'Alfort et qui était affecté d'une gale ancienne à laquelle il a succombé.

Diagnostic. — Le diagnostic de la gale du dromadaire est facile puisque cette affection est la seule dermatose généralisée que l'on connaisse à cet animal.

Pronostic. — Le pronostic est grave ; cependant en raison de la facilité d'application et de l'efficacité d'un traitement antipsorique, la gravité du pronostic est très atténuée.

Traitement. — Les Arabes traitent la gale du dromadaire avec succès par des applications de goudron pur sur toutes les parties affectées. Nous pensons que les applications de pommade d'Helmerich sur toute la surface du corps, seraient plus efficaces et moins dangereuses ; car, d'une part, les applications de goudron ne pourraient être généralisées sans compromettre la vie du malade, et, d'autre part, toute application antipsorique qui ne sera pas générale, dans le cas de gale sarcoptique, expose à de nombreuses récidives.

On pourrait appliquer, contre la gale sarcoptique du chameau, les lotions de sulfure de calcium qui nous ont si bien réussi contre la gale de la girafe, comme nous le dirons plus loin.

Gale du LAMA.

Le lama, ce chameau du Pérou et du Chili, a été envoyé à différentes reprises, et par petits troupeaux, en France, au Muséum, pour en essayer l'acclimatation dans les parties montagneuses du Dauphiné, voisines des Alpes. Pendant les séjours qu'ils faisaient à Paris au Jardin des Plantes, ils ont présenté souvent des cas de gale. L'avaient-ils contractée en route ou l'apportaient-ils de leur pays d'origine? c'est ce qu'il n'a pas été possible d'établir. En 1858, Delafond découvrit sur un lama galeux et sous les croûtes épaisses qui couvraient son dos, un Sarcopte qui, pour lui, ne différait en rien de celui de l'homme. Ayant eu l'occasion, l'année dernière, d'observer des lamas galeux à la ménagerie Bidel, en même temps que des dromadaires atteints de la même affection, nous avons aussi trouvé un Sarcopte, plus grand et plus allongé que celui de l'homme, quoique de la même espèce, et nous en avons constitué notre variété *cameli*.

La gale du lama est exactement la même que celle du dromadaire, suivant les mêmes phases, se manifestant par les mêmes symptômes et pouvant avoir la même terminaison, car sur quatre lamas envoyés en 1859 dans les hôpitaux de l'École d'Alfort, deux moururent cachectiques et complètement épuisés. Nous ne reviendrons pas sur ce que nous avons dit plus haut sur le diagnostic, le pronostic et le traitement de cette affection, qui peut de tous points s'appliquer à la gale du lama.

Gale de la GIRAFE.

En 1875, nous avons été à même d'étudier la gale de la girafe, ce bel animal qui est domestique dans quelques régions de l'Afrique centrale, mais qu'on ne voit en Europe que dans les ménageries.

Un sujet de cette espèce ayant été acheté à Anvers pour le Muséum de Paris et ayant présenté, quelque temps après son arrivée, une affection de peau accompagnée de vives démangeaisons, nous fûmes invité par M. Milne Edwards à recherche la nature de cette affection et à indiquer un traitement. Nous découvrîmes, dans les croûtes, un Sarcopte en tout semblable à celui du chameau et du lama. C'était donc d'une gale sarcoptique qu'était atteinte la girafe en question.

L'affection différait cependant beaucoup, comme aspect, de la gale du chameau et du lama : les croûtes étaient beaucoup plus minces, plus petites et plus sèches, la peau était plissée, dure, en un mot l'affection ressemblait trait pour trait à la gale sarcoptique du cheval; cela tient sans doute à ce que la peau et surtout le pelage de cet animal ressemblent beaucoup plus à ceux du cheval qu'à ceux du chameau : le poil est court et ras au lieu d'être laineux.

L'affection occupait surtout les ars, les aines, le dessous du ventre, le pourtour de la base des oreilles et le cou, dans toutes ces régions la peau présentait des plis permanents caractéristiques.

Comme traitement on essaya d'abord les frictions de pommade d Helmerich, mais l'élévation de certaines régions et l'indocilité du sujet forcèrent à renoncer à l'emploi des frictions. Nous eûmes alors recours aux lotions d'une solution de sulfure de calcium faite au moyen d'une éponge emmanchée d'une longue perche: on atteignait ainsi le sommet de la tête, le cou et le pourtour des oreilles, et on pouvait passer l'éponge en question entre les jambes du sujet sans être exposé aux coups de pieds qu'il détachait volontiers. En quelques semaines il fut radicalement guéri.

Voici la manière de préparer la solution de sulfure de calcium.

On fait bouillir	100	grammes	de soufre sublimé
avec	200	—	de chaux vive
dans	1000	—	ou 1 litre d'eau.

Quand la combinaison est opérée, on laisse refroidir, on décante la partie claire et on la conserve dans une bouteille bien bouchée pour l'usage. Pour employer cette solution de sulfure de calcium il est nécessaire de l'étendre dans trois ou quatre fois son volume d'eau tiède, sans cela elle serait trop caustique et produirait sur la peau un lichen artificiel qui persisterait longtemps et ferait croire à l'insuccès du traitement.

Les lotions doivent être faites tous les jours pendant trois ou quatre jours, puis être reprises si on voit les démangeaisons reparaître avec persistance.

C'est ici que devrait prendre place la *gale de l'éléphant*, si toutefois il en existait une, ce qui n'a pas encore été observé jusqu'à présent. Gerlach a cependant décrit, comme parasite psorique propre à l'éléphant, et sous le nom de *Symbiotes elephantis*, un Acarien qui n'est autre qu'une nymphe hypopiale du *Tyroglyphus siro*, laquelle grimpe sur toutes espèces d'animaux : Quadrupèdes, Reptiles, Insectes, dans le seul but de se faire voiturer, car elle n'a pas de bouche pendant cette période de son existence et par suite aucun moyen de ponctionner la la peau ; la peau de l'éléphant, du reste, résisterait à toutes les attaques des Acariens les mieux armés et de tout autre parasite articulé ou autre, puisqu'elle résiste à la dent des serpents les plus redoutables des jungles de l'Inde.

§ 4. — Animaux de ménageries et animaux sauvages libres.

Gale sarcoptique du lion, de l'hyène et de l'ours. — En 1855 (1), un directeur de ménagerie, M. Borelli, ayant acheté à Marseille cinq lions d'Afrique, une hyène et un ours, les amena à Paris et les déposa provisoirement au Jardin des Plantes. Les lions étaient jeunes, le plus âgé n'avait que deux ans. L'un d'eux tomba malade et mourut, et les autres furent transportés au cirque. Un deuxième lion étant mort il fut envoyé à l'École d'Alfort, où MM. Goubaux et Delafond constatèrent l'existence d'une maladie de peau qui occupait surtout la tête et le cou : ces régions étaient dépilées en partie et montraient une peau rugueuse, plissée et recouverte en grande partie de croûtes, sous lesquelles grouillaient des quantités de Sarcoptes.

La même maladie ne tarda pas à se montrer sur les autres lions, qui moururent tous successivement, puis sur la hyène qui succomba aussi trois mois après, et enfin sur l'ours, mais celui-ci guérit spontanément.

Des animaux féroces la maladie passa aux chevaux de l'établissement, par l'intermédiaire des éponges qui avaient servi à

(1) Delafond et Bourguignon, *Traité de la Psore*. Paris, 1862.

panser les animaux galeux, et le garçon Cyprien lui-même fut victime de la contagion aussi bien que Borelli et sa fille; mais ils guérirent facilement avec des soins appropriés et donnés à temps.

A la suite de l'étude à laquelle Delafond se livra sur l'Acarien psorique trouvé sur le lion il le regarda comme un Sarcopte complètement identique à celui de l'homme. Nous faisons à cet égard les mêmes réserves que nous avons déjà faites à l'égard de tous les autres Sarcoptes trouvés sur les quadrupèdes; en effet, bien que Delafond ait négligé tous les caractères réellement spécifiques, à l'exception des dimensions, en raison même de ces dimensions dépassant d'un quart celles des plus grands individus du *Sarcoptes scabiei* de l'homme, nous regardons ce Sarcopte, comme étant bien de l'espèce *Sarcoptes scabiei*, mais de la même variété que notre variété *Lupi* que nous avons trouvée sur le loup et dont elle a les mêmes dimensions.

Gale chorioptique de la hyène. — On n'a encore trouvé sur le lion et l'ours qu'une espèce de gale, la *gale sarcoptique;* la hyène, outre celle-ci, nous en a présenté une autre, une *gale chorioptique*. C'est à P. Gervais que nous devons la constatation de ce fait : des croûtes, recueillies sur une hyène rayée, morte de la gale à la ménagerie du Muséum, nous ayant été remises, nous y avons trouvé une nouvelle espèce d'Acarien psorique, appartenant au genre Chorioptes et à l'espèce sétifère que nous avons nommé *Chorioptes Setiferus*, variété *Hyenæ* (Pl. XX); cette gale occupait les régions postérieures du corps de l'animal et avait une analogie complète d'aspect avec la gale chorioptique du cheval.

Gales du renard. — Le renard a eu de tout temps la réputation d'être sujet à la gale, ou tout au moins à une maladie qui fait tomber les poils; c'est de son nom grec (Αλωπηξ) qu'on a fait *alopecie*, qui se traduit en anglais par *the fox evil* (*maladie du renard*) et en allemand par *Fuchsraüde* (littéralement *rogne ou gale de renard*). Dans certains pays, en Suisse par exemple, on ne chasse pas le renard en été, non seulement parce que sa fourrure est moins belle, mais parce qu'il passe pour être toujours galeux à cette saison.

Le premier auteur qui ait signalé scientifiquement la gale du renard est Walz, dans son étude sur la gale et l'Acare du mouton. Il eut à sa disposition deux renards galeux couverts de croûtes, l'un de la pointe de la queue au milieu du dos, l'autre de la pointe de la queue à la pointe du museau; ces croûtes avaient jusqu'à un pouce d'épaisseur, étaient spongieuses, et d'une odeur infecte, caractéristique, persistant longtemps après leur extraction. Il rechercha et trouva aussi l'Acarien psorique du renard; il reconnut qu'il était de la moitié plus petit que le précédent et qu'il vivait à peine un jour lorsqu'on l'éloignait de son habitat. Tandis que celui du mouton peut vivre plusieurs semaines dans les mêmes conditions. Il essaya d'inoculer des brebis avec l'Acarien psorique du renard, mais elles restèrent indemnes; il aurait probablement mieux réussi si au lieu de pratiquer l'inoculation sur une partie couverte de laine il l'avait fait sur une partie nue, le museau ou la face interne des jambes par exemple.

Fürstenberg (1) a aussi étudié un Acarien psorique du renard, qui lui a été fourni par un sujet tué dans l'île de Rugen par son frère Albert, et qui était sans doute le même que celui observé par Walz. Dans ce dernier cas la gale était localisée dans la région de la queue qui était complètement dépilée et couverte de croûtes de un demi à un quart de ligne d'épaisseur. Lorsqu'il reçut le cadavre du renard à Eldena où il était professeur vétérinaire, Fürstenberg trouva sous les croûtes de gale une grande quantité d'Acariens vivants, bien que l'animal fût mort depuis trois jours. Cet Acarien, qu'il reconnut pour un Sarcopte et qu'il nomma *Sarcoptes vulpis*, est décrit minutieusement dans son grand ouvrage et figuré dans son atlas. Or, il résulte de la comparaison que nous avons faite de ses figures et de sa description avec notre *Sarcoptes scabiei*, variété *Lupi*, qu'ils sont identiquement les mêmes.

Le renard présente donc assez fréquemment une espèce de gale qui est une *gale sarcoptique*, la même que nous avons étudiée sur le loup et dont nous parlerons plus loin. C'est sans doute cette gale que contractaient les chiens qui s'engageaient dans les terriers à renard et dont parlent déjà les plus vieux ouvrages de vénerie. M. Rayer parle aussi, dans son *Traité des maladies de la peau*, d'un chasseur qui contracta la gale après avoir dépouillé un renard atteint de cette affection.

Nous avons eu occasion d'étudier une autre espèce de gale

(1) *Die Krätzmilben.* Leipzig, 1862.

du renard au moyen de croûtes fournies par M. le professeur Gervais et provenant d'un renard galeux mort à la ménagerie du Muséum. Dans ces croûtes nous avons trouvé un Choriopte de l'espèce sétifère, voisin de celui de la hyène, mais s'en distinguant par des membres plus volumineux et des soies anales plus courtes. Nous avons nommé cette variété *Chorioptes setiferus*, variété *vulpis*. La gale qu'il cause ne se distingue guère de la gale sarcoptique que par la différence des parasites ; elle doit être moins contagieuse.

Gale du loup. — En 1875, ainsi que nous l'avons déjà rapporté plus haut, nous avons eu l'occasion d'étudier la gale du loup sur une nichée de quatre jeunes loups de un an environ, qui avaient été donnés au Muséum. M. Milne Edwards, directeur de la Ménagerie, ne tenant pas à ce que ces animaux fussent soignés à cause de la fréquence des dons de sujets de cette espèce, nous eûmes tout le loisir d'étudier la marche naturelle de cette affection et de faire une ample récolte de parasites. La forme de cette affection, comme nous l'avons dit, était eczémato-impétigineuse à croûtes épaisses, stratifiées et humides, entre lesquelles grouillaient des milliards de *Sarcoptes scabiei* de la variété que nous avons nommée *lupi*. Tout le corps en devint couvert, et les malheureux animaux, en proie à des tourments continuels, tombèrent dans le marasme et moururent tous successivement dans l'intervalle de quatre à six mois après le début de l'affection.

Cette gale est très contagieuse, et son Sarcopte s'acclimate avec la plus grande facilité sur le cheval, comme nous l'avons vu, en provoquant sur cet animal le developpement d'une gale qui a tous les caractères de la gale norvégienne de l'homme, qui, pour nous, a la même origine.

L'odeur de la gale du loup — comme celle du renard du reste, ainsi que l'avait constaté Walz — est extrêmement forte et particulièrement infecte ; inoculée au cheval elle conserve ce caractère, qu'on retrouve dans la gale norvégienne de l'homme.

Gale du coati. — M. Colin, professeur à l'École d'Alfort, a eu l'occasion d'étudier la gale du *coati* en 1867, sur deux sujets du Jardin des Plantes, venant du Brésil, que M. Milne Edwards le pria d'examiner. Nous extrayons les lignes suivantes du compte-rendu qu'il en fit une dizaine de jours après à la Société centrale vétérinaire (1) :

« Ces deux sujets n'étaient pas malades au même degré : l'un d'eux, fort gai, ne présentait sur le front et à la base de la queue que quelques croûtes grisâtres à la naissance des poils un peu hérissés et clair-semés. Mais l'autre, déjà très faible et amaigri, se tenait couché dans la litière et depuis cinq ou six jours refusait toute nourriture. Il se laissait saisir sans résistance, en poussant un sourd gémissement ; son poil était partout sec et dressé. La base de la queue était dégarnie et couverte d'écailles très adhérentes. La tête, entièrement dénudée, semblait revêtue d'une carapace rugueuse rappelant l'aspect extérieur d'une écaille d'huître. Le derme se trouvait recouvert d'épaisses croûtes grises séparées par des sillons profonds, sinueux, à fond un peu rougeâtre. Par le grattage, les croûtes se détachaient, laissant à nu le tissu cutané d'où s'échappait une sérosité rougeâtre. Les oreilles, les joues, les paupières, la partie supérieure du cou offraient le même aspect que le front et l'occiput. »

Dans ces croûtes M. Colin découvrit un Sarcopte qu'il décrit ainsi :

« L'Acare du coati est un Sarcopte de petite taille, d'un tiers de moins que celui de l'homme et du cheval (?). Il a, comme celui du chat, le corps globuleux, orbiculaire, non elliptique. Le rostre est court, à peine saillant en avant de la tête (?). Les pattes antérieures sont très courtes, munies d'un petit ambulacre à ventouse ; les pattes postérieures aussi très courtes sont fortement refoulées en arrière et terminées par des soies peu développées. L'orifice vulvo-anal est au milieu de l'abdomen (?) ; la grandeur du parasite est environ un quart de millimètre.

« Les proportions de ce Sarcopte, les caractères que je viens d'indiquer, la projection des épimères des pattes postérieures vers l'ouverture génitale, la direction et l'écartement des plis dorsaux le font rentrer dans le groupe des Sarcoptes notoèdres dont M. Delafond ne cite qu'une seule espèce « qui vit sur le chat et peut-être sur le chamois ». Je pense, jusqu'à vérification plus minutieuse, que ce Sarcopte du coati est le Sarcopte du chat ou une espèce très voisine.

(1) *Bulletin de la société centrale vétérinaire*, du 28 février 1867.

« Maintenant, d'où a pu venir le Sarcopte notoèdre de nos coatis? Une foule de conjectures se présentent à l'esprit; les trois plus sérieuses me paraissent être les suivantes :

« 1° Les Coatis ont pu apporter leur Sarcopte de l'Amérique du Sud;

« 2° Dans leurs rapports fréquents avec les singes, dans la rotonde desquels ils habitent, ils en ont peut-être reçu des Acares;

« 3° Enfin les Coatis ont pu emprunter leur Acare à quelque chat galeux, soit par contact immédiat, soit par l'intermédiaire des litières ou des objets contre lesquels des chats se sont frottés. »

Le coati le plus malade mourut quelques jours après, et l'autre guérit en moins de deux semaines par le moyen de quelques frictions de pommade d'Helmerich.

Malgré quelques erreurs que commet M. Colin dans sa description du Sarcopte du coati, comme, par exemple, de placer l'ouverture vulvo-anale sur la face abdominale tandis qu'elle est sur la face dorsale, d'où son nom, de considérer les dimensions du Sarcopte du cheval et celles de celui de l'homme comme égales, de voir chez les Sarcoptes *une tête* en avant de laquelle serait placé le rostre, ce parasite n'en est pas moins un Sarcopte notoèdre identiquement de mêmes dimensions que l'espèce type qui vit sur le rat. Nous savons que, sur le chat, il est de dimensions très variables et généralement plus petit. Si M. Colin avait connu le fait de l'existence de cette espèce de Sarcopte sur le rat, ses hypothèses et ses recherches sur l'origine de ce Sarcopte auraient été bien simplifiées; en effet les rats bruns (*Mus decumanus*) abondent au Jardin des Plantes aussi bien que sur les navires, et même au Brésil où ils ont pullulé en nombre immense bien qu'ils n'aient passé en Amérique que depuis moins de soixante ans. Or, les Coatis sont carnassiers et chassent volontiers les rongeurs de toutes sortes et surtout les rats; rien d'étonnant alors qu'une de leurs victimes, infectée de gale, la leur ait transmise.

Gale du rat. — On sait combien est commun, à Paris et aux environs, le rat brun ou rat d'égout, le *Surmulot* de Buffon, (*Mus decumanus* de Pallas), espèce exotique qui était inconnue en France avant 1750, apportée de l'Inde en Angleterre une vingtaine d'années auparavant, qui a supplanté presque partout le rat noir dont il est l'ennemi acharné et qui lui-même n'était installé en Europe que depuis quelques siècles.

Or, il est un fait sur la voie duquel nous avons été mis par un de nos jeunes confrères, M. Romary : c'est que la plupart de ces rongeurs, si voraces et si prolifiques, sont galeux depuis bien des années, et la maladie de peau dont ils sont victimes est des plus intéressantes à étudier aussi bien que le parasite qui la cause. Ce parasite n'est autre que le *Sarcoptes notoedres* que nous avons décrit plus haut (Pl. XI), le même qui vit sur le chat, sur le lapin et sur le coati, et qui se transmet avec une grande facilité, au chien, au cheval et à d'autres mammifères ; aussi ne serions-nous pas étonné d'apprendre que les chiens boule-terriers, chargés à Paris de faire la chasse aux rats et d'empêcher que ces trop envahissants rongeurs ne viennent par leur nombre et leurs déprédations rendre Paris inhabitable, ne contractent la même gale quelquefois, comme les chats, car nous sommes convaincu que celle de ces derniers n'a, le plus souvent, pas d'autre origine.

La dermatose psorique des rats, bien qu'elle ne soit pas rapidement mortelle, viendra en aide, nous l'espérons, à nos intelligents auxiliaires ; aussi n'est-ce pas pour apprendre à la combattre que nous allons l'étudier.

La gale des rats débute toujours par le bord libre des oreilles, ainsi que nous avons pu le constater par l'examen d'un grand nombre de rats galeux à différents degrés ; du bord libre des oreilles elle gagne toute la surface externe de ces organes, puis le sommet et la tête tout entière, mais respectant le tronc. Nous l'avons vue occuper aussi la queue en même temps que la tête.

Les oreilles, détachées d'un coup de ciseaux et pouvant être portées entières sur le porte-objet du microscope, sont très commodes pour étudier l'affection ; on emploie la lumière directe et un faible grossissement, 50 diamètres par exemple. On voit alors un grand nombre de petites boursouflures circulaires de l'épiderme, d'un à deux millimètres de diamètre, dont les intervalles sont occupés par de fines croûtes pulvérulentes. On voit bien, dans ces croûtes, circuler quelques Acariens, qu'un examen plus complet fait reconnaître pour des larves, des nymphes et des mâles de Sarcopte notoèdre, mais, pour avoir des femelles ovigères, il faut enlever l'épiderme des boursouflures hémisphériques. Alors on voit cette femelle au milieu d'une trentaine d'œufs, comme dans un véritable nid, et la preuve d'une longue station au même endroit est donnée par les nombreuses fèces, courtes, cylindriques et noires qui sont accumulées parmi les œufs. C'est au périmètre de son nid que la femelle pondeuse pratique les piqûres pour faire sourdre la sérosité dont elle se nourrit, et dont l'excès, desséché sous forme de fins corpuscules, constitue l'exsudation croûteuse de cette gale. Cette femelle ne pratique donc pas de sillons, comme Delafond le supposait chez le chat.

Les rats galeux que nous avons observés étaient d'autant plus maigres que leur dermatose psorique était plus grave et plus étendue ; nous avons donc toute raison de croire que cette affection amène la même terminaison chez le rat que chez le coati, c'est-à-dire la consomption et la mort.

Gale de la souris. — Gerlach parle, dans l'ouvrage que nous avons souvent cité (*Crætz und Raude*), d'un cas de gale de la souris qui lui a été communiqué par le Dr Oschatz, avec l'Acarien qui, suivant ce dernier, la causerait. Le dessin que donne Gerlach de ce parasite est si informe qu'il n'est pas possible d'en reconnaître l'espèce, ni le groupe auquel il appartient ; c'est probablement un Myobie déformé ou jeune, Acarien qui vit habituellement sur la souris à la façon des Sarcoptides plumicoles, mais sans causer de gale.

Gale des gazelles et des mouflons. — En 1875, nous avons observé au Muséum, deux jeunes gazelles d'Afrique, récemment achetées à Anvers, et qui étaient affectées de gale. Cette dermatose occupait le cou et les épaules sous forme de plaques eczémateuses couvertes de croûtes grises et pulvérulentes, dans lesquelles nous trouvâmes un Sarcopte semblable à celui du *noir-museau* du mouton, c'est-à-dire le *Sarcoptes scabiei*, variété *ovis*, très voisine de celle de l'homme pour la taille et tous les autres caractères, la même enfin que M. Müller de Vienne avait observée sur des chèvres d'Afrique. Les deux gazelles en question moururent d'une maladie de poitrine intercurrente pendant la durée du traitement de la gale qui ne paraissait pas grave.

A la même époque M. Gervais nous remit des croûtes recueillies sur des mouflons morts de la gale quelque temps auparavant ; dans ces croûtes nous avons retrouvé notre *Sarcoptes scabiei*, variété *ovis*. La gale avait été très grave sur les mouflons ; quelques-uns avaient été envoyés à l'École d'Alfort où ils moururent.

Depuis qu'on emploie la solution étendue de sulfure de calcium sur les animaux de la ménagerie du Muséum qui présentent de la gale, on les guérit tous facilement.

Gale de l'antilope bubale. — En 1877, une grande antilope bubale, du Jardin d'acclimatation, présenta une affection psorique caractérisée par des croûtes très épaisses d'un à deux centimètres, entraînant les poils lorsqu'on les détachait. L'affection occupait toute la surface supérieure du tronc, le cou et la tête ; elle fut jugée tellement grave que l'animal fut sacrifié.

Des croûtes qui nous furent remises, et dont nous possédons encore la plus grande partie, nous avons extrait une quantité innombrable de *Sarcoptes scabiei* d'une variété plus grande que celle que nous avons vue vivre sur les petites gazelles et ne différant pas de celle du chameau.

Comment ce grand ruminant avait-il contracté la gale, c'est ce que nous n'avons pu savoir. Il en avait probablement rapporté le germe des jardins zoologiques, où il avait séjourné avant d'arriver au Jardin d'acclimatation de Paris où il était depuis quelques mois à peine.

Gale du chamois. — Dans son mémoire sur les Acariens des animaux domestiques et de quelques espèces voisines inséré dans les *Nova acta physico-medica*, T. 18, 2e partie (Vratisl. et Bonn., 1838), Hering décrit un Sarcopte, qui a bien tous les caractères du genre, découvert en 1830 sur un couple de chamois (*Antilopa rupicapra*), et qu'il nomma *Sarcoptes rupicapræ*. Comme il ne donne que les caractères du genre et qu'il ne désigne l'espèce que par l'épithète tirée du nom de l'animal sur lequel elle vivait, il est probable que c'est une variété du Sarcoptes scabiei, sans doute la même que celle du mouflon et de la chèvre.

Delafond et Bourguignon en font, d'après la description et les figures de Héring, une description évidemment fautive : ils lui donnent, en dimensions, $0^{mm},017$ de longueur sur $0^{mm},015$ de largeur, ce qui est impossible ; ils ont pris certainement des lignes pour des millimètres et mis un zéro de trop après la virgule ; ils ont, de plus, pris pour des ventouses copulatrices, chez le mâle, l'article basilaire de la dernière paire de patte, dessiné par Héring en forme de cercle, et, malgré la présence de ces prétendues ventouses copulatrices, ils classent ce parasite dans leur espèce *Sarcoptes notoedres* parce que l'anus est rétro-dorsal, ce qui est la règle chez tous les Sarcoptes.

Le mâle de ce couple de chamois, envoyé à l'école vétérinaire de Stuttgard pour y être soigné de sa gale, y mourut, et c'est en en faisant l'autopsie que Héring découvrit son *Sarcoptes rupicapræ*. La gale occupait tout le côté droit du corps, le membre antérieur du même côté et le cou. Dans ces régions la peau était dépilée en grande partie et recouverte de croûtes de 1/2, 1 et même 1 et 1/2 centimètres d'épaisseur en quelques endroits ; la peau était plissée et dans certaines régions offrait des crevasses par où s'écoulait un pus fétide. A la base des poils, au-dessous et dans l'épaisseur des croûtes, Héring recueillit une grande quantité de Sarcoptes encore vivants mais sans vigueur. La maigreur était extrême et des hydatides existaient en grand nombre dans la plèvre et le péritoine ; les ganglions lymphatiques étaient tuméfiés et indurés.

Gale du singe. — La gale du singe paraît extrêmement rare ; on n'en trouve, dans les annales de la science, qu'une seule mention due à P. Gervais qui rapporte, dans ses *Mémoires et observations*, t. I, page 9 de l'introduction, avoir trouvé sur un Maki, mort de la gale à la ménagerie du Muséun, un grand nombre d'Acarides, du genre Sarcopte, qui lui ont paru semblables au Sarcopte de l'homme, mais sur l'identité desquels, dit-il, il ne pourrait cependant se prononcer.

Des tentatives d'inoculation de Sarcoptes, recueillis sur le lion, à une guenon, par Delafond, n'auraient déterminé qu'une démangeaison passagère, dit ce dernier auteur dans son grand ouvrage sur la Psore, publié en collaboration avec M. Bourguignon.

Gale du phascolome. — Un Phascolome Wombat, ramené d'Océanie par le capitaine de vaisseau Beaudin qui en fit don à la ménagerie du Muséum, présenta, à son arrivée, une dermatose d'apparence psorique, accompagnée d'une vive démangeaison, qui fut constatée par Saint-Hilaire, Bosc et Duméril. Ce didelphe ayant été écrasé par un éléphant, sa peau fut examinée avec plus de soin, par Duméril (1) puis par Fournier (2), et ces deux observateurs constatèrent l'existence d'un Sarcopte que Fournier déclara n'être autre que celui de la gale humaine.

Un gardien, qui donnait ses soins au Phascolome galeux, aussi bien que les aides-naturalistes qui le dépouillèrent après sa mort et en préparèrent la peau, furent affectés de gale, et Fournier, qui vit cette gale, assure que le Sarcopte du Phascolome ne dégénère pas sur l'homme et provoque par sa présence des vésicules plus grosses qu'à l'ordinaire, causant un prurit insupportable et produisant une vive rougeur à la peau. L'emploi des préparations soufrées amena une prompte guérison.

(1) Duméril, *Dictionnaire des sciences naturelles*, ann. 1827, t. XLVII, p. 565.
(2) Fournier, *Dictionnaire des sciences médicales*, art. GALE.

CHAPITRE VI

CRUSTACÉS

La classe des Crustacés est certainement celle qui fournit le plus d'espèces parasites aux autres animaux. On en trouve un grand nombre dans sa division des Edriophtalmes et surtout dans celle des Entomostracés qui, sur les trois ordres qui la constituent, en a deux entièrement composés de parasites, savoir l'ordre des *Siphonostomes*, et l'ordre des *Lernéens ;* le troisième ordre, celui des *Copepodes*, quoique très voisin des deux autres, n'est composé que d'espèces vagabondes dont un grand nombre, très petites, vivent dans les eaux douces et conservent, toute leur vie, leurs caractères de Crustacés ; nous donnons ci-contre la figure de l'une d'elles, le Cyclope (*Cyclops vulgaris*) (fig. 57), et de sa larve (fig. 58).

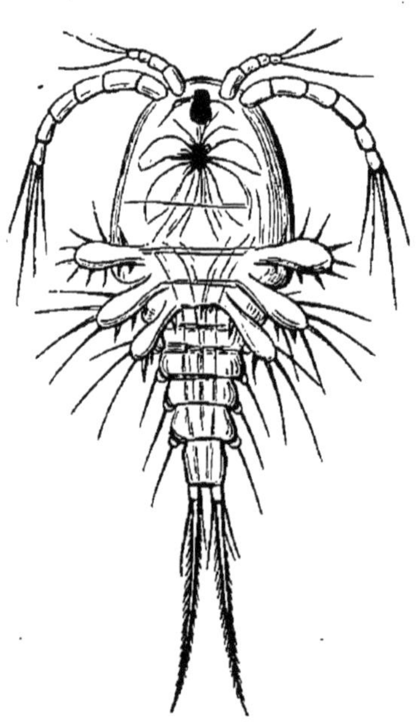

Fig. 57. — Cyclope.

Tous les Crustacés parasites vivent aux dépens d'animaux

marins ou d'eau douce, et surtout de poissons et de grands Crustacés ; il semblerait donc, qu'à ce titre, ils ne doivent pas nous intéresser ; cependant nous voulons dire quelques mots des Lernéens et nous verrons plus loin qu'ils ne seront pas inutiles pour arriver à la détermination de la position zoologique que doit occuper certain genre de parasites dont les espèces vivent sur des reptiles, sur des mammifères domestiques et même sur l'homme, place zoologique jusqu'à présent très indécise puisque les parasites en question sont classés, par quelques auteurs, parmi les Vers, par d'autres parmi les Crustacés, enfin par quelques-uns parmi les Acariens.

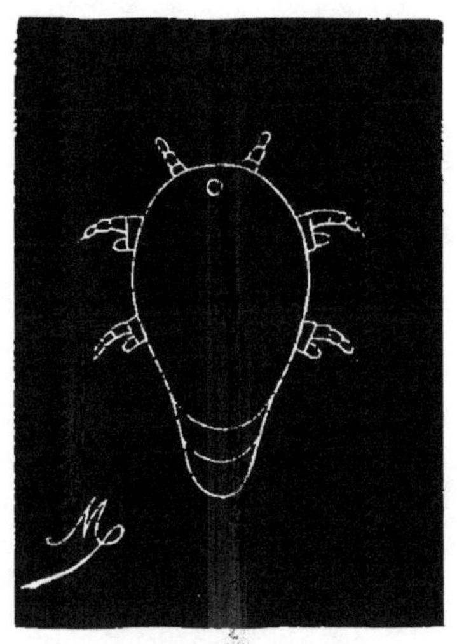

Fig. 58.
Embryon tétrapode de Cyclope.

Toutes les espèces que renferme l'ordre des Lernéens, huitième de la classe des Crustacés d'après la classification de M. Milne-Edwards, et surtout celle de la seconde famille de cet ordre, celle des *Chondracanthiens*, se distinguent principalement des autres Crustacés parasites par l'état rudimentaire de tout le système appendiculaire qui se trouve seulement représenté par des vestiges de membres ou par de simples lobes tégumentaires ; les femelles, principalement, se déforment au point d'être devenues méconnaissables ; les mâles sont moins modifiés, restent petits, piriformes, avec une tête volumineuse qui est seulement munie de pattes-mâchoires transformées en crochets-ancreurs, comme celles de la femelle, du reste, destinés à fixer l'animal sur la partie où il doit vivre. Les jeunes Lernéïdes possèdent cependant bien tous les caractères de la classe : ils ressemblent tout à fait à de jeunes Cyclopes, ont deux, puis trois, puis quatre ou cinq paires de pattes et sont très agiles. Les adultes perdent toutes leurs pattes en devenant parasites et prennent la forme de vers, conservant seulement leurs pattes-mâchoires qui se transforment en crochets-ancreurs.

Nous donnons ci-dessous la figure d'un Condracanthien

adulte, d'après Nordmann, c'est le *Condracanthus cornutus*, parasite d'un poisson (fig. 59).

La fig. B représente le mâle grossi, qui a conservé beaucoup de la physionomie de la larve et qui, comme on le voit, a deux paires de pattes-mâchoires, près de la bouche qui est infère, transformées en crochets; des deux paires d'antennes, l'une s'est aussi transformée en crochet; il n'y a plus de pattes, il y a seulement deux paires de mamelons, sur les premiers anneaux du corps, qui les rappellent. La fig. A représente la femelle grossie, qui a bien plus changé que le mâle, le parasitisme l'a rendue tout à fait vermiforme; elle n'a plus qu'une paire d'antennes qui sont horizontales; ses pattes-mâchoires sont transformées en petits crochets, surtout l'antérieure, et les pattes sont représentées par deux paires de tubercules, la première bifide. Quand cette femelle est ovigère elle porte, attachés de chaque côté du tubercule terminal médian, deux longs sacs cylindriques remplis d'œufs, comme toutes les femelles des Lernéens du reste. Dans la figure ci-contre, ils commencent seulement à apparaître.

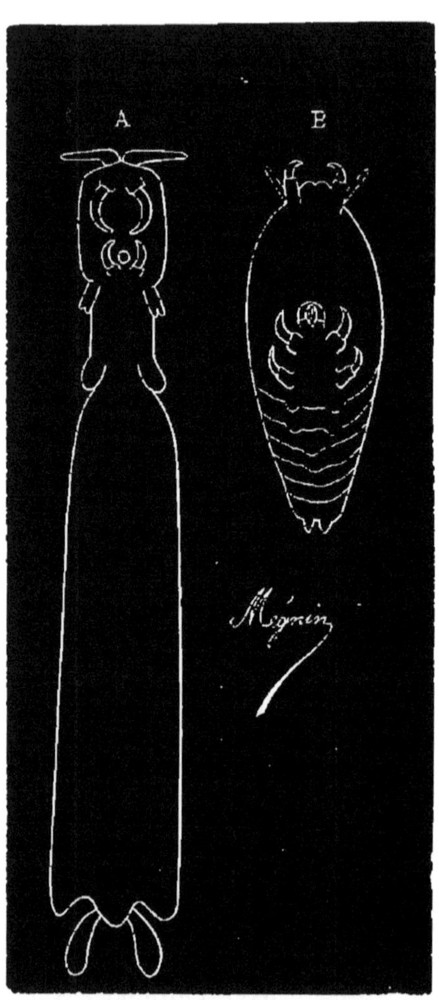

Fig. 59.
Condracanthus cornutus, ♂ et ♀.

Pendant longtemps les zoologistes, à l'exemple de Linné et de Cuvier, ont méconnu la nature véritable des Lernéens et les ont éloignés des Crustacés pour les ranger parmi les Vers.

Desmarest est un des premiers auteurs qui aient réellement indiqué les rapports naturels qu'ils ont avec les Crustacés ordinaires, mais c'est depuis que l'on connaît les formes transitoires affectées par ces parasites dans les premiers temps de leur vie que l'on a pu leur assigner définitivement une place dans la série naturelle des Crustacés, et la connaissance de ces changements est due principalement à Nordmann, M. H. Milne-Edwards, puis à MM. Metzger et Claus.

Ces préliminaires posés nous allons maintenant aborder l'étude d'un genre de parasites, le genre *Linguatula* ou *Pentastoma*, qui constitue à lui seul l'ordre des ACANTHOTHÈQUES, lequel, comme nous l'avons dit, est classé par certains naturalistes parmi les Vers, par d'autres parmi les Crustacés, et enfin, par quelques-uns parmi les Acariens. A notre avis, c'est à la suite des Lernéens qu'il doit être placé.

ORDRE DES ACANTHOTHÈQUES.

Genre **Linguatula** (Cuvier) ou **Pentastoma** (Rud.). — *Crustacés vermiformes, à corps oblong déprimé ou cylindrique, plissé transversalement, ou presque annelé, bouche inférieure accompagnée par deux paires de crochets simples ou doubles, très courbés, rétractiles dans autant de cavités distinctes; pénis simple papilliforme.*

Historique. — On trouve quelquefois dans les fosses nasales du chien et du cheval, sous les séreuses pectorales et abdominales des petits ruminants, des rongeurs et même des carnassiers, et enfin dans les poumons des reptiles, des sortes de vers ressemblant plus ou moins à des sangsues, mais blancs, qui vivent là en véritables parasites et dont l'histoire n'est connue que depuis quelques années. C'est Chabert, le successeur immédiat de Bourgelat, fondateur des écoles vétérinaires, qui trouva la première espèce, en 1787, dans les sinus frontaux du cheval et du chien, et qui la nomma *Tœnia lanceolata*. Abildgard, professeur à l'École vétérinaire de Copenhague, nomma *Tœniæ caprina* une deuxième espèce qu'il trouva deux ans après (1789), à la surface du foie d'un bouc. Frœlich, en cette même année (1789) trouva dans le poumon d'un lièvre une troisième espèce qu'il nomma *Linguatula serrata*. Zeder avait placé les deux premiers dans son genre Halysis avec les *Tœnia*, et la troisième dans son genre *Polystoma*. Rudolphi, dans son *Histoire naturelle des Entozoaires* parue en 1808 et 1809, nomma d'abord la première espèce *Prionoderma* et, plus tard, la plaça définitivement avec les deux autres dans son genre *Polystoma* sous les noms de *P. Tenioïdes*, *P. denticulatum et P.*

serratum. De Humboldt, en 1799, trouva dans le poumon d'un serpent à sonnettes, à Cumana, en Amérique, une quatrième espèce qu'il décrivit d'abord comme un Echinorhynque, puis comme un *Distome* et qu'il nomma enfin *Porocephalus crotali*. Bosc, en 1811, décrivit sous le nom de *Tetragulus caviæ* un parasite de ce groupe trouvé par Legallois dans les poumons d'un cochon d'Inde, et qui, nommé plus tard par Rudolphi *Pentastoma emarginatum*, a été reconnu ensuite comme identique avec le *denticulatum*. — Rudolphi avait remplacé le nom de *Prionoderma* par celui de *Pentastoma* qui a prévalu, bien qu'il fût basé sur une erreur d'interprétation : il avait pris pour des bouches (*stoma*) les fossettes qui logent les quatre crochets, lesquelles fossettes avec la vraie bouche en formaient cinq, de là le nom de *Pentastoma*. — C'est à cette même espèce (*P. denticulatum*) qu'on rapporta le Pentastome décrit par Creplin en 1829, sous le nom de *Pentastoma fera* et trouvé par lui dans le foie d'un chat domestique. Cuvier, en 1817, dans la première édition du *Règne animal*, avait accepté le genre Prionoderme, créé d'abord par Rudolphi, mais, dans la deuxième édition, en 1830, il adopta, pour tous les Pentastomes, le nom de *Linguatula*, donné par Frœlich à une espèce, comme Lamark l'avait fait avant lui dans son *Histoire des animaux sans vertèbres*, en 1816. Owen, en 1835, et Nordmann, en 1840, ont aussi employé le nom de *Liugualula*, qui exprime en effet très bien la forme déprimée oblongue des premières espèces ; mais il cesse d'être exact, quand il s'agit des espèces parasites des reptiles et des poissons, qui sont cylindriques ; c'est pourquoi le nom de Pentastome a prévalu pour beaucoup de naturalistes malgré la notion erronée qu'il renferme.

On connaissait donc, comme nous l'avons dit, quatre espèces de Pentastomes, dont trois vivaient sur des mammifères indigènes et une seule trouvée dans un reptile exotique ; une des espèces indigènes se trouvait en outre répétée deux fois sous des noms différents par Rudolphi, ce qui portait à cinq le nombre des espèces nominales. Mais, en 1835, Diesing, profitant des richesses zoologiques réunies au Muséum de Vienne, réduisit à quatre le nombre des anciennes espèces et en ajouta sept nouvelles toutes trouvées au Brésil, savoir : 5° le *Pentastoma subcylindricum* dans le kyste de divers viscères d'un Midas, d'une Phyllostome, de deux Didelphes, de deux rats et d'un raton ; 6° le *Pentastoma megastomum*, dans le poumon d'une tortue ; 7° le *Pentastoma subtriquetrum*, dans le gosier du caïman à lunettes ; 8° le *Pentastoma oxycephalum*, dans le poumon de ce même caïman et d'un crocodile à museau de brochet ; 9° le *Pentastoma proboscideum*, dans le poumon et l'abdomen de plusieurs lézards et serpents ; 10° le *Pentastoma furcocerum* qui vit dans les poumons de plusieurs serpents ; 11° enfin le *Pentastoma gracile* qui se trouve dans les kystes membraneux du mésentère, ou à la surface des viscères des reptiles et des poissons, ou même logé dans les chairs d'un poisson. Cet auteur les divise en trois sections selon que les crochets sont simples ou géminés, selon que le corps est déprimé ou cylindrique.

Jusqu'en 1853 toutes les Linguatules rencontrées jusqu'alors l'avaient été exclusivement chez des animaux vertébrés ; dans cette même année, von Siebold les signala chez l'homme ; un peu plus tard, Zenker observa des kystes contenant des Linguatules sur dix cadavres d'hommes morts à l'hôpital civil de Dresde. Enfin Hechl, à Vienne (Autriche), constata de nouveau leur présence dans l'espèce humaine, ainsi que Pruner-Bey qui les rencontra chez deux nègres en même temps que chez une girafe.

C'est Van Beneden qui, en 1848, montra, d'après les embryons (1), que les Linguatules, au lieu d'être des vers, sont des animaux articulés plus voisins des Lernéens, ou des Acarides, que des Helminthes. Ces observations, recueillies d'abord avec beaucoup d'hésitations, ont été pleinement confirmées depuis par Leuckart.

En même temps que Leuckart, par ses expériences, confirmait les faits avancés par Van Beneden relativement à la forme et à l'état des embryons des Linguatules, il démontrait, par d'autres expériences, que les Pentastomes agames, qui vivent enkystés dans les viscères de plusieurs espèces d'animaux, ne sont autre que des larves qui arrivent à l'état adulte dans des cavités communiquant avec l'extérieur chez d'autres animaux : c'est ainsi qu'il obtenait le Pentastome Tenioïde dans les cavités nasales du chien, dans lesquelles il avait introduit au préalable le Pentastome denticulé du lapin et des petits ruminants (2).

Le nombre des espèces du genre Pentastome doit donc être considérablement réduit. Nous nous contenterons d'en décrire deux, qui constituent les types de deux groupes très distincts, destinés probablement dans l'avenir à devenir des genres nouveaux.

Linguatule ou **Pentastome tenioïde** (*Linguatula Tœnioïdes*, Lamk, ou *Pentastoma Tœnioïdes*, Rud.) — (fig. 60 et 61). SYNONYMIE : *Tœnia lanceolé*, Chabert ; *Prionoderma lanceolata*, Cuvier.

Corps déprimé, lanceolé, très allongé et beaucoup plus retréci en arrière ; plissé transversalement et crénelé au bord ; bouche presque orbiculaire située entre les crochets qui sont rangés en demi-cercle. rétractiles et logés dans des fossettes oblongues et profondes.

Mâle. — Blanc, long de 18 ^{mm}, large de 2^{mm},25 en avant et de 0^{mm},45 à l'extrémité postérieure ; pénis simple en forme de papille situé derrière la bouche.

(1) Van Beneden, *Recherches sur l'organisation et le développement des Linguatules* (*Mémoires de l'Acad. roy. de Belgique*, 1849).

(2) Leuckart, Bull. Acad. roy. de Buxelles, 1857, 2e série, vol. II, p. 30 et vol. III, p. 4, 163, 352.

Femelle (D). — Longue de 50^{mm} à 100^{mm}, large de 4^{mm} en avant et de $1^{mm},12$ en arrière ; gris blanchâtre, rendue plus ou moins rougeâtre par les œufs dans la partie moyenne où le tégument est plus mince et demi-transparent.

Larve (A, B, C). (Synonyme : *Tænia caprina*, Abildgard ; *Alysis caprina*, Zeder ; *Polystoma denticulatum*, Rud. ; *Tetragulus caviæ*, Bosc ; *Linguatula serrata*, Frœlich ; *Linguatula denticulata*, Lamarck ; *Pentastoma denticulatum*, *emarginatum*, *serratum*, Rud. ; *Pentastoma fera*, Creplin.). — Corps blanc, long de 4 à 6^{mm}, large de 1^{mm} à $1^{mm},90$ en avant et de $1^{mm},12$ en arrière, déprimé, ovale-oblong, rétréci en arrière, échancré aux extrémités, annelé, avec des rangées transverses de petites épines qui se voient mieux sur le bord transparent du corps ; bouche ronde ou elliptique située entre les deux crochets antérieurs ; crochets rangés en arc.

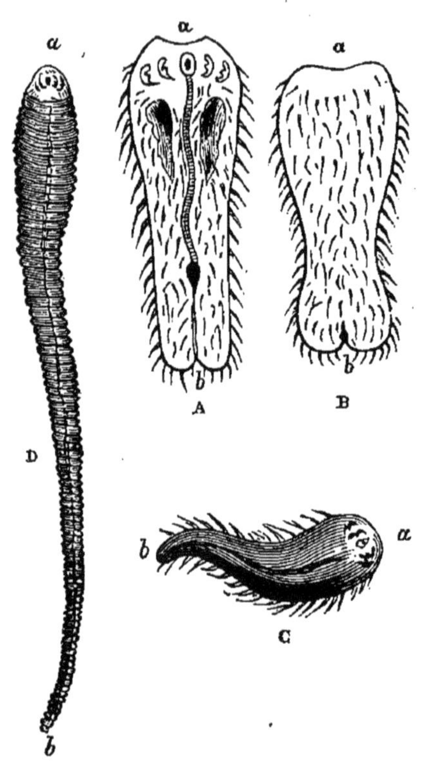

Fig. 60. — *Linguatule tœnioïde.*

A. larve grossie, face inférieure. *a.* bouche, *b.* anus. — B. la même face dorsale. — C. la même contractée et rampant. — D. femelle adulte grand. nat.

Embryon (fig. 61, B). — Longueur $0^{mm},13$, largeur $0^{mm},06$, d'après Leuckart, corps déprimé, spatuliforme, court, à grosse extrémité antérieure, bombé en dessus, plat en dessous, extrémité caudale rétrécie et dentelée, porté par quatre membres rudimentaires composés d'un tarse biongulé articulé avec une hanche continuée par un talon allongé soudé au corps et rappelant les épimères libres de certains acariens.

Œuf (fig. 61, A). — Longueur $0^{mm},08$ (d'après Leuckart 1/12 de millimètres) arrondi, oviforme, rougeâtre. Lorsque de l'ovaire ils descendent dans l'oviducte, un commencement d'évolution se remarque déjà dans leur intérieur.

Habitat. — A l'état adulte la Linguatule tenioïde a été rencontrée dans les cavités nasale et pharyngienne du chien, du cheval, du mulet et du loup ; à l'état de larve enkystée, elle a été rencontrée sous le péritoine ou la plèvre de la chèvre, du mouton, du bœuf, de l'antilope guevi, du cochon d'Inde, du porc-épic, du chat, du lion et de l'homme.

Pentastome moniliforme (*Pentastoma moniliforme*, Diesing). Syn.: *Pentastoma proboscideum*, Rud.; *Echinorhynchus crotali*, Humboldt; *Distoma crotali*, Humboldt; *Porocephalus crotali*, Humboldt. — Corps blanchâtre, lactescent, cylindrique, renflé en massue ou claviforme, moniliforme, présentant vingt-six segments presque égaux séparés par des étranglements; tête épaisse, obtuse, un peu comprimée; bouche ronde située un peu en arrière des crochets qui sont simples, jaune-clair, en arc un peu convexe; queue acuminée (fig. 62, A).

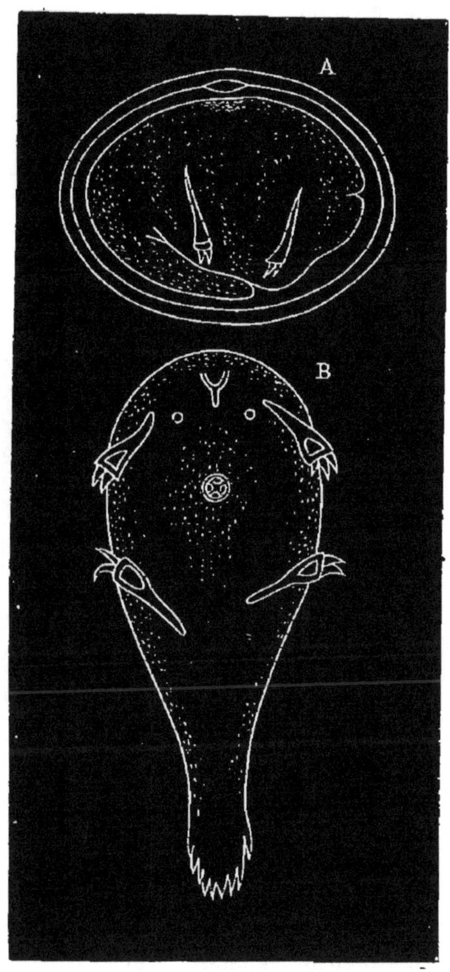

Fig. 61. — A. œuf. B. embryon de Pentastome tœnioïde d'après Leuckart.

Femelle. — Longue de 2 à 10 centimètres, large de 3 à 7^{mm} en avant et de 1 à 2^{mm} en arrière (fig. 62, A).

Mâle. — Moitié plus petit et plus étroit que la femelle jeune ayant un pénis en forme de papille entouré d'une sorte de prépuce.

Larve. — Longue de 16^{mm}, large de 2 à 3^{mm}, blanche, cylindrique, moniliforme, à extrémités arrondies sensiblement égales, mais un peu atténuées en arrière (fig. 62, D, C et C').

Embryon. — Longueur 0^{mm},16, largeur 0^{mm},09, en forme de guitare à grosse extrémité antérieure, à extrémité caudale courte et arrondie, bombé en dessus, plat en dessous. Rostre en forme de lancette incurvée sur plat, à pointe dirigée en avant et en haut, accompagné de chaque côté de tubercules bilobés, antenniformes. Muni de chaque côté de deux paires de pattes constituées seulement par un tarse biongulé articulé avec une hanche sessile et fixe dont un prolongement, en forme de talon, dirigé en avant et en bas pour la première paire et en avant et en haut pour la seconde, rappelle les épimères libres de certains Acariens. Une petite ouverture entourée d'un bourrelet (C, C') se remarque au milieu de la face dorsale. Est-ce l'anus ou un stigmate impair? (fig. 63, B, C).

Œuf. — Arrondi, ovoïde, long de $0^{mm},12$, large de

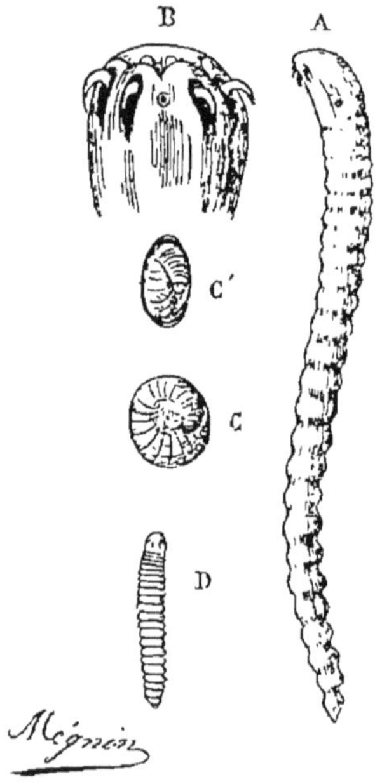

Fig. 62. — *Linguatule moniliforme.* A. femelle adulte grossie. — B. sa tête grand. nat. — CC'. larve enkystée. — D. larve libre grand. nat.

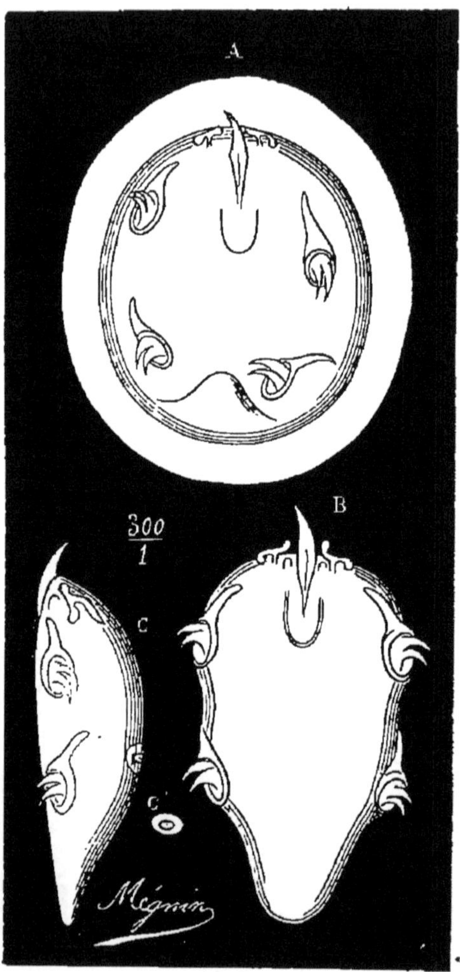

Fig. 63. — A. œuf de Linguatule moniliforme. — B. Embryon de la même, vu de face. — C. Embryon vu de profil. (D'après nature et au grossissement de 300 diamètres.)

$0^{mm},10$, entouré d'une zone gélatineuse épaisse de $0^{mm},015$. Avant la ponte il renferme toujours un embryon complètement développé (fig. 63, A).

Habitat. — A l'état adulte on a rencontré la Linguatule moniliforme sur différents reptiles, Crotales, Boas, Crocodiles, Monitors ou grands lézards, et enfin dans une espèce de couleuvre; elle habite la cavité abdominale et les poumons.

Sous le nom de Pentastome grêle (*Pent. gracile*, Diesing), on a décrit une petite Linguatule, trouvée enkystée dans le mésentère ou dans les chairs de reptiles et de poissons, qui est évidemment une larve, mais qui ne peut appartenir à l'espèce que nous décrivons, parce que ses crochets sont *géminés* ou *doubles*. La larve de la Linguatule moniliforme était donc encore complètement inconnue quand nous avons eu occasion d'en étudier une trouvée par milliers sous le péritoine d'un chien d'expérience par M. le Dr Bochefontaine, préparateur au laboratoire de pathologie comparée et expérimentale. Or, les caractères anatomiques de cette petite Linguatule, qui était agame et par conséquent à l'état larvaire, correspondant parfaitement aux caractères des adultes ci-dessus, nous nous croyons autorisé à la regarder comme leur larve. Le chien qui la nourrissait, et qui avait le péritoine et le mésentère farcis de kystes contenant ces Linguatules, était un chien abandonné ou vagabond qui s'était probablement infecté en dévorant un reptile contenant des Linguatules moniliformes adultes et chargées d'œufs. C'est la première fois qu'on rencontre cette espèce chez un mammifère à sang chaud, à moins que notre larve ne soit la même que celle trouvée en Égypte par Pruner, sur deux nègres, et décrite par Siebold, comme suit :

« **Pentastome étreint** (*Pentastomum constrictum* de Siebold). — Corps allongé, cylindrique, annelé en apparence par des constrictions transversales, arrondi antérieurement, terminé postérieurement en cône obtus ; dos convexe, ventre aplati, tégument sans épines ; long de 13 millimètres, large de 2 millimètres. »

Des deux nègres en question, l'un était mort d'une péritonite, l'autre d'une colite ; chez l'un les vers étaient vivants, chez l'autre ils étaient morts. Ils étaient situés dans des kystes de la dimension d'un kreutzer, plus elliptiques que ronds, d'un tissu en apparence cartilagineux, qui faisaient saillie à la surface du foie chez l'un des individus ; chez l'autre, le parasite avait *quitté son kyste* et se trouvait dans le duodenum. « Quand nous avons visité en 1833, dit Pruner, le musée d'anatomie pathologique de Bologne, nous avons trouvé deux échantillons de ce même animal, sans kyste, conservés entre deux verres de montre, avec cette inscription : Insecte trouvé dans le foie d'un homme (1). »

Bilhartz a de nouveau trouvé ces parasites en Égypte, à la surface du foie, chez les nègres.

Anatomie et biologie des Linguatules. — L'anatomie de la première espèce a été faite par plusieurs auteurs ; celle du **Pentastoma proboscideum** l'a été par Diesing. Chez ces animaux le tégument est

(1) E. Pruner, *Die Krankheiten des Orient's*. Erlangen, 1847, in-8°, p. 249, 250.

membraneux et résistant, plissé mais non strié transversalement ; il porte ordinairement des rangées transverses de petits disques bordés et saillants que Diesing, d'après Nordmann, a nommés des oscules ou pores respiratoires, ou des stigmates : chez les larves de la première espèce, on voit en outre des rangées de petites épines dont le mode d'implantation rappelle celui des écailles du papillon ; elles sont implantées dans le tégument au moyen d'un pédoncule tubuleux.

La bouche est large, béante, soutenue par un appareil corné souvent prolongé en arrière et auquel s'appliquent les muscles destinés à opérer la succion. Dujardin a vu dans la larve provenant d'un cochon d'Inde, à l'extrémité de l'œsophage, un sphincter ou anneau musculaire, comme celui qu'on observe chez les mouches et chez d'autres insectes suceurs. Les crochets, ou organes d'adhérence, sont mus par des muscles nombreux à *fibres striées* comme ceux des insectes, s'insérant soit à leur apophyse, soit à une pièce interne articulée à leur base ; chez quelques espèces on voit en outre une ou deux pièces accessoires partant de la base des crochets et prises même pour un double crochet par Diesing. Au bord antérieur de la face dorsale, au-dessus des crochets, se voient quelquefois plusieurs appendices courts, papilliformes, symétriques, qui semblent être un rudiment ou un dernier vestige de certains appendices des animaux articulés ; on les voit bien chez le Pentastome moniliforme (fig. 62) et surtout chez son embryon (fig. 63), dont la bouche est en outre munie d'un dard qui paraît résulter de la soudure des mandibules, comme chez les Démodex. L'intestin est simple et se dirige presque en droite ligne de la bouche à l'anus qui est terminal et situé, soit dans une échancrure du bord postérieur, comme chez les larves, soit à l'extrémité même, comme chez les adultes.

Le système nerveux est ici bien réel, bien distinct : il se compose d'un grand ganglion sous-œsophagien envoyant des troncs nerveux en diverses directions à tous les organes et deux longues branches parallèles à l'intestin (Dujardin).

L'appareil génital mâle se compose d'un long testicule cylindrique, étendu depuis la queue jusqu'au milieu du corps, où il se continue par deux canaux déférents, embrassant l'intestin pour se rendre obliquement dans des bourses à parois transparentes, chacun à un pénis enfermé, situé derrière la bouche. Nous avons vu quelque chose d'analogue chez les Acariens des familles des Gamasidés et des Ixodidés, quant à cette situation.

L'appareil génital femelle se compose également d'un long ovaire cylindrique étendu sur l'intestin et croisé en deux branches qui, embrassant l'intestin en avant, vont se réunir sous le ganglion nerveux après avoir reçu le produit de deux glandes accessoires (sécrétant l'albumen des œufs ?) et se continuant par un oviducte unique très long, formant de nombreuses circonvolutions autour de l'intestin et aboutissant à côté de l'anus (Dujardin).

Nous devons ajouter, toutefois, que Owen a considéré les Pentastomes comme hermaphrodites et que Valentin, dans son *Repertorium fur anat.* (t. II, p. 155), dit avoir trouvé des spermatozoïdes dans les sacs ou glandes accessoires de l'oviducte.

Le Pentastome tænioïde adulte habite les cavités nasales du chien et du cheval, au fond desquelles il se loge, fixé à la muqueuse par ses solides crochets. Rien n'indique qu'à cet endroit il absorbe du sang; il paraît vivre au contraire exclusivement du mucus sécrété par la membrane sur laquelle il est attaché. C'est deux mois environ après son arrivée en ce lieu que ses organes sexuels sont achevés et en état de fonctionner; alors l'accouplement s'effectue, les deux pénis pénètrent dans l'oviducte vaginal, qui à cette époque est à peu près rectiligne et parallèle à l'intestin ; ainsi ils vont déposer le sperme à l'entrée des poches copulatrices situées de chaque côté de la tête. Peu de temps après l'oviducte se remplit d'œufs, la femelle grandit, ses mouvements se ralentissent et elle va se cantonner tout en haut des cavités nasales, surtout vers l'antre du méat moyen, où elle commencera sa ponte en sûreté et la continuera pendant longtemps. Quant au mâle, il continue ses habitudes voyageuses à la recherche d'autres femelles non fécondées ; car celles-ci ne le sont jamais qu'une fois.

Les œufs pondus sur la pituitaire sont expulsés avec le mucus dans les ébrouements et les éternuements ; s'ils sont projetés sur de l'herbe, ils y adhèrent par leur enveloppe glutineuse et peuvent être alors absorbés par des herbivores. Arrivés dans leur intestin, les embryons sont mis en liberté, perforent la muqueuse, voyagent sous le péritoine où ils s'enkystent pour prendre la forme larvaire. Beaucoup pénètrent dans les ganglions mésentériques qu'ils réduisent en pulpe. Après un certain temps d'enkystement, les jeunes larves sont prises d'un besoin impérieux de pérégrination ; elles sortent de leur kyste, tombent dans la cavité péritonéale et meurent pour la plupart ; celles-là seules qui arrivent dans les poumons et dans les bronches, d'où elles gagnent les cavités nasales, peuvent parcourir les dernières phases de leur développement, mais le nombre en est extrêmement restreint. Si un ruminant qui nourrit des larves de Linguatules est dévoré par un carnassier, ces larves, poussées par leur instinct, s'efforcent de ne pas dépasser la cavité buccale, aux parois de laquelle elles s'attachent, puis elles gagnent les cavités nasales, seul lieu où elles peuvent devenir adultes.

Tous ces faits ont été démontrés expérimentalement par Leuckart, en 1857. Quelques années après M. G. Colin, d'Alfort, a répété les mêmes expériences, qui sont relatées tout au long dans le *Bulletin de la Société centrale vétérinaire*, mais on remarque avec étonnement, dans ce travail, que le silence le plus complet est gardé sur les expériences de Leuckart, à qui seul appartient pourtant la découverte des faits en question.

M. Leuckart et ses émules, se basant sur leurs expériences, avancent que la migration dans un organisme étranger est le seul moyen, pour le Pentastome, d'arriver à accomplir ses dernières phases de développement et d'atteindre l'âge adulte. A ce compte, les carnassiers seuls nourriraient des Linguatules adultes et les herbivores des larves ou Linguatules agames. Nous savons cependant que les Linguatules adultes ont été rencontrées chez le cheval et que des larves des mêmes parasites ont été trouvées enkystées sous le péritoine de chats, de chiens ou même de lions. Il faut donc croire que la règle posée n'est pas sans exceptions et que l'intermédiaire obligé n'est pas forcément indispensable, pas plus que pour les Ténias.

ACTION NOCIVE DES LINGUATULES.

Chez l'homme. — Jusqu'à présent on n'a rencontré les linguatules chez l'homme qu'en Allemagne et en Égypte : dans la première de ces contrées c'est la larve du Pentastome tænioïde, c'est-à-dire le pentastome denticulé ou en scie, qui a été constaté ; dans la seconde c'est le Pentastome étreint, larve du Pentastome moniliforme, qui a été vu.

Après Siebold, Zenker, prosecteur à l'hôpital civil de Dresde, l'a rencontré chez l'homme dans dix autopsies (huit hommes et deux femmes âgés de vingt et un à soixante-quatorze ans). On l'a trouvé ensuite à Leipzig et à Vienne; à Dresde, dans la proportion de 1 sur 18 autopsies ; à Leipzig, dans celle de 1 sur 10, et de 1 sur 4 à Vienne.

Dans tous les cas (sauf un), c'est à la surface du foie que les Pentastomes denticulés ont été rencontrés chez l'homme ; ils étaient renfermés dans un petit kyste fibreux; un seul existait à la surface du rein.

Ce parasite paraît ne causer aucun trouble dans les fonctions de l'organe qui le recèle, aucun phénomène ne fait soupçonner son existence pendant la vie ; sa petitesse constante le rend tout à fait inoffensif (Davaine).

Le Pentastome étreint, ou larve probable du Pentastome moniliforme, cause-t-il plus de dommage en Égypte que son congénère en Allemagne? Nous avons vu plus haut que, des deux nègres chez lesquels Pruner-bey les avait trouvés, l'un était mort d'une péritonite et l'autre d'une colite. Quel rôle ont joué ces parasites dans le développement de ces affections? C'est ce qui n'a pas été clairement établi.

Chez les animaux domestiques. — Le *Pentastome tænioïde* à l'état adulte a été rencontré chez le cheval (Chabert), chez le mulet (Grève à Oldenbourg), chez les moutons (Rhinden en Écosse), et chez le chien (Chabert, Rudolphi et un grand nombre d'observateurs); à l'état de larve, c'est-à-dire sous le nom de Pentastome denticulé, ou en scie, chez la chèvre (Abildgard, Florman, Gurlt), chez le mouton (G. Colin), chez le bœuf (Hermann à Vienne), chez le lapin (Frœlich, Leuckart), chez le chat (Creplin à Greifswald) et chez le cochon d'Inde (Dujardin).

Le *Pentastoma moniliforme*, à l'état de larve seulement, a été rencontré sur le foie et dans le mésentère du chien (Bochefontaine à Paris).

A. **Action des Pentastomes adultes.** — Si l'on en croyait Chabert, cette action serait terrible :

« Il est, dit-il (1), peu de corps étrangers introduits dans l'économie qui puissent produire des effets aussi foudroyants que les vers lancéolés lorsqu'ils sont logés dans les cellules ethmoïdales. Le cheval qui en est affecté mange avec voracité, et, plus il mange, plus il semble dépérir : cet appétit vorace est souvent interrompu par un état d'anxiété; l'animal gratte le sol, le frappe avec un de ses pieds de devant, il regarde son flanc, l'inquiétude augmente; il se couche et se relève subitement; le flanc s'agite, les naseaux s'ouvrent de plus en plus, les yeux deviennent hagards; cet état, qui indique les douleurs les plus vives, finit par l'émission d'une quantité considérable de vents et de matières stercorales crues et bilieuses. Ces signes sont équivoques; ils sont communs à plusieurs maladies ; la colique et la diarrhée sont dues à la descente trop précipitée des aliments dans l'estomac; cette descente rapide est due elle-même à l'irritation qu'occasionnent les vers, mais bientôt, l'irritation augmentant à mesure que les vers acquièrent plus de force, les signes qui annoncent leur présence cessent d'être équivoques. Ils consistent dans des ébrouements fréquents, des secousses convulsives de la tête, des actions effrénées qui por-

(1) Chabert, *Maladies vermineuses*. Paris, 1787, p. 77.

tent l'animal à se heurter avec la plus grande violence le crâne contre tous les corps durs qui sont à sa portée. Quelle que soit la force de ce heurt et de ces actions effrénées, l'ébrouement s'effectue toujours ; il s'opère même avec une sorte de fureur de la part de l'animal : souvent il s'abat, plie son encolure et porte la tête sur les côtés, la rejette sur le sol avec colère, la renverse en arrière, la ramène en avant et plonge le nez dans le poitrail ; enfin, les forces paraissent épuisées, ou, peut-être, le ver cessant de se faire sentir, l'animal se relève, paraît accablé, éprouve une altération considérable, et après quelques heures de repos, une faim dévorante ; la manière dont il saisit et avale les aliments qui lui sont offerts tient toujours à un état violent ; et c'est assez souvent lorsqu'il les dévore avec une sorte de fureur qu'il est saisi de ces accès phrénétiques dont nous venons de parler. Les paroxysmes n'ont point d'ordre fixe dans leur apparition, et ne tardent guère pour l'ordinaire à *faire périr* l'animal qui les éprouve, sa mort est toujours d'autant plus prompte qu'il est plus ardent, plus vigoureux, plus irritable ; il arrive souvent aussi que les animaux de ce tempérament périssent plutôt des coups qu'ils se donnent que de la maladie même. »

Personne n'ayant revu de Pentastomes chez le cheval, depuis Chabert, on n'a pu, par suite, contrôler ses assertions.

« Quant au chien, poursuit Chabert, les signes qui annoncent la présence du ténia lancéolé dans le nez de cet animal ne sont pas tout à fait les mêmes : outre que l'appétit est vorace comme dans le cheval, il est, de plus, dépravé ; l'animal avale, dévore tout ce qui est à sa portée, la terre, la paille, le bois, le linge, des morceaux d'étoffe, de la laine, des cordes, etc. Les muscles des mâchoires agissent convulsivement et tumultueusement ; la mâchoire inférieure est écartée, jetée de côté, soit à droite, soit à gauche, et rapprochée de l'antérieure avec autant de promptitude que de force. Dans ces actions effrénées, l'animal laisse échapper une grande quantité de salive qui tombe en filet ; les parois du bas-ventre sont tendues au point d'agir sur la vessie et d'en chasser l'urine qu'elle contient. Le chien éternue presque sans cesse : il est continuellement occupé à se gratter le nez avec ses pattes, et à se frotter le front contre les corps durs ; il court sans intention et succombe dans les convulsions les plus violentes. »

M. Colin, d'Alfort, qui, en deux ans, a pu observer 64 chiens, qui lui ont offert depuis une jusqu'à onze linguatules chacun, s'inscrit en faux contre les symptômes attribués par Chabert à l'action des linguatules chez le chien et chez le cheval. « Toute cette symptomatologie, dit-il (1), semble faite pour un conte des *Mille et une nuits;* elle n'a trait ni aux Pentastomes, ni à aucune maladie bien déterminée, et elle n'est pas plus exacte, à l'éternuement près, pour le chien que pour le cheval, quoi que disent les modernes qui l'ont paraphrasée sans discernement. »

Les seuls symptômes que M. Colin ait observés chez ses chiens d'expérience, chez lesquels il faisait développer des Pentastomes adultes au moyen de larves provenant du mouton, chiens qu'il avait continuellement sous les yeux, pendant de longs mois, sont des éternuements fréquents, de la difficulté de la respiration provenant de l'abondance du mucus dont la sécrétion est exagérée, difficulté s'accompagnant quelquefois d'un sentiment d'anxiété ; enfin, parfois, des symptômes asphyxiques quand les pentastomes avaient acquis tout leur développement et qu'ils obstruaient plus ou moins complètement les fosses nasales.

A l'autopsie de chiens d'expérience sacrifiés, les lésions trouvées par M. Colin étaient insignifiantes : « un œil exercé aurait grand'peine à découvrir les empreintes légères de leurs crochets microscopiques. » Et pourtant, d'après Chabert, ces lésions seraient effrayantes et consisteraient en ulcérations graves de la pituitaire, semblables à celles de la morve la plus invétérée du cheval !

Quelquefois, cependant, l'action des Pentastomes est moins inoffensive que ne le prétend M. Colin, sans cependant arriver au degré que lui attribue M. Chabert. Nous avons vu sur des chiens des épistaxis dont la répétition amenait chez ces animaux un état anémique grave, être la conséquence de la présence de Pentastomes dans le fond des cavités nasales. De même aussi nous avons vu le chien d'un de nos amis, le Dr P., rejeter devant nous un pentastome femelle, qui était fixé dans le pharynx, et qui n'avait jamais produit d'autres effets que quelques accès de toux. Ce chien avait une splendide santé.

B. **Action des pentastomes à l'état de larve.** — Bien que

(1) G. Colin, *Recherches sur le Pentastome ténioïde*, in *Bulletin de la Soc. cent. vétérinaire*, Paris, 1864.

M. Colin ait signalé des altérations graves des ganglions mésentériques chez ses moutons d'expérience, chez lesquels ils obtenait le développement de Pentastomes à l'état larvaire en leur ingurgitant des œufs de ce même parasite avec des substances alimentaires, il ne paraît pas que, à cet état, les Pentastomes soient bien dangereux. M. Colin lui-même ne signale aucun symptôme observé pendant la vie autre qu'un développement lent et un état chétif persistant n'entraînant pas la mort spontanément.

Nous tenons de M. le Dr Bochefontaine, qui nous a fourni les moyens d'étudier la larve du Pentastome moniliforme développée chez le chien, que le sujet qui les a fournis était un chien très vigoureux ayant toutes les apparences d'une bonne santé; il avait été ramassé par la police vagabondant dans les rues de Paris, et avait été livré au laboratoire de pathologie comparée de la Faculté de médecine pour servir de sujet d'expérience. Sacrifié après cet usage, ce n'est qu'à l'autopsie qu'on trouva la surface du foie et le mésentère farcis de petits kystes dont le nombre s'élevait certainement à plus de mille. Chacun de ces kystes renfermait un jeune Pentastome moniliforme, et plusieurs même de ces parasites étaient libres dans la cavité péritonéale. Les pièces, conservées dans l'alcool, existent du reste encore dans le cabinet du susdit laboratoire.

Traitement. — Chabert conseillait, contre les Pentastomes adultes, la trépanation des sinus du chien ou du cheval et des injections d'huile empyreumatique délayée dans du jaune d'œuf.

M. Colin regarde ce traitement comme d'autant plus inutile que les parasites n'habitent pas les sinus, mais bien les cavités nasales; c'est donc par le nez qu'il faut faire ces injections. M. Colin regarde même ces dernières comme inutiles, puisqu'en *quinze mois* le Pentastome déposé à l'état de larve dans le nez parcourt toutes ses phases et finit par disparaître spontanément.

Pour nous, plutôt que de laisser un chien souffrir quinze mois, nous conseillons les injections.

Quant aux pentastomes du mésentère, on comprend que tout traitement soit impuissant à en débarrasser un animal, fût-on très certain de leur existence.

APPENDICE

LES PARASITES DES CADAVRES.

Lorsqu'un cadavre humain, ou de mammifère, est exposé à l'air libre, ou dans un milieu où les insectes peuvent pénétrer, il est envahi aussitôt et successivement par des groupes de certains insectes qui le recherchent pour déposer leurs œufs à sa surface ou au pourtour des ouvertures naturelles. De ces œufs sortent des larves, — les vers du vulgaire — qui vivent aux dépens de la matière morte jusqu'au moment de leur transformation en pupes ou chrysalides, transformation qui a lieu ordinairement, soit dans les cavités splanchniques, alors vides, soit dans les plis de la surface du corps, soit dans ceux du linge ou des vêtements qui enveloppent le cadavre.

Les insectes en question sont principalement des mouches dites carnassières, mais il y a aussi des coléoptères, quelques Lépidoptères du groupe des Teignes et des Acariens.

« Les soins que prennent certaines mouches pour assurer leur postérité, dit Macquart, consistent dans le choix qu'elles font du berceau de leurs petits ; l'instinct leur indique à cet égard tous les corps qui ont cessé de vivre, et la dissolution qui commence s'accélère tellement par l'action de leurs larves qu'elle semble leur être uniquement due. C'est ainsi que les Calliphores et les Lucilies déposent leurs œufs sur les cadavres : les Curtonèvres sur les végétaux et particulièrement sur les champignons qui se décomposent, les autres font leurs pontes dans les bouses ou les fumiers. »

La population du monde des cadavres est quelquefois si grande et son rôle si actif que Linné s'est cru en droit de dire, sans trop d'hyperbole, « que trois mouches consomment un cadavre aussi vite que le fait un lion. »

Mais, ainsi que le fait observer Macquart dans le passage que nous rapportons ci-dessus, la destruction des cadavres, malgré l'apparence, n'est pas exclusivement due aux larves sarcophages, la preuve, c'est que cette destruction peut se faire et se fait même souvent sans elles; celles-ci n'agissent même que quand la matière morte est devenue pour elles un aliment convenable par suite des préparations que lui font subir des myriades d'agents beaucoup plus petits, qui ne sont autres que les microbes de la fermentation putride.

Depuis longtemps un fait, que nous avons été le premier à observer, nous avait frappé : c'est que les insectes des cadavres, les *travailleurs de la mort*, n'arrivent à table que successivement, par escouades de la même espèce et toujours dans le même ordre; nous avons compté ainsi jusqu'à huit périodes, depuis le moment de la mort jusqu'à la destruction complète du cadavre, dans chacune desquelles apparaît toujours le même groupe d'insectes.

Ce fait concorde bien avec ce que l'on sait du phénomène de la putréfaction d'après les études qu'en ont faites, chacun de leur côté, M. Armand Gautier, MM. Cornil et Babès, et enfin M. Bordas.

D'après ces études, des microbes de différentes espèces se suivent d'une manière régulière dans les phénomènes si complexes de la putréfaction et leur action est accompagnée chaque fois d'une émission de gaz odorant; ce sont ces gaz, perçus par les insectes souvent à des distances prodigieuses, tant leur sens olfactif est délicat, qui leur indiquent le degré auquel la putréfaction est arrivée et leur permettent de choisir celui qui est le plus convenable à leur progéniture. Ainsi s'explique la succession régulière des insectes que nous avons nommés les *travailleurs de la mort*, succession qui se continue même après que le rôle des microbes a complètement cessé, car, s'il reste des parties, ligaments ou peau, qui, desséchées, ont résisté à la putréfaction, elles n'en sont pas moins détruites par certains insectes rongeurs qui viennent ainsi compléter le rôle de leurs prédécesseurs.

Il arrive un moment où tout est consommé et où il ne reste plus rien, à côté des os blanchis, qu'une sorte de terreau brun, finement granuleux, mêlé de carapaces et de pupes d'insectes; ainsi s'est accomplie cette parole de l'Écriture : *Tu es poudre et tu retourneras en poudre*. Cette poudre, examinée au microscope, n'est autre chose que l'accumulation des excréments des générations d'insectes qui, à l'état larvaire, se sont succédé sur le cadavre.

L'action des insectes, parallèle à celle des microbes et la complétant, s'opérant par la succession régulière des escouades de *travailleurs de la mort* sur un cadavre à l'air libre, fait de ces derniers de véritables réactifs animés, indicateurs du temps qui s'est écoulé depuis le moment de la mort du sujet à celui de la dernière escouade de travailleurs apparue, comme le montrent les nombreuses applications que nous avons faites de la connaissance de ces faits à la médecine légale (1).

Dans les cadavres inhumés, les choses se passent moins régulièrement bien qu'ils ne soient pas complètement à l'abri des insectes, comme le croyaient Redi et bien des bons esprits après lui, même dans un cercueil de plomb. C'est ce que nous montrerons dans la suite de cet APPENDICE.

§ 1. Parasites du cadavre à l'air libre.

Orfila, dans ses *Recherches sur la putréfaction des cadavres* (in *Traité des Exhumations juridiques*. Paris, 1831), a signalé la présence des mêmes espèces de mouches que Redi avait déjà vues dans ses célèbres expériences ; nous avons observé aussi les mêmes avec un grand nombre d'autres espèces d'Insectes; mais ce que Redi ni Orfila, ni personne n'avait soupçonné, c'est le fait de leur apparition successive et la détermination de la loi qui y préside. Orfila ne s'était attaché qu'à la détermination du rôle des mouches des cadavres dans la décomposition cadavérique. De plus Orfila croyait que les mouches n'apparaissaient que quand la putréfaction était bien établie, tandis que nous avons reconnu qu'au moment même de la mort, et même quelques instants auparavant, certaines mouches harcèlent déjà le moribond pour pondre à l'entrée des narines ou des autres ouvertures naturelles.

C'est ce qui explique que si on fait l'exhumation de cadavres enterrés pendant l'été, on trouve à foison des coques de chrysalides de Diptères sarcophages, montrant que des myriades de larves de ces insectes ont travaillé comme sur des cadavres exposés à l'air libre. On avait, en ensevelissant le mort, enfermé littéralement le loup dans la bergerie : les œufs pondus sur le

(1) Voyez dans l'*Encyclopédie des Aide-mémoires* publiée sous la direction de M. Leauté, de l'Institut, notre volume intitulé : LA FAUNE DES CADAVRES. — *Applications de l'Entomologie à la médecine légale.*

cadavre avant cette opération et enfermés avec celui-ci dans la bière, avaient éclos et donné les larves en question.

Nous allons faire l'histoire naturelle de ces mouches dans l'ordre de leur apparition et nous continuerons par celle des insectes qui leur succèdent, appelés par les émanations des fermentations butyriques, caséiques, etc.; enfin nous terminerons par la description des Insectes et des Acariens qui se repaissent des derniers restes d'humidité cadavérique, et par les rongeurs qui font disparaître les restes des tissus desséchés qui adhèrent encore aux os.

Nous les grouperons par *escouades de travailleurs*, c'est-à-dire que nous réunirons dans un même groupe, ceux qui apparaissent dans la même période, qui travaillent ensemble ou qui se suppléent, car tous les Insectes dont nous allons parler, quoiqu'appartenant à la même escouade, ne se rencontrent pas toujours et tous ensemble sur le même cadavre; certains peuvent manquer suivant les localités, les pays et la saison, mais leur espèce n'en caractérise pas moins une seule et même période.

PREMIÈRE ESCOUADE.

Ce sont des mouches qui ouvrent la marche dans la série des *Travailleurs de la mort* et qui même occupent seules le chantier jusqu'à la formation des acides gras; les deux premières escouades sont même constituées exclusivement par des Diptères.

Les premières mouches qui apparaissent sur le cadavre, nous dirons même sur le mourant, appartiennent aux genres MUSCA et CURTONEVRA et sont promptement suivies par d'autres mouches des genres CALLIPHORA et ANTOMYIA.

Le genre MUSCA renferme un grand nombre d'espèces ressemblant toutes plus ou moins à la mouche de fenêtres qui en est le type. Elles sont éminemment parasites et se jettent sur les hommes et sur les bestiaux pour humer les substances fluides répandues à la surface du corps, telles que la sueur, les larmes, la sanie des plaies, etc. Ces mouches pondent des *œufs* microscopiques, oblongs, s'ouvrant par le détachement d'une bande étroite, longitudinale, qui se soulève comme la lame d'un couteau. La *larve* qui sort de l'œuf se développe rapidement et atteint sa taille en une huitaine de jours en été; elle est blanche apode, en forme de cône allongé, un peu renflée au milieu, tronquée obliquement en arrière (fig. 64 *d*); la bouche est armée de deux crochets cornés et la tête porte deux tubercules antennaux charnus; deux autres tubercules existent en arrière des précédents sur le premier article qui suit la tête ; les stigmates antérieurs se voient de chaque côté du deuxième article, sous forme de cinq petites digitations tuberculiformes groupées en éventail; les stigmates postérieurs sont

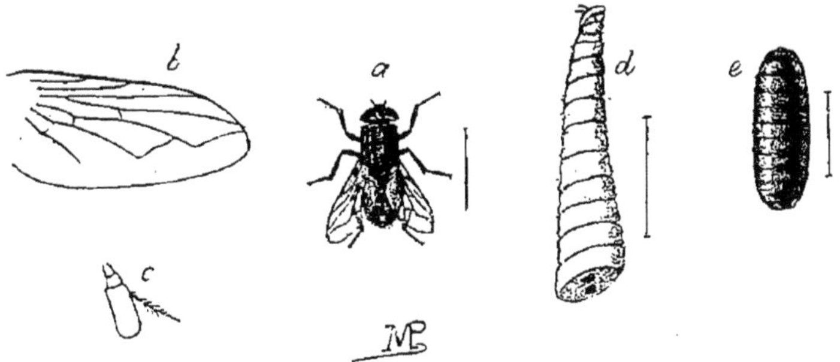

Fig. 64. — *a*, *Musca domestica*; *b*, son aile ; *c*, une antenne; *d*, sa larve et *e*, sa nymphe.

simples, symétriques, sous forme d'une paire de petites ouvertures rondes, percées au centre de petites plaques chytineuses rondes un peu réniformes et symétriques, qui se voient au milieu de la face postérieure du dernier article. La pupe en laquelle se transforme la larve, est cylindrique avec ses deux extrémités arrondies, coriace, brune-rousse et longue de cinq à six millimètres. Au bout de huit à trente jours, suivant la température, l'insecte parfait sort de cette pupe.

Les larves des mouches de ce genre se développent dans le fumier, disent les entomologistes; cela est vrai pour beaucoup d'espèces, mais nous en avons rencontré aussi, presque constamment, sur les cadavres à l'air libre, ou inhumés pendant l'été en compagnie d'autres larves appartenant au genre Curtonèvre.

Le genre MUSCA, avons-nous dit, comprend un grand nombre d'espèces; nous nous contenterons de signaler la principale, dont nous avons rencontré souvent la larve sur les cadavres, la *Musca domestica*, que nous avons déjà décrite page 29 et dont nous donnons ci-dessous la figure (fig. 64) à l'état parfait (*a*), son aile (*b*), une de ses antennes (*c*), sa larve (*d*) et sa pupe (*e*).

Les mouches du genre CURTONEVRA, dont deux ou trois espèces tiennent compagnie à la précédente dans la *première escouade* des *Travailleurs de la mort*, ont le même port et le même aspect que celles du genre MUSCA avec lesquelles il est facile de les confondre. On ne les distingue que par les caractères suivants : épistome plus saillant; antennes plus courtes aussi, à styles plumeux ; première cellule postérieure des ailes largement ouverte, nervure externo-médiaire convexe après le coude qui est presque effacé.

Les larves de CURTONÈVRE ne se distinguent pas de celles des mouches du genre MUSCA, non plus que leurs œufs et leurs

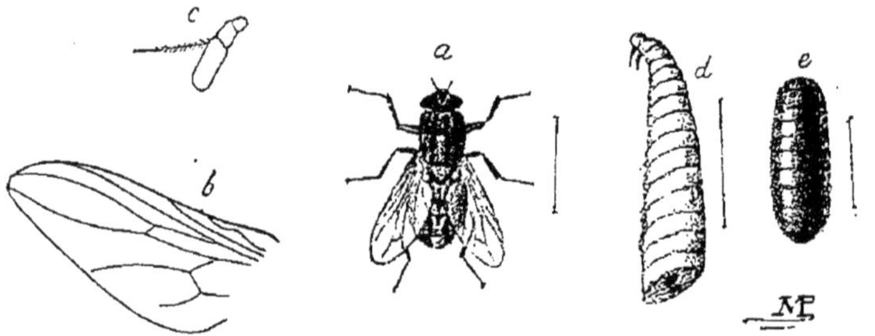

Fig. 65. — *a, Curtonevra stabulans* Meig.; *b*, son aile; *c*, une de ses antennes; *d*, sa larve; *e*, sa nymphe.

pupes. D'après les auteurs ces larves se développeraient dans le terreau, le fumier et quelquefois les champignons; nous avons trouvé abondamment celles de l'espèce suivante dans les cadavres se décomposant à l'air libre ou inhumés pendant l'été et nous les avons reconnues aux individus parfaits trouvés souvent morts dans leurs pupes.

Parmi les nombreuses espèces de Curtonèvres qui existent, et souvent peu distinctes entre elles, nous ne décrirons que la suivante qui seule nous intéresse jusqu'à présent.

Curtonevra stabulans Meg. (fig. 65). Longueur huit à neuf millimètres, cendrée, palpes ferrugineux; face et côtés de la face argentés, bande frontale et antennes noires, base du 3e article ferrugineux; thorax à lignes noires; écusson à extrémité ferrugineuse, abdomen marqueté de noir ; pieds noirs dans les deux sexes.

Cette mouche a des mœurs rurales et se rencontre fréquemment dans les étables, les pâturages, le voisinage des animaux domestiques ; nous l'avons trouvée assez souvent, morte dans sa pupe, dans des cadavres d'enfants momifiés provenant de la campagne.

Genre CALLIPHORA. Tout le monde connaît la grosse mouche

bleue de la viande, dont nous avons déjà parlé page 29; c'est l'espèce type du genre Calliphora. La figure ci-dessous (fig. 66) qui la représente, montre dans la disposition des cellules de l'aile, dans la structure de l'antenne et de son style les caractères génériques.

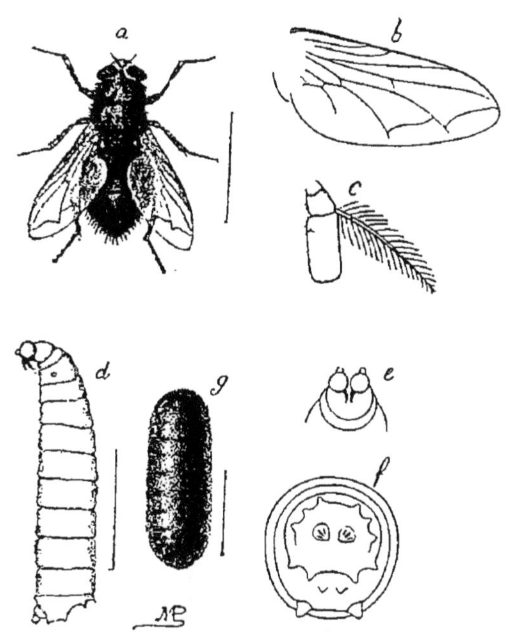

Fig. 66. — *a*, *Calliphora vomitoria* Rob.; *b*, son aile; *c*, une antenne; *d*, sa larve; *e*, extrémité antérieure de cette larve; *f*, son extrémité postérieure; *g*, la nymphe.

Les *larves* (*d*) des mouches de ce genre sont blanches, apodes et, comme toutes celles des diptères, cylindro-coniques, à tête surmontée de deux tubercules antennaux, armée de deux crochets mandibulaires, plus d'une pointe languettiforme ; de chaque côté du deuxième segment se trouvent les stigmates antérieurs, ici de forme ronde ; sur la face postérieure du dernier segment, qui est obliquement tronqué et a le pourtour garni de 12 papilles en couronne, se trouvent les stigmates postérieurs sous forme de trois fentes en éventail percées sur une plaque chitineuse ronde (*f*) ; au milieu de l'été ces larves arrivent à leur développement complet en huit jours, et une quinzaine de jours après être passées à l'état de pupes cylindro-sphériques brunes, elles passent à l'état parfait.

Les Calliphores recherchent la viande fraîche et les cadavres dont la mort est toute récente, pour y déposer leurs œufs : ce n'est qu'à leur défaut qu'elles les déposent sur la viande imparfaitement salée ou conservée, ou dans les cadavres dont la putréfaction a commencé. Dans tous les cadavres que nous avons examinés et ayant été exposés à l'air, ou inhumés pendant l'été, c'est littéralement à foison que nous avons trouvé les pupes de Calliphores, surtout de l'espèce type du genre, la *calliphora vomitoria* Rob. D. (fig. 66) que nous avons déjà décrite page 29 et que nous figurons encore d'autre part.

Ici se termine l'histoire de la *première escouade* des *Travailleurs de la mort*, qui comprend exclusivement des mouches attaquant les cadavres frais, et les seules dont on trouve les pupes vides en abondance dans les bières des cadavres inhumés pendant l'été. Ces pupes, brunes, cylindriques et arrondies à leurs extrémités, sont faciles à distinguer d'autres toutes petites pupes, prismatiques, jaunâtres pâles, que l'on trouve aussi par myriades sur les cadavres inhumés même l'hiver et qui sont celles d'un moucheron appartenant à la troisième escouade dont nous parlerons plus loin.

DEUXIÈME ESCOUADE.

Aussitôt que l'odeur cadavérique d'un corps mort exposé à l'air libre se fait sentir, arrive un nouveau groupe de *travail-*

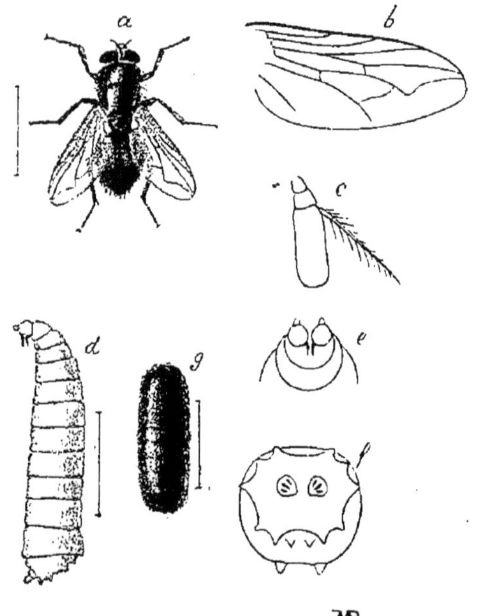

Fig. 67. — *a*, *Lucilia Cæsar* Rob. ; *b*, son aile ; *c*, une antenne ; *d*, sa larve ; *e*, extrémité antérieure de celle-ci ; *f*, son extrémité postérieure ; *g*, sa nymphe.

leurs composé de mouches d'un beau vert métallique brillant, d'une taille comprise entre celle de la mouche ordinaire et celle de la mouche à viande, et d'autres mouches plus grandes d'un gris noirâtre, rayées et tachées, beaucoup moins jolies. Les premières appartiennent au genre LUCILIA et à l'espèce *Lucilia Cæsar*, et les secondes au genre SARCOPHAGA et à l'espèce *Sarcophaga carnaria*. Nous avons décrit la *Lucilia Cæsar* Rob. D. à la page 28 et la *Sarcophaga carnaria* Meig. à la page 27, nous y renvoyons le lecteur, nous contentant d'en donner, pour la première, à la figure 67, et, pour la seconde, à la figure 68, de bonnes représentations donnant à la fois les caractères génériques aussi bien que ceux des larves et des nymphes.

Si, chez les momies d'enfants décomposées à l'air libre, nous avons surtout trouvé les espèces dont nous venons de parler, beaucoup d'autres, soit du genre Lucilie, soit du genre Sarcophage, peuvent être rencontrées dans les mêmes conditions et

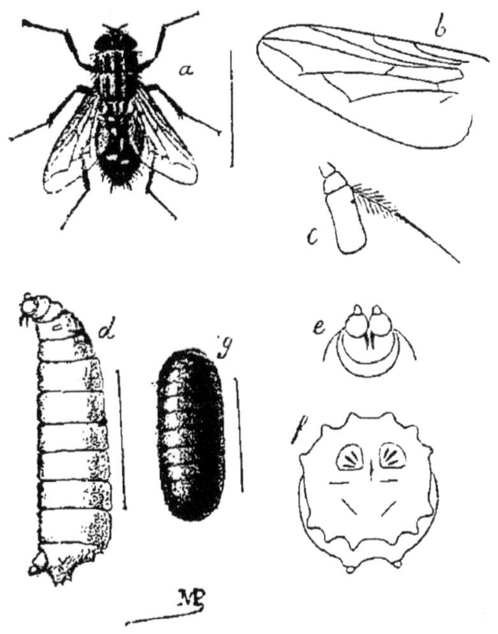

Fig. 68. — *a*, *Sarcophaga carnaria* Meig.; *b*, son aile ; *c*, une antenne ; *d*, sa larve ; *e*, extrémité antérieure de celle-ci ; *f*, son extrémité postérieure ; *g*, sa nymphe.

surtout sur des cadavres d'animaux ; ainsi nous avons souvent rencontré, dans ces cas, la *Sarcophaga arvensis* et la *Sarcophaga laticrus*, et d'autres espèces de genres voisins ayant les mêmes mœurs, telles que la *Cynomyia mortuorum* qui se trouve surtout sur les cadavres de chiens et que nous décrivons page 28.

TROISIÈME ESCOUADE.

La décomposition des cadavres à l'air libre, dans nos régions tempérées où l'atmosphère est toujours plus ou moins chargée d'humidité, tient le milieu, par ses caractères, entre celle qui se passe dans les corps inhumés dans des cimetières et la momification rapide dans les déserts des pays tropicaux sous l'influence de la chaleur, ou dans ceux de l'Himalaya sous l'influence du vent froid et sec qui y règne. Si, dans ces dernières conditions, il ne se forme pas d'adipocire, comme dans les cimetières, il se forme des acides gras volatils qui disparaissent peu à peu par l'évaporation intense à laquelle sont soumis les corps. A plus forte raison s'en forme-t-il dans les corps en putréfaction à l'air libre, dans nos régions, et même de l'adipocire en abondance chez ceux qui étaient doués d'un certain embonpoint. Ce qui le prouve, c'est l'arrivée, à un certain moment, lorsque les Diptères sarcophages que nous avons décrits ont, en quelque sorte, terminé leur rôle — de trois à six mois après la mort, — c'est l'arrivée, disons-nous, d'une

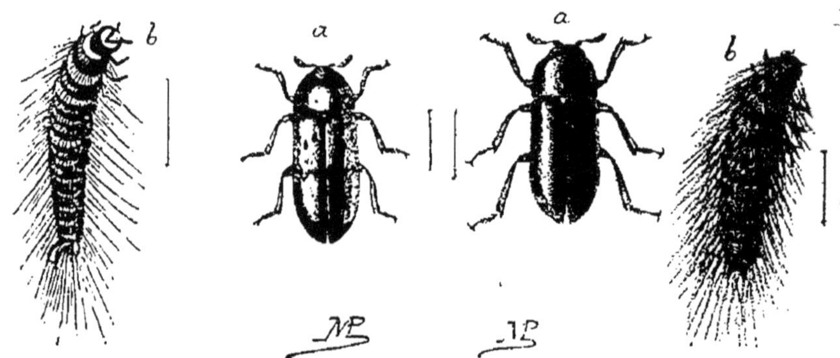

Fig. 69. — a, *Dermestes lardarius*; b, sa larve. Fig. 70. — a, *Dermestes Frischii*; b, sa larve.

troisième escouade de travailleurs, connus pour être friands, tant pour eux que pour leur progéniture, de substances grasses qui ont subi la fermentation acide : ce sont des Coléoptères du genre DERMESTES et des Lépidoptères du genre AGLOSSA.

Les DERMESTES sont de petits Coléoptères bien connus par les dommages qu'ils causent aux provisions de viandes salées devenues rances et aux pelleteries. Ils sont de taille moyenne

(7 à 8 millimètres) et à corps émicylindro-ovoïde. Ce sont surtout leurs larves qui sont carnassières.

Ces larves, cylindriques et atténuées en avant et en arrière, ont leurs anneaux entourés d'une couronne de poils; elles ont trois paires de pattes écailleuses, courtes, portées par les trois premiers anneaux, deux petites cornes dures au dernier anneau et une tête écailleuse armée de fortes mandibules.

Elles abondent dans les charcuteries mal tenues. Nous les avons toujours trouvées, tout au moins leurs dépouilles, dans des momies d'enfants et même d'adultes dont la mort remontait au moins à six mois. Après trois mois de vie larvaire elles se transforment en une nymphe qui a pour enveloppe la peau desséchée de la larve d'où l'insecte parfait sort un mois après.

Trois espèces de Dermestes ont ce genre de vie et font partie, par conséquent, de la troisième escouade ; ce sont : le *Dermestes lardarius*, le *Dermestes Frischii* et le *Dermestes undulatus ;* une quatrième espèce nous intéresse encore, mais elle ne vit que de poils, de crin et de laine; nous la retrouverons à la septième escouade.

Le *Dermestes lardarius* (fig. 69) est noir de poix et a la moitié antérieure des élytres roussâtre clair avec trois points noirs sur chacune. La larve est longue de 10 millimètres avec des anneaux mi-partie brun-rouge et la moitié antérieure plus claire; chaque anneau est entouré d'une couronne de poils rouges.

Le *Dermestes Frischii* (fig. 70) ne diffère du précédent que par sa couleur entièrement noire et par sa larve entièrement brune et plus velue.

Le *Dermestes undulatus* est semblable au précédent mais d'un millimètre plus petit.

Les Aglosses sont de petits papillons voisins des teignes, qui volent au crépuscule autour des lumières et qui, le jour, dorment sous les feuilles.

Leurs chenilles vivent, les unes de matières grasses, les autres, comme les teignes, de poil, de crin et de laine. Ces chenilles sont blanches, épaisses, cylindriques, à anneaux renflés portant chacun une rangée de rares soies en verticiles; atténuées à leurs deux extrémités, lisses, luisantes, et à seize pattes : trois paires antérieures écailleuses, coniques, et cinq paires membraneuses courtes; tête petite, coriace et écusson corné sur le premier anneau.

L'espèce d'Aglosse qui vit des matières animales grasses en voie de fermentation butyrique, faisant par conséquent partie de la troisième escouade, est l'*Aglossa pinguinalis* ou Aglosse de la graisse (fig. 71). Ce petit papillon a 25 à 30 millimètres d'envergure, ses ailes supérieures sont d'un gris jaunâtre luisant, saupoudrées d'atomes noirâtres et traversées par trois lignes jaunâtres bordées de noir plus ou moins bien marquées; les inférieures plus claires et également luisantes.

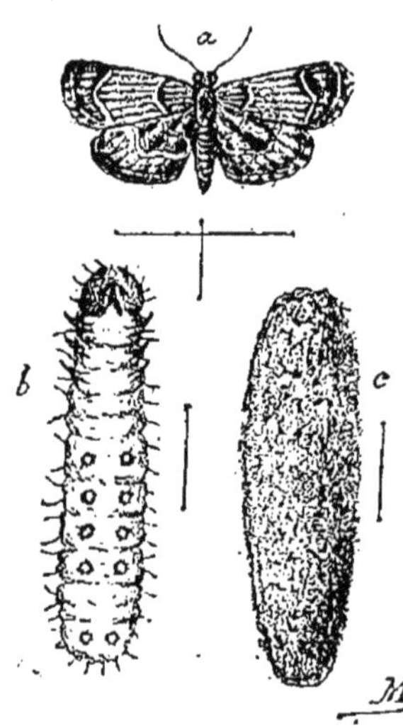

Fig. 71. — *a*, *Aglossa pinguinalis*; *b*, sa larve ou chenille; *c*, le cocon de celle-ci.

Ce papillon pond en juillet des œufs d'où sortent des larves qui mettent un mois à se développer, puis se transforment en chrysalides dans un cocon soyeux couvert de poussière grise, d'où l'insecte parfait sort au bout d'une vingtaine de jours si le temps est favorable, sinon il passe l'hiver dans cet état et n'éclôt qu'au printemps pour pondre en juillet. Les œufs pondus à l'arrière saison passent ainsi l'hiver et n'éclosent que dans la nouvelle saison.

Nous avons trouvé des larves d'Aglosse de la graisse sur des momies d'enfants dont la mort remontait au moins à six mois, soit seules, soit avec des larves de Dermestes du lard.

QUATRIÈME ESCOUADE.

Peu après la fermentation butyrique dans les matières grasses, s'en développe une autre dans les matières albuminoïdes, et qu'on peut appeler fermentation caséique, car elle appelle les mêmes travailleurs que le fromage arrivé au même degré de fermentation, c'est-à-dire une mouche très voisine de celle qui donne naissance aux vers du fromage, la *Pyophila casei :* cette mouche est la *Pyophila petasionis* Duf.

Dans le cadavre d'un individu mort d'apoplexie ou de la rupture d'un anévrisme dans son fauteuil et trouvé dans cette situation, dans sa chambre, au bout de dix mois, les larves de cette dernière mouche s'en échappèrent par myriades lorsqu'on voulut soulever le corps et elles étaient faciles à reconnaître aux sauts caractéristiques que seules les larves de PYOPHILA exécutent.

En compagnie des larves de cette mouche nous avons trouvé aussi des larves d'autres mouches du genre ANTHOMYIA et de nombreux exemplaires de jolis Coléoptères de deux espèces de CORYNÈTES occupés à humer les liquides acides qui suintaient du corps en question.

En même temps que ces insectes, qui étaient en pleine activité, se trouvaient dans les cavités splanchniques vides de ce corps, de nombreuses traces, sous forme de coques de nymphes, des travailleurs des troisième, deuxième et première escouades.

Nous avons donc comme constituant les travailleurs de la quatrième escouade : la *Pyophila petasionis* Duf., des espèces

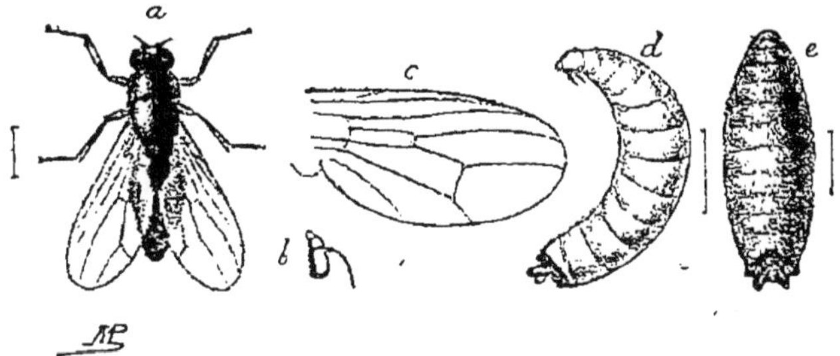

Fig. 72. — *a*, *Pyophila petasionis* Duf. ; *b*, une antenne ; *c*, une aile ; *d*, sa larve ; *e*, sa nymphe.

d'Anthomyia indéterminées, et les deux espèces de CORYNETES ou NÉCROBIA : *Corynetes cæruleus* et *Corynetes ruficollis*.

La *Pyophila petasionis* Duf. (fig. 72) est une petite mouche de 4 millimètres de long, à tête et thorax noirs de suie, à abdomen zébré transversalement, chaque anneau ayant le milieu brun foncé et ses bords jaunâtres, pattes brunes. Les larves ressemblent aux vers du fromage, seulement elles sont un peu plus grandes et mesurent 7 millimètres de long.

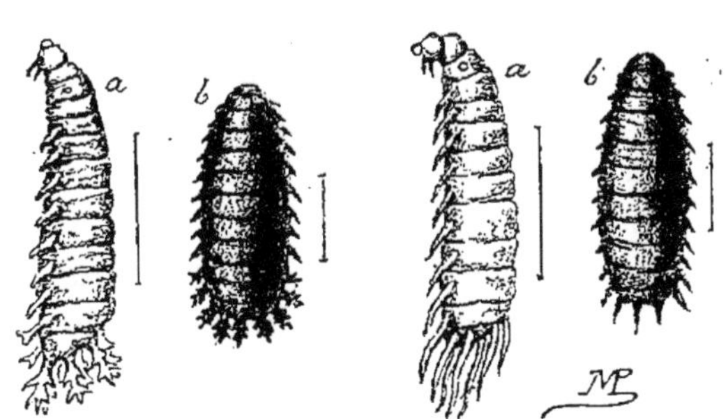

Fig. 73. — Larves et nymphes d'Anthomyies.

Les larves d'*Anthomyies* que nous avons trouvées en compagnie des précédentes, sont bien caractéristiques par les prolongements simples ou rameux que présente chaque anneau, ce qui nous a fait reconnaître qu'elles appartiennent à deux espèces. Nous avons aussi rencontré des nymphes présentant les mêmes caractères (fig. 73); malheureusement nous n'avons pas trouvé les insectes parfaits qui recherchent aussi les fromages avancés, mous, car nous avons rencontré une fois une de ces larves sur un fromage de Coulommiers.

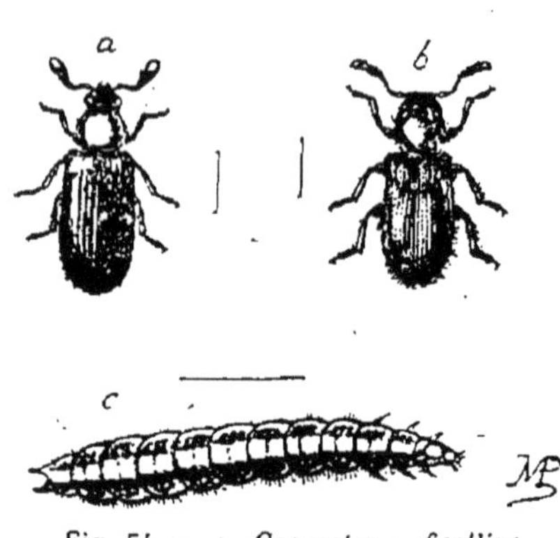

Fig. 74. — *a*, *Corynetes ruficollis*; *b*, *Corynetes cœruleus*.

Les CORYNÈTES, OU NÉCROBIA, sont de jolis petits Coléoptères de 4 à 5 millimètres de long, à couleur métallique, soit entièrement bleus (*C. cæruleus*), soit à abdomen bleu et corselet roux (*C. ruficollis*), soit à corps bleu et à pattes rousses (*C. rufipes*). Leur larve (fig. 74 *b*) a les mêmes mœurs que les adultes.

CINQUIÈME ESCOUADE.

Aux fermentations butyrique et caséique succède une fermentation ammoniacale composite sous l'influence de laquelle se produit une liquéfaction noirâtre des matières animales qui n'ont pas été consommées par les travailleurs des premières escouades et dont les émanations appellent une cinquième série de travailleurs appartenant aussi aux Diptères et aux Coléoptères.

Les Diptères de cette escouade sont des mouches inférieures, petites, rangées par les entomologistes dans la sous-tribu des Acaliptères qui a pour caractères : le style des antennes simple de un ou deux articles distincts, la tête ronde, le front large dans les deux sexes, les ailerons nuls ou rudimentaires : la première cellule des ailes ouverte. Ces mouches appartiennent aux genres TYRÉOPHORES, LONCHÉE, OPHIRA et PHORA.

Les larves de Tyréophores, et particulièrement celles de la *T. cynophila*, se montrent particulièrement sur les cadavres de chien desséchés et d'autres quadrupèdes domestiques ; mais deux autres de ces petites mouches nous intéressent particulièrement, comme recherchant les cadavres humains : ce sont l'*Ophira cadaverina* et la *Phora aterrima*.

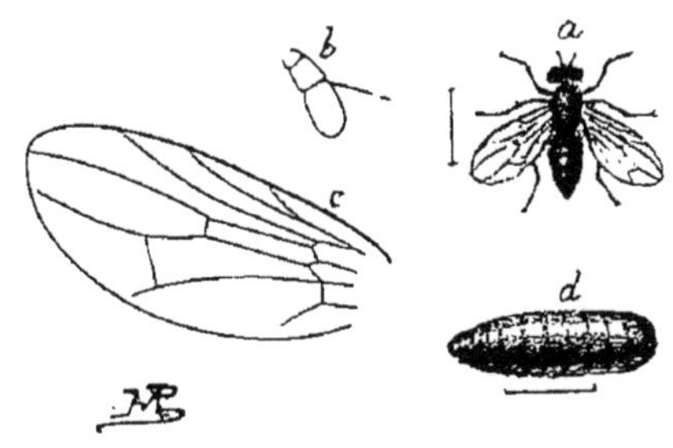

Fig. 75. — *a*, *Ophira cadaverina;* *b*, une antenne ; *c*, une aile ; *d*, nymphe.

L'*Ophira cadaverina* (fig. 75) est une mouche d'un noir luisant, un peu plus petite que la mouche de fenêtre et à abdomen conique ; la figure ci-contre en donne les caractères.

Nous avons trouvé cette mouche, avec sa larve et sa nymphe en abondance sur les cadavres inhumés au cimetière de Saint-Nazaire et exhumés au bout d'un an. Nous l'avons trouvée aussi sur des cadavres exposés à l'air libre depuis plus d'un an.

La *Phora aterrima* (fig. 76) est un petit moucheron de 2 millimètres à peine de longueur, d'un noir velouté, à jambes longues et à ailes arrondies. La larve, et par suite la nymphe, est prismatique triangulaire à arêtes arrondies, à extrémité postérieure tronquée et munie de quatre papilles aiguës et divergentes.

Nous avons trouvé en abondance ce moucheron et sa larve sur des cadavres d'enfants à moitié desséchés et surtout sur des

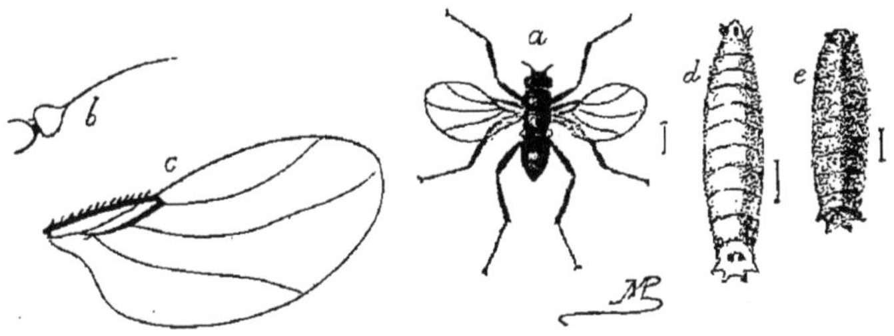

Fig. 76. — *a*, *Phora aterrima* ; *b*, antenne ; *c*, ailes ; *d*, larve ; *e*, nymphe.

cadavres en pleine décomposition déliquescente noire datant de plus d'un an. Elle abonde sur les cadavres inhumés depuis dix-huit mois et y grouille par myriades. Nous avons vu des cadavres exhumés dont la mort remontait à deux ans, être couverts de nymphes de Phoras en si grande abondance qu'elles simulaient de la chapelure sur un jambonneau.

Outre les mouches dont nous venons de parler, la cinquième escouade comprend un certain nombre de Coléoptères des genres NECROPHORUS, SILPHA, HISTER et SAPRINUS.

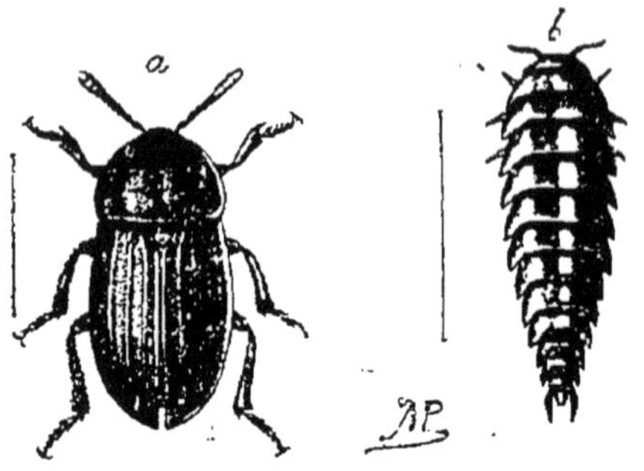

Fig. 77. — *a*, *Silpha obscura; b*, sa larve.

Les insectes de ce groupe rendent les plus grands services en faisant disparaître les cadavres des taupes, des souris et autres petits animaux qui seraient une cause perpétuelle d'infection; certaines espèces s'attaquent de même aux cadavres des grands animaux et même à ceux de l'homme exposés à l'air libre. Sur ces derniers nous n'avons encore rencontré qu'une seule espèce de nécrophore, le *Necrophorus humator*, grand, tout noir, avec la massue des antennes rousse.

Fig. 78. — *Hister cadaverinus.*

Le *Silpha obscura* et le *Silpha littoralis* sont les seuls du genre que nous ayons rencontrés sur les cadavres humains morts depuis plus d'un an et à l'air libre, ils sont tout noirs ainsi que leurs larves qui sont très agiles et à six pattes; le second, qui est le plus grand et mesure 25 millimètres de long, ressemble au Nécrophore humator; il s'en distingue par ses élytres rebordées avec trois lignes en relief sur chacune.

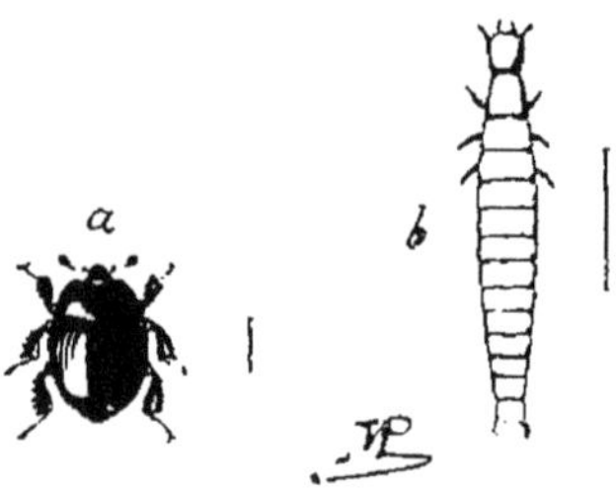

Fig. 79. — *a*, *Saprinus rotundatus; b*, sa larve.

Le *Silpha obscura* (fig. 77) a 15 millimètres de long, le corselet très ponctué, des élytres à trois nervures saillantes à intervalles ponctués. La larve (*b*) est noire, aplatie, plus large en avant, à douze anneaux, dont les bords forment des dentelures latérales en scie ; elle est très agile et se cache sous les cadavres.

L'*Hister cadaverinus* (fig. 78), long de 6 millimètres, ovale, noir luisant, à élytres quadristriées, se rencontre rarement sur les cadavres humains.

Il en est de même du suivant.

Le *Saprinus rotundatus* (fig. 79) ressemble à un petit Hister lisse et brillant qui n'aurait que 3 millimètres de longueur. Sa larve (*b*) a 12 millimètres de long, elle est blanchâtre, allongée comme celle des Histers dont elle a les habitudes.

SIXIÈME ESCOUADE.

Les travailleurs de cette escouade achèvent d'absorber toutes les humeurs dont le cadavre reste imprégné et qui sont, en quelque sorte, les restes de ceux que nous venons de passer en revue. Le résultat de leur action c'est la dessiccation complète ou la momification des parties organiques qui ont résisté aux diverses fermentations qui se sont succédé et dont l'ensemble constitue la putréfaction.

Tous les travailleurs de cette escouade sont des Acariens fonctionnant à tous les âges et surtout à celui de femelle ovigère qui est l'âge d'absorption par excellence. L'action de certains Acariens est telle que si les circonstances les font arriver sur un cadavre en même temps que les travailleurs des premières escouades, tout en laissant ceux-ci fonctionner dans les cavités splanchniques, ils pénètrent sous la peau, dans les tissus conjonctif et musculaire, y pullulent à l'infini, tout en absorbant les humeurs liquides et le tissu propre à l'organe en respectant le tissu conjonctif, et le cadavre sera réduit à l'état

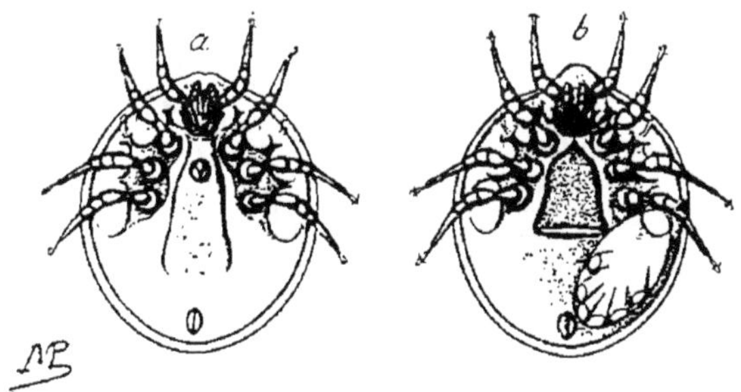

Fig. 80. — *Uropoda nummularia*. *a*, mâle ; *b*, femelle.

de momie sans passer par les fermentations butyrique, caséique et ammoniacale et sans appeler les travailleurs de ces périodes, de sorte que le corps conserve ses formes extérieures mieux qu'une momie égyptienne, ses téguments ayant la consistance et la sonorité du parchemin et la couleur brune orangée que les entomologistes nomment *testacée ;* c'est par ces Acariens spéciaux, du reste, que nous allons commencer l'histoire des travailleurs de la sixième escouade. Ils appartiennent à la famille des GAMASIDÉS et aux genres UROPODA et GAMASUS dont nous avons donné les caractères page 112.

L'espèce d'UROPODA qui nous intéresse est nouvelle et nous l'avons nommée, à cause de sa forme aplatie et arrondie, *Uropoda nummularia* (fig. 80) ; elle est de couleur acajou ; la femelle se distingue du mâle par une sorte d'épistome arrondi et sail-

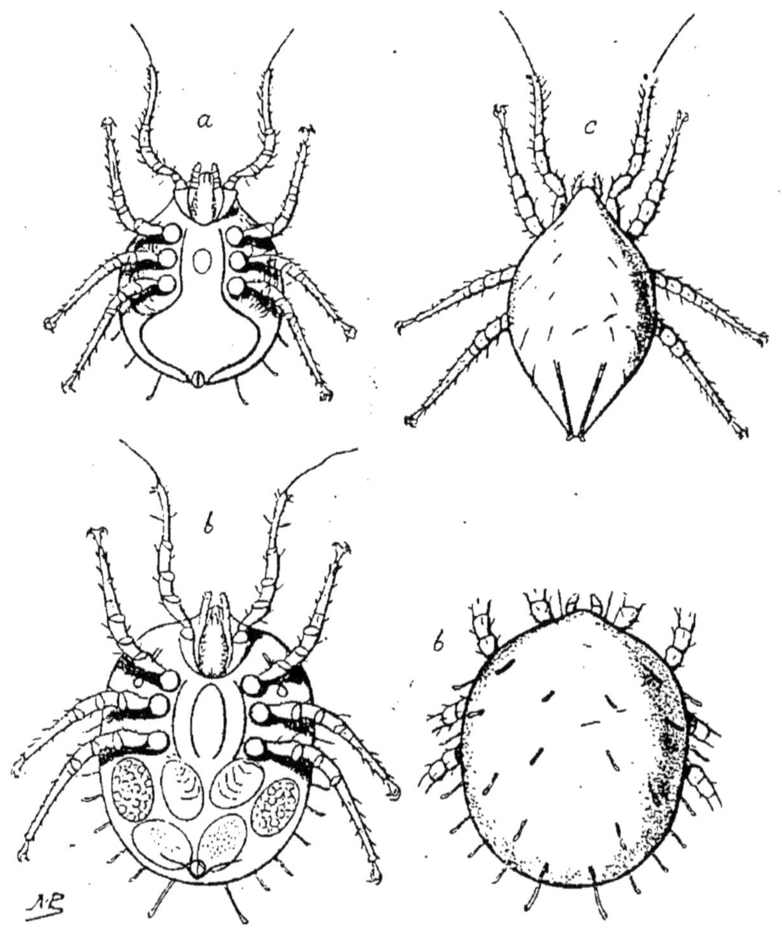

Fig. 81. — *Trachynotus cadaverinus*. *a*, mâle ; *b*, femelle face inférieure ; *b'*, la même face dorsale ; *c*, nymphe.

lant dépendant du plastron dorsal, ce qui la rend moins ronde que le mâle ; leurs dimensions sont les suivantes :

Femelle,	longueur	0mm,90	largeur	0mm,70
Mâle,	—	0,80	—	0,70

Cet Uropode habite normalement dans les pailles, le fumier et vit de toutes sortes de matières organiques en décomposition. Nous l'avons trouvé en nombre incalculable dans les tissus

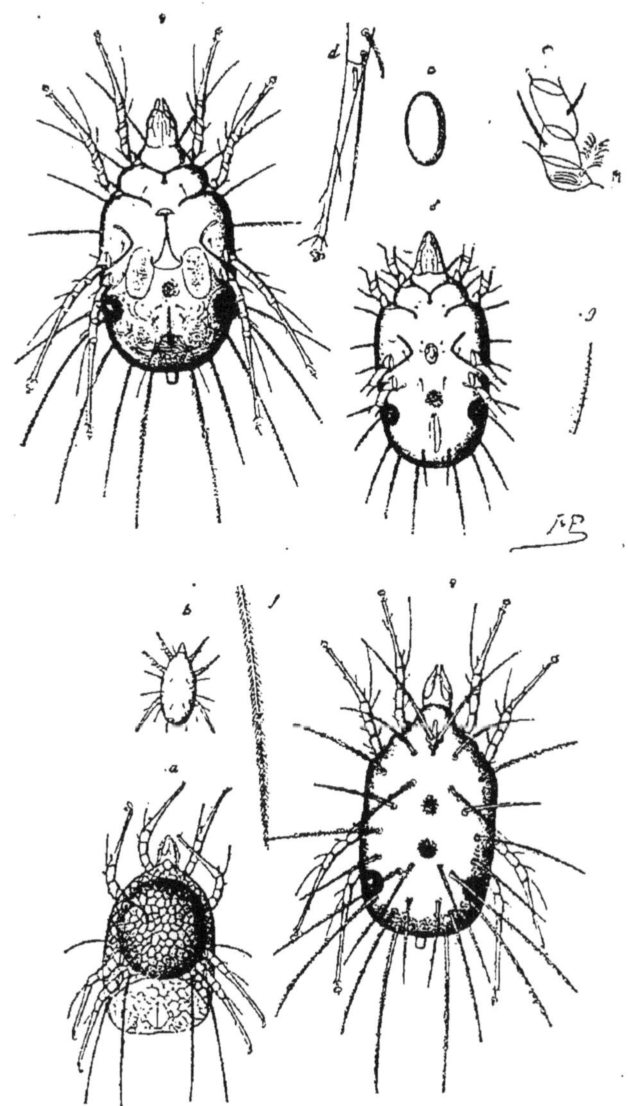

Fig. 82. — *Glyciphagus cursor*. ♀ femelle; ♂ mâle; *a*, kyste de conservation; *b*, larve *c*, œuf; *d*, tarse; *e*, stigmate; *f*, poil ou soie; *g*, profil de la peau.

d'une momie de jeune femme dont la dessiccation était leur œuvre (Voy. *Bulletin Acad. de médecine*, 15 juin 1886).

On a distrait du genre GAMASUS certains Acariens qui diffèrent assez des vrais Gamases que nous avons décrits page 112, pour former le sous-genre TRACHYNOTIS, qui tient le milieu entre les Uropodes et les Gamases : ils ont la forme du premier et leur

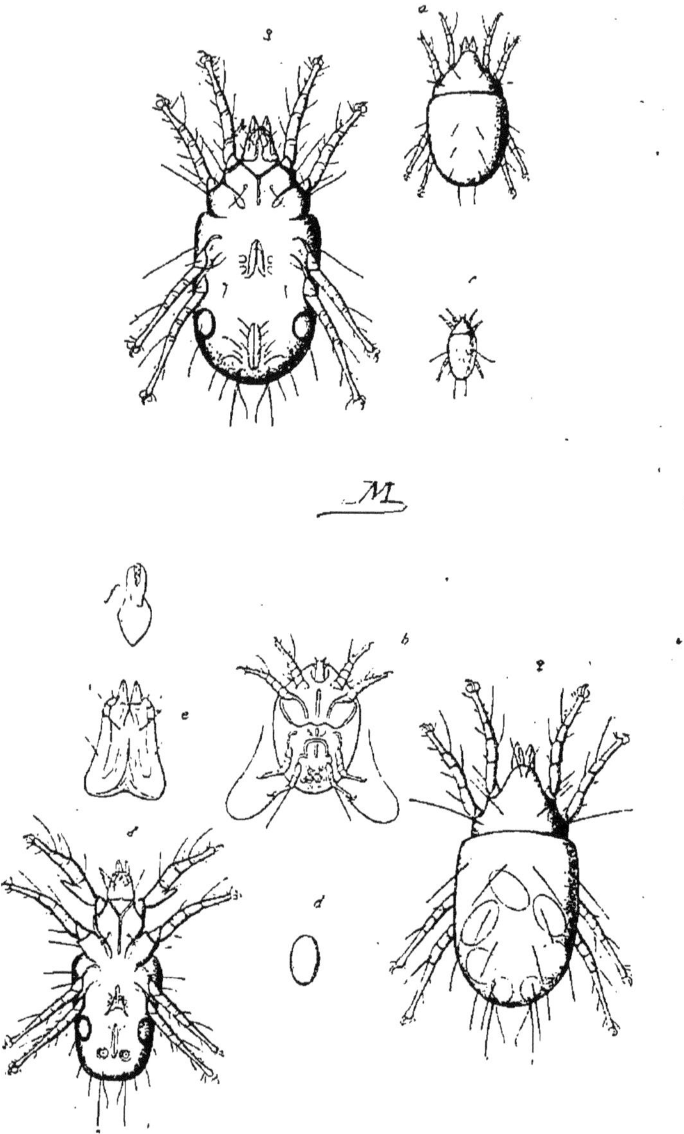

Fig. 83.— *Tyroglyphus siro*. ♂ mâle ; ♀ femelle ; *a*, nymphe normale ; *b*, nymphe hypopiale ; *c*, larve d'œuf ; *e*, rostre face inférieure ; *f*, mandibule.

rostre infère, mais leurs pattes sont plus grandes et ne se logent pas dans des fossettes, au repos, comme chez ce dernier.

Nous avons trouvé une espèce de ce sous-genre, jusqu'à présent inconnue, en abondance, dans certains cadavres ayant

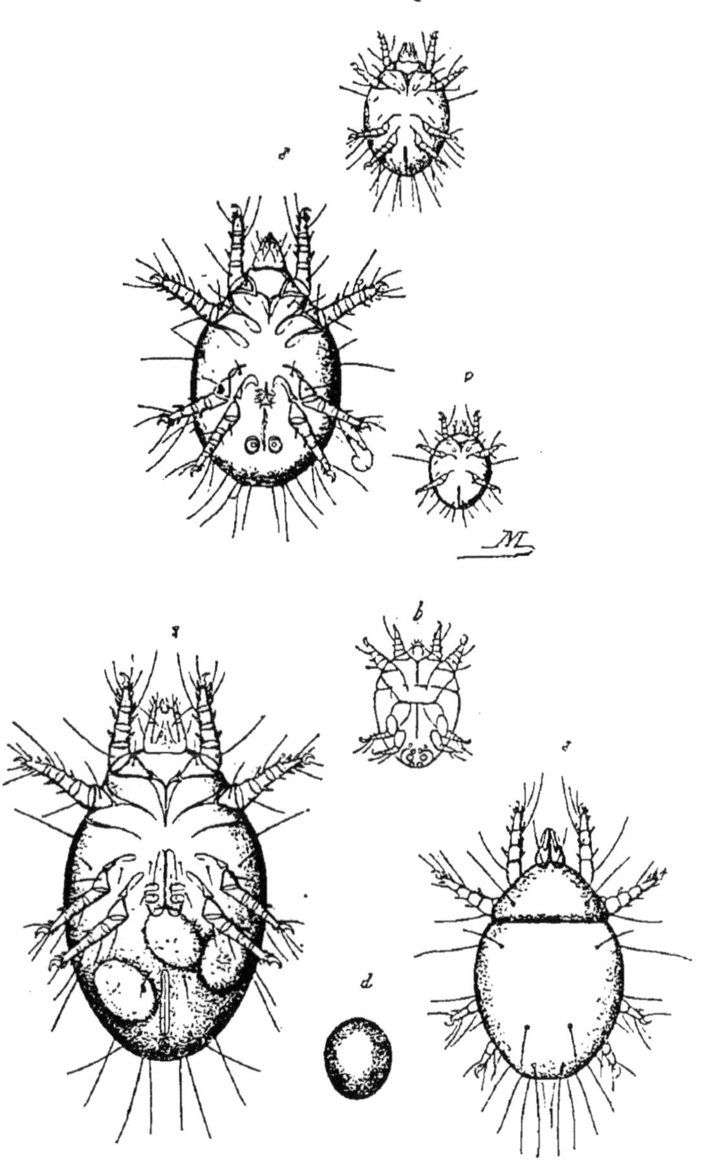

Fig. 84. — *Cœpophagus echinopus*. ♀ femelle ; ♂ mâle ; *a*, nymphe normale *b*, nymphe hypopiale ; *c*, larve hexapode ; *d*, œuf.

dépassé un an d'existence ; nous avons nommé ce nouvel Acarien *Trachynotus cadaverinus* (fig. 81). Ce Gamasidé est de couleur roux clair et a la forme que nous donnons dans la figure ; ces dimensions sont :

Femelle,	longueur	1mm,10	largeur	0mm,80
Mâle,	—	0,65	—	0,50
Nymphe,	—	0,85	—	0,60

Les autres Acariens des cadavres appartiennent tous à la famille des Sarcoptidés et à la tribu des Détriticoles ou Tyroglyphinés ; nous les avons tous décrits à la page 138 et suivantes ; ce sont : le *Glyciphagus cursor* (fig. 82), le *Glyciphagus spinipes*

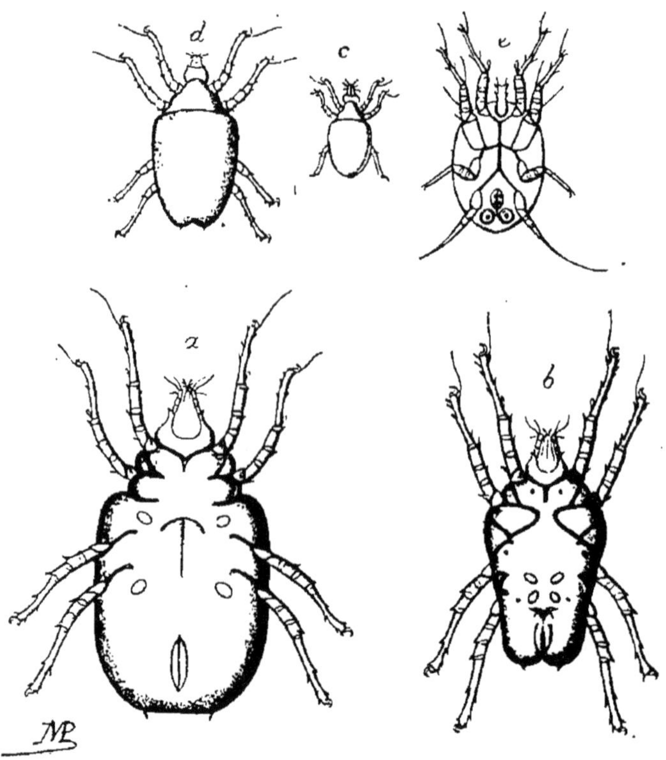

Fig. 85. — *Serrator necrophagus*. *a*, femelle ; *b*, mâle ; *c*, larve hexapode ; *d*, nymphe normale ; *e*, nymphe hypopiale.

(fig. 47), le *Tyroglyphus siro* (fig. 83), sa larve hypopiale (fig. 51), le *Tyroglyphus longior* et le *Cæpophagus echinopus* (fig. 84).

Le *Serrator necrophagus* (fig. 85) seul n'est pas décrit ; nous avons donné les caractères du genre SERRATOR et de l'espèce *Serrator amphibius* que nous n'avons jamais rencontré sur les cadavres (pages 144 et 145). Par ses caractères, le *Serrator necrophagus* se distingue de l'*amphibius* en ce qu'il n'a pas sur le dos les grosses verrues symétriques du précédent, il a au contraire cette région lisse ; par sa taille il est aussi plus grand, et sa nymphe hypopiale a la quatrième paire de pattes terminée par une soie au lieu d'un crochet, et la première terminée par une soie au lieu de la palette pédonculée caractéristique qu'elle présente (fig. 50) ; elle n'a non plus qu'une paire de ventouses abdominales.

SEPTIÈME ESCOUADE.

Nous sommes arrivé au moment où le cadavre, ou certaines de ses parties, comme les téguments, les membranes, les tendons, sont entièrement desséchés, momifiés et ne donnent plus prise aux agents microbiens des fermentations. Mais tout n'est pas fini pour nos *travailleurs de la mort*, et c'est précisément le moment que choisissent certains d'entre eux pour prendre leur part au festin et venir ronger les tissus membraneux parcheminés, les ligaments et les tendons transformés en une matière dure d'apparence résineuse, et faire disparaître les poils et les cheveux. On a dit qu'ils les réduisaient en poudre comme la scie réduit le bois en sciure ; mais c'est une erreur : ce qu'ils rongent ils le digèrent et ce sont leurs excréments qui constituent la poudre que l'on voit dans les dépressions des os à la place des tissus desséchés qui y étaient auparavant et qui ont disparu sous l'action de leurs mandibules.

Les travailleurs de cette escouade sont les mêmes que ceux qui rongent nos étoffes de laine, nos tapis, nos fourrures et surtout nos collections d'histoire naturelle. Ce sont certains Coléoptères voisins des Dermestes et même certaines espèces de Dermestes, les Attagènes et les Anthrènes ; puis certains micro-lépidoptères des genres *Aglossa* et *Tineola*. Nous allons les décrire.

Nous avons déjà signalé trois espèces de Dermestes qui font partie de la troisième escouade et qui ont une grande appétence pour la graisse rance ; il y en a une quatrième qui a des goûts très différents et qui ne vit que de laine ou de poils morts, c'est le Dermeste renard (*Dermestes vulpinus*) qui a une grande analogie avec le Dermeste de Frisch ; sa larve a les poils plus longs et est plus brune.

Avec le Dermeste renard on trouve souvent, lui tenant compagnie, les deux petits Coléoptères suivants :

L'Attagène des pelleteries (*Attagenus pellio*) ressemble à un petit Dermeste plus rond, n'ayant que 5 millimètres de long, tout noir avec un point blanc sur chaque élytre et un autre près de la section médiane. La larve est cylindro-conique, un peu plus longue que l'insecte parfait, velue, avec un fort pinceau de poil à l'extrémité caudale.

L'Anthrène des Musées (*Anthrenus museorum*) (fig. 86) est encore plus petite et plus ronde que le précédent, elle n'a que 2 millimètres et demi de long, et est couverte d'un duvet jaune disposé par larges zones sur lesquelles tranchent trois bandes ondulées.

La larve (fig. 86 *b*) a 4 millimètres de long, elle est de couleur blanchâtre avec des poils jaunâtres barbelés, les uns, les

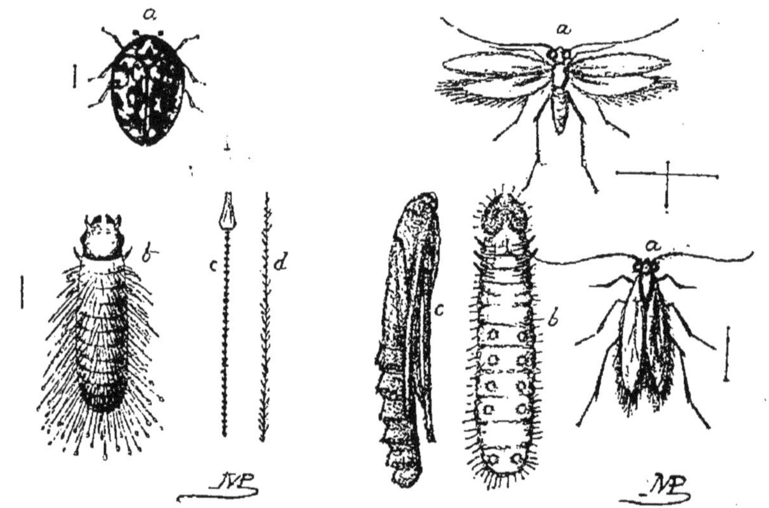

Fig. 86. — *a*, *Anthrenus museorum* ; *b*, sa larve ; *c*, *d*, poils de sa larve.

Fig. 87. — *Tineola biselliela*. *aa*, état parfait ; *b*, sa chenille ; *c*, sa nymphe.

postérieurs, terminés par une sorte de dard mousse (fig. 76 *c* et *d*).

Les Anthrènes adultes sont communes dans les maisons, mais sont surtout un fléau pour les musées : leurs larves dévorent les insectes morts des collections et les plumes des oiseaux ou la peau des mammifères empaillés, quand les adultes peuvent s'introduire dans les vitrines qui les renferment et y déposer leurs œufs.

Elles agissent de même sur les cadavres momifiés.

Nous avons déjà vu une Aglosse, espèce de grosse teigne, rechercher la graisse rance et y pondre pour que sa larve en vive. Un autre petit papillon du même genre recherche dans le même but les tissus animaux desséchés, momifiés, c'est :

L'Aglosse cuivrée (*Aglossa cuprealis*), petit papillon de 2 centimètres d'envergure qui a les ailes supérieures d'un roux cuivreux tacheté de noir, avec deux bandes transversales en zigzag jaunâtres ; ailes inférieures d'un jaune clair sans taches, abdomen jaunâtre.

La larve est une petite chenille nue qui ressemble à celle de l'Aglosse de la graisse, mais qui vit différemment, attendu qu'elle se sustente exclusivement, comme nous l'avons dit, de tissus secs qu'elle ronge : elle est toujours entièrement nue.

La petite Teigne des cadavres (*Tineola biselliela* Ham.) (fig. 87) n'a que 6 millimètres de long et 12 millimètres d'envergure, entièrement d'une couleur blanc crème argenté avec la tête rousse.

La chenille a 5 ou 6 millimètres de long, et est blanche avec la tête rousse ainsi qu'un écusson sur la face supérieure du premier anneau.

On trouve cette dernière en grande quantité sur les parties des cadavres qu'elle est occupée à ronger, soit nue, soit enveloppée d'une gaine de poudre qui est constituée par ses déjections dont les grains sont lâchement unis par de fins fils de soie.

Nous avons trouvé aussi, mais plus rarement, une plus grande Teigne longue de 7 millimètres les ailes fermées, ayant 15 millimètres d'envergure les ailes ouvertes et qui nous paraît être une variété de la *Tinea pellionella*, car elle n'en diffère que par une coloration gris d'argent des ailes supérieures avec quelques points noirs, et les ailes inférieures plus blanchâtres crème.

La chenille est blanche, légèrement jaunâtre : nous l'avons toujours trouvée libre dans les matières pulvérulentes constituées par ses excréments et ceux de ses co-travailleurs.

HUITIÈME ET DERNIÈRE ESCOUADE.

Cette escouade n'est composée que de deux espèces d'insectes qui viennent, après tous les autres, consommer et faire disparaître tous les débris qu'ils ont laissés et qui marquent leur passage, et si eux-mêmes disparaissaient sans laisser de traces, l'appréciation de l'époque de la mort du cadavre serait très difficile ; on aurait cependant la certitude qu'elle remonte à plus de trois ans, époque où les débris des insectes de la septième escouade sont encore généralement présents et accusent la fin complète de leur travail préparé par tous leurs prédécesseurs.

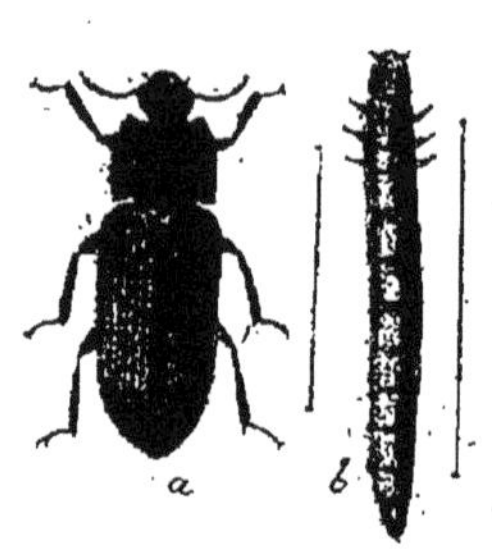

Fig. 88. — *a*, *Tenebrio obscurus*, *b*, sa larve.

C'est en effet sur les restes d'un fœtus humain dont la mort remontait à quatre ans que nous avons recueilli les insectes en question, dont la larve du premier était en voie de faire disparaître les coques de nymphes laissées par les travailleurs des sept escouades qui s'étaient succédé. Cet insecte appartient au genre TENEBRIO et à l'espèce *Tenebrio obscurus* (fig. 88).

La seconde espèce, du genre *Ptinus*, a été rencontrée par M. Lichtenstein dans des circonstances analogues ; nous l'avons aussi trouvée en compagnie de la première.

Le *Tenebrio obscurus* (fig. 88) est un peu plus grand que le *Tenebrio molitor*, dont la larve si commune est bien connue des amateurs d'oiseaux sous le nom de *ver de farine*. Il mesure 17 à 20 millimètres de long ; il est de couleur noire en dessus, entièrement couvert de fines rugosités, ce qui lui donne un aspect tout à fait mat ; il est brun en dessous.

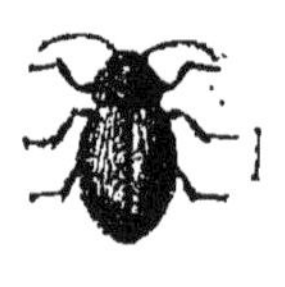

Fig. 89. — *Ptinus brunneus*.

La larve (fig. 88 *b*) est de même forme, de même couleur et de même consistance que celle du *molitor*, mais elle est plus grande en tous sens.

L'espèce du genre PTINUS, qui vit en compagnie de la précédente, est le *Ptinus brunneus* (fig. 89) ; il a 2 millimètres de long et est de couleur brune.

Nous le répétons, les deux insectes que nous venons de signaler sont les derniers que nous ayons rencontrés sur des cadavres humains ; ils étaient occupés à faire disparaître toute trace laissée par les travailleurs des escouades précédentes, et l'époque de la mort des sujets sur lesquels nous les avons rencontrés remontait à quatre ans.

§ 2. Parasites des cadavres inhumés.

Il est d'opinion vulgaire que les cadavres enfermés dans les cercueils sont dévorés par des vers, parce que le vulgaire regarde encore les vers des cadavres comme des produits spontanés de la décomposition et que la décomposition se produit dans la bière comme à l'air libre.

Les poètes, comme le vulgaire, croient aussi aux « vers du tombeau ». Mais, depuis que Redi avait démontré que les vers des cadavres étaient des larves de mouche et avait nié que ces insectes pussent pénétrer dans la terre, tous les naturalistes regardaient comme un préjugé la croyance à l'existence des vers du tombeau.

Eh bien! nous nous trompions tous, car, ainsi que nous l'avons reconnu à la suite de nombreuses exhumations, les cadavres inhumés, au moins dans les conditions ordinaires, sont dévorés par des vers tout comme ceux qui sont abandonnés à l'air libre; seulement ces vers sont moins nombreux en espèces.

Dans les exhumations faites au cimetière d'Ivry pendant l'hiver de 1886-1887 par la *Commission d'assainissement des cimetières* et auxquelles nous avons assisté, aussi bien que dans celles faites en 1891 par la même Commission au cimetière de Saint-Nazaire et dont on nous a remis les récoltes entomologiques, nous avons compté un certain nombre d'insectes récoltés sur les cadavres et qui sont les suivants :

Quatre espèces de Diptères : la *Calliphora vomitoria*, la *Curtonevra stabulans*, la *Phora aterrima*, et l'*Ophira cadaverina* (nov. sp.) ; deux espèces de Coléoptères : le *Rhizophagus parallelocollis* et le *Philontus ebeninus ;* deux Thysanoures, le *Templetonia nitida* et l'*Achorutes armatus ;* enfin une jeune Iule indéterminée. Nous ne regardons pas ces trois derniers comme de véritables parasites de cadavres ; ce sont des détriticoles.

Les larves des Coléoptères et celles des Diptères ont un rôle actif dans la décomposition des cadavres inhumés ; mais, comme sur les cadavres à l'air libre, elles n'apparaissent que successivement. Sur des cadavres inhumés depuis deux ans, le rôle des larves de Calliphores et de Curtonèvres était terminé depuis longtemps, car leur activité s'était exercée dès la mise en bière ; les Ophires leur avaient succédé, mais les Phores venaient seulement d'accomplir leur travail, car leur métamorphose nymphéale était toute récente et l'éclosion des adultes s'est faite dans les tubes où nous avions enfermé ces nymphes. Sur des cadavres inhumés depuis un an, il n'y avait pas encore de Phores et les Ophires venaient de se transformer en chrysalides qui nous ont donné en abondance des individus adultes. Comme sur les cadavres de deux ans, les Curtonèvres et les Calliphores avaient achevé depuis longtemps leur mission.

Sur les cadavres de deux ans, si les Phores venaient de terminer leur rôle, par contre les Rhizophages étaient en pleine activité, et nous avons pu récolter des larves à côté, il est vrai, d'insectes parfaits, mais, fait curieux, ces larves se trouvaient exclusivement sur le gras de cadavre dont elles vivaient et ne se rencontraient que sur les cadavres chez lesquels cet élément abondait ; les Phores par contre abondaient sur les cadavres maigres.

Le *Philontus ebeninus*, qui est un petit Staphilin, a été trouvé à l'état adulte et très vivant dans des fosses ouvertes au bout d'un an au cimetière de Saint-Nazaire, et dont le fond communiquait avec l'extérieur par un système de drainage.

Nous avons dit plus haut que le rôle des Calliphores et des Curtonèvres s'exerce dès la mise en bière. Voici comment nous avons découvert ce fait.

Les cadavres inhumés pendant l'été présentaient seuls des restes de ces insectes, tandis que ceux inhumés pendant l'hiver en étaient totalement dépourvus, bien que présentant, comme les précédents, en abondance, des chrysalides de Phores, d'Ophires et de Rhizophages. Ce fait prouve que les œufs de ces Diptères sont déposés dans les ouvertures naturelles, bouche ou narines, avant l'ensevelissement, et que les larves se sont ensuite développées dans la bière ; on sait, en effet, combien ces mouches sont communes dans les chambres de malades, surtout les Curtonèvres, et dans les salles des hôpitaux pendant la saison chaude ; elles ont complètement disparu pendant l'hiver.

Quant aux Ophires, aux Phores et aux Rhizophages trouvés en pleine vie sur des cadavres inhumés depuis un et même deux ans, il faut forcément admettre que leurs larves proviennent d'œufs pondus à la surface du sol par ces insectes, attirés par des émanations cadavériques particulières, perceptibles à leurs sens si délicats; que ces larves ont traversé toute la couche de terre qui les séparait du cadavre en se servant probablement des galeries des vers de terre, et, dirigées par leur odorat, elles

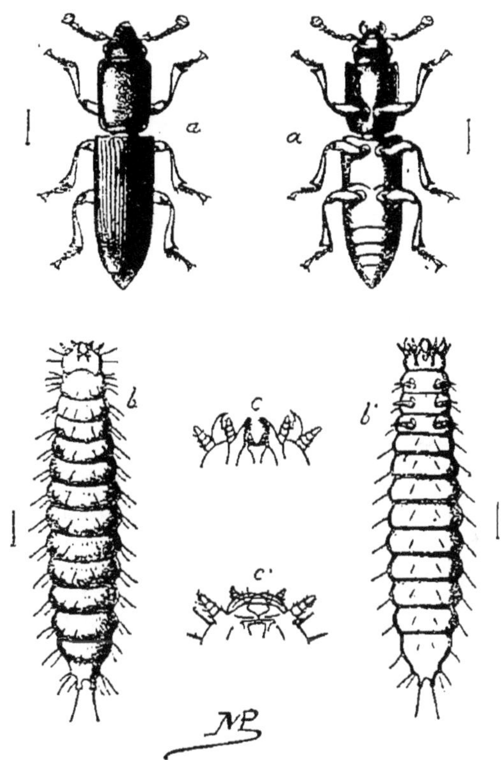

Fig. 90. — *a*, *Rhizophagus parallelocollis*; *b*, sa larve, face ventrale et face dorsale; *c*, bouche de celle-ci.

sont ainsi arrivées à la surface des cadavres, comme d'autres larves de mouches arrivent, comme on sait, sur les truffes en décomposition cachées aussi dans la terre.

De tous les insectes dont nous venons de parler, nous connaissons déjà les différents Diptères; il nous reste à parler des deux Coléoptères, le *Rhizophagus parallelocollis* et le *Philontus ebeninus*.

Le *Rhizophagus parallelocollis* (fig. 90) est un petit Coléoptère allongé, long de 4 millimètres et large de 1 millimètre, à bords parallèles, déprimé en dessus, plat en dessous, de couleur brun-roux uniforme, à corselet finement ponctué, à élytres striées longitudinalement et à stries ponctuées.

Ce petit Coléoptère, d'une extrême rareté dans les collections entomologiques, n'avait jamais été trouvé que dans l'herbe des cimetières. Ce fait s'explique maintenant que l'on connaît ses relations avec les cadavres. Sa larve était complètement inconnue avant nos recherches ; voici ses caractères :

Longue de 5 à 6 millimètres, large de 1 millimètre, cylindrique, légèrement atténuée à chaque extrémité et à corps composé de treize anneaux ; de couleur blanc jaunâtre ; tête testacée armée de fortes mandibules dentées ; antennes de quatre articles, palpes maxillaires presque aussi grands que les antennes, aussi à quatre articles ; palpes labiaux courts à deux articles. Les trois premiers anneaux qui suivent la tête portent chacun une paire de pattes courtes à trois articles ; ceux qui suivent portent des poils, les uns rares et longs en verticille, les autres courts formant une rangée transversale sur la face dorsale de chaque anneau ; le dernier anneau est terminé par deux lobes séparés par une profonde échancrure arrondie ; chacun des lobes est lui-même tronqué et échancré, portant une paire de petites dents à ses angles entre lesquels émerge une soie.

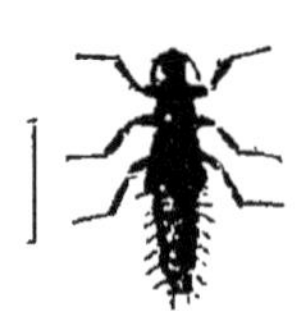

Fig. 91. — *Philontus ebeninus.*

Le **Philontus ebeninus** (fig. 91) est un petit Staphilin de 5 à 6 millimètres de long, d'un noir brillant, à corselet lisse, à élytres ponctuées avec un reflet bronzé.

§ 3. Faune des cadavres immergés.

Un fait communiqué au Congrès des Sociétés savantes, à Marseille, en 1891, montre que, même les Crustacés qui s'attachent aux cadavres immergés, peuvent servir aussi à déterminer approximativement l'époque de la mort. Il est dû à M. le Dr Fallot, de Marseille, et a été résumé comme suit dans le *Journal des Sociétés scientifiques :*

« Le 23 juin 1851, on trouva un cadavre dans la rade de Marseille. Quelle pouvait être la durée de la submersion ?

« Les tissus du crâne et de la face étaient détachés et flottants, les articulations du coude droit, des deux poignets, des phalanges des doigts étaient plus ou moins largement ouvertes. Les débris des vêtements qui recouvraient le cadavre étaient parsemés de coquillages plus ou moins solidement implantés. C'étaient des *Crustacés cirrhipèdes* (Marion et Jourdan). Ces animaux se fixent vers le mois d'avril ou de mai sur les objets flottants à la surface de l'eau. Ceux qui s'observaient sur le cadavre étaient de dimensions différentes, permettant d'affirmer qu'ils appartenaient à deux générations successives. D'après ces données, on doit admettre que le cadavre flottait depuis treize mois environ; avec les quinze jours nécessités par le retour à la surface, du cadavre, d'abord profondément immergé, on a une durée de séjour dans l'eau d'environ quatorze mois. Ce fait démontre que, dans certains cas, la zoologie peut venir en aide à la médecine légale. »

§ 4. Application de l'Entomologie à la médecine légale.

Les phénomènes de la décomposition des cadavres, suivant qu'ils sont exposés à l'air libre ou suivant qu'ils sont inhumés, présentent des différences capitales; le rôle des insectes dans le second cas est quelquefois beaucoup moins marqué; quelquefois même totalement absent (dans le cas, par exemple, d'inhumation, *en hiver*, dans un cercueil de plomb). Il y a donc lieu, au point de vue de l'application de l'Entomologie à la médecine légale, de faire une distinction qui est dans la nature des choses. Si les ressources que peut fournir l'Entomologie au médecin légiste, dans le second cas, sont moins abondantes que dans le premier, il n'y a pas moins à prendre note que les Curtonèvres et les Calliphores, si on en trouve des traces, ont travaillé dès le premier jour de la mort, que les Ophires travaillent vers la fin de la première année, les Phores dès le dix-huitième mois, et les Rhizophages peu après, vers le vingt-quatrième mois.

Lorsqu'il s'agit de cadavres qui ont séjourné à l'air libre, nous sommes certain que les différentes escouades se sont succédé dans l'ordre que nous avons indiqué; s'il y a des interruptions, des vides dans cette succession, c'est un indice précieux qu'une saison morte, ou une saison froide, occupe la place de ce vide, ce qui permet de tirer des conclusions aussi exactes de l'absence d'une escouade que de sa présence

Nous répéterons que la totalité des espèces d'insectes d'une escouade est rarement constatée et qu'ordinairement une escouade n'est représentée que par une ou quelques-unes des espèces qui la constituent.

Il faut noter aussi que la succession des escouades se fait plus vite sur les petits cadavres que sur les grands, et que plus la saison est chaude plus la succession des escouades est rapide.

Pour terminer, et au point de vue de l'application, nous ne pouvons mieux faire que de renvoyer le lecteur au petit ouvrage que nous avons composé sous le titre : LA FAUNE DES CADAVRES, et qui fait partie de la collection des **Aide-mémoire** publiée sous la direction de M. Léauté, membre de l'Institut. Dans cet ouvrage, la partie scientifique est suivie d'une partie d'applications dans laquelle nous rapportons *dix-neuf* expertises médico-légales dans lesquelles l'étude des insectes des cadavres a servi de base pour remonter à l'époque de la mort, et qui peuvent servir de modèle.

ERRATA

Page 149, ligne 40, *au lieu de* PTEROGLYPHUS, *lisez* PTEROLICHUS.

Page 200, ligne 22, *au lieu de* XV, *lisez* XX.

Page 377, ligne 30, *au lieu de* IXIODES, *lisez* IXODES.

FIGURES SUR BOIS DANS LE TEXTE

TABLE ALPHABÉTIQUE DES MATIÈRES

TABLE MÉTHODIQUE DES MATIÈRES

9894-95. — CORBEIL. Imprimerie ÉD. CRÉTÉ.

approaches the front face of the diagram (with the same value of σ and N). If an initial state below the surface is "quenched" by suddenly increasing σ to $\sigma_q > \sigma(N, \varepsilon)$, the system will tend to a point on the threshold curve given by $\sigma = \sigma_q$, $N^- = 0$, and $\bar{\sigma}(N^+, \varepsilon) = \sigma_q$. Empirical evidence for the stability of such static states for $\sigma < \bar{\sigma}(N^+, \varepsilon)$ is given elsewhere.[36]

The results of this section are now summarized from the physical point of view. Given a total number N of dislocations, stable trapped time-independent states do exist, depending on the strength of obstacles, when the applied shear is less than some critical value which is, in turn, less than the maximum obstacle stress due to dislocation mutual repulsion (see Figure 15.8). If now σ is increased quasi-statically, always being kept less than $\bar{\sigma}$, the population follows adiabatically $\sigma(t)$, with negligible velocity, because the characteristic fundamental time for dislocation relaxation $2\pi B/\mu$ is of the order of the

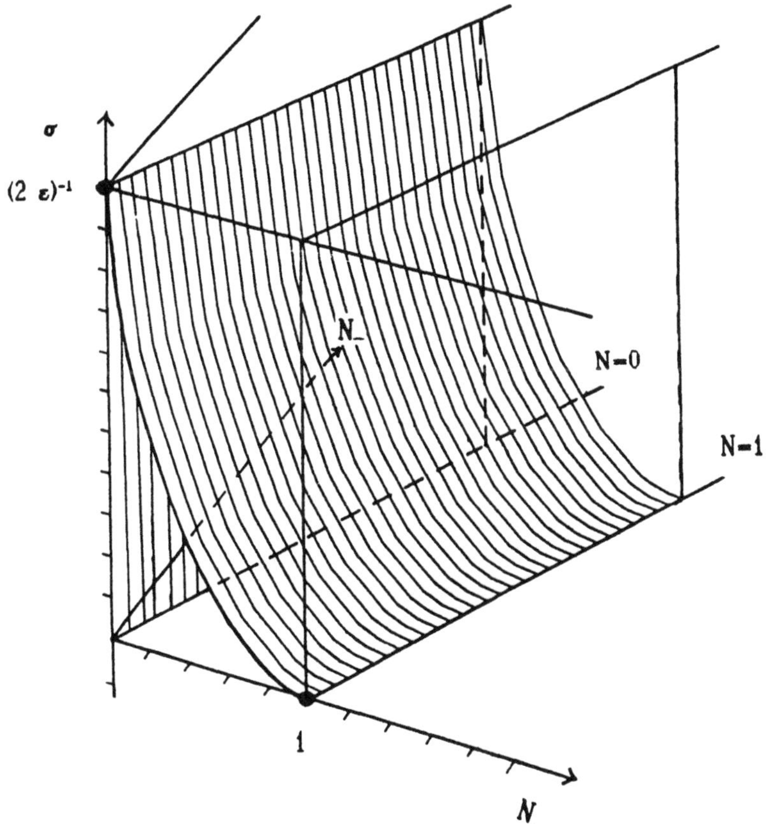

Figure 15.8. A portion of the phase diagram of the model. The horizontal lines (in the $N = 0$ and $N = 1$ planes) that originate from the solid dots are critical lines (folds) on the bifurcation surface.

characteristic phonon times.[31,36] The actual "static" population is found by solving the above integral equation with a fixed $\sigma(\bar{t})$ for various $\bar{t}$. When either $\sigma > \bar{\sigma}(N, \varepsilon)$ or a rapidly varying stress is applied, one must solve the complete system of equations in Section 15.2.3.1. In all other cases the system responds elastically (dislocations remain confined) with macroscopic strains proportional to the applied stresses. When the physical conditions described above are violated, confined states of the whole dislocation distribution about the obstacle location are no longer possible. In this case the microscopic elastic limit of the material is exceeded and dislocation motion starts (plastic flow). Depending on the time history $\sigma(t)$, the breakaway from the obstacle may be either partial or total as illustrated by Bottani.[36] The possibility of an analytic solution of the original system of integrodifferential equations (15.2.24) and (15.2.25) for a general functional form of $S(x, t)$ remains an open problem. Only when S is a linear function of x and time-independent is an exact solution possible by means of an elegant method due to Head.[37]

15.2.4. Conclusions

After various introductory sections on general dislocation properties, the general guidelines which should be followed (in the opinion of the author) in order to build a physically acceptable dislocation model of small plastic strains in solids have been presented. The difficult problem of including dislocation production in the theory has been outlined, suggesting also a formal solution compatible with the geometric definition of dislocation and other basic dislocation characteristics. Then attention was focused on a particular solvable case: the static structure of a one-dimensional population of interacting dislocations trapped at an internal obstacle and under the effect of an external shear. The conditions for the instability of the static case and the possible stable spatial structures have been found exactly. The dynamic instability in the discrete case has been treated numerically elsewhere.[36]

The role played by dislocation reactions (in particular, multiplication by sources) remains to be explored. A dynamic solution of equations (15.2.24) and (15.2.25), including the production term, depends critically on the explicit functional dependence of this last term on dislocation density and speed. The possibility, clearly indicated in Bottani's work,[36] of the separation of the initial distribution into disjoint "fragments" (see also Muskhelishvili[38]) makes the problem even more arduous from the mathematical point of view, but very appealing from the physical one.

We conclude by noting that the most peculiar feature of the problem resides in the combined presence of *nonlinearity and long-range* (*nonlocal*) *interactions.* It is not possible to exclude *a priori* that a "more coarse-grained" approach, reducing the dislocation-dislocation interaction to some "local" approximation, could result in a much easier mathematical problem. Yet, in the opinion of the author, the integrodifferential nature of the equations of dislocation motion and reactions is a basic aspect of this physical problem and is deeply related to the strong memory effects and complete irreversibility which characterize the processes of plastic deformation in solids.

References

1. S. Boffi, G. Caglioti, and G. Cortellazzi, *J. Phys. Chem. Solids* **39**, 5 (1978).
2. G. Caglioti, in *Mechanical and Thermal Behavior of Metallic Materials* (G. Caglioti and A. Ferro, eds.), Proc. Int. School of Physics, E. Fermi, LXXXII Course, Varenna 30 June-10 July 1981, North-Holland Publ. Co., Amsterdam (1982).
3. C. E. Bottani and G. Caglioti, in: *Nonequilibrium Cooperative Phenomena in Physics and Related Fields* (M. G. Velarde, ed.), pp. 349, 361, Plenum Publishing Corporation, New York (1984).
4. C. E. Bottani and G. Caglioti, *Phys. Scr.* **T1**, 65-70 (1982).
5. C. E. Bottani, in: *Mechanical and Thermal Behavior of Metallic Materials* (G. Caglioti and A. Ferro, eds.), Proc. Int. School of Physics, E. Fermi, LXXXII Course, Varenna 30 June-10 July 1981, North-Holland Publ. Co., Amsterdam (1982).
6. C. E. Bottani and V. Varoli, *J. Phys. E* **15**, 1341 (1982).
7. C. E. Bottani and G. Caglioti, in: *Statics and Dynamics of Nonlinear Systems* (G. Benedek, H. Bilz, and R. Zeyher, eds.), pp. 28-34, Springer-Verlag, Berlin (1983).
8. C. E. Bottani, *Novo Cimento D* **4**, 181 (1984).
9. C. E. Bottani and G. Caglioti, *Europhys. News* **14** (12), 10 (1983).
10. M. Beghi, C. E. Bottani, and G. Caglioti, in: *Transactions of the 8th International Conference on Structural Mechanics in Reactor Technology,* Vol. L, *Inelastic Behaviour of Materials and Constitutive Equations,* Brussels Aug. 19-23 1985, p. 179, North-Holland Publ. Co., Amsterdam (1985).
11. G. Caglioti, in: *Proc. Working Party on "Mechanical Properties and Behavior of Solids—Plastic Instabilities"* (V. Balakrishnan and C. E. Bottani, eds.), ICTP, Trieste, Aug. 12-30, 1985, World Scientific Publ., Singapore (1986).
12. M. Beghi, C. E. Bottani and G. Caglioti, in: *Workshop on Pattern Defects,* Center for Studies in Statistical Mechanics, University of Texas at Austin, March 24-28, 1986, Kluwer Press, Dordrecht (1986).
13. C. Bottani, in: *Proc. Working Party on "Mechanical Properties and Behaviour of Solids—Plastic Instabilities"* (V. Balakrishnan and C. E. Bottani, eds.), ICTP, Trieste, Aug. 12-30, 1985, World Scientific Publ., Singapore (1986).
14. P. M. Ossi, C. E. Bottani, and F. Rossitto, *J. Phys. C* **11**, 4921 (1978).
15. C. E. Bottani, G. Caglioti, A. Novelli, and P. M. Ossi, *Appl. Phys.* **18**, 63 (1979).
16. M. Beghi and C. E. Bottani, *Appl. Phys.* **23**, 57 (1980).
17. M. G. Beghi, M. Berra, G. Caglioti and A. Fazzi, *Mater. Constr. (Paris)* **19** (109), 65 (1986).
18. M. Beghi, *Nuovo Cimento D* **1**, 778 (1982).
19. C. E. Bottani, G. Caglioti, A. Novelli, P. M. Ossi, F. Rossitto, and G. Silva, *Metall. Ital.* **74**, 530 (1982).
20. C. E. Bottani and G. Caglioti, *Materials Lett.* **1**, 119 (1982).
21. M. Beghi, C. E. Bottani, and G. Caglioti, *Metall. Sci. Technol.* **2**, 102 (1984).
22. F. R. N. Nabarro (ed.), *Dislocations in Solids,* Vols. 1-7, North-Holland Publ. Co., Amsterdam (1979-1986).
23. A. M. Kosevich, *Sov. Phys. Usp.* **7** (6), 837 (1965).
24. C. E. Bottani, to be published in *Europhysics Letters* (1988).
25. E. Kröner, *Kontinuumstheorie der Versetzungen und Eigenspannungen,* Springer-Verlag, Berlin (1958).

26. T. Mura, *Phil. Mag.* **8**, 843 (1963).
27. E. F. Hollander, *Czech. Phys. J.* **B10**, 409, 479, 551 (1960).
28. V. L. Indenbom and A. N. Orlov, *Sov. Phys. Usp.* **5** (2), 272 (1962).
29. R. Bullough and V. K. Tewary, in: *Dislocations in Solids* (F. R. N. Nabarro, ed.), Vol. 2, North-Holland Publ. Co., Amsterdam (1979).
30. A. M. Kosevich, in: *Dislocations in Solids* (F. R. N. Nabarro, ed.), Vol. 1, North-Holland Publ. Co., Amsterdam (1980).
31. W. P. Mason, in: *Physical Acoustics*, Vol. 1, part A, Academic Press, New York (1964).
32. A. M. Kosevich, *Sov. Phys. JETP* **16**, 2 (1963).
33. M. Peach and J. S. Koehler, *Phys. Rev.* **80**, 436 (1950).
34. A. C. Eringen, in: *Continuum Physics*, Vol. 2, Academic Press, New York (1975).
35. V. Balakrishnan and C. E. Bottani, *Phys. Rev. B* **33**, 5157 (1986).
36. C. E. Bottani, in: "Synergetics and Dynamic Instabilities" Proc. Int. School of Physics, E. Fermi, XCIX Course, Varenna 24 June–4 July 1986 (G. Caglioti, H. Haken, and L. Lugiato, eds.), North-Holland Publ. Co., Amsterdam (1988).
37. A. K. Head and W. W. Wood, *Phil. Mag.* **27**, 505 (1973).
38. N. I. Muskhelishvili, *Singular Integral Equations*, Noordhoff, Gröningen (1953).
39. V. Parton and P. Perline, *Équations Intégrales de la Théorie de l'Élasticité*, Éditions MIR, Moscou (1983).

16

Reconstruction of Piecewise Smooth Surfaces Using Simple Analog and Hybrid Networks

J. M. Hutchinson and C. Koch

16.1. Smooth Surface Reconstruction

Many problems in early vision can be formulated in terms of minimizing a cost or energy function. Examples are shape-from-shading, edge detection, motion analysis, structure from motion, and surface interpolation. (A review can be found elsewhere.[1]) Poggio and Koch[2] showed that quadratic variational problems, an important subset of early-vision tasks, can be "solved" by linear, analog electrical or chemical networks. However, in the presence of discontinuities the cost function is nonquadratic, raising the question of designing efficient algorithms for computing the optimal solution. We will show in the case of surface interpolation, a common problem in early vision, how the use of line processes leads to nonconvex energy functions and demonstrate how this problem can be solved by the use of hybrid or purely analog electrical networks, related to those proposed by Hopfield and Tank.[3] These results suggest a novel computational strategy for solving early-vision problems in both biological and real-time artificial vision systems.

Surface reconstruction is a typical problem encountered in computer vision. It occurs in several situations. If a stereo algorithm computes depth values at specific locations in the image, the surface must be interpolated

---

J. M. Hutchinson • Artificial Intelligence Laboratory, Massachusetts Institute of Technology, Cambridge, Massachusetts 02139, USA. **C. Koch** • Center for Biological Information Processing, Massachusetts Institute of Technology, Cambridge, Massachusetts 02139, USA. Address all correspondence to: Division of Biology 216-76, California Institute of Technology, Pasadena, California 91125, USA.

between these points in order to yield a dense depth representation. In some other process, it may simply be too expensive to compute or measure a value everywhere, or data are given everywhere but are noisy and need to be smoothed. Grimson[4] studied surface interpolation in the context of stereo matching. He proposed an interpolation scheme to obtain depth values throughout the image, corresponding to fitting a thin flexible plate through the observed data points. Both Grimson's[4] and Terzopoulos'[5,6] more efficient multigrid interpolation scheme are guaranteed to converge, since the expressions to be minimized are convex (see Figure 16.1).

A different approach to solving this problem is based on the use of analog networks. As shown by Poggio and Koch,[2] these and similar variational problems in early vision can be cast into a problem of minimizing the power dissipated in a network of linear resistive elements. In the following, we will use the membrane-type surface interpolation, which involves minimizing $(\int\int (f_x^2 + f_y^2)\, dx\, dx)^{1/2}$. On a 2-D lattice, the appropriate energy function can

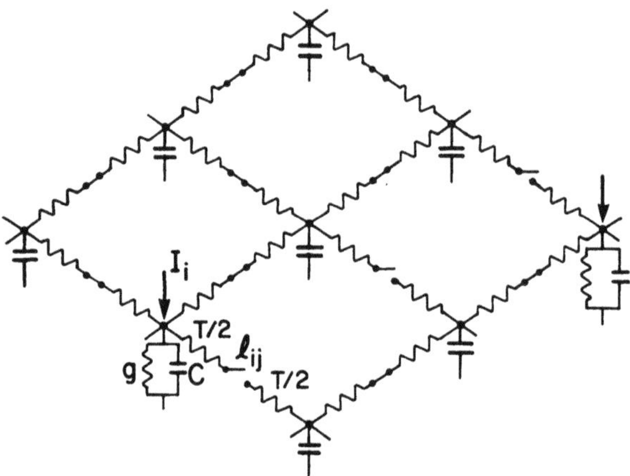

Figure 16.1. A circuit implementation of the hybrid network for the piecewise smooth surface interpolation problem. The linear resistive network minimizes the quadratic energy function for a specific setting of resistances, i.e., line processes. The digital processors controlling the switches between individual nodes—corresponding to the line processes—set or break these connections (with the help of some transistors) as a function of the current state of the analog network and of the previous state of the digital processors. Note that sampling the current depth value requires an analog-to-digital conversion and thus increases the convergence time. The value of the transversal conductance between any two neighboring nodes is T. If an observation is present at site i, j, a positive current of value $d_{i,j}/\lambda$, corresponding to the measured depth, is injected at this node which must also be connected to ground via a conductance of value $1/\lambda$. In the Thevenin equivalent of this circuit, a battery with the positive potential $d_{i,j}$ is connected in series—via a conductance of value $1/\lambda$—to the node. This variant of the circuit is more robust to variations in the value of the conductance than the current source version.[12] Unfortunately, it is more difficult to implement in today's silicon technology. Both circuits combine the speed of a simple analog network with the versatility of a digital processor and would permit real-time execution of vision algorithms.

be expressed as

$$E(f) = \tfrac{1}{2}\sum_{i,j} (f_i - f_j)^2 + \frac{1}{\lambda}\sum_{i} (f_i - d_i)^2$$

where j ranges over the immediate neighbors of node i (on a square lattice the four nearest neighbors) and the second sum only includes those sites where data are present and measure the deviation of the reconstructed surface f_i from the data d_i ($1/\lambda$ is a measure of the signal-to-noise ratio). If the measured data are very reliable, $1/\lambda$ will be large and deviating too much from the data will cost the amount $(d_i - f_i)^2/\lambda$. If no data are available, $E(f)$ will be minimized if the Laplacian of f is minimal. Function $E(f)$ can then be transformed into

$$L(V) = \tfrac{1}{2}\sum_{i,j} T_{ij}V_iV_j + \sum_{i} V_iI_i$$

In an electric circuit implementation, V_i corresponds to the voltage (relative to ground) at the processing element i and T_{ij} to the conductance of the connection between nodes i and j. If no connection exists between i and j, T_{ij} is set to zero. At those nodes where data are present a current $I_i = d_i/\lambda$ is injected and the node is "grounded" by a resistance $R_i = \lambda$ (with $T_{ii} = \sum_j T_{ij} + 1/R_i$). Quantity L now corresponds to the total power dissipated by the resistive circuit as heat.[(2)] In order to introduce dynamics into the circuit, we associate with every node a capacity C_i. The equation describing the change in potential is then given by $C_i\, dV_i/dt = -\partial L/\partial V_i$; $L(V)$ can then be interpreted as the Liapunov function of the circuit, and given this update function (equivalent to a steepest-descent rule) the circuit will always converge to the unique global minimum.[(7)] In order to interpolate an image from sparse data a positive current, proportional to the data, is injected into those nodes where data are given and an appropriate resistance to ground is connected to those nodes. Once the network has settled to its ground state, the voltage at the lattice nodes corresponds to the interpolated and smoothed image (see Figure 16.2a; for an early analysis of resistive networks for solving partial differential equations see work by Liebmann[(8)]). Smoothing of the input data is accomplished by varying the ratio of T to g in the network: the higher the ratio, the more smoothing occurs (see Figure 16.3). Since $\lambda \propto T/g$, we can vary this ratio by making $g \propto 1/\lambda$. For Gaussian input noise, we choose $\lambda \propto 2\sigma^2$, where σ is the standard deviation of the measurement process.[(9)]

How fast will the network converge? If data are present at every node, it is possible to prove[(10)] that the time required for the voltage V_i at the "slowest" node i to undergo some fraction ε (e.g., 90%) of its total transition is bounded from above by $-C_iR_i \ln(1 - \varepsilon)$. But what happens in the more realistic case when the network is only driven at some isolated nodes? If reliable depth data are present along edges in the image, the conductance to ground $g = 1/R_i$ will

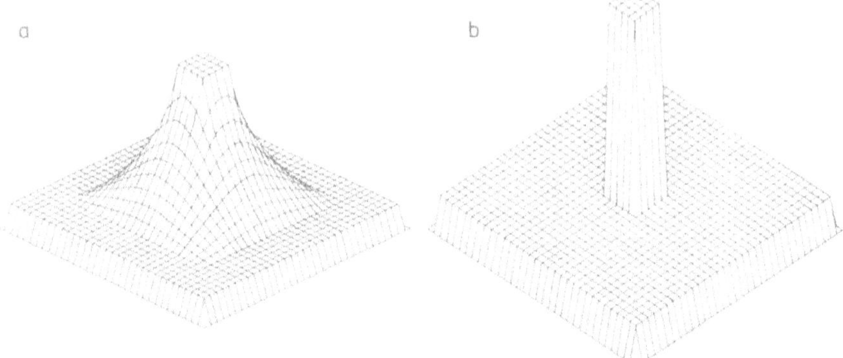

Figure 16.2. Stable states reached for a simple "tower" image by the surface interpolation network (a) without using line processes and (b) using line processes. In both cases, noiseless data are given along rim of tower and midway around platform.

have a large value, decoupling the image along the edge. This situation can be approximated by modeling a single slice of the network which is driven at one end by a current source with a resistance to ground. The typical settling time of this circuit is given by its "Elmore" time constant,[11] $\tau = C(n^2 - n)/2T$, where n is the total number of nodes. On a 2-D lattice, the equivalent situation is a square patch of n by n nodes, driven by data along its perimeter. Empirically, the corresponding convergence time is slightly less than the convergence time for a one-dimensional network with $n/2$ nodes. Using state-of-the-art 1.2 μm cMOS VLSI technology, Hutchinson[10] estimates convergence times on the order of 30 μs for a 1024 by 1024 node resistive network.

How sensitive is the network to noise in the individual circuit elements? Its structure is, fortunately, very simple. The transversal conductance T is constant throughout the lattice. The conductance to ground g, however, is only connected to those nodes where data are available and a current is being injected. For a given noise process, its value is assumed constant throughout

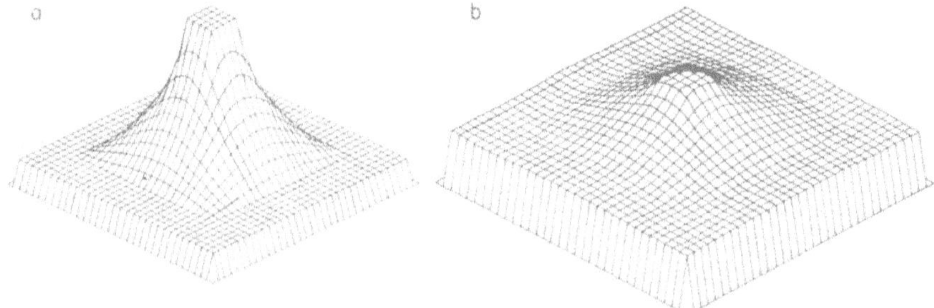

Figure 16.3. λ, the ratio of the transversal conductance T to the conductance to ground g, determines the amount of smoothing occurring: (a) $\lambda = 0.01$, (b) $\lambda = 10.0$.

the image. Nonetheless, we must worry about the effect of fabrication error on the actual values of network components. Figure 16.4a, b shows the effect of noise in the transversal conductances. Each conductance $\bar{T}$ was replaced by $T = \bar{T}[1 + N(0, \sigma_T)]$ where $N(0, \sigma)$ is a Gaussian probability distribution with mean 0 and standard deviation σ_T. The network is robust even for widely varying conductances ($\sigma_T = 0.5$; see also Liebmann[(8)]). Intuitively, noise in T corresponds to distorting the sampling lattice.

Figure 16.4c, d demonstrates a similar point for noise in the conductance to ground g. If a node where no data are present becomes accidentally grounded, it will shunt all the current to ground, "pulling" the surface to the ground. Conversely, if at a node at which data are present no path to ground exists, the node, i.e. the voltage, will be pinned to some fixed value. The performance of the network is somewhat more robust if the Thevenin equivalent of the current source is used[(12)] (see legend of Figure 16.1). Now, variations in the conductance g are equivalent to placing more or less confidence in the data at that particular node. If $g = 0$, the data will be assumed (erroneously) to be free of noise, while if $g \to \infty$ the voltage source will be decoupled from the network and the node will be assumed (again erroneously) to have no data.

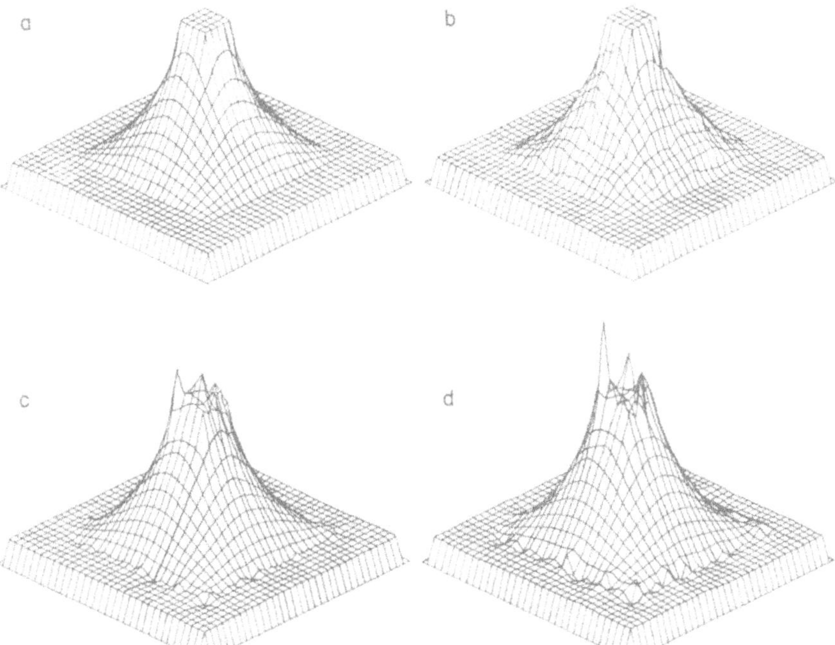

Figure 16.4. Effects of additive Gaussian noise in the conductance values of the "tower" smooth interpolation network: (a) and (b) show noise in the transversal conductance T, with $\sigma_T = 0.2T$ and $0.5T$, respectively; (c) and (d) show noise in the conductance to ground g, with $\sigma_g = 0.1g$ and $0.2g$, respectively.

16.2. Line Processes

However, quadratic variational principles have limitations. The main problem is the degree of smoothness required for the unknown function that is to be recovered. The surface interpolation scheme outlined above smoothes over edges and thus fails to detect discontinuities. Marroquin[9,13] has proposed a scheme to overcome this difficulty. Following Geman and Geman,[14] he models the behavior of a piecewise smooth surface by two coupled Markov Random Fields (MRF): a continuous-valued one that corresponds to the depth f_i and a binary one l_i, whose variables are located at sites between the depth lattice. The function of this unobservable "line process" is to indicate the presence or absence of a discontinuity between two adjacent depth elements.

With the use of Bayes' theory, it is found[9] that the maximum *a posteriori* estimate of the surface corresponds to the global minimization of the "energy" function:

$$E(f,l) = \sum_{i,j} (f_i - f_j)^2(1 - l_{ij}) + \frac{1}{\lambda}\sum_i (f_i - d_i)^2 + \sum_i V_C(l)$$

where the term $V_C(l)$ measures the cost that has to be paid for the introduction of a specific configuration of lines. This term embodies the *a priori* knowledge about the geometry of the discontinuities, for instance, that they occur along lines that rarely intersect. In our case, we choose

$$\begin{aligned}
E(f, h, v) = &\sum_{i,j} [(f_{ij+1} - f_{ij})^2(1 - h_{ij}) + (f_{i+1j} - f_{ij})(1 - v_{ij})] \\
&+ \frac{1}{\lambda}\sum_i (f_{ij} - d_{ij})^2 \\
&+ c_C \sum_{i,j} (h_{ij} + v_{ij}) \\
&+ c_P \sum_{i,j} (h_{ij} h_{ij+1} + v_{ij} v_{i+1_j}) \\
&+ c_L \sum_{i,j} h_{ij}[(1 - h_{i+1j} - v_{ij} - v_{ij+1})^2 + (1 - h_{i-1j} - v_{i-1j} - v_{i-1j+1})^2] \\
&+ c_L \sum_{i,j} v_{ij}[(1 - v_{ij+1} - h_{ij} - h_{i+1j})^2 + (1 - v_{ij-1} - h_{ij-1} - h_{i+1j-1})^2]
\end{aligned}$$

where h and v are the horizontal and vertical line processes, and c_C, c_P, c_L are fixed parameters. The first line corresponds to the two-dimensional discrete approximation to the Laplace operator, multiplied by the line process. If the depth gradient $(f_{ij+1} - f_{ij})^2$ becomes too large, it becomes cheaper to break the surface, that is, setting h_{ij} to 1 rather than interpolating smoothly. The second term minimizes the difference between the data and the interpolated surface (where the index i ranges of all observations). The price one pays for introducing a horizontal or vertical line process is given by the last four terms. The third term penalizes the introduction of every line directly; the fourth term prevents the formation of parallel lines while the last two terms penalize two or more extended line segments (i.e., extended edges) passing though the same point. Thus, these two terms implement the *a priori* knowledge that most edges do not cross each other but exist in isolation. The line processes h_{ij} and v_{ij} introduce local minima into the energy function making the problem nonquadratic.

To find an optimal solution to this nonquadratic minimization problem, we follow published work[7,15] and use a mixed analog/digital network. Onto the mesh-like architecture of the resistive network we impose a grid of digital processors, each able to break one of the conductances $T_{i,j}$ between nodes, thus mimicking the line process l_{ij}. This *hybrid* machine has two cycles. For a *given, fixed* distribution of line processes, the analog network will find the state of lowest "energy." Subsequently, the steady-state voltages are read out from the nodes of the resistive network and digitized (A/D conversion). The line processes are now updated in an asynchronous and purely deterministic manner; l_{ij} will be turned on if $E(f, l_{ij} = 1) < E(f, l_{ij} = 0)$, otherwise it will be turned off. After each l_{ij} has been updated, the appropriate resistances are broken and the machine switches into its analog cycle. Although there is no guarantee that the system will converge to the global minimum, it seems to find next-to-optimal solutions (Figure 16.2b). Figure 16.5 shows a "Tower of Babylon" image, sampled along its edges, where the A/D conversion is limited to 8 and 6 bits respectively. The network converged within about 15 digital cycles. The effects of fabrication errors in T, g or in the digital processors will be similar to those seen in the resistive network and will always be of a local nature.

Koch *et al.*[7] propose and simulate a purely analog implementation of the piecewise smooth surface interpolation algorithm, based on Hopfield and Tank's[3] mapping of a binary variable into a continuous one (see also Hopfield[16]). Thus, the binary line process is replaced by a smoothly varying one with $0 < l_{ij} < 1$. An appropriate term must then be added to the energy function.[7,16] Their network converges within a few time-constants of the system with a performance similar to our hybrid machine, implying that the smoothing of the solution space via a continuous line process is not essential for convergence, although in a few cases we observed local oscillation (e.g., if the A/D samples too few bits). Our mixed analog/digital network offers substantially greater versatility and programmability (e.g., implementing a stochastic optimization techniques such as annealing[13,15,17,18] would be a simple software change at the digital nodes) than purely analog networks. Also, analog network convergence times may not be negligible compared to digital network cycle times, while state-of-the-art A/D conversions will be.[5] Nonetheless, coupled binary and smoothly varying Markov Random Fields[19]

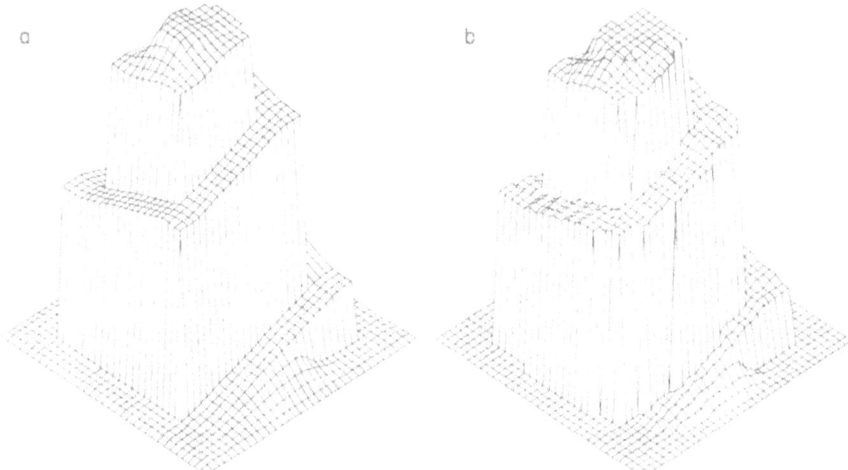

Figure 16.5. A hybrid network implementation of the surface interpolation problem with line processes necessitates analog-to-digital conversions between analog and digital cycles, that is, between the voltage measured at each node and its digital representation in the digital part of the hybrid machine. Shown is a reconstructed "Tower of Babylon" image, sampled around the outside of the steps leading to the top, using 8 bit (a) or 6 bit (b) A/D conversion. Increasing the resolution beyond 8 bits appears to change the final state only by little.[10]

map naturally onto both types of architecture, offering the promise of cheap but real-time artificial vision systems.

Acknowledgments

We gratefully acknowledge many helpful discussions with John Wyatt, Tomaso Poggio, and John Harris. CK was supported by a grant from the Office of Naval Research, Engineering Division to Tomaso Poggio.

References

1. T. Poggio, V. Torre, and C. Koch, *Nature* **317**, 314 (1985).
2. T. Poggio and C. Koch, *Proc. R. Soc. London, Ser. B* **226**, 303 (1985).
3. J. J. Hopfield and D. W Tank, *Biol. Cybern.* **52**, 141 (1985).
4. W. E. L. Grimson, *From Images to Surfaces: A Computational Study of the Human Early Visual System*, MIT Press, Cambridge, MA (1981).
5. D. Terzopoulos, *Comput. Graph. Image Proc.* **24**, 52 (1983).
6. D. Terzopoulos, *IEEE Trans. Pattern Analysis Machine Intelligence* **8**, 129 (1986).
7. C. Koch, J. Marroquin, and Y. Yuille, *Proc. Natl. Acad. Sci. USA* **83**, 4263 (1986).
8. G. Liebmann, *Br. J. Appl. Phys.* **1**, 92 (1950).
9. J. Marroquin, Surface Reconstruction Preserving Discontinuities, Artif. Intelligence Lab. Memo No. 792, MIT, Cambridge, MA (1984).

10. J. M. Hutchinson, Early vision problem solving with analog networks, MS Thesis, Dept. of Electrical Engineering and Computer Science, MIT, Cambridge, MA (1986).
11. W. C. Elmore, *J. Appl. Phys.* **19**, 55 (1948).
12. J. Harris, The coupled depth/slope approach to surface reconstruction, MS Thesis, Dept. of Electrical Engineering and Computer Science, MIT, Cambridge, MA (1986).
13. J. Marroquin, Probabilistic solution of inverse problems, PhD Thesis, Dept. of Electrical Engineering and Computer Science, MIT, Cambridge, MA (1986).
14. S. Geman and D. Geman, *IEEE Trans. Pattern Analysis Machine Intelligence* **6**, 721 (1984).
15. J. Marroquin, S. Mitter, and T. Poggio, Probabilistic solution of ill-posed problems in computational vision, Proceedings of the Image Understanding Workshop, December 1985, Miami Beach, Florida, pp. 293-309, Science Application Intl. Corporation (1985).
16. J. J. Hopfield, *Proc. Natl. Acad. Sci. USA* **79**, 2554 (1982).
17. N. Metropolis, A. Rosenbluth, M. Rosenbluth, A. Teller, and E. Teller, *J. Chem. Phys.* **21**, 1087 (1953).
18. S. Kirkpatrick, C. D. Gelatt, and M. P. Vecchi, *Science* **220**, 671 (1983).
19. T. Poggio, Integrating Vision Modules with Coupled MRFs, Artif. Intelligence Lab. Working Paper No. 285, MIT, Cambridge, MA (1985).

17

The Slaving Principle of Synergetics—An Outline

H. Haken and A. Wunderlin

17.1. Introduction

In this final chapter, we return to another aspect of synergetics, already treated in Chapter 5. Synergetics is the interdisciplinary science dealing with systems which are composed of many subsystems.[1,2] These systems are open: there is a continuous flux of matter, energy, or information through the system. In particular, systems from natural sciences are usually considered in situations far from thermal equilibrium, which means that the principles of thermodynamics cannot be applied to describe and predict the qualitatively new evolving, highly ordered states which are observed beyond the thermodynamic branch. These macroscopically ordered states, which evolve from microscopic chaos connected with the thermodynamic branch, are characterized through the important fact that they develop in a self-organized fashion. A completely new approach to explain the mechanisms behind these processes has been proposed through the slaving principle introduced by Haken in 1975.[3] According to that principle quite different systems in various scientific disciplines can be understood from a unified point of view. Instabilities in lasers, nonlinear optics, hydrodynamics, plasma physics, but also in chemistry and biology, have consequently been treated in the meantime by applying this principle.[1,2] In the following we shall outline its mathematical formulation in the context of the systematic methodology which has been developed in synergetics. To that end we start from a mesoscopic level,[2] where the dynamics of the subsystems can be described mathematically by classical variables.

H. Haken and A. Wunderlin • Institut für Theoretische Physik und Synergetik, Universität Stuttgart, 7000 Stuttgart 80, Federal Republic of Germany.

17.2. Equations of Motion

On a mesoscopic level we assume that the system may be described by a set of variables $U_1, U_2, \cdots, U_N$ that we combine to a state vector $\mathbf{U}$, which determines the state of the system exhaustively. The time evolution of the state vector is governed by an equation of motion typically of the form

$$\dot{\mathbf{U}} = \mathbf{N}(\mathbf{U}, \boldsymbol{\nabla}, \{\sigma\}) + \mathbf{F} \tag{17.2.1}$$

where $\mathbf{N}$ denotes a vector field, which is a nonlinear function of $\mathbf{U}$ and may additionally depend on spatial gradients of $\mathbf{U}$, indicated by the Nabla symbol. Furthermore, $\mathbf{N}$ may be changed from outside through the variation of a set $\{\sigma\}$ of externally controlled parameters; $\mathbf{F}$ represents fluctuating forces which model the presence of noise. They have to be specified further in a more detailed theory.[2,4,5] We note that equation (17.2.1) may be generalized in various ways: one may especially take into account time-lag effects, nonlocal interactions, time discrete processes, etc.

17.3. Stationary States

Here we confine ourselves mainly to the deterministic part of equation (17.2.1) represented by the vector field $\mathbf{N}$. The results may be easily translated to the stochastic case, where $\mathbf{U}$ is treated as a random variable or field.

In the general case the deterministic version of equation (17.2.1) still remains far too complicated. We therefore confine ourselves to more "simple" and low-dimensional objects in the state space, the so-called attractors. They are identified with the stationary states of the system. Obviously, the simplest stationary state is that corresponding to the thermodynamic branch of the system, which is usually homogeneous in space and time. However, we also may start from an already ordered state in space, time, or both. Under such circumstances the construction of the attractor may become a formidable task. (Analytical methods to handle these cases have been developed and described elsewhere.[2]) We shall assume that the stationary state is known and denoted by $\mathbf{U}_0$. The equation (17.2.1) may be transformed by

$$\mathbf{U} = \mathbf{U}_0 + \mathbf{q} \tag{17.3.1}$$

to yield

$$\dot{\mathbf{q}} = L(\mathbf{U}_0, \boldsymbol{\nabla}, \{\sigma\})\mathbf{q} + \tilde{\mathbf{N}}(\mathbf{q}, \boldsymbol{\nabla}, \{\sigma\}) \tag{17.3.2}$$

where L is a matrix which depends on the stationary state but not on $\mathbf{q}$. Equation (17.3.2) obviously separates the linear part from the nonlinear part, $\tilde{\mathbf{N}}$, in the evolution of the deviation $\mathbf{q}$ from the stationary state $\mathbf{U}$:

$$\|\tilde{\mathbf{N}}\| = O(\|\mathbf{q}\|^2) \tag{17.3.3}$$

17.4. Stability Analysis

We consider the variation in the external parameters. Such a change may be regarded as a special path in a subspace of the space of dynamical systems and may be accompanied by a topological variation in the phase portrait. These different phase portraits can be classified through the notion of topological equivalence.(6) A structural instability then occurs if we cross the border transversally between two different equivalence classes.

In a local analysis this may be recognized when an attractor loses its stability. Instabilities of this kind can be found from a linear stability analysis of equation (17.3.2). The situation will be examined in which we can find solutions of the linearized version of equation (17.3.2) of the form

$$\mathbf{q} \propto \exp(\lambda_i t)\mathbf{v}_i \qquad (i = 1, 2, \cdots, N) \tag{17.4.1}$$

with an appropriately bounded $\mathbf{v}$. Then the linear stability is completely determined by the real part of the λ_i. Instability occurs when for some k

$$\mathrm{Re}\,\lambda_k = 0 \tag{17.4.2}$$

The corresponding eigenvectors $\mathbf{v}_k$, which are interpreted as the collective modes of the system, are tangent to the unstable directions. Now assuming the set $\mathbf{v}_i$ as a complete set we can use (without loss of generality) the ansatz

$$\mathbf{q} = \sum_i \xi_i(t)\mathbf{v}_i \tag{17.4.3}$$

and transform the full nonlinear equations (17.3.2) for $\mathbf{q}$ into equations for quantities ξ. In doing that we further note that in the vicinity of an instability [compare equation (17.4.2)] a very slow time scale τ_u is generated by the unstable modes:

$$\tau_u = \frac{1}{|\mathrm{Re}\,\lambda_k|} \tag{17.4.4}$$

Therefore an important division of the modes becomes possible near an instability: there are few modes which become unstable. Their long-term behavior is determined on very long time scales. On the other hand, there are many other modes which still remain stable. They vary on comparably short time scales, which can be estimated again from their linear damping constants Re λ. By applying the division

$$\{\xi_i\} \begin{array}{l} \nearrow \{\xi_u\} = \mathbf{u} \qquad (\text{unstable}) \\ \searrow \{\xi_s\} = \mathbf{s} \qquad (\text{stable}) \end{array} \tag{17.4.5}$$

we obtain two sets of equations,

$$\dot{\mathbf{u}} = \Lambda_u\mathbf{u} + A_{\mathbf{uuu}}:\mathbf{u}:\mathbf{u} + 2A_{\mathbf{uus}}:\mathbf{u}:\mathbf{s} + \cdots + \mathbf{F}_u \qquad (17.4.6)$$
$$= \Lambda_u\mathbf{u} + \mathbf{Q}(\mathbf{u}, \mathbf{s})$$

and

$$\dot{\mathbf{s}} = \Lambda_s\mathbf{s} + A_{\mathbf{suu}}:\mathbf{u}:\mathbf{u} + 2A_{\mathbf{sus}}:\mathbf{u}:\mathbf{s} + \cdots + \mathbf{F}_s \qquad (17.4.7)$$
$$= \Lambda_s\mathbf{s} + \mathbf{P}(\mathbf{u}, \mathbf{s})$$

with a linear part represented by the matrices Λ_u and Λ_s, respectively, which are diagonal (or at least of the Jordan canonical form). Furthermore, nonlinear terms like

$$A_{\mathbf{uuu}}:\mathbf{u}:\mathbf{u} \qquad (17.4.8)$$

have to be understood as an abbreviation for

$$\sum_{k,m} A_{lkm}u_k u_m \qquad (l\text{th component}) \qquad (17.4.9)$$

In the case of a time periodic or quasi-periodic $\mathbf{U}_0$ we have in addition to consider phases which must also be treated in a similar way to the unstable modes.[2] However, we concentrate here on the situation described in equations (17.4.6) and (17.4.7).

17.5. Application of the Slaving Principle

We shall now use the idea of slaving, introduced by Haken in 1975[1–5,7] to simplify equations (17.4.6) and (17.4.7) considerably. The slaving principle states that in the neighborhood of critical points the behavior of a complex system is completely governed by few collective modes, the so-called order parameters, which slave all the other modes. Now, from our considerations on time scales, we are led to identify the set of the unstable modes **u** with the order parameters. Slaving then means that the order parameters prescribe the state of the stable modes or the subsystems, that is,

$$\mathbf{s} = \mathbf{s}(\mathbf{u}) + \mathbf{s}_1 \qquad (17.5.1)$$

where the additional term $\mathbf{s}_1$ is introduced to account for the effect of fluctuations transversally to the manifold $\mathbf{s}(\mathbf{u})$. If we take the result (17.5.1), we may simplify the set of equations (17.4.6) and (17.4.7) considerably. Indeed, equation (17.4.6) yields

$$\dot{\mathbf{u}} = \Lambda_u\mathbf{u} + \mathbf{Q}[\mathbf{u}, \mathbf{s}(\mathbf{u}) + \mathbf{s}_1] + \mathbf{F}_u \qquad (17.5.2)$$

which is called the order parameter equation or generalized Ginzburg–Landau equation.[3] The complex system with its state space of extremely high dimension has now been reduced to the motion of the order parameters alone. The result provides us with the ability to find analytic solutions for the behavior of a complex system or, at least, makes numerical solutions possible in cases where the original full mesoscopic equations are not satisfactorily tractable on the computer.[8]

There remains one further step in order to obtain the complete solution to our problem: we must give an algorithm how to construct relation (17.5.1). This will be indicated for the simplest case below,[2,7] where we ignore fluctuations, i.e.,

$$\mathbf{F}_u = 0 \qquad \text{and} \qquad \mathbf{F}_s = 0 \tag{17.5.3}$$

As a first step we observe that we may transform away the fast part in the time variation of unstable modes, if necessary. To this end we put, e.g.,

$$\mathbf{Q}(\mathbf{u}, \mathbf{s}) = \exp(-\Lambda_u t)\mathbf{Q}_1[\exp(\Lambda_u t)\mathbf{u}, \mathbf{s}] \tag{17.5.4}$$

etc. Then, from equation (17.5.1)

$$\dot{\mathbf{s}} = \frac{\partial \mathbf{s}}{\partial t} + \dot{\mathbf{u}} \frac{\partial \mathbf{s}}{\partial \mathbf{u}} \tag{17.5.5}$$

On combining this result with expression (17.4.7) we obtain the relation

$$\left(\frac{\partial}{\partial t} - \Lambda_s + \dot{\mathbf{u}} \frac{\partial}{\partial \mathbf{u}}\right)\mathbf{s} = \mathbf{P}(\mathbf{u}, \mathbf{s}) \tag{17.5.6}$$

which may formally be inverted to yield

$$\mathbf{s} = \left(\frac{\partial}{\partial t} - \Lambda_s + \dot{\mathbf{u}} \frac{\partial}{\partial \mathbf{u}}\right)^{-1} \mathbf{P} = \left(\frac{d}{dt} - \Lambda_s\right)^{-1} \mathbf{P} \tag{17.5.7}$$

Explicitly, this latter relation corresponds [compare equation (17.4.7)] to the following form:

$$\mathbf{s} = \int_{-\infty}^{t} \exp[\Lambda_s(t - \tau)]\mathbf{P}[\mathbf{u}(\tau), \mathbf{s}(\tau)]\, d\tau \tag{17.5.8}$$

in terms of which we have now defined the formal operation in equation (17.5.7). Using the well-known operator relation

$$(A + B)^{-1} = A^{-1} - (A + B)^{-1}BA^{-1} \tag{17.5.9}$$

and identifying

$$A = \frac{\partial}{\partial t} - \Lambda_s \tag{17.5.10}$$

and

$$B = \dot{\mathbf{u}}\frac{\partial}{\partial \mathbf{u}} \tag{17.5.11}$$

we may rewrite equation (17.5.7) in the form

$$\mathbf{s} = \left(\frac{\partial}{\partial t} - \Lambda_s\right)^{-1} \sum_{\nu=0}^{\infty} \left[-\dot{\mathbf{u}}\frac{\partial}{\partial \mathbf{u}}\left(\frac{\partial}{\partial t} - \Lambda_s\right)^{-1}\right]^{\nu} \mathbf{P} \tag{17.5.12}$$

where

$$\left(\frac{\partial}{\partial t} - \Lambda_s\right)^{-1} \mathbf{P} \equiv \left(\frac{d}{dt} - \Lambda_s\right)^{-1}_{(0)} \mathbf{P} = \int_{\infty}^{t} \exp\{\Lambda_s(t-\tau)\}\mathbf{P}(\mathbf{u}(t), \mathbf{s}[\mathbf{u}(t)])\, d\tau \tag{17.5.13}$$

We now expand $\mathbf{s}(\mathbf{u})$ into monomials of $\mathbf{u}$ of exactly order m:

$$\mathbf{s}^{(n)} = \sum_{m=2}^{n} \mathbf{C}^{(m)}(\mathbf{u}) \tag{17.5.14}$$

We may proceed similarly for $\mathbf{P}$ and $\mathbf{Q}$. When these hypotheses are substituted into equation (17.5.12) and terms of the same order compared, we obtain

$$\mathbf{C}^{(n)}(\mathbf{u}) = \sum_{m=0}^{n-2} \left(\frac{d}{dt} - \Lambda_s\right)^{-1}_{(m)} \mathbf{P}^{(n-m)} \tag{17.5.15}$$

where the operator preceding $\mathbf{P}$ has a somewhat complicated structure:

$$\left(\frac{d}{dt} - \Lambda_s\right)^{-1}_{(m)} = \left(\frac{d}{dt} - \Lambda_s\right)^{-1}_{(0)} \sum_{\substack{\text{all} \\ \text{products } \Sigma i = m}} \prod_{i \geq 1} \left[-\left(\frac{d}{dt}\right)_{(i)} \left(\frac{d}{dt} - \Lambda_s\right)^{-1}_{(0)}\right] \tag{17.5.16}$$

and

$$\left(\frac{d}{dt}\right)_{(i)} = \mathbf{Q}^{(i+1)}\frac{\partial}{\partial \mathbf{u}} \tag{17.5.17}$$

From

$$\mathbf{P}^{(0)} = \mathbf{P}^{(1)} = 0 \quad \text{and} \quad \mathbf{Q}^{(0)} = \mathbf{Q}^{(1)} = 0 \tag{17.5.18}$$

we have

$$\mathbf{C}^{(0)} = \mathbf{C}^{(1)} = 0 \tag{17.5.19}$$

The first nonvanishing term, namely $\mathbf{C}^{(2)}$, is given by

$$\mathbf{C}^{(2)} = \left(\frac{d}{dt} - \Lambda_s\right)^{-1}_{(0)} \mathbf{P}^{(2)} \tag{17.5.20}$$

We have now constructed an iteration scheme which allows one to determine each higher-order contribution from the preceding ones. This may be expressed more clearly by a resummation of the terms hence yielding

$$\mathbf{C}^{(n)} = \left(\frac{d}{dt} - \Lambda_s\right)^{-1}_{(0)} \left[\mathbf{P}^{(n)} - \sum_{m=1}^{n-2} \left(\frac{d}{dt}\right)_{(m)} \mathbf{C}^{(n-m)}\right] \tag{17.5.21}$$

There exist generalizations of this scheme[2,4,5] which allow one to include fluctuations to all possible orders. Furthermore, it may be formulated equally well in the case of discrete times and for probability distributions or densities.

17.6. Conclusions

We have tried to give a bird's eye view of the mathematical formulation of the slaving principle. As already mentioned in the introduction this formulation has found many successful applications in various interdisciplinary fields of natural sciences, but also in sociological problems as well as in economics. One may gain benefit from the important conclusion pertaining to slaving which has been tested with the aid of various "simple" systems: The critical behavior of a complex system near the critical point becomes independent of the detailed interactions of the subsystems. Critical behavior might then be classified phenomenologically according to the method of normal forms.

References

1. H. Haken, *Synergetics. An Introduction*, 3rd edn., Springer-Verlag, Berlin, Heidelberg, New York (1983).
2. H. Haken, *Advanced Synergetics*, 2nd ed. Springer-Verlag, Berlin, Heidelberg, New York (1987).
3. H. Haken, *Z. Phys. B* **21**, 105 (1975).
4. H. Haken and A. Wunderlin, *Z. Phys. B* **47**, 179 (1982).
5. G. Schöner and H. Haken, *Z. Physik B* **63**, 493 (1986); *B* **68**, 89 (1987).
6. V. I. Arnold, *Geometrical Methods in the Theory of Ordinary Differential Equations*, Springer-Verlag, Berlin, Heidelberg, New York (1982).
7. A. Wunderlin and H. Haken, *Z. Phys. B* **44**, 135 (1981).
8. M. Bestehorn and H. Haken, *Phys. Lett.* **99A**, 265 (1983).

Index

www.ingramcontent.com/pod-product-compliance
Ingram Content Group UK Ltd.
Pitfield, Milton Keynes, MK11 3LW, UK
UKHW020151250726
13967UKWH00002B/985